Thieme

... und noch mehr Tipps für die Prüfungsvorbereitung

Das Repetitorium MEDI-LEARN hat fast alle seit 1981 gestellten Prüfungsfragen analysiert. Im 1. Staatsexamen sind das mehr als 10 000 Fragen.
Dabei wurde festgestellt, dass sich im Fach Humangenetik 73,8% aller bisher gestellten Fragen durch wenige Themen abdecken lassen.
Die „Top-Themen" enthalten diejenigen Stichworte, die in diesem Zeitraum mit mindestens 10 Fragen vertreten waren.

Die Top-Themen der Prüfung

Thema	Anteil
Autosomal-rezessive Erbkrankheiten	12,8%
X-chromosomale Vererbung	7,4%
Autosomal dominanter Erbgang	5,8%
Geschlechtsgebundene Vererbung	5,7%
Pränatale Diagnostik und Therapie	4,3%
Fehlverteilungen von Autosomen und deren klinische Bilder	4,2%
Allgemeine Grundlagen der genetischen Diagnostik und Beratung	3,9%
Chromosomenaberrationen	3,8%
Möglichkeiten des genetischen Abstammungsnachweises	3,7%
Genhäufigkeit	3,3%
Fehlverteilung gonosomaler Chromosomen	3,0%
Kodominante Vererbung	2,9%
Genetische Diagnostik und Beratung bei multifaktoriell (polygen) bedingten Erbkrankheiten	2,8%
Aufbau und Funktion des Genoms	2,3%
Mutationen beim Menschen	2,1%
Stoffwechseldefekte	2,1%
Pharmakogenetik und Ökogenetik	2,0%
Störungen der Geschlechtsentwicklung	1,8%
Summe	**73,8%**

Fragenanteil pro Kapitel Humangenetik

Die Darstellung des prozentualen Fragenanteils pro Kapitel empfehlen wir als Grundlage Ihrer Lernplanung.

	Kapitel	Anteil
1	Molekulare Grundlagen der Humangenetik	7,1%
2	Mutationen beim Menschen und ihre Folgen für die Gesundheit	10,7%
3	Chromosomen des Menschen	3,8%
4	Chromosomenaberrationen	15,3%
5	Formale Genetik (Mendel-Erbgänge)	20,8%
6	Multifaktorielle (polygene) Vererbung	6,4%
7	Zwillinge in der humangenetischen Forschung	3,4%
8	Populationsgenetik	7,3%
9	Stoffwechseldefekte und deren Folgen	4,5%
10	Genetische Diagnostik und Beratung	17,8%
11	Möglichkeiten des genetischen Abstammungsnachweises	2,8%

Für die Hinweise danken wir: MEDI-LEARN

Bahnhofstr. 26b, 35037 Marburg Tel. 06421/681668
Fax 06421/961910 http://www.medi-learn.de

Vorwort

Die vorliegende nunmehr 13. Auflage des Kurzlehrbuches mit kommentierten Prüfungsfragen beinhaltet eine neu überarbeitete Fragensammlung. Diese wurde notwendig, da insbesondere alte Fragen aus verschiedenen Kapiteln wegen fehlender Aktualität ausgemustert wurden. Gleichzeitig erfolgte eine Eingliederung von Fragen und Kommentaren der letzten Examina. Durch den Durchbruch der molekulargenetischen Diagnoseverfahren, die heute im Rahmen der Risikoabschätzung vererbbarer Krankheiten in zunehmendem Maße Eingang in die Diagnostik gefunden haben, sind insbesondere Fragen zu den Kapiteln Grundlagen, Chromosomenaberrationen und Abstammungsnachweis neu hinzugekommen.
Gleichzeitig möchte ich auf diesem Wege für die zahlreichen kritischen Anmerkungen danken, die ich gerne mit in die Bearbeitung der Kommentare aufgenommen habe.
Mit der jetzt vorliegenden aktualisierten Auflage wünsche ich viel Erfolg bei der Vorbereitung sowie das immer notwendige Glück.

Berlin, im Januar 2001 A. Scholz

Inhalt

Die *kursiv* gedruckten Seitenzahlen verweisen auf das Kurzlehrbuch, die **halbfett** gedruckten Seitenzahlen auf den Kommentarteil.

Die *kursiv* gedruckten Seitenzahlen verweisen auf das Kurzlehrbuch, die **halbfett** gedruckten Seitenzahlen auf den Kommentarteil.

Bearbeitungshinweise

In den Original-Aufgabenheften, die die Grundlage der Prüfung bilden, sind die Fragen nicht nach Fächern, sondern nach Aufgaben-Typen geordnet.

Zur Prüfungsvorbereitung erscheint eine fachbezogene Fragenordnung, wie sie in diesem Band praktiziert wird, geeigneter. Im Examen Frühjahr 2000 wurden die Fragen vom IMPP erstmals nach inhaltlichen Gesichtspunkten sortiert.

Die Lösung zu jeder Frage ist am Unterrand derselben Seite vermerkt.

Es ist zweckmäßig, beim ersten Durchgang die falsch beantworteten Fragen zu markieren, um sie kurz vor dem Prüfungstermin zu wiederholen.

Aber Vorsicht! Manche Fragen werden im Examen wortgetreu wiederholt, doch kann die Reihenfolge der möglichen Antworten geändert sein.

Aufgabentypen:

Aufgabentyp A: Einfachauswahl

Erläuterung: Bei diesem Aufgabentyp ist von den fünf mit (A) bis (E) gekennzeichneten Antwortmöglichkeiten eine einzige auszuwählen, und zwar entweder die allein bzw. am ehesten zutreffende Aussage oder die einzig falsche bzw. am wenigsten zutreffende Aussage. Wenn die Falschaussage zu markieren ist, enthält der Vorsatz ein fettes (im Originalheft noch unterstrichenes) **nicht** oder einen ähnlichen deutlichen Hinweis.

Lesen Sie immer alle Antwortmöglichkeiten durch, bevor Sie sich für eine Lösung entscheiden!

Aufgabentyp B: Aufgabengruppe mit gemeinsamem Antwortangebot – Zuordnungsaufgaben

Erläuterung: Jede dieser Aufgabengruppen besteht aus:

a) einer Liste mit nummerierten Begriffen, Fragen oder Aussagen (Liste 1 = Aufgabengruppe)
b) einer Liste von 5 durch die Buchstaben (A)–(E) gekennzeichneten Antwortmöglichkeiten (Liste 2)

Sie sollen zu jeder nummerierten Aufgabe der Liste 1 aus der Liste 2 *eine* Antwort (A) bis (E) auswählen, die Sie für zutreffend halten oder von der Sie meinen, dass sie im engsten Zusammenhang mit dieser Aufgabe steht. Bitte beachten Sie, dass jede Antwortmöglichkeit (A) bis (E) für mehrere Aufgaben der Liste 1 die Lösung darstellen kann.

Aufgabentyp C: Kausale Verknüpfung

Erläuterung: Bei diesem Typ besteht die Aufgabe aus zwei Aussagen, die mit „weil" verknüpft sind. Jede der beiden Aussagen kann unabhängig von der anderen richtig oder falsch sein. Wenn beide Aussagen richtig sind, so kann die Verknüpfung durch „weil" richtig oder falsch sein. Dabei muss Aussage 2 nicht die alleinige Begründung von Aussage 1 sein! Ein gegebenenfalls vorangestellter Sachverhalt ist bei der Beurteilung zu berücksichtigen. Nach Prüfung entnehmen Sie den richtigen Lösungsbuchstaben dem Lösungsschema:

Antwort	Aussage 1	Aussage 2	Verknüpfung
A	richtig	richtig	richtig
B	richtig	richtig	falsch
C	richtig	falsch	–
D	falsch	richtig	–
E	falsch	falsch	–

Aufgabentyp D: Aussagenkombination

Erläuterung: Bei diesem Aufgabentyp ist die Richtigkeit mehrerer nummerierter Aussagen zu beurteilen. Es können je nach den vorgegebenen Aussagenkombinationen A bis E eine einzige, mehrere, alle oder keine der Aussagen richtig sein. Eine Aufgabe wird als **richtig gelöst** gewertet, wenn der Lösungsbuchstabe markiert wurde, der für die **zutreffende Beurteilung aller Aussagen** als richtig oder falsch steht.

Allen Aufgabentypen gemeinsam ist, dass am Ende eine und nur eine der fünf möglichen Lösungen (A) bis (E) zu markieren ist. Die beste Antwort ist diejenige, die im Vergleich der fünf Antwortmöglichkeiten die Aufgabe **am umfassendsten beantwortet**. Eine Mehrfachmarkierung wird als falsch gewertet. Das Fehlen einer Markierung wird in gleicher Weise falsch gewertet wie eine Markierung an falscher Stelle. Man sollte also, auch wenn man eine Aufgabe nicht lösen kann, in jedem Falle eine Lösung raten, weil man so eine 20%-Chance hat, die richtige Lösung zu treffen.

Kurzlehrbuch

1 Molekulare Grundlagen der Humangenetik

1.1 Aufbau und Funktion des Genoms

1.1.1 Grundlagen

Das biochemische Substrat der Erbanlagen stellen die *Nukleinsäuren* dar. Diese werden in zwei Hauptgruppen unterteilt: die *Ribonukleinsäuren (RNA)* und die *Desoxyribonukleinsäuren (DNA)*. Beide sind aus einzelnen Bausteinen, den Nukleotiden, zusammengesetzt. Jeweils eine organische Base aus der Reihe der Purine oder Pyrimidine sowie ein Pentosemolekül und eine Phosphatgruppe, bilden ein Nukleotid. Während die RNA als Zuckermolekül die Ribose besitzt, verfügen Nukleotide der DNA über je eine Desoxyribosegruppe (Abb. 1.1).

Bis auf wenige Viren bildet die DNA die Grundlage der Erbsubstanz aller übrigen Organismen. Die Nukleotide der DNA sind perlschnurartig zu zwei Strängen aufgereiht, die sich in Form einer Doppelspirale umeinanderwinden. Beide Ketten sind durch nichtkovalente Bindungen zwischen den Basenpaaren Adenin und Thymin sowie Cytosin und Guanin aneinander gebunden. So entsteht das typische Bild der Doppelhelix. In den RNA-Molekülen tritt die Pyrimidinbase Uracil an die Stelle des Thymin. Das Verhältnis *A : T* sowie *G : C* ist innerhalb des Genoms *immer 1 : 1*, während die Verhältnisse A : G und C : T artspezifischen Variationen unterliegen.

Um nun in der Lage zu sein, die im Organismus vorkommenden 20 Aminosäuren eindeutig zu codieren, ist es schon mathematisch unmöglich, sich ein Codierungsschema – 1 Base : 1 Aminosäure – vorzustellen. Kombiniert man jedoch schon 2 Basen und ordnet sie einer Aminosäure (AS) zu, so könnte man immerhin 4^2 also 16 AS codieren. Erst mit einer Kombination von 3 Nukleotiden (1 *Triplett* oder *Codon*) gelingt es, die 20 AS eindeutig zu bestimmen. Da aber 3 Basen die Möglichkeit bieten 4^3 AS zu codieren, diese Möglichkeit aber nicht ausgeschöpft wird, nennt man den genetischen Code auch *degeneriert*. Die Triplett-Codierung gilt mit großer Wahrscheinlichkeit für alle Organismen; sie besitzt *universale Gültigkeit*. Besonders wichtig sind die ersten beiden Basen des Tripletts (Tabelle 1.1). Die dritte ist sehr häufig für die eindeutige Zuordnung einer AS unerheblich.

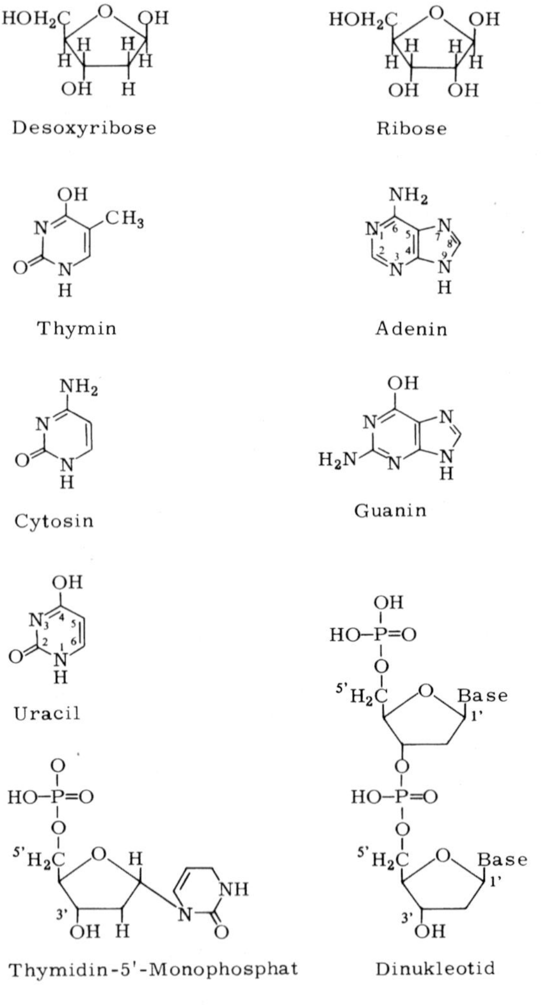

Abb. 1.1 Bausteine der Nukleinsäuren

Tab. 1.1 Genetischer Code – Triplettcodierung

	U	C	A	G	
U	Phe	Ser	Tyr	Cys	U
	Phe	Ser	Tyr	Cys	C
	Leu	Ser	Stop	Stop	A
	Leu	Ser	Stop	Trp	G
C	Leu	Pro	His	Arg	U
	Leu	Pro	His	Arg	C
	Leu	Pro	Gln	Arg	A
	Leu	Pro	Gln	Arg	G
A	Ile	Thr	Asn	Ser	U
	Ile	Thr	Asn	Ser	C
	Ile	Thr	Lys	Arg	A
	Met	Thr	Lys	Arg	G
G	Val	Ala	Asp	Gly	U
	Val	Ala	Asp	Gly	C
	Val	Ala	Glu	Gly	A
	Val	Ala	Glu	Gly	G

Beispiel:
1. Base A; 2. Base G; 3. Base C—AGC— = Serin

Tab. 1.2 Unterschiede in der Zellstruktur zwischen Bakterienzelle und menschlicher Zelle

Bakterienzelle	**menschliche Zelle**
Kernäquivalent	Zellkern
keine Kernmembran	Kernmembran
1 Chromosom	46 Chromosomen
0,002–0,06 pg DNA/Zelle	6,5 pg DNA/Zelle
2×10^6 Nukleotidpaare	$5{,}5 \times 10^9$ Nukleotidpaare
keine Histone	Histone
70 S (30 S + 50 S) Ribosomen	80 S (40 S + 60 S) Ribosomen
unterschiedliche Basenzusammensetzung	

pg = Picogramm
S = Sedimentationskonstante

Genregulation

Da nicht in jedem Augenblick die Zelle ihre volle Gen-Aktivität entfaltet, nimmt man die Existenz biologischer Regelprozesse an. Anhand von Untersuchungen an Bakterien wurde dann die *Operator-Gen-Theorie* von Jacob und Monod aufgestellt. Sie besagt, daß bestimmte Abschnitte des Genoms nur für die Regulation von *Strukturgenen* verantwortlich sind. In hoher Konzentration vorhandenes, biochemisches Substrat ist in der Lage, ein sog. *Repressorgen* zu hemmen. Das somit nicht mehr gehemmte *Operatorgen* vermag nun die nachgeschalteten Strukturgene so zu beeinflussen, daß deren Information freigegegen wird. Nach erfolgter Transkription sowie Translation entsteht ein Enzym, welches das anfangs erwähnte Substrat in Metaboliten verwandelt. Die Metaboliten können dann den Repressor aktivieren, der daraufhin eine spezielle Substanz freisetzt, die den Operator blockiert.
Ob diese Theorie auch beim menschlichen Genom Gültigkeit besitzt, kann aufgrund der unterschiedlichen Zellstrukturen bei Bakterien und Menschen nicht mit Sicherheit angenommen werden (Tabelle 1.2).
Eine wichtige Rolle bei der Regulation der Gen-Aktivität eukaryonter Zellen scheinen die *Histone* zu spielen. Es handelt sich dabei um basische Proteine, die zusammen mit der DNA die Hauptkomponenten der Chromatinfäden darstellen. Ihre basischen Eigenschaften verdanken sie ihrem hohen Gehalt an Lysin und Arginin. Die sich wiederholenden positiven Ladungen der Histone bilden mit den negativ geladenen Phosphatgruppen der DNA elektrostatische Bindungen aus, die die DNA insgesamt stabilisieren und flexibel machen. Die Histone scheinen somit maßgeblich am Aufwicklungsprozeß der DNA in eukaryonten Zellen beteiligt zu sein. Sie dienen dabei entweder als strukturelle Elemente oder sie decken bestimmte Abschnitte auf der DNA ab und reprimieren sie. Auf bestimmte Signale hin können solche Abschnitte entschraubt und für die Transkription freigelegt werden.
Hinzu kommt noch die Tatsache, daß sowohl Polypeptidhormone als auch Steroide beim Menschen an der Genregulation beteiligt sind. Steroidhormone vermögen aufgrund ihrer guten Lipidlöslichkeit die Zellmembran leicht zu passieren, treffen im Zellinneren auf einen Rezeptor und lösen über mehrere Reaktionsschritte einen Anstieg der mRNA-Synthese aus. Polypeptidhormone wirken dagegen über membranständige Rezeptoren. Sie erhöhen die enzymatische Aktivität der Zelle direkt, praktisch ohne RNA-Intervention.
Bis auf wenige Zellen (B-Lymphozyten, Plasmazellen) besitzen alle Körperzellen den gleichen, kompletten genetischen Informationsgehalt. Theoretisch wäre eine beliebige Zelle somit in der Lage, etwa 10^6 verschiedene Proteine zu synthetisieren, geht man davon aus, daß jede 10^9 Mononukleotide besitzt. Diese Zahl ergibt sich aus einer angenommenen Proteinmolekülgröße von durchschnittlich 200 AS, die durch eine gleichgroße Anzahl von Triplets (600 Nukleotide) codiert wird. Da eine solche Vielzahl unterschiedlicher Eiweißmoleküle jedoch von keiner Zelle produziert wird, nimmt man als Grundlage der Differenzierung von Zellen in diverse Organe eine Inaktivierung eines Großteils des Genoms an.

1.1.2 Eukaryontengenom

Bei höher entwickelten Zellen ist die DNA-Menge weitaus größer als zur Codierung der genetisch festgelegten Produkte notwendig wäre. Dafür gibt es verschiedene Ursachen.
Die Funktionseinheiten eines Gens liegen nicht unmittelbar aneinandergereiht auf dem DNA-Strang vor. Sie werden durch dazwischenliegende DNA-Abschnitte getrennt beziehungsweise aufgesplittert. Die Sequenzen, die für die eigentliche Codierung des Genproduktes verantwortlich sind, nennt man *Exons*. Diese liegen in einer Matrix von nicht codierenden DNA-Anteilen, den sogenannten *Introns*. Nach der Transkription werden die Introns aus dem Strang herausgeschnitten und die zur Codierung notwendigen Exons wieder zusammengefügt. Das Verhältnis von Exons zu Introns wird nach Schätzungen mit 1 : 2 bis 1 : 5 quantifiziert.
Neben den nicht codierenden Introns befinden sich in der Nähe des Zentromers und auf dem langen Arm des Y-Chromosoms repetitive Sequenzen, die auch als *Satelliten-DNA* bezeichnet werden. Diese Abschnitte bestehen aus kurzen, lediglich 5 bis 300 Basenpaare umfassende Sequenzen, und liegen in etwa einer Million Kopien vor. Die Funktion dieser Satelliten-DNA ist bislang unbekannt. Bei der Transkription erfolgt keine Informationsübertragung auf eine mRNA.
Die Strukturgene für tRNA, rRNA und Histone existieren auf der DNA in 100- bis 1000facher Kopie pro Zelle. Das vielfache Vorkommen von Strukturgenen im Genom bezeichnet man als *Genredundanz*.
Um einzelne Gene bestimmten Chromosomen zuzuordnen, bedient man sich unterschiedlicher Techniken, die eine Genkartierung oder „mapping“ ermöglichen. Auf diese Techniken wird in Kapitel 1.3 näher eingegangen.

1.1.3 Variabilität des Genoms

Die Untersuchung des menschlichen Genmaterials hat gezeigt, daß für viele Gene ein sogenannter Polymorphismus besteht. Diese Polymorphismen sind Ausdruck unterschiedlicher Mutationen auf Genebene. So bezeichnet man durch Mutation an einem Genort entstandene Varianten von Enzymen als *Alloenzyme*. Von genetischem Polymorphismus spricht man, wenn an einem Genort mindestens zwei Phänotypen eines Merkmals mit einer Frequenz von mehr als 1 – 2% auftreten. Ist die Häufigkeit des Auftretens geringer als dieser Prozentsatz, dann spricht man von seltenen genetischen Varianten. Beispiele für genetischen Polymorphismus stellen die Blutgruppensysteme, allen voran das AB0-System dar, das bereits zu Beginn des Jahrhunderts entdeckt wurde. Andere Polymorphismen sind beispielsweise von Serumproteinen oder Enzymen bekannt, manche sind darüber hinaus rassenspezifisch. Hohe genetische Polymorphismen sind von dem System der *Phosphoglukomutase* oder vom sogenannten *Major Histocompatibility Complex* (MHC) bekannt.
Bei Analysen der Polymorphismen direkt auf der DNA-Ebene – nicht wie oben beschrieben auf der Ebene des Genprodukts – werden noch höhere Grade an genetischem Polymorphismus gefunden. Die dafür geeigneten Methoden sind die DNA-Sequenzanalyse und die Analyse mittels Restriktionsenzymen. Dieses Ausmaß an Polymorphismus ist auf Mutationen in nicht direkt codierenden Bereichen des Genoms zurückzuführen. Diese Änderungen der genetischen Information sind deshalb für Evolution und Selektion neutral. Bestimmte Polymorphismen in diesen Regionen können als Marker eingesetzt werden (pränatale Diagnostik, Vaterschaftsklärung).
Tritt eine Mutation jedoch auf der Ebene von Struktur- oder Regulationsgenen auf, so macht sich dies als Selektionvorteil oder -nachteil bemerkbar. Stellt sich infolge der Konformationsänderung eines Strukturproteins ein Nachteil für das Individuum heraus, wird die Konformationsänderung nicht toleriert.

1.2 Transkription und Translation der genetischen Information

1.2.1 DNA und RNA

Die Umsetzung oder Übertragung der genetischen Information in ein Genprodukt erfolgt in zwei Schritten. An diesem komplizierten Ablauf sind die Boten-RNA (mRNA, messenger-RNA, Matrizen-RNA), die RNA-Polymerase und die Ribosomen beteiligt. Der erste Schritt, bei dem die genetische Information auf eine mRNA übertragen wird (Matrizenbildung), wird als Transkription bezeichnet. Das DNA-spezifische Thymin wird allerdings in der komplementären RNA durch Uracil ersetzt. Danach folgt die Übersetzung der RNA-Matrize in eine durch sie festgelegte Aminosäuresequenz unter Mitwirkung der Ribosomen. Dieser Schritt wird als Translation bezeichnet.

Im Gegensatz zu Prokaryontenzellen, die über lediglich eine Polymerase verfügen, besitzen Eukaryonten drei verschiedene RNA-Polymerasen, von denen jedoch nur die Polymerase II an der Transkription beteiligt ist. Die RNA-Polymerase I ist für die Synthese der großen rRNA verantwortlich, während die RNA-Polymerase III am Syntheseprozeß der kleinen RNA (tRNA und 5-S-RNA der Ribosomen) teilnimmt.

1.2.2 Verarbeitung der nRNA

Das von der RNA-Polymerase innerhalb einer Transkriptionseinheit synthetisierte RNA-Molekül besitzt durchschnittlich 8000 Nukleotide. Damit wird die Länge von 1200 Nukleotiden, die für eine Codierung eines Proteins mittlerer Größe (etwa 4000 Aminosäuren) notwendig wäre, weit überschritten. Diese primär gebildete RNA wird als *hnRNA* bezeichnet (hn = heterogen nuclear). Durch Anfügung eines speziellen Nukleotids an das 5'-Ende – dieser Vorgang wird als *„capping"* bezeichnet – ist die mRNA später in der Lage, sich an ein Ribosom zu binden. Nach diesem Vorgang wird das 3'-Ende des RNA-Stranges poly-adenyliert. Damit ist die *primäre RNA* vollendet.

Während bei Prokaryonten jedes mRNA-Molekül aus einer fortlaufenden Kette von Nukleotiden besteht, die zur Codierung der Aminosäuren eines Proteins notwendig sind, besitzt die RNA von Eukaryonten lange Einschübe nicht codierender Sequenzen, die als Introns bezeichnet werden. Diese werden aus der primären RNA herausgeschnitten. Der Umwandlungsprozeß wird als *„splicing"* bezeichnet. Nach Verknüpfung der Enden entsteht eine kontinuierliche Kette einer codierenden *„reifen" mRNA*. Die übriggebliebenen Introns werden im Zellkern rasch abgebaut. Aus einer primären RNA können durch verschiedene Muster des „splicing"-Prozesses unterschiedliche Proteine codiert werden.

1.2.3 Proteinsynthese

Nur ungefähr 5% der transkribierten RNA verläßt nach dem RNA-Processing den Zellkern. Verantwortlich für das Signal zum Transport der mRNA aus dem Zellkern scheinen Wechselwirkungen mit Enzymen zu sein, die am „splicing" teilnehmen. Da aber nicht alle Eukaryonten-Gene Introns besitzen, müssen andere, bisher nicht bekannte Mechanismen, die Signalgebung zum Export veranlassen.

Im Zytoplasma findet die Bindung an den Ribosomen statt. Die Ribosomen bestehen aus zwei Untereinheiten, die nach ihrer Sedimentationskonstanten (S) unterschieden werden. Die Mitochondrienribosomen und Ribosomen von Prokaryonten bestehen aus einer 30 S und 50 S Untereinheit, während die entsprechenden Untereinheiten bei Eukaryonten 40 S und 60 S aufweisen.

Zu Beginn der Proteinbiosynthese werden zunächst die Aminosäuren aktiviert und an eine spezifische tRNA gebunden. Dieser Vorgang wird durch die Aminoacyl-tRNA-Synthetase katalysiert.

Jede tRNA besitzt eine in der Grundstruktur ähnliche Form, die an ein Kleeblatt erinnert. Sie besteht aus 70–85 Nukleotiden. Das 3'-Ende trägt die Basenpaarung CCA. Dort findet die Anbindung der entsprechenden Aminosäure als Ester statt. Eine andere, aus drei Basen bestehende Sequenz wird als *Anticodon* bezeichnet. Sie ist komplementär zu einem entsprechenden Codon der mRNA.

Mit der Anlagerung der mRNA an die kleine Ribosomenuntereinheit beginnt der eigentliche Synthesevorgang. Es kommt dann zu einer Bindung einer tRNA, die mit N-Formyl-Methionin beladen ist. Daran schließt sich die Komplettierung des Ribosoms durch die große Untereinheit an. Die Kettenverlängerung kommt durch ein Weiterrücken der mRNA zum nächsten Codon zustande.

Der Vorgang der Kettenverlängerung wird solange fortgesetzt, bis auf der mRNA ein *Stop-Codon* erscheint. Danach wird das entstandene Protein vom Ribosom abgetrennt.

1.2.4 Biologisch aktive Proteine

Große Proteinmoleküle, wie beispielsweise Enzyme oder das Hämoglobin, bestehen aus mehreren Polypeptidketten. Jede dieser Ketten wird durch ein Gen codiert. Alle Gene, die zur Vervollständigung eines Moleküls beitragen, bezeichnet man in ihrer Gesamtheit als *Cistron*. Ein Cistron ist demnach eine Funktionseinheit von Genen.
Sogenannte allosterische Enzyme bestehen aus zwei oder mehr Untereinheiten (Protomeren), die miteinander zu Oligomeren assoziieren. Eine der Untereinheiten stellt dabei das aktive Zentrum dar, das für die Substratbindung zuständig ist. Demgegenüber ist das sogenannte allosterische Zentrum für die Bindung eines Regulators, der ein Aktivator oder Inhibitor sein kann, verantwortlich.
Die Bindung eines Regulators an das jeweilige allosterische Zentrum führt zu einer Konformationsänderung des aktiven Zentrums, was mit einer Aktivitätsänderung des Enzyms verbunden ist.
Ein Beispiel für allosterische Regulation stellt der durch die Isocitrat-Dehydrogenase katalysierte Stoffwechselschritt im Zitratzyklus dar. Das Enzym wird durch ADP allosterisch über einen Rückkopplungsmechanismus aktiviert und durch ATP gehemmt.
Auch von Transportproteinen, wie dem Hämoglobins, sind unterschiedliche Zustandsformen bekannt. Die wichtigste Funktion des Hämoglobins besteht in der reversiblen Bindung von Sauerstoff sowie dessen Transport. Wird das zentrale Eisenatom (Fe^{++}) zu Fe^{+++} oxidiert, so entsteht Methämoglobin. Dieses ist nicht mehr zum Transport des Sauerstoffs in der Lage. Erst die Reduktion dieses Moleküls durch eine Methämoglobin-Reduktase ermöglicht erneut einen Sauerstofftransport.

1.3 DNA-Untersuchung – diagnostische Anwendung beim Menschen

1.3.1 Prinzipien der DNA-Analyse

Viele Bakterien bilden sogenannte *Restriktionsendonukleasen*, die fremde, in die Zelle eingedrungene DNA-Moleküle, abzubauen vermögen. Während die eigenen DNA-Sequenzen eines Bakteriums durch Methylierung am Adenin- oder Cytosin-Rest geschützt sind, erkennen Endonukleasen fremde Nukleotidsequenzen und spalten diese. Mehr als 100 verschiedene Enzyme dieser Art sind bekannt. Die meisten spalten unterschiedliche Sequenzen. So ist eine bestimmte Restriktionsendonuklease in der Lage, ein DNA-Molekül in eine Reihe von Restriktionsfragmenten zu zerlegen. Durch Behandlung dieses DNA-Fragmentes mit verschiedenen Endonukleasen kann man eine Restriktionskarte erstellen, nachdem die DNA-Fragmente zuvor einem Größenvergleich unterzogen wurden.
In den letzten Jahren gelang es, verschiedene polymorphe DNA-Segmente zu identifizieren, die in enger Nachbarschaft zum Zystische-Fibrose-Gen liegen. Damit ist ein indirekter Nachweis des Zystische-Fibrose-Gens möglich, mit dem 80% aller heterozygoten Träger des defekten Gens identifiziert werden können.
Die dem Mukoviszidose-Gen benachbarten DNA-Bereiche und damit indirekt auch das Gen selbst wurden in der Region 7q21 bis 7q31 auf dem langen Arm von Chromosomen Nr. 7 lokalisiert.
Zum direkten Größenvergleich durch Restriktionsenzyme zerlegter DNA-Fragmente benutzt man in der Gentypendiagnostik sogenannte DNA-Sonden, mit denen man auch diskrete Fragmente sichtbar machen kann. Diese DNA-Sonden sind in der Lage, mit bestimmten Restriktionsfragmenten zu hybridisieren. Dadurch lassen sich Längenvergleiche der Restriktionsfragmente mit DNA-Sequenzen bekannter Länge anstellen. Für die Variabilität der Länge der Restriktionsfragmente wurde die Bezeichnung *Restriktionsfragmentlängen-Polymorphismus* eingeführt (RFLP). Ursache für den beschriebenen Polymorphismus sind Mutationen auf DNA-Ebene (Deletion, Substitution, Insertion). Dadurch kann eine bekannte Schnittstelle verändert werden. Bisher sind mehrere hundert RFLPs in der menschlichen DNA bekannt.
Der direkte Nachweis von Genmutationen ist dann möglich, wenn eine Schnittstelle für ein Restriktionsenzym zerstört wurde. Eine weitere Möglichkeit des direkten Nachweises von Genmutationen eröffnet sich durch die *Oligonukleotidtechnik*. Man versucht dabei eine Hybridisierung zweier synthetischer Oligonukleotidsonden mit dem Normalgen und dem mutierten Gen herbeizuführen. Während das normale Gen mit dem Sondengen hybridisiert, bleibt bei entsprechend mutierten Genen eine Hybridisierung aus. Dabei ist allerdings auszuschließen, daß für das betreffende Gen ein Polymorphismus besteht.

Ist nur die Lokalisation des genetischen Defekts auf dem Chromosom bekannt, nicht jedoch der Defekt selbst, ist man gezwungen benachbarte RFLPs zu analysieren, die mit dem interessierenden Gen gekoppelt sind (indirekte Genotypendiagnostik). Dabei ist allerdings die Möglichkeit eines Crossing-over zu berücksichtigen.

1.3.2 Kopplung

Das Prinzip der *Genkopplungsanalyse* beruht auf der Erkenntnis der gekoppelten Vererbung bestimmter Gene. Je größer die Entfernung zweier Gene auf einem Chromosom, desto größer ist die Wahrscheinlichkeit, daß beide Gene getrennt weitergegeben werden. Die Genkopplung kann durch Crossing-over durchbrochen werden.

Eine Kopplung besteht beispielsweise zwischen den Genen der Glukose-6-p-Dehydrogenase-Varianten und den Genen der Deutanstörungen. Die Austauschhäufigkeit durch Crossing-over wird in „Morgan" angegeben. Ein Morgan entspricht der Austauschfrequenz von 1%. Ist die Austauschwahrscheinlichkeit größer als 50%, kann ma nicht mehr von einer Kopplung zweier Gene sprechen.

1.3.3 Genkartierung

Basierend auf der Vorstellung, daß ein Gen ein Enzym steuert, kann man inzwischen viele Enzyme dem zugehörigen Genort auf einem bestimmten Chromosom zuordnen.
Dieser Vorgang wird als Genkartierung oder *„mapping"* bezeichnet. Sowohl die Genkopplungsanalyse als auch in neuester Zeit die Technik der Zellhybridisierung geben Aufschlüsse über Genlokalisationen.
Bei der *Zellhybridisierung* versucht man Zellen verschiedener Spezies miteinander zu verschmelzen. Besonders Mäusezellen werden bei der Verschmelzung mit menschlichen Zellen verwendet. Im Laufe mehrere Zellteilungen werden immer mehr menschliche Chromosomen aus der Hybridzelle ausgestoßen, während die tierischen Chromosomen alle erhalten bleiben. Schließlich bleibt nur noch ein einziges menschliches Chromosom übrig. Da man die Enzymaktivität der tierischen Zelle vor dem Versuch bestimmt hat, muß der in Hybridzellen gemessene Unterschied auf die Aktivität des menschlichen Chromosoms zurückgehen. Eine weitere Differenzierung der Genorte auf einem bestimmten Chromosom erfolgt analog dazu mit translozierten Bruchstücken des zu untersuchenden Chromosoms.

2 Mutationen beim Menschen und ihre Folgen für die Gesundheit

2.1 Arten von Mutationen

2.1.1 Klassifizierung

Unter Mutation versteht man die erbliche Änderung des genetischen Materials, wodurch entweder die Gesamtzahl der Chromosomen verändert wird (Genommutation) oder die Struktur eines einzelnen Chromosoms (Chromosomenmutation) abgewandelt werden kann. Findet eine Mutation auf Genebene statt, bezeichnet man diese als Punktmutation. Spontanmutationen sind Mutationen, die plötzlich und ohne erkennbare Ursache auftreten.
Genommutationen sind numerische Veränderungen des Chromosomensatzes. Sie äußern sich in Form von Polyploidien (Triploide, Tetraploide). Ist nur ein einzelnes Chromosom 3fach vorhanden, spricht man von *Trisomie* (13, 15, 18, 21, XXX). Wenn ein Chromosom verlorengeht, entsteht eine *Monosomie* (X0-Turner-Syndrom).
Chromosomenmutationen führen zu strukturellen Veränderungen eines Chromosoms. Diese Art der Mutation entsteht durch *Deletion* (Verlust), *Duplikation* (Verdopplung), *Translokation* (Transfer eines Chromosomenabschnitts auf ein nicht homologes Chromosom) und *Inversion* (Umkehrung) einzelner Chromosomenanteile. *Punktmutationen* sind Muta-

tionen auf Genebene, die meist auf Basenverlust oder Basenersatz zurückzuführen sind.
Gonosomale Mutationen werden an die Nachkommenschaft des Betroffenen weitergegeben. *Autosomale* Aberrationen betreffen nur die direkten Tochterzellen. Sie können allerdings die Entstehung aberranter Zellklone verursachen, aus denen Tumoren hervorgehen können.

2.1.2 Mechanismen

Als *Genmutationen* bezeichnet man Veränderungen der Molekularstruktur der Erbsubstanz, die Folgen sowohl in qualitativer als auch in quantitativer Hinsicht auf das Genprodukt haben und erblich sind. Biochemisch von Interesse sind vor allem sog. *Punktmutationen*, die zu Veränderungen einzelner Basenpaare führen.

1. **Substitution:** Ersatz einer Base durch eine andere
a) **Transition:** Ersatz einer Purinbase (Pyrimidinbase) durch eine andere Purinbase (Pyrimidinbase)
b) **Transversion:** Ersatz einer Purinbase durch eine Pyrimidinbase und umgekehrt.

Beispiel:
normale Protein-Synthese

DNA	ACG	CTG	GTG	CAT...
RNA	UGC	GAC	CAC	GUA...
Peptid	Cys –	Asp –	His –	Val...

Substitution der 2. Base im 3. Triplett (Transversion)

DNA	ACG	CTG	GAG	CAT...
RNA	UGC	GAC	CUC	GUA...
Peptid	Cys –	Asp –	Leu –	Val...

2. **Inversion:** Umdrehen eines Tripletts. Die Lesefolge des Codons wird dadurch umgekehrt. *Beispiel:* Statt GAA (codiert Glutaminsäure), wird AAG (codiert Lysin) gelesen, eine Veränderung also, die in Position 6 der β-Kette des Hb das sog. HbC verursacht. HbC ist ebenfalls vermindert löslich wie HbS, führt jedoch nicht zur Sichelzellbildung.

HbA:	DNA	—	—	—	—	—	CTT	—
	RNA	—	—	—	—	—	GAA	—
	Peptid	Val –	His –	Leu –	Thr –	Pro –	Glu –	Glu
		1	2	3	4	5	6	7
HbS:	DNA	—	—	—	—	—	CAT	—
	RNA	—	—	—	—	—	GUA	—
	Peptid	Val –	His –	Leu –	Thr –	Pro –	Val –	Glu
		1	2	3	4	5	6	7
HbC:	DNA	—	—	—	—	—	TTC	—
	RNA	—	—	—	—	—	AAG	—
	Peptid	Val –	His –	Leu –	Thr –	Pro –	Lys –	Glu
		1	2	3	4	5	6	7

3. **Deletion:** Verlust eines Nukleotidpaares. Diese Mutation wird auch als *„frame shift"*-Mutation bezeichnet, da eine *Rasterverschiebung* eintritt. Der Sinn des nachfolgenden Abschnitts ist gestört. Bei Wegfall eines vollständigen Tripletts fehlt in der Polypeptidkette eine AS!

Beispiel:	DNA	CCT	CCT	CAT	TTC
	RNA	GGA	GGA	GUA	AAG
	Peptid	Gly –	Gly –	Val –	Lys
Deletion:	DNA	—	—	CTT	—
	RNA	—	—	GAA	—
	Peptid	Gly –	Gly –	Glu –	Ser

4. **Insertion:** Einfügen eines Basenpaares. Wie im Falle der Deletion verschiebt sich das Raster und hat somit auch ähnliche Konsequenzen.
Beispiel: analog zu 3.

5. **Ungleiches Crossing-over:** Während der *Meiose* (Reduktionsteilung) paaren sich die homologen Chromosomen exakt, so daß nur *homologe Gene* ausgetauscht werden (Abb. 2.1 a).
Ein ungleiches Crossing-over tritt auf, wenn sich die Chromosomen an Abschnitten paaren, bei denen zwar gewisse Nukleotidsequenzen übereinstimmen, ohne daß diese Sequenzen allerdings homolog sind (Abb. 2.1 b). Dies ist die Ursache der *Genverdopplungen.*

Natürlich können auch erhebliche Veränderungen innerhalb des Genprodukts durch *Mutationen des Stop-Codons* hervorgerufen werden. Umgekehrt ist es denkbar, daß ein mutiertes Triplett ein Kettenende unbeabsichtigt ankündigt.
Beispiel: Statt UAC oder UAU (für Tyrosin) entsteht UAA oder UAG (Stop-Codon). Anhand eines kleinen Wortspieles kann man sich die einzelnen Mutationstypen besonders leicht einprägen.
Geht man vom Wort *„Kasse"* aus, ließe eine *Substitution* des ersten Buchstaben durch ein „M" den Begriff *„MASSE"* entstehen. *Deletion* des „K" führt zu *„ASSE"*. *Insertion* eines „L" schließlich, macht aus *„KASSE"* plötzlich *„KLASSE"*. Es ist sicherlich gut vorstellbar, welche Verwirrungen solche etwaigen Druckfehler, z. B. beim Verstehen eines gelesenen Textes anrichten können. Ähnliches bewirken Veränderungen am Genom.

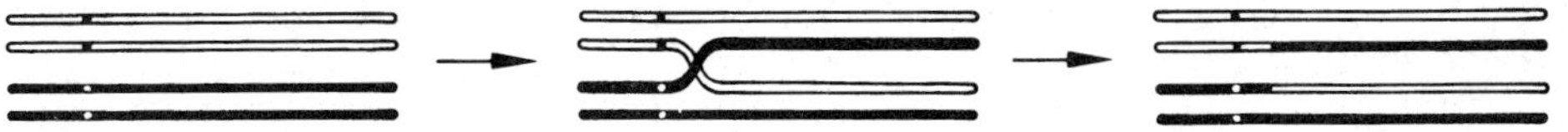

Abb. 2.1 **a** Crossing-over

Abb. 2.1 **b** Ungleiches Crossing-over

2.2 Ursachen von Mutationen

2.2.1 Spontanmutation

Spontanmutationen kommen beim Menschen mit einer Frequenz von 10^{-5} bis 10^{-6} vor. Bei einer Mutationsrate dieser Größenordnung findet man eine Mutation auf 100 000 bis 1 000 000 normale Allele in der Bevölkerung. Das Maß für die Häufigkeit einer Mutation ist die Mutationsrate.
Sporadische Fälle dominanter Erbleiden beruhen auf Neumutationen, da eine Vererbung aufgrund des Selektionsnachteils dominanter Gene, die zu schweren Anomalien führen, selten ist. Beispiele dafür bieten die Akrozephalosyndaktylie (Apert-Syndrom) und die Achondroplasie. Die Mutationsrate für die Achondroplasie beträgt 1 bis $1{,}3 \times 10^{-5}$, die des Apert-Syndroms beläuft sich auf 3×10^{-6}. Anders ausgedrückt bedeutet dies, daß 1 Allel von 100 000 (Achondroplasie) bzw. 3 von 1 000 000 Allelen in der Bevölkerung von der Mutation betroffen sind.
Mutationen rezessiver Gene spielen für das Auftreten autosomal-rezessiver Krankheiten keine Rolle, da das gesunde Allel im Falle einer Mutation dominiert, die Anomalie somit nicht zur Ausprägung gelangen kann. Erst wenn beide Allele mutiert werden (Homozygotie), kann sich das Merkmal phänotypisch äußern.
Der *Berechnung der Mutationsrate* liegt folgende Formel zugrunde:

$$\mu = \text{Mutationsrate} = \frac{\text{Zahl der Neumutationen aller Geborenen}}{\text{Doppelte Zahl der Geborenen}}$$

Da jeder Mensch 2 Allele pro Locus besitzt, erscheint im Nenner der Formel der Faktor 2. Die im Zähler aufgeführten Personen sind alle Merkmalsträger und stammen von homozygot gesunden Eltern ab. Die Formel gilt allerdings nur für Personen, deren Fruchtbarkeit nicht eingeschränkt ist. Da Merkmalsträger dominanter Erbleiden jedoch im Durchschnitt weniger Kinder haben, muß die effektive Fruchtbarkeit der Betroffenen in die Berechnung der Mutationsrate einbezogen werden.
Unter *Einbeziehung der Fortpflanzungswahrscheinlichkeit* errechnet man die Mutationsrate wie folgt:

$$\mu = \text{Mutationsrate} = \frac{M}{2 \times Z} \times (1-f)$$

M = Zahl der Merkmalsträger
Z = Zahl der Geburten im gleichen Zeitraum
f = relative Fortpflanzung; durchschnittliche Kinderzahl (einschließlich Lediger und Frühverstorbener) in der Bevölkerung = 1.

Für *X-chromosomal-rezessive Leiden* lautet die Formel:

$$\mu = \frac{\text{Zahl der Merkmalsträger}}{3 \times \text{männliche Gesamtbevölkerung}} \times (1-f)$$

Die Mutationsrate der X-chromosomal-rezessiv erblichen *Hämophilie A* beträgt 3 bis 6×10^{-5}. Die der *Hämophilie B* beläuft sich auf 2 bis 3×10^{-6}, die für die *Muskeldystrophie* (Duchenne) 4 bis 10×10^{-5}.

2.2.2 Väterliches Alter bei Genmutationen

Spontanmutationen treten mit steigendem *Alter der Männer* gehäuft auf. Die Mutationsrate 40jähriger Männer ist 10mal höher als diejenige 20jähriger Männer. Sporadische Fälle autosomal-dominanter Erbleiden (Achondroplasie, Apert-Syndrom) treten vermehrt in Familien mit älteren Männern auf.

2.2.3 Induzierte Mutation

Ionisierende Strahlen (Röntgenstrahlen, radioaktive Strahlen) zählen neben zahlreichen mutagenen Substanzen chemischer Art zu den häufigsten Auslösern von Mutationen. Von induzierten Mutationen spricht man, wenn die Mutationsrate durch zivilisationsbedingte Strahlung oder verschiedene andere Faktoren erhöht wird. *Nichtionisierende Strahlen* können ebenfalls mutagen wirken. Da der Körper jedoch über zahlreiche Schutzmechanismen gegenüber diesen Einflüssen verfügt, bleibt die induzierte Mutationsrate relativ gering. Das Risiko einer Erbschädigung durch eine medizinisch notwendige Röntgenbestrahlung ist relativ niedrig. Weder bei Kindern von Radiologen noch bei Kindern, deren Eltern radioaktiver Strahlung durch Atombomben ausgesetzt waren (Hiroshima, Nagasaki), ist eine erhöhte Mutationsrate festgestellt worden. Die Strahlendosis, die die Mutationsrate beim Menschen verdoppelt, schätzt man auf 100 R. Schwellenwerte existieren jedoch nicht, da auch kleinste Dosen Mutationen induzieren können.
Obwohl im Rahmen von Untersuchungen, die sich mit der mutagenen Wirkung von Ultraschallexpositionen auseinandersetzen, eine Erhöhung der Austauschrate zwischen Schwesterchromosomen bei In-vitro-Präparaten nachgewiesen wurde, ist man sich noch nicht klar über die Bedeutung dieser Phänomene. Sie treten bei Beschallung von Zellkulturen mit Intensitäten von einigen Milliwatt bis zu mehreren 1000 Watt auf. Möglicherweise sind sie Ausdruck von Reparaturmechanismen. Derartige Austauschvorgänge werden allerdings auch von mutagenen und karzinogenen Substanzen induziert. Anhand der vorliegenden Untersuchungen kann allerdings zum heutigen Zeitpunkt davon ausgegangen werden, daß bei diagnostischen Anwendungen am Menschen, unter Verwendung der derzeit gebräuchlichen Intensitäten, Frequenzen und Impulslängen, vom Ultraschall keine schädigenden Wirkungen ausgehen.
Neben ionisierenden Strahlen werden eine Reihe chemischer Substanzen für die Erhöhung der spontanen Mutationsrate verantwortlich gemacht. Diese Substanzen werden als *Mutagene* bezeichnet. Nach Einwirkung von Mutagenen werden Gen- und Chromosomenmutationen, Hyper- und Hypoploidien beobachtet. Mutagene machen sich sowohl in der Zelle selbst, in der sie sich befinden, bemerkbar, als auch in Tochterzellen nach Mutationen in Keimzellen. Deshalb besteht für nachfolgende Generationen ein erhöhtes genetisches Risiko.
Auch *Viren*, Schimmelpilze und Mykoplasmen können Chromosomenbrüche verursachen. Induzierte Genmutationen sind bereits bei einer große Anzahl von Retroviren, Adenoviren und Papovaviren nachgewiesen. Der Nachweis des jeweiligen Wirkmechanismus ist in der Mehrzahl der Fälle jedoch nicht geklärt. Für einzelne Substanzgruppen, wie alkylierende Substanzen, die am N7 des Guanins angreifen, ist der Wirkmechanismus aufgeklärt.

2.3 Beziehungen zwischen Genotyp und Phänotyp

2.3.1 Funktionelle Folgen von Genmutationen

Bei der häufigsten Punktmutationsart, der Substitution, ist es lohnend, die Konsequenzen des Mutationsgeschehens einmal genauer zu analysieren.

1. Das Genprodukt weist keine funktionelle Änderung auf; z.B. unveränderte Wirkung von unterschiedlich langen Insulinmolekülen verschiedener Säugetiere.
2. Verändertes Genprodukt
   a) Im Falle der Mutation des Gens, das Strukturproteine codiert, z.B.: Entstehung des HbS.
   b) Bei Mutation eines Enzym-codierenden Gens entsteht:
      - ein unwirksames Enzym
      - ein gesteigert wirksames Enzym.
3. Die Bildungsrate des Genprodukts ist vermindert.

Die unterschiedlichen Auswirkungen von Mutationen sind dadurch erklärbar, daß sie unterschiedliche Strukturen des Genprodukts betreffen. Sind nur Teile der Proteins betroffen, die funktionell relativ und unbedeutend für das Molekül sind, so hat dies weit weniger große Konsequenzen als beispielsweise die Mutation eines Enzymzentrums. In diesem Zusammenhang sollten auch die Hb-Anomalien vom Typ HbS und HbC Beachtung finden.
Die bekannteste Mutante ist wohl das *Sichelzell-Hb (HbS)*. Es handelt sich hierbei um eine Veränderung der β-Kette in Position 6. *Glutaminsäure* wird durch *Valin* ersetzt. Dies führt zu drastischen Veränderungen der Tertiärstruktur des Hb-Moleküls. Im homozygoten Fall kommt es spontan zum Auftreten von Sichelzellen. Bei heterozygoten Trägern sind nur 50% des Hb mutiert. Erst durch O_2-Mangel oder

Azidose (verminderte Löslichkeit des Hb) nimmt der Erythrozyt Sichelzellgestalt an. Diese weniger verformbaren Blutkörperchen führen dann zu Verschlußembolien der kapillaren Endstrombahn mit nachfolgenden Infarkten. Besonders betroffen davon sind Organe wie Milz, Gehirn, Lunge und Augen. Durch vermehrten Abbau der atypischen Zellen leidet der Kranke dann unter den Folgen einer *hämolytischen Anämie*. Anamnestisch bedeutsam sind akute Leibschmerzen, Milzvergrößerung, Hämaturie und Knochenveränderungen.
Bemerkenswert sind jedoch auch die positiven Folgen dieser Erkrankung: es besteht eine relative Malariaresistenz der Heterozygoten.
Bestimmte erbliche *Methämoglobinämien* werden ebenso durch Substitutionen verursacht. (Die Substitution eines Histidin-Restes durch Tyrosin innerhalb der β-Kette des Hb-Moleküls führt zum Verlust des Sauerstoffbindungsvermögens infolge Umwandlung des zweiwertigen in dreiwertiges Eisen.) Einnahme von Sulfonamiden führt bei derartigen Erkrankungen zu schweren hämolytischen Anämien. Einschränkungen der Stabilität von Hb-Molekülen sind bekannt, genauso wie Varianten, die nur durch erhöhte elektrophoretische Aktivität auf sich aufmerksam machen. Die Ursache der *α-Thalassämie* ist der Verlust der α-Kettengene. Dieser Defekt ist nicht mit dem Leben vereinbar. Andere Arten der Thalassämie, β- und γ-Ketten betreffend, kommen ebenfalls durch Verlust der entsprechenden Gene zustande. Sie treten gehäuft im südeuropäischen Raum auf.

2.3.2 Multiple Allelie

Allele sind paarige Varianten eines Gens, die sich am gleichen *Genort (Locus)* befinden. Besitzt eine Person die Blutgruppe A, so weist dies nur auf zwei mögliche Allelkombinationen hin: entweder sind beide identisch AA, dann wird dieser Zustand als *homozygot* bezeichnet, oder der Träger hat die Allele A und 0. Die zweite Konstellation beschreibt einen *heterozygoten* Zustand. Aufgrund des diploiden Chromosomensatzes kann eine Person nur zwei Allele besitzen. Innerhalb einer Gruppe dagegen kann die Anzahl der vorkommenden Allele erheblich größer sein. Beim AB0-System unterscheidet man die Allele A_1, A_2, B und 0. Eine wesentlich größere Vielfalt hat die Analyse von Glukose-6-Phosphat-Dehydrogenase-Genen ergeben, wobei bisher etwa 80 unterschiedliche Allele nachgewiesen werden konnten. Existieren mehr als zwei Allele eines bestimmten Gens, so spricht man von multipler Allelie.

2.3.3 Mutationen nicht gekoppelter Loci mit verwandter Funktion

Das menschliche Hämoglobinmolekül setzt sich aus vier Ketten zusammen (Tetramer). Man unterscheidet dabei aufgrund der Aminosäuresequenz zwei unterschiedliche Arten: α- und β-Ketten.
Das Hämoglobinmolekül besteht aus je zwei α- und β-Ketten. Die Gene dieser beiden Ketten sind genetisch nicht gekoppelt und vererben sich deshalb unabhängig voneinander. Man vermutet, daß die Gene sogar auf verschiedenen Chromosomen lokalisiert sind.

2.3.4 Zeitliche und örtliche Unterschiede der Genaktivität

Daß gewisse Gene nur zeitweise blockiert bzw. aktiv sind, soll am Beispiel der *Hämoglobinbiosynthese* verdeutlicht werden. Im Laufe der Embryogenese bildet der menschliche Organismus fetales Hämoglobin (*HbF*). Dieses setzt sich aus zwei α- und zwei *γ-Ketten* zusammen, deren AS-Sequenz von zwei unterschiedlichen Genen gesteuert wird. Bis zum Alter von einem Jahr wird das HbF durch *HbA* ersetzt. Der Unterschied zwischen beiden Hb besteht im Austausch der fetalen γ-Ketten gegen β-Ketten. Auf genetischer Ebene findet also eine Aktivierung der β-Kettengene statt, die sich parallel zu einer Blockierung der γ-Kettengene einstellt.
Da menschliche Erythrozyten kernlos sind und in ihnen somit keine Hb-Synthese stattfindet, sind genetisch bedingte Anomalien zwar aufgrund der abnormen Molekülstruktur prinzipiell nachweisbar, der Nachweis des genetischen Defekts gelingt jedoch nur durch Untersuchungen an den Vorstufen der roten Blutkörperchen.
Evolutionsgenetische Studien haben ergeben, daß alle Hb-Kettengene durch Verdopplungen entstehen sowie kleinere Mutationen von einem α-Kettengen abstammen. Zunächst entstanden die Gene der γ-Kette, danach erst in der Reihenfolge β- und δ-Gene. Während die α-Kette nur aus 141 AS-Baustei-

nen zusammengesetzt ist, beträgt die Zahl der AS in den übrigen Molekülen 146.
Die Zell- und Organdifferenzierung kann als Resultat der Inaktivierung und Aktivierung verschiedener Gene verstanden werden. Entsprechend der Funktion einer differenzierten Zelle sind nur bestimmte Gene als Kontroll- oder Strukturgene, spezifisch für jede Gewebsart aktiv. Die Phenylalanin-Hydroxylase wird beispielsweise nur in Leberzellen synthetisiert. Ein Defekt dieses Enzyms führt zur Phenylketonurie. Der Enzymdefekt kann bei erkrankten Personen nicht in Blutzellen oder anderen Zellen des Organismus nachgewiesen werden.

2.3.5 Bedeutung somatischer Mutationen

Mutationen, die nicht die Erbanlage in der Keimzelle, sondern in der Somazelle betreffen, werden als somatische Mutationen bezeichnet. Viele Tumoren können nach heutiger Auffassung durch somatische Mutationen entstehen. Ausgelöst werden somatische Mutationen durch ionisierende Strahlen, chemische Noxen, aber auch durch Viren und bestimmte Schimmelpilze und Mykoplasmen.

3 Chromosomen des Menschen

Bis 1956 war die genaue Anzahl der Chromosomen einer menschlichen Zelle nicht bekannt. Vierzig Jahre Forschung waren bis zu diesem Zeitpunkt verstrichen, als es Tijo und Levan mit Hilfe neuer präziser Präparationstechniken gelang, die *Chromosomenzahl* mit *46* anzugeben. Mit dieser Entdeckung begann dann die Zeit gezielter Chromosomenanalysen.

3.1 Charakterisierung und Darstellung menschlicher Chromosomen

Chromosomen lassen sich nur während der Zellteilung darstellen. Besonders geeignet dafür ist die *Metaphase*. In diesem Stadium der Mitose lösen sich Kernmembran und Nukleolus auf, und die zuvor begonnene Kondensierung der Chromosomen (Prophase) erreicht ihren Höhepunkt. Die Chromosomen lagern sich in der sog. *Äquatorialebene* an. Zudem sind die Chromosomen während der Metaphase in jeweils zwei *Chromatide* aufgeteilt erkennbar. Beide Chromatide sind an einem Punkt, dem *Zentromer*, aneinander gebunden.
Während der sich an die Metaphase anschließenden *Anaphase* wandern diese Chromatiden an *Spindelfasern* entlang zu den Zellpolen, wo sie sich während der *Telophase* entspiralisieren. Gleichzeitig werden die so entstehenden Zellen mit einer Zell-

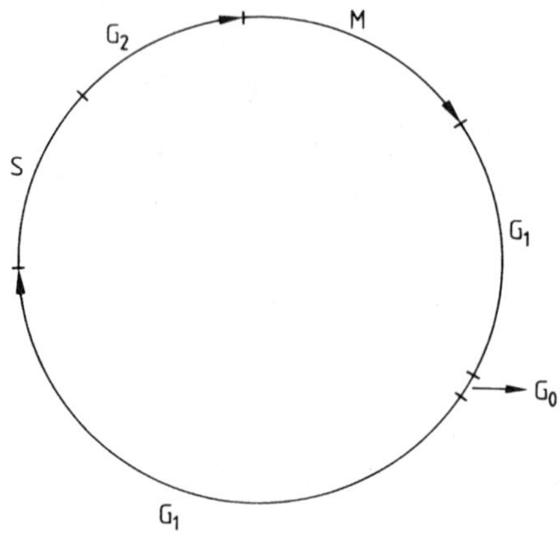

M Mitose
G_1 "Gap_1"
G_2 "Gap_2" Ruhephasen : in G_1 ist die Zelle diploid, in G_2 ist die Zelle tetraploid
G_0 "Gap_0" potentiell teilungsfähige Zelle
S Synthesephase der DNA

Abb. 3.1 Phasen des Zellzyklus

membran sowie einer Kernmembran ausgestattet. In der *Interphase*, der Phase zwischen den Zellteilungen, ist die Zelle stoffwechselaktiv, nachdem sich die Chromosomen vollständig entspiralisiert haben (Abb. 3.1).
Wie schon erwähnt sind menschliche Chromosomen besonders während der Metaphase zur Analyse geeignet. Bei besonderen Fragestellungen kann eine Untersuchung jedoch auch in der Prophase erforderlich sein.
Zur Chromosomendarstellung finden besonders *Lymphozyten*, aus peripherem Blut (Standardmethode), *Fibroblasten* (bei Mosaikverdacht), *Amnionzellen* (pränatale Diagnostik), *Tumorzellen* und *Knochenmarkszellen* (Differenzierung von Tumoren des blutbildenden Systems) Verwendung. In besonderen Nährlösungen züchtet man die Zellen an und blockiert sie schließlich mit *Mitosegiften* (Colchizin, Vincristin) in der Metaphase. Lymphozytenkulturen sind schon nach etwa 70 h für eine Untersuchung geeignet. Fruchtwasserzellkulturen benötigen 1 – 2 Wochen, während Fibroblasten erst nach 3 – 4 Wochen einer Analyse zugänglich sind.
Nach der Mitoseblockade nimmt man eine „Sprengung“ des Zellkerns mittels hypotoner Lösung vor, dann fixiert und färbt man die Präparate. Das Ergebnis sind sog. *Metaphaseplatten*.
Zur Färbung der Chromosomen stehen unterschiedliche Techniken zur Verfügung:

1. **Orcein-Kernfärbung:** Diese Methode erlaubt jedoch nur die Unterscheidung der 23 Chromosomenpaare nach morphologischen Gesichtspunkten. Dazu werden die Metaphaseplatten fotografiert, vergrößert, die einzelnen Chromosomen ausgeschnitten und nach Länge, Zentromerlage und Anhangsgebilden geordnet. Die Denver-Klassifizierung von 1960 (Tabelle 3.1) beruht auf dieser Methode. Nach abnehmender Größe erhalten die Autosomen die Nummern 1 bis 22 und werden nach morphologischen Gesichtspunkten in 7 Gruppen unterteilt. Eigentlich müßte das Chromosom 22 das kleinste Chromosom sein. Nach Verfeinerung der Analysemethoden (Bandentechnik) stellte sich jedoch heraus, daß das Chrosomom 21 das kleinste Chromosom ist (Tabelle 3.1).

2. **Banding:** Die Technik der Banden-Färbung führte 1971 zur Ablösung der Denver-Klassifizierung. Die neue Pariser Nomenklatur entspricht den Übereinkommen, die auf einer dortigen Konferenz getroffen wurden.

Tab. 3.**1** Denver-Klassifikation

	Chromosomen-Nummer	Bemerkung
Gruppe A:	1	längstes metazentrisches
	2	längstes submetazentrisches
	3	zweitlängstes metazentrisches
Gruppe B:	4 – 5	beide nicht voneinander unterscheidbar, submetazentrisch
Gruppe C:	6 – 12 und X	submetazentrisch, Unterscheidung nur schwierig
Gruppe D:	13 – 15	längste akrozentrische Chromosomen, Satelliten am Kurzarmende
Gruppe E:	16, 17, 18	metazentrisch, submetazentrisch, kleinere Chromosomen
Gruppe F:	19 – 20	kleine metazentrische Chromosomen; nicht unterscheidbar
Gruppe G:	21 – 22 und	kleinste, oft mit Satelliten am Kurzarmende
	Y-Chromosomen	trägt keine Satelliten

metazentrisch:	Zentromerlage in der Mitte des Chromosoms
submetazentrisch:	Zentromerlage etwas zu einem Chromosomenende verschoben
akrozentrisch:	Zentromer am Ende eines Chromosoms gelegen; dadurch sind die kurzarmigen Anteile kaum erkennbar

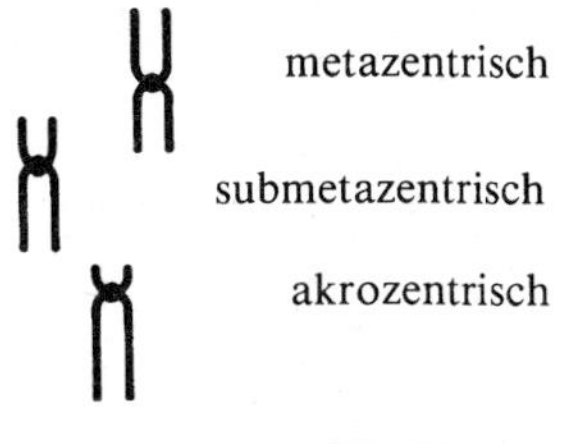

Die Chromosomen in Abb. 3.2 weisen deutlich erkennbar 3 unterschiedlich getönte Bandenstrukturen auf, die auf unterschiedlichen Färbeverfahren beruhen. (Q-, G- und R-Banden-Technik). Die kurzen Arme der Chromosomen werden mit dem Buchstaben *p*, die langarmigen Chromosomenanteile mit dem Buchstaben *q* bezeichnet. Die Arme wiederum werden in einzelne Abschnitte unterteilt, die sich in mehrere Banden aufgliedern lassen.
Bei der Beschreibung des *Karyotyps* werden laut Pariser Konferenz die Angaben in folgender Reihenfolge gemacht:

1. Gesamtzahl der Chromosomen
2. Art der Geschlechtschromosomen sowie deren Zahl
3. genaue Spezifizierung einer etwaigen Chromosomenaberration

Hier einige *Beispiele:*

Symbol	*Bedeutung*
46, XY	normaler männlicher Karyotyp
46, XX	normaler weiblicher Karyotyp
45, X0	Fehlen eines Chromosoms, nämlich des zweiten Geschlechtschromosoms: *Turner-Syndrom*
47, XXY	überzähliges X-Chromosom = *Klinefelter-Syndrom*
47, XX, +21	Gesamtzahl der Chromosomen = 47, zusätzliches Chromosom 21: *Trisomie 21, Down-Syndrom,* bei weiblichem Karyotyp
45, XY, –14, –21, +t(14q21q)	männlicher Karyotyp mit Fehlen (Deletion) eines Chromosoms. Jeweils ein Chromosom 14 sowie 21 sind nicht darstellbar. Statt dessen findet man ein *Translokationschromosom: +t(14q21q)* zusammengesetzt aus den langarmigen Anteilen der Chromosomen 14 und 21. (zentrische Translokation = Robertson-Translokation)
45, X0/46, XX	Turner-Syndrom als *Mosaik.* Ein Teil der Zellen dieses Organismus besitzt den Karyotyp 45, X0 (Turner-Syndrom). Die anderen Zellen sind völlig normal 46, XX (weiblicher Karyotyp).

Im Rahmen der Genkartierung kommen folgende Färbetechniken zur Anwendung:
Q-Banding: *Quinacrin*-Färbung: Unter UV-Licht erscheinen die typischen *Bandenmuster.* Bei dieser Technik erscheint das Y-Chromosom schon im Interphasekern als intensiv leuchtender Punkt. Dieser Punkt entspricht einer stark fluoreszierenden Bande im distalen langarmigen Anteil des Y-Chromosoms (Y-Körper, Y-Chromatin).
G-Banding: *Giemsa*-Färbung: Diese Banden sind unter dem Lichtmikroskop sichtbar. Sie entsprechen ungefähr den fluoreszierenden Q-Banden. Stark fluoreszierende Q-Banden entsprechen dunklen G-Banden = genetisch inaktives *Heterochromatin.* Schwach fluoreszierende Q-Banden (helle G-Banden) weisen auf aktives *Euchromatin* hin.
C-Banding: *Constitutive heterochromatin:* Diese Technik dient der Darstellung des zentromernahen konstitutiven Heterochromatins.
R-Banding: *Reverse* = umgekehrte Färbung: Die so entstehenden Banden entsprechen den G-Banden. Alle hellen G-Banden erscheinen in der R-Bandentechnik dunkel, alle dunklen G-Banden werden als helle R-Banden sichtbar. Das R-Banding dient besonders dem Nachweis kleinerer entständiger Chromosomenstücke.

3. **Autoradiographie**
Radioaktives Thymidin wird anstelle des Thymidins während der S-Phase des Zellzyklus' in die DNA eingebaut. Gibt man radioaktiv markiertes Nukleotid spät in der S-Phase einer Lymphozytenkultur zu, so wird lediglich eines der beiden X-Chromosomen der weiblichen Zelle markiert. Dieser Versuch zeigt, daß die beiden X-Chromosomen folglich nicht gleichzeitig replizieren.

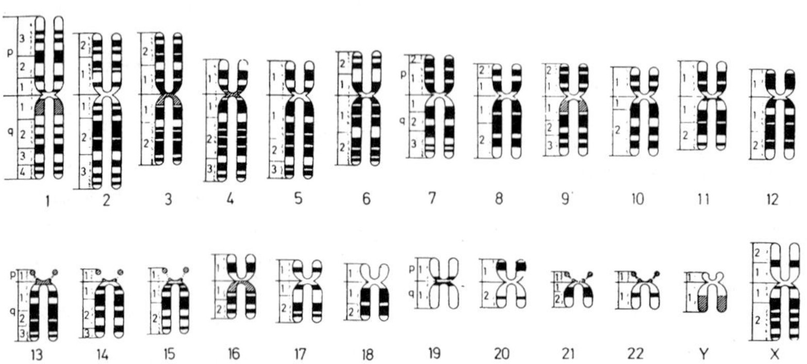

Abb. 3.**2** Darstellung der Chromosomenbanden (Pariser Nomenklatur)

4. **Fluoreszenz-in-situ-Hybridisierung (FISH)**
Die Technik, mit der chemisch markierte DNA-Sonden direkt auf Chromosomenpräparate appliziert und durch Fluoreszenz sichtbar gemacht werden, nennt man Fluoreszenz-in-situ-Hybridisierung (FISH). Durch die Verfeinerung des Verfahrens der DNA-Markierung ist eine Reihe zusätzlicher Fragestellungen bei der Chromosomenanalyse zu beantworten. So ist es nunmehr möglich, bestimmte Gene auf Chromosomen zu lokalisieren. Auch die Chromosomendiagnostik am Interphasezellkern konnte erheblich verbessert werden. Durch dieses neue diagnostische Hilfsmittel ist eine bessere Chromosomenidentifikation und Lokalisation von Genen möglich.

Meiose

Das Ziel der Meiose ist die Bildung *haploider Geschlechtszellen.* Diese männlichen bzw. weiblichen Keimzellen besitzen nur noch einen einfachen Chromosomensatz (23 = 1 n) und sind in der Lage als Spermatozoen und Oozyten miteinander zu einer diploiden Zygote zu verschmelzen (2 n). Aus dieser Zelle entsteht ein kompletter Organismus mit väterlichen und mütterlichen Merkmalen.
Zu Beginn der Meiose verdoppeln sich die Chromosomen, so daß jetzt jede Zelle die doppelte DNA-Menge enthält (4 n). Die nach dieser Synthesephase einsetzende Prophase kann in 5 verschiedene Stadien unterteilt werden:

1. **Leptotän:** Zunehmende Kondensierung der zunächst noch langen, gewundenen Chromosomen.
2. **Zygotän:** Paarung der homologen Chromosomen an einander entsprechenden Regionen. Lediglich die X- und Y-Chromosomen bilden eine Ausnahme, da sie keine homologen Abschnitte besitzen. Sie kondensieren zu einem sog *Sex-Vesikel.*
3. **Pachytän:** Die Chromosomen erscheinen jetzt als *bivalente* (zweisträngige) Strukturen. Es liegen durch die Paarung 4 Stränge nebeneinander. Deshalb bezeichnet man diese Konstellation der beiden Bivalente auch als *Tetrade.* Es finden nun *Crossing-over* statt (s. Kap. 1), die zur Vermischung des väterlichen und mütterlichen Erbguts führen. (Jede diploide Zelle besitzt ja ein väterliches und ein mütterliches Chromosom.)
4. **Diplotän:** Die gepaarten Chromosomen weichen nach erfolgtem Crossing-over auseinander, bleiben jedoch durch sog. *Chiasmata* – Kontaktstellen, die den Ort eines zuvor stattgefundenen Crossing-over darstellen – aneinander gebunden.
5. **Diakinese:** Die Chromosomen kontrahieren sich maximal. Die Chiasmata halten die auseinandergewichenen Chromosomen noch zusammen. Durchschnittlich kann man in diesem Stadium, das bei bestimmten zytogenetischen Analysen untersucht wird, etwa 45 – 55 Chiasmata unterscheiden.

Die *Prophase I* ist die längste Phase innerhalb der Meiose. Sie ist beträchtlich länger als in der Mitose. An sie schließt sich die *Metaphase I* an. In ihr erfolgt wie bei der Mitose die Spindelbildung. Im Gegensatz zur Mitose werden jedoch die Chromosomen nicht in Chromatiden aufgespalten und dann auf die Tochterzellen verteilt, sondern es erfolgt eine Aufteilung der Chromosomen als Ganzes auf die Tochterzelle. Nach dieser Teilung besitzen die beiden entstandenen Zellen je 23 Chromosomen mit doppeltem Chromatid-Gehalt (2 n-DNA-Gehalt). Nach der *Anaphase I* erfolgt die *Telophase I* und ohne erneute Prophase – d. h. ohne vorhergehende DNA-Verdopplung – tritt die Zelle in die sog. *Äquationsteilung* ein, die wie eine Mitose verläuft. Das Produkt dieser Teilung sind Zellen mit *haploidem Chromosomensatz* (1 n).
Die Reifeteilungen beider Geschlechter unterscheiden sich in morphologischer und zeitlicher Hinsicht.

1. **Spermatogenese:** Eine Untersuchung männlicher Chromosomen während der Meiose (Abb. 3.3) wird dann unternommen, wenn die Metaphaseplatten bei Verdacht auf eine Translokation nicht aussagekräftig sind. Zu diesem Zweck wird dann eine *Hodenbiopsie* vorgenommen. Im Ejakulat sind ebenfalls regelmäßig Meiosefiguren nachweisbar.
2. **Oogenese:** Im Gegensatz zur Geschlechtszellreifung beim Mann, wo die meiotischen Teilungen erst mit der Pubertät einsetzen (gonadotrope Hormonwirkung), findet beim weiblichen Geschlecht die Prophase der ersten meiotischen

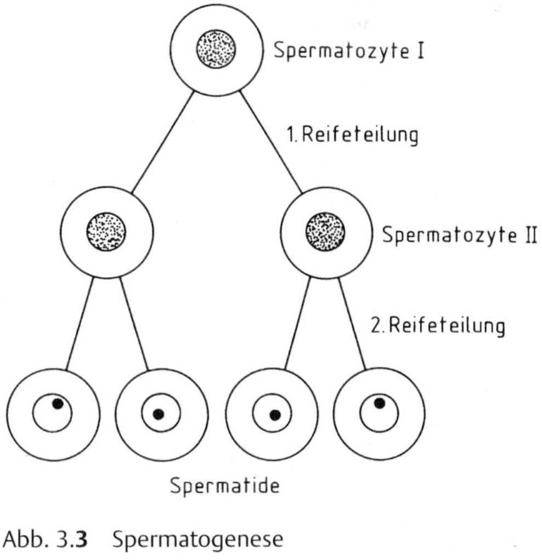

Abb. 3.3 Spermatogenese

Teilung schon vor der Geburt statt. Die aus den Oogonien hervorgehenden Oozyten verharren dann bis zur Geschlechtsreife in einem Ruhestadium: *Diktyotän*. Mit Einsetzen der Pubertät tritt monatlich eine *Oozyte* in die Metaphase I ein. Die erste meiotische Teilung endet mit der Bildung der *Oozyte II*, und eines sog. *Polkörperchens*, das praktisch kein Zytoplasma, sondern nur den weiblichen haploiden Chromosomensatz besitzt. Gleichzeitig findet die *Ovulation* statt. Die zweite meiotische Teilung der Oozyte II sowie des Polkörperchens findet während der Wanderung in der Tube statt. Die Oozyte teilt sich mit Bildung eines zusätzlichen Polkörperchens. Der gleiche Prozeß findet im ersten Polkörperchen statt. Am Ende dieses Prozesses steht eine reife Eizelle und drei Polkörperchen (Abb. 3.4).

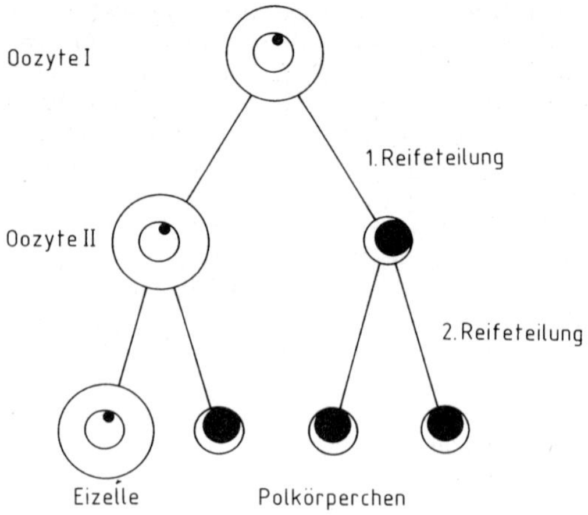

Abb. 3.**4** Oogenese

3.2 Störungen der Geschlechtsentwicklung

Das *genetische Geschlecht* eines Kindes wird mit dem Zeitpunkt der Befruchtung determiniert. Entscheidend für die Geschlechtsausprägung ist die Konstellation der Gonosomen in der befruchteten Eizelle. Besitzt die Zygote zwei X-Chromosomen (Karyotyp: 46,XX), so entsteht ein weiblicher Organismus. Trägt die Zygote den Karyotyp 46,XY, so führt dies zur Entwicklung eines männlichen Individuums. Frauen bilden bei der Reifeteilung nur Eizellen mit jeweils einem X-Chromosom, während Spermien auch Y-Chromosomen besitzen können. Über das *gonosomale Geschlecht* entscheidet also das jeweilige Geschlechtschromosom des Spermatozyten.

Die undifferenzierte *Gonade* geht aus beidseitig angelegten Epithelverdickungen der *Genitalleiste* hervor. Unter dem Einfluß des Y-Chromosoms setzt ab dem dritten Monat die Entwicklung interstitieller *Hodenzellen* ein. Dabei spielt die Anzahl überzähliger X-Chromosomen keine Rolle. Direkt verantwortlich für diese Entwicklung ist das sog. *HY-Antigen*, das durch ein Gen des kurzarmigen Anteils des Y-Chromosoms codiert wird. Dieses HY-Antigen läßt sich an männlichen Leukozyten nachweisen. Es ist auch bei XX-Männern sowie bei echtem Hermaphroditismus nachweisbar. Hier liegt wahrscheinlich eine im Karyogramm nicht sichtbare Translokation des kurzen Armes des Y-Chromosoms vor.

Ist das Y-Chromosom nicht vorhanden, entwickelt sich die undifferenzierte Gonade zum Ovar, wie dies bei normalem weiblichen Karyotyp geschieht. Ist jedoch nur ein einziges X-Chromosom vorhanden, so entstehen Ovarien, die auffällig vermehrt bindegewebige Anteile besitzen und deren Follikelzellen keine volle Reife erlangen können (Turner-Syndrom: 45,X0).

Während Geschlechtschromosomen über die Ausprägung der Gonaden entscheiden, erfolgt die weitere Differenzierung der inneren und äußeren Geschlechtsmerkmale durch Hormoneinfluß. Das Hormon Testosteron fördert die Entwicklung des Wolff-Ganges zu Samenleiter und Nebenhoden. Es induziert im Tuberculum genitale sowie in den Labioskrotalfalten die Ausbildung von Penis und Skrotum.

Zur gleichen Zeit hemmt das Ovidukt-Repressor-Protein des Hodens die Fortentwicklung der Müller-Gänge und unterdrückt dadurch die Anlage von Tuben und Uterus.

Sind beide Hodenhormone nicht vorhanden, erfolgt die Entwicklung eines völlig normalen weiblichen (inneren und äußeren) Genitale. Bleibt aufgrund eines genetischen Defekts bei einem männlichen Individuum die Testosteronproduktion aus, das Ovidukt-Repressor-Protein wird jedoch weiterhin gebildet, so entsteht ein äußerlich weiblicher Organismus allerdings ohne Tuben oder Uterus.

Die Diagnose des chromosomalen Geschlechts erfolgt durch Suchtests an Interphasekernen. Meist werden Haarwurzelepithelien oder Zellen der Mundschleimhaut analysiert. Man versucht dabei das X- oder Y-Chromatin nachzuweisen. Der Nachweis der X-Chromosomenzahl erfolgt über die Bestimmung der *Barr-Körperchen*. Die Zahl der X-Chromosomen entspricht der Anzahl der Barr-Körperchen plus 1. In etwa 80% der weiblichen *Haar-*

wurzelepithelzellen kann das Sex-Chromatin gefunden werden. Bei Analysen der *Mundschleimhautepithelien* beträgt der Prozentsatz nur 40%.
In einem relativ geringen Anteil der Granulozyten kann das Pendant zum Barr-Körperchen, der sog. *Trommelschlegelfortsatz* („Drumstick") nachgewiesen werden.
Die *Y-Chromatinbestimmung* erfolgt durch den Nachweis des besonders intensiv fluoreszierenden Abschnitts am langen Arm des Y-Chromosoms. Dieser macht sich nach *Quinacrin-Färbung* als heller Punkt bemerkbar. Als Zellmaterial dienen sowohl Leukozyten im Blutausstrich als auch Haarwurzelepithelien. Die Darstellung des Y-Chromatins gelingt in etwa 80% dieser Zellen. Die Zahl der Y-Körper (Y-body, F-body) pro Zelle entspricht der Zahl der Y-Chromosomen.
Diese Art der Diagnostik wird bei der Geschlechtsbestimmung von Hochleistungssportlern angewandt. In der pränatalen Diagnostik liefern kindliche Leukozyten im mütterlichen Blut ab der 7. Schwangerschaftswoche Hinweise auf das Geschlecht der Frucht. Der Nachweis von Y-Körpern ist allerdings nicht verläßlich, da die Granulozyten bis zu 25 Monaten im weiblichen Organismus persistieren können. Bei fraglichen X-chromosomalen Erbleiden ist deshalb nur die Chromosomenanalyse mittels Karyogramm aussagekräftig.
Im Normalfall stimmen sowohl das chromosomale, das gonadale und auch das genitale Geschlecht eines Menschen überein, da die Geschlechtschromosomen die Differenzierung der Gonaden beeinflussen, diese ihrerseits Hormone sezernieren, die das genitale oder phänotypische Geschlecht bestimmen.
Es gibt jedoch Individuen, die sexuelle Merkmale beider Geschlechter aufweisen. Diesen Zustand bezeichnet man als *Intersexualität* oder *Hermaphroditismus.* Wenn die Gonaden Keimdrüsen beider Geschlechter enthalten, spricht man von *echtem* Hermaphroditismus. Beim *Pseudohermaphroditismus* sind die Gonaden einheitlich männlich oder weiblich, das Genitale jedoch gegengeschlechtlich oder intersexuell gestaltet. Die Gründe für Intersexualität liegen teils auf gonosomaler, teils auf genetisch-hormoneller Ebene.

Gonosomale Ursachen

1. **X0/XY-Mosaik:** Dieses Bild entsteht bei postzygotischem Verlust eines Y-Chromosoms während einer der ersten mitotischen Teilungen. Alle aus der X0-Zelle hervorgehenden Zellen besitzen den Karyotyp 45,X0. Als Folge entsteht eine ovariell-testikuläre Dysgenesie mit indifferenter Streifengonade, die über mehr oder weniger ausgedehnte Hodenanteile verfügt. Diesen Zustand bezeichnet man als Pseudohermaphroditismus masculinus. Pseudohermaphroditen werden immer dem chromosomalen Geschlecht zugeordnet.
2. **XX/XY-Mosaik:** Diese Konstellation entsteht infolge einer Doppelbefruchtung eines zweikernigen Eis. Bei der Untersuchung stellt man seitengetrennte Hoden oder Ovarien fest, oder man entdeckt beidseitige „Ovotestes". Dies ist das klassische Beispiel eines echten Hermaphroditismus.
3. **XX-Männer:** Angenommen wird hier eine Translokation des HY-Antigen-Locus vom Y-Chromosom auf ein anderes Chromosom. In einigen Fällen tritt dieser Hermaphroditismus familiär gehäuft auf, so daß von einer Erblichkeit ausgegangen werden muß.

Genetisch-hormonelle Ursachen

1. Monogen vererbte Störung der Androgensynthese: In der Mehrheit der Fälle liegt dieser Anomalie ein autosomal-rezessiver Enzymdefekt zugrunde, der die Kortisol- oder Androgensynthese betrifft. Im häufigsten Fall handelt es sich um einen mehr oder weniger hochgradigen Defekt der *C-21-Hydroxylase.* Aufgrund der Aktivitätseinbuße des Enzyms wird Kortisol vermindert produziert, und es erfolgt eine kompensatorische Stimulierung der ACTH-Sekretion, die ihrerseits eine Nebennierenrindenhypertrophie induziert. Dies führt zu gesteigerter Androgenproduktion, die im weiblichen Organismus starke Virilisierungserscheinungen auslöst. Dieses Erscheinungsbild bezeichnet man als *Adrenogenitales Syndrom* (AGS).
   Bei einem hochgradigen Defekt der C-21-Hydroxylase ist auch die *Aldosteronsynthese* beeinträchtigt, was mit *Salzverlusten* verbunden ist (niedriges Na^+ bei hohem K^+).
   Bei Mädchen fällt die Diagnose aufgrund der deutlichen Genitaldysmorphie leichter als bei Jungen. Die hohen Androgenspiegel sind für die ausgeprägte Klitorishyperplasie verantwortlich. Im Extremfall kann es sogar zur Fusion der Labioskrotalfalten kommen. Die Mädchen sind dem Peusdohermaphroditismus femininus zuzuordnen. Bei Jungen tritt lediglich eine Pseudopubertas praecox auf.
2. Hereditäre *Androgenresistenz* mit *„testikulärer Feminisierung":* Die Patienten sehen äußerlich weiblich aus, bei männlichem Karyotyp (46,XY). Hoden sind vorhanden und die Testosteronsynthese ist nicht beeinträchtigt. Ursächlich liegt diesem Krankheitsbild eine genetisch bedingte Androgenresistenz aufgrund eines *Rezeptordefekts* zugrunde (Deletion des Tfm-Locus, X-chromosomal rezessiv).
   Die fehlende Androgenwirkung zeigt sich während der Pubertät am Ausbleiben der Sekundärbehaarung: „Hairless woman". Da das Ovidukt-

Repressor-Hormon unabhängig vom Testosterondefizit wirksam ist, endet die Vagina derartiger Patienten blind. Es liegt also ein Pseudohermaphroditismus masculinus vor.
3. Ausbildung von Uterus und Tuben bei Männern (46,XY) wegen Fehlen des Ovidukt-Repressors.

Laut Personenstandsgesetz darf ein Kind nur als Junge oder als Mädchen in das Geburtenbuch eingetragen werden. Eine Eintragung als Zwitter ist unzulässig. Bei der Entscheidung des standesamtlichen Geschlechts sollte das Geschlecht gewählt werden, dem die äußeren Genitale am meisten entsprechen oder an das sie durch eine Operation möglichst leicht angeglichen werden können. Unabhängig vom Chromosomensatz sollte das Kind dem praktikablen Geschlecht zugeordnet werden, d.h. dem Geschlecht, in welchem sich das Kind später voraussichtlich sexuell und sozial am besten eingeordnet fühlt.
Eine Änderung des standesamtlichen Geschlechts nach dem vierten Lebensjahr sollte aus psychologischen Gründen unterbleiben.

3.3 Lyon-Hypothese

Aufgrund von Beobachtungen an Mäusen stellte Mary Lyon 1961 die These auf, daß in normalen weiblichen Somazellen eines der beiden X-Chromosomen inaktiviert ist. Diese Inaktivierung erfolgt sehr früh im Laufe der Embryogenese (Blastozytenstadium: 12. bis 16. Tag nach Befruchtung) und bleibt für das betreffende X-Chromosom dieser Zelle sowie deren Tochterzellen bestehen. Das inaktive X-Chromosom kann sowohl väterlicher als auch mütterlicher Herkunft sein, so daß in einem Organismus nebeneinander Zellen vorkommen, in denen das väterliche X-Chromosom aktiv ist, während in benachbarten Zellen das mütterliche X-Chromosom aktiv ist. Ein in seiner Struktur alteriertes X-Chromosom wird entgegen dieser Zufallsregel fast immer inaktiviert. Im Falle der Translokation eines X-Chromosoms auf ein Autosom erfolgt eine Inaktivierung des nicht-translozierten Chromosoms.
Morphologisches Zeichen der X-chromosomalen Inaktivierung ist das 1949 von Barr beschriebene *X-Chromatin* (Sex-Chromatin, Barr-Körper). Es handelt sich dabei um ein in 40% der weiblichen Somazellen in Erscheinung tretendes Kernkörperchen, das als dichte randständige Kernsubstanz erkennbar ist. Laut Lyon-Hypothese entspricht die Zahl der Barr-Körperchen der Anzahl in einer Zelle vorhandener X-Chromosomen minus 1. Eine normale weibliche Somazelle besitzt demnach ein Barr-Körperchen, eine männliche Zelle nicht. Zusätzlich konnte mittels radioaktiv markiertem Thymidin festgestellt werden, daß das inaktive X-Chromosom wesentlich später als das aktive X-Chromosom während der S-Phase des Zellzyklus repliziert.

Folgende Beobachtungen stützen die Lyon-Hypothese:
1. Konduktorinnen mit X-chromosomal bedingtem Glukose-6-Phosphat-Dehydrogenase-Mangel haben entsprechend dem Enzymdefekt zwei verschiedene Erythrozytenpopulationen.
2. Im Falle des heterozygoten Auftretens der Muskeldystrophie vom Typ Duchyenne können bei den betroffenen Patienten bei einer Untersuchung des Muskelgewebes herdförmige kranke Areale neben gesunden Bezirken nachgewiesen werden.

Als Einschränkung der Lyon-Hypothese müssen folgende Beobachtungen angesehen werden:
1. Ullrich-Turner-Syndrom (X0): Es besteht phänotypisch ein Unterschied zwischen normalen weiblichen Personen und X0-Individiuen. Erklärt wird dies durch die Aktivität beider X-Chromosomen bis zur Inaktivierung eines der beiden Chromosomen am Ende der zweiten Woche nach der Befruchtung.
2. Klinefelter-Syndrom (XXY): Phänotypischer Unterschied zwischen XXY- und XY-Männern.
3. Höhere Glukose-6-Phosphat-Dehydrogenase-Aktivität bei weiblichen Neugeborenen als bei männlichen.

3.4 Strukturelle Varianten menschlicher Chromosomen

Es gibt *strukturelle Varianten* von Chromosomen, die keinen Krankheitswert besitzen. Dies ist wahrscheinlich darauf zurückzuführen, daß hier Chromosomenmaterial verändert ist, welches genetisch inaktiv ist (*Heterochromatin*).
Genetisch *inaktive DNA* befindet sich mit Ausnahme des Y-Chromosoms, bei dem sie in der distalen Langarmbande lokalisiert ist, immer in Zentromernähe.

Die Strukturvarianten lassen sich in mehrere Typen aufschlüsseln:

1. Auftreten von Satelliten bei akrozentrischen Chromosomen
2. Unterschiedliche Länge der kurzarmigen Anteile akrozentrischer Chromosomen:
   D-Gruppe: 13 – 15
   G-Gruppe: 21 – 22
3. Unterschiedliche Länge des Y-Chromosoms
4. Sekundäre Konstriktion der Chromosomen 1, 9 und 16

Die durch solche strukturellen Eigenheiten besonders gekennzeichneten Chromosomen können als *„Marker"* über Generationen hinweg verfolgt werden und erlangen bei *Abstammungsnachweisen* besondere Bedeutung. In der *pränatalen Diagnostik* helfen sie kindliches Zellmaterial von mütterlichem zu unterscheiden. Sie verhindern somit eine eventuelle Fehldeutung des Untersuchungsbefundes.

4 Chromosomenaberrationen

4.1 Non-disjunction

Eine Fehlverteilung durch Nichttrennung (Non-disjunction) homologer Chromosomen während der Zellteilung führt zu *numerischen Chromosomenaberrationen,* bei denen der Chromosomensatz um ein Chromosom vermehrt oder vermindert ist. Trennen sich zwei Chromosomen während einer der beiden meiotischen Zellteilungen nicht, so erhält eine Keimzelle statt des normalen haploiden Chromosomensatzes ein Chromosom zuviel, woraus dann nach erfolgter Befruchtung eine *Trisomie* entsteht. Da dieses überzählige Chromosom in einer anderen Zelle fehlt, kommt es dort zu einer *Monosomie,* falls die Zelle zur Befruchtung gelangt.
Wird dagegen der gesamte Chromosomensatz von einer Generation auf die andere vervielfacht, spricht man von *Polyploidie.* Da der menschliche Chromosomensatz mit Ausnahme der Gonosomen aus zwei homologen Sätzen besteht, bezeichnet man ihn auch als diploid (2×22 + XX oder XY). Den 3fachen Satz nennt man triploid, den vierfachen tetraploid usw. Den für eine Spezies normalen Chromosomensatz bezeichnet man als euploid. Abweichungen davon werden unter dem Begriff der Aneuploidie zusammengefaßt.
Non-disjunctions können in der ersten oder zweiten meiotischen Zellteilung erfolgen. Geschieht dies in beiden Reifeteilungen, besitzen die Keimzellen ein Chromosom gleich 4mal.
Gelangt eine derartige Zelle zur Befruchtung, so ist das betreffende Chromosom 5fach in der Zygote vorhanden.

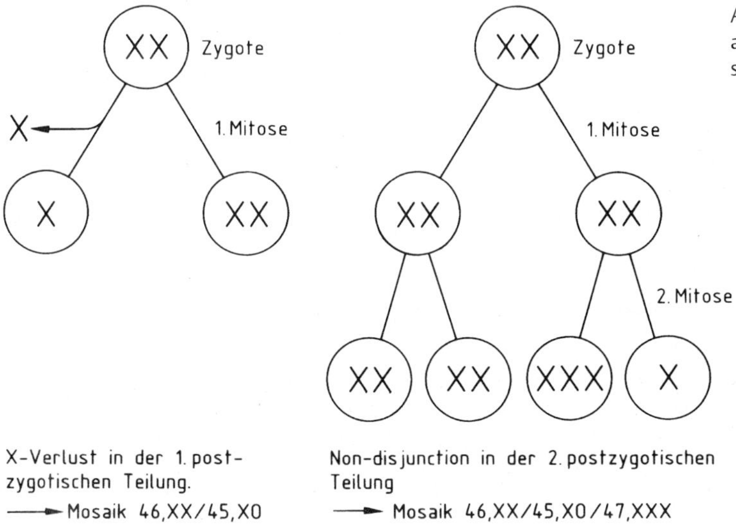

Abb. 4.**1** Entstehung von Mosaiken aufgrund mitotischer Teilungsstörungen

Mittels *Marker-Chromosomen* läßt sich meist feststellen, ob die Non-disjunction beim Vater oder der Mutter stattgefunden hat und in welcher Reifeteilung sie erfolgt ist.

Während beim Mann im Laufe des gesamten Lebens Meiosen ablaufen und die Spermatozoen aus einer gerade beendeten Reifeteilung hervorgehen, verharrt die Oozyte nach der ersten meiotischen Teilung bis zu 50 Jahre im *Dictyotän.* In dieser Zeit ist die Zelle einer Vielzahl von Einflüssen ausgesetzt (chemische und physikalische Noxen sowie natürliche Alterung). Gehäuftes Auftreten von *Trisomien* bei *erhöhtem mütterlichen Alter* wird allgemein auf diese Einwirkungen zurückgeführt.

Allerdings konnte bei neueren Untersuchungen festgestellt werden, daß Non-disjunctions auch beim männlichen Geschlecht erfolgen. Man schätzt den dadurch bedingten Anteil der Trisomien auf etwa 30%.

Bei 2% aller Zygoten besteht eine Trisomie. Autosomale Trisomien führen jedoch zu 96% zum Spontanabort.

Auch während der Mitose können Non-disjunctions auftreten. Vor jeder mitotischen Teilung verdoppeln somatische Zellen ihren Chromosomengehalt. Gelangen jedoch aufgrund eines Spindelfehlers die Tochterchromosomen in dieselbe Zelle, entstehen zwei aneuploide Zellen. In einer der beiden ist ein Chromosom zuviel, in der anderen eins zu wenig. Vermehren sich diese Zellen, so gehen aus ihnen aberrante Zellklone hervor.

Individuen, in denen aneuploide Zellinien neben euploiden Zellen nebeneinander existieren, entstehen, wenn mitotische Non-disjunctions sehr früh während der Entwicklung erfolgen (1., 2. oder 3. mitotische Teilung der Zygote). Diesen Zustand bezeichnet man als *Mosaik* (Abb. 4.1). Mosaiken können ebenfalls infolge Verlustes eines Chromosoms entstehen.

Aberrante Zellklone können infolge *Zellselektion* wieder verschwinden, da sie z. T. nicht lebensfähig sind. Dies gilt in erster Linie für Monosomien. So ist es durchaus vorstellbar, daß eine Trisomie aller Zellen aus einem Mosaik mit Karyotyp 45,XY,−21/47,XY,+21 hervorgeht. Andererseits könnte aus einer kompletten Trisomie durch Verlust des Extrachromosoms in einer Zelle, ein Mosaik mit Überwiegen der Trisomiezellen entstehen.

Strukturelle Chromosomenaberrationen

(s. auch Abb. 4.2)

1. **Isochromosom:** Normalerweise spalten sich die Chromosomen während der zweiten meiotischen Teilung in Längsrichtung. Kommt es jedoch zu einer Teilung in Querrichtung, dann entstehen zwei Tochterchromosomen, die streng symmetrisch bezüglich ihres Zentromers sind. Eine diploide Zelle, die ein Isochromosom besitzt, ist demnach trisom für einen Arm und monosom für den anderen Arm des betreffenden Chromosoms.
2. **Ringchromosom:** Durch *Verlust der Endstücke* sind die Chromosomen in der Lage, die freien Armenden zu vereinen. Die Folge sind Ringstrukturen. Nach Röntgenbestrahlung können einzelne Ringchromosomen beobachtet werden. Für die verlorengegangenen Endstücke besteht eine Monosomie.
3. **Deletion:** Ist eine Chromosomenanomalie auf den Verlust eines Bruchstücks zurückzuführen, spricht man von Deletion. Die Folge ist eine Monosomie für den verlorengegangenen Abschnitt. Größere Deletionen gehen immer mit schwerer geistiger und körperlicher Behinderung einher und werden deshalb selten weitervererbt.
4. **Inversion:** Bricht ein Chromosomenstück und verbindet sich wieder mit dem Chromosom, je-

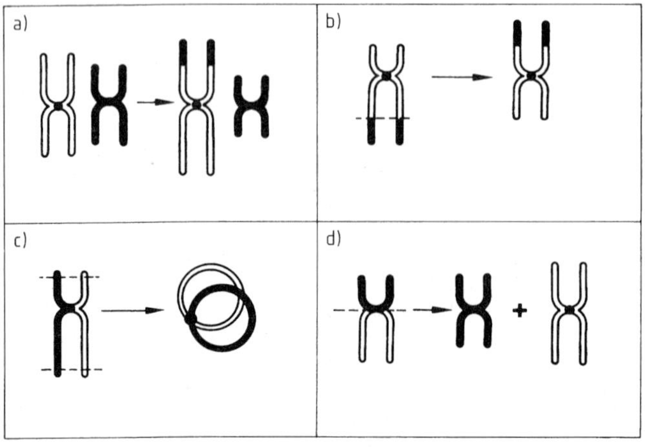

Abb. 4.2 Strukturelle Chromosomenaberrationen: a) Translokation (balanciert), b) Inversion (perizentrisch), c) Ringchromosom, d) Isochromosom

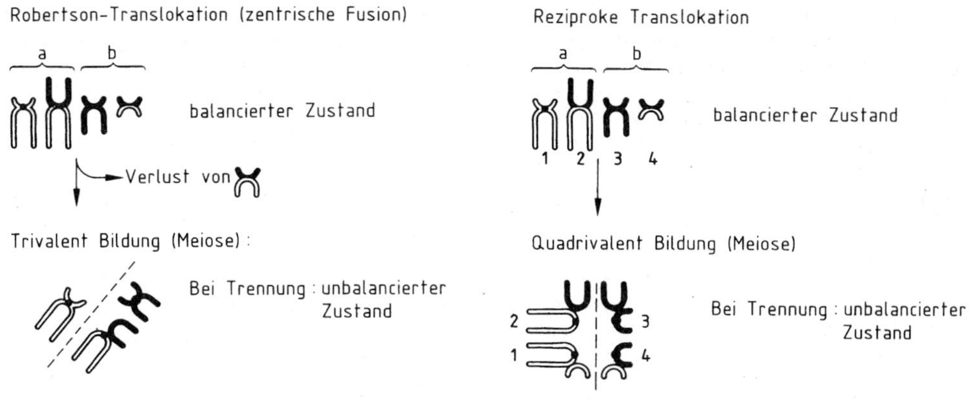

Abb. 4.**3** Translokationen – Entstehung unbalancierter Chromosomensätze meiotischer Zellen

doch erst, nachdem es sich um 180° gedreht hat, handelt es sich um eine Inversion. Man unterscheidet *parazentrische* Inversionen von *perizentrischen* Inversionen. Die Differenzierung erfolgt je nach Ankopplung des Bruchstücks auf der gleichen Seite des Zentromers (parazentrisch) oder auf der entgegengesetzten Seite (perizentrisch). Aufgrund vertauschter Gensequenzen ist eine Paarung homologer Chromosomen während der Meiose nur begrenzt möglich.

5. **Translokation:** Unter einer Translokation versteht man die Fixierung eines Chromosomenabschnitts auf einem anderen Chromosom. Kommt es innerhalb dieses Vorgangs zum Austausch von Chromosomenmaterial nicht homologer Chromosomen, so bleibt die Gesamtmenge des genetischen Materials die gleiche, lediglich die Lokalisation einzelner Gene ist verändert. Deshalb bezeichnet man diese Translokation auch als *balanciert* oder *reziprok* (s. auch Abb. 4.3).
Die *zentrische Fusion* (Robertson-Translokation) ist eine Sonderform dieser Translokation. Dazu kann es kommen, wenn *akrozentrische Chromosomen* (13, 14, 15, 21, 22) in der Gegend des Zentromers auseinanderbrechen. Die langarmigen Anteile zweier Chromosomen verschmelzen dann miteinander, während die kurzen Arme verlorengehen. Die Chromosomenzahl erscheint durch die Fusion um 1 vermindert. Da die kurzen Arme jedoch zumeist genetisch unbedeutendes Material tragen, ist deren Verlust nicht mit schweren Mißbildungen verbunden.
Im Gegensatz zur Meiose bei normalem Karyotyp bilden translozierte Chromosomen keine Bivalente. Translokationsprodukte legen sich im Falle einer reziproken Translokation zu Tetravalenten, bei zentrischer Fusion zu Trivalenten aneinander. Infolge der ungleichen Verteilung des Chromosomenmaterials während der Reifeteilung besitzen die Keimzellen betroffener Personen einen unbalancierten Chromosomensatz, der Ursache familiär gehäuft auftretender Trisomien sein kann.

4.2 Fehlverteilung gonosomaler Chromosomen

Während autosomale Aberrationen sehr oft mit Störungen des Phänotyps einhergehen, kann die körperliche, sexuelle und geistige Entwicklung von Individuen mit gonosomalen Anomalien vollkommen normal oder nur leicht gestört verlaufen.
Die häufigsten Syndrome sind das Klinefelter-Syndrom, das Turner-Syndrom, XXY- und XXX-Syndrom.

Klinefelter-Syndrom: Unter 1000 männlichen Neugeborenen besitzt eines den *Karyotyp 47,XXY.* Das Syndrom ist nach seinem Erstbeschreiber benannt. Unter Erwachsenen mit überdurchschnittlicher Körpergröße findet man häufiger derartige Personen. Es besteht nur eine geringgradige Intelligenzminderung. Die Pubertät tritt zwar zum normalen Zeitpunkt ein, jedoch bleiben die Hoden unterentwikkelt. Trotz erhöhter Gonadotropinsekretion kommt es zur Hodenfibrose. Diese geht mit Azoospermie einher. Die Patienten neigen zu Gynäkomastie und fallen durch ihre hohe Stimme sowie weibliche Sekundärbehaarung auf.
Zytogenetik: Karyotyp 47,XXY, Mosaike 20%. Da das durchschnittliche Alter der Eltern erhöht ist,

liegt die Ursache dieser Anomalie, mit Ausnahme der Mosaiken, in einer *meiotischen Non-disjunction.* Untersuchungen bezüglich des X-chromosomal vererbten Blutgruppenmerkmals Xg^a haben ergeben, daß in einem Drittel der Fälle das überzählige X-Chromosom väterlichen Ursprungs ist.

XYY-Syndrom: Die Häufigkeit liegt ebenfalls bei 1‰ (1 : 1000). Die betroffenen Personen sind äußerlich unauffällig. Meist ist die Körpergröße jedoch erhöht. Untersuchungen in englischen Haftanstalten, besonders bei Männern, die wegen schwerer Delikte verurteilt waren, ergaben eine relative Häufung von XYY-Syndromen. Typische Symptome dieser Patienten sind jedoch Gefühlsarmut, Kontaktschwäche und psychische Labilität. Aggressives Verhalten ist eher die Ausnahme. Der IQ ist normal, Sterilität besteht nicht.
Zytogenetik: Karyotyp 47,XYY. Ursächlich liegt dem Syndrom eine *Non-disjunction* während der 2. Reifeteilung der Spermiogenese zugrunde. Es treten jedoch auch Mosaike auf. Ob XYY-Väter die Anomalie auf ihre Söhne übertragen können, ist noch nicht eindeutig geklärt. Eine zumindest partielle Elimination der anomalen Zellen während der Spermiogenese scheint jedoch wahrscheinlich zu sein.
XYYY-Syndrome sind äußerst selten. Es besteht Sterilität infolge primärer Hodeninsuffizienz.

XXX-Syndrom (Superfemale): Die Häufigkeit des XXX-Syndroms bei Frauen entspricht der des XYY-Syndroms bei Männern (1:1000). Phänotypisch sind die Patientinnen relativ unauffällig. Leichter Schwachsinn ist dagegen immer mit dem Syndrom verbunden. Einschränkung der Fruchtbarkeit ist nicht beobachtet worden.
Zytogenetik: *Karyotyp 47,XXX.* Die Sicherung der Diagnose erfolgt durch den Nachweis zweier Barr-Körperchen pro Zelle im Mundschleimhautepithel. Das Alter der Mutter ist erhöht. *Höhere Polysomien* (49,XXXXX, 48,XXXX, 48,XXXY) werden sehr selten diagnostiziert. Die überzähligen X-Chromosomen können sowohl väterlichen als auch mütterlichen Ursprungs sein. Diese Polysomien sind auf Non-disjunctions in beiden meiotischen Teilungen zurückzuführen, die allerdings unabhängig vom Alter der Mutter auftreten.

Turner-Syndrom: Das Turner-Syndrom ist die *einzige* mit dem Leben vereinbare *Monosomie.* Derartige Kinder sind bei der Geburt sehr klein. Im Halsbereich zeigen sie eine typische *Flügelfellbildung* (Pterygium colli). An Händen und Füßen bestehen Ödeme. Auch im Erwachsenenalter bleiben die Patienten klein. Ihre Körperhöhe überschreitet selten 150 cm. Weitere Symptome sind Cubitus valgus, Osteoporose, tiefer Haaransatz, sexueller Infantilismus und Stranggonaden. Auf die Gonadendysgenesie ist auch die primäre Amenorrhö zurückzuführen. Die Intelligenz ist nicht eingeschränkt. Der Phänotyp ist weiblich. Bis zum 3. Schwangerschaftsmonat entwickeln sich die Eizellen völlig normal. Das Fehlen des zweiten X-Chromosoms behindert folglich nicht die Entstehung der Ovarien, sondern deren normale Weiterentwicklung über dieses Stadium hinaus.
Zytogenetik: *Karyotyp 45,X0.* Neben diesem Karyotyp sind *Mosaike* häufig zu beobachten, allerdings mit abgeschwächter Symptomatik. Als Ursache der X0-Konstitution nimmt man aus diesem Grunde einen *postmeiotischen Chromosomenwert* an. Es kann sowohl ein X- als auch ein Y-Chromosom verlorengehen. Ein weiteres Indiz für die postmeiotische Entstehung dieser Anomalie ist das *Alter der Mütter,* welches beim Turner-Syndrom nicht erhöht ist. Obwohl die X0-Monosomie die einzige mit dem Leben vereinbare Monosomie darstellt, sterben 95% der Leibesfrüchte mit Turner-Syndrom bereits intrauterin. Bei etwa jedem 13. Abort wird der Karyotyp 45,X0 diagnostiziert. Für die Ausprägung der Turner-Symptomatik genügt schon der Verlust des kurzen Arms eines der beiden X-Chromosomen. Aus diesem Grunde kann durchaus ein Barr-Körperchen nachgewiesen werden. Bei Mosaiken (X0/XX) ist die Anzahl der darstellbaren X-Chromatine entsprechend geringer.

4.3 Fehlverteilungen von Autosomen

Autosomale Anomalien bewirken immer schwerwiegendere Folgen für den körperlichen und geistigen Zustand eines Menschen als gonosomale Aberrationen. Die häufigste autosomale numerische Anomalie ist die *Trisomie 21.*

Trisomie 21 (Down-Syndrom, Mongolismus)
Bei der Neugeborenenuntersuchung fallen insbesondere das flache Gesicht, schräggestellte Lidachsen und Epikanthus auf. Auf der Iris befinden sich weiße Flecken, die als Brushfield-Spots bezeichnet werden. Die Nase des Säuglings ist kurz und flach. Aus dem relativ kleinen Mund ragt die lange, gefurchte Zunge heraus. Die Hände erscheinen patschenartig, die Finger sind kurz (Brachydaktylie). Gleichzeitig kann eine Einwärtsbewegung der Kleinfinger beobachtet werden (Klinodaktylie). Charakteristisch, wenn auch nicht immer vorhan-

den, ist die Vier-Finger-Furche. Die Gelenke sind auffällig stark überstreckbar. An den Füßen bemerkt man den großen Abstand zwischen 1. und 2. Zehe (Sandalenfurche).
Neben diesen äußeren Stigmata sind Organmißbildungen häufig. Bei 40% der Kinder werden Herzvitien diagnostiziert, in erster Linie Septumdefekte. Darüber hinaus werden Duodenalstenosen gehäuft beobachtet. Am Skelettsystem sind die Befunde meist in der Beckengegend zu erheben. Die Beckenschaufeln sind weit ausladend.
Personen, die unter Trisomie 21 leiden, erkranken überdurchschnittlich häufig an akuten Leukämien.
Der Trisomie 21 liegt im überwiegenden Maße eine *meiotische Non-disjunction* zugrunde (1. oder 2. Reifeteilung). Der Karyotyp lautet *47,XY, +21* oder *47,XX, +21*. Das *Alter der Mütter*, deren Kinder mit Down-Syndrom geboren werden, *ist erhöht* (34,4 Jahre). Während bei 30jährigen Müttern das Risiko nur 1:1000 beträgt, steigt es bei über 40jährigen auf das 10fache an (1%). Mongoloide Kinder stehen deshalb meist am Ende einer Geschwisterreihe.
Mosaike, die etwa 2% der Fälle ausmachen, treten unabhängig vom Alter der Mutter auf.
Bei 5% der Patienten, die die Symptome der Trisomie 21 aufweisen, kann man ein drittes Chromosom 21 zunächst nicht ausmachen. Es ist dann auf ein anderes Chromosom transloziert. Meist erfolgt die Translokation auf ein Chromosom der D- oder C-Gruppe.
Werden in einer Familie nur mongoloide Kinder geboren, besteht der dringende Verdacht auf eine Translokation 21q21q (zentrische Fusion). Ein phänotypisch unauffälliger Elternteil ist Träger der *balancierten Translokation*. Die Gameten dieser Person besitzen dann entweder beide Chromosomen 21q oder keines der beiden, da eine Trennung während der Meiose unmöglich ist. Bei der Befruchtung kommt noch ein Chromosom 21 vom Partner dazu. Somit werden alle lebendgeborenen Kinder am Down-Syndrom leiden, da eine Zygote mit nur einem Chromosom 21 nicht lebensfähig ist. Glücklicherweise ist diese Form der Trisomie selten.
Sterben die Kinder nicht an einer der begleitenden Mißbildungen (Herzvitien, Darmstenosen) oder an der gehäuft auftretenden akuten Form der Leukämie, so haben sie eine relativ hohe Lebenserwartung.
Die geistige Entwicklung eines mongoloiden Kindes kann stark variieren und hängt sehr von Förderung und Zuwendung ab. Gefühlsleben und Sozialverhalten sind in der Regel gut ausgeprägt. Lesen und schreiben können einige durchaus erlernen. Die Pubertät verläuft bei beiden Geschlechtern normal. Jedoch nur weibliche Träger der Trisomie 21 scheinen fertil zu sein. Sie gebären 50% normale Kinder, die andere Hälfte ist wie die Mutter mongoloid.

Trisomie 13 (Pätau-Syndrom): Diese Trisomie tritt mit einer Häufigkeit von 1:8000 bis 1:10000 bei Neugeborenen auf. Besonders charakteristisch sind die Mißbildungen des Schädels: Lippen-Kiefer-Gaumen-Spalte, Mikrozephalie, Mikrophthalmie, Ohrdeformierung. Daneben bestehen multiple innere Mißbildungen vor allem am Herz und an den Geschlechtsorganen. Die Kinder sind geistig hochgradig behindert. Zerebrale Krampfanfälle verschlechtern die Prognose zusätzlich. Selten werden die Kinder älter als ein halbes Jahr. 50% sterben schon vor Ende des ersten Monats.
80% sind freie Trisomien mit dem Karyotyp 47,XY (oder XX), +13. Mosaike und Translokationen machen 20% der Fälle aus. Im Abortmaterial ist diese Trisomie relativ häufig zu finden.

Trisomie 18 (Edwards-Syndrom): Die Frequenz beträgt 1,5:10000. Es handelt sich dabei um Neugeborene mit niedrigem Geburtsgewicht (< 2500 g), obwohl es keine Frühgeburten sind. Als weitere Untersuchungsbefunde gelten allgemein Unterkieferhypoplasie, Ohrdeformierungen, Hexadaktylie, Herzmißbildungen und Enzephalopathie. Besonders charakteristisch ist auch der langgezogene Schädel. Mädchen sind von dieser Mißbildung häufiger betroffen als Knaben. Die Überlebenszeit ist gering, 50% sterben vor Ende des zweiten Lebensmonats. Mädchen können etwas älter werden als Jungen. Der häufigste Karyotyp lautet 47,XY (oder XX), +18. Bei seltenen Mosaiken ist die Symptomatik etwas abgeschwächt.

Bei allen freien autosomalen Trisomien ist das Durchschnittsalter der Mütter erhöht. Das mütterliche Alter hat dagegen keinen Einfluß auf gehäuftes Auftreten von Mosaiken und Translokationstrisomien!

4.4 Strukturelle Chromosomenaberrationen

Auf die Folgen von Translokationen insbesondere des Chromosoms 21 wurde schon hingewiesen. Bei einer zentrischen Fusion (Robertson-Translokation) der Chromosomen 14 und 21 entsteht eine Trisomie 21, falls nicht zusätzlich eine Deletion eines der beiden freien Chromosomen 21 die Translokation balanciert. Eltern mit balancierter Translokation sind phänotypisch unauffällig. Sie sind jedoch für etwa 8% der Trisomien 21 verantwortlich. Das Risiko Kinder mit Down-Syndrom zu bekommen, be-

trägt bei väterlicher Translokation 2%, bei mütterlicher Translokation 10%. $^1/_3$ der Translokationen bei Kindern sind ererbt. Die übrigen $^2/_3$ treten infolge von Mutationen auf und verursachen so eine Trisomie. Weist ein Elternteil die Translokation 21 q21 q auf, werden alle Kinder mongoloid sein (s. o.).
Das *Katzenschrei-Syndrom* beruht auf dem Verlust des kurzen Arms des *Chromosoms Nr. 5*. Das Syndrom ist nach dem jämmerlichen Schrei benannt, der an das Geschrei einer Katze erinnert. Der charakteristische Ton, den die Kinder von sich geben, liegt genau eine Oktave höher als ein normaler Säuglingsschrei. Daneben fallen der weite Augenabstand sowie Mikrognathie und Mikrozephalie auf. Trotz der zusätzlich schweren geistigen Schäden erreichen viele Betroffene das Erwachsenenalter. 46,XX(oder XY),5 p- lautet der Karyotyp. Der Verlust eines kleinen Abschnitts des kurzen Arms reicht allerdings schon zur Ausprägung der vollen Symptomatik aus. Das Katzenschrei-Syndrom wird gehäuft in Familien beobachtet, in denen eine elterliche Translokation im balancierten Zustand diagnostiziert werden kann.
Andere Deletionen betreffen die Chromosomen 4 (Wolf-Hirschmann-Syndrom) und 18 (Grouchy-Syndrom).

4.5 Chromosomenaberrationen bei Spontanaborten

Zytogenetische Untersuchungen an Zellkulturen aus Abortmaterial haben ergeben, daß bei mehr als 30% aller Spontanaborte Chromosomenaberrationen nachweisbar sind. Mehr als die Hälfte davon sind *autosomale Trisomien*. Die häufigste Trisomie im Abortmaterial ist die *Trisomie 16*. Sie wird gefolgt von der *Trisomie 21*. Ebenfalls zahlreich tritt eine *XO-Monosomie* auf (20%). *Polyploidien* machen 15% der diagnostizierten Anomalien aus. Wahrscheinlich sind Chromosomenaberrationen wesentlich häufiger Ursache von Spontanaborten. Sehr frühe Aborte entgehen den Untersuchungen. Weitaus mehr als 90% der Konzeptionen mit Chromosomenanomalien gehen im Laufe der intrauterinen Entwicklung zugrunde. Infolge dieser drastischen Selektion beträgt die chromosomal bedingte Mißbildungsrate bei der Geburt „nur" 0,6%.

4.6 Häufigste gemeinsame Symptome bei autosomalen Chromosomenaberrationen

Der Verdacht auf eine autosomale Aberration erhärtet sich bei der Kombination folgender Untersuchungsbefunde und stellt eine *Indikation zur Chromosomenanalyse* dar:

1. Sowohl körperliche als auch geistige Entwicklungsverzögerung.
2. Auffällige Dysmorphiezeichen an Kopf, Händen und Füßen.
3. Hautleistenanomalien.
4. Organmißbildungen.

Zu 1.: Minderwuchs, intrauterine Mangelversorgung mit Dystrophiezeichen können schon durch Ultraschalluntersuchung diagnostiziert werden.
Auch nach der Geburt gedeihen die Kinder meist sehr schlecht. Später entspricht das Knochenalter nicht dem tatsächlichen Alter. Die Zahnbildung setzt mit erheblicher Verspätung ein. In seiner psychointellektuellen Entwicklung wirkt ein derartiges Kind retardiert. Angeborener Schwachsinn und verzögerte Sprachentwicklung zählen fast immer zur Symptomatik. Laufen lernen die Kinder – wenn überhaupt – erst spät.

Zu 2.: Symptomatisch sind Schädelmißbildungen und Gesichtsmißbildungen (Lippen-Kiefer-Gaumen-Spalte, Mikrophthalmus, Mikrognathie), Hypertelorismus, Veränderungen der Lidspaltenachse (mongoloid, antimongoloid), Epikanthus, Brushfield-Spots auf der Iris, Makroglossie und zu tiefer Ohransatz. Ohrmuschelanomalien sind oft gekoppelt mit inneren Mißbildungen. Flügelfellbildung am Hals, auffälliger Mamillenabstand und Veränderungen am Haaransatz, sollten den Untersucher an eine Chromosomenaberration denken lassen. Dazu gehören auch Dysmorphiezeichen des Genitale sowie Mißbildungen der Extremitäten.

Zu 3.: Genaues Augenmerk ist auf Fingerbeeren, Hand- und Fußfurchen zu richten.

Zu 4.: Häufigste Organmißbildungen sind Herzvitien, Stenosen im Intestinaltrakt, vor allem Duodenalstenosen und Dysgenesien im Urogenitaltrakt.

4.7 Somatische Chromosomenaberrationen

4.8 Chromosomenanomalien und Tumorgenese

Im Gegensatz zu gonadalen Chromosomenaberrationen werden somatische Chromosomenfehler nicht von einer Generation auf die andere vererbt. Die meisten dieser Anomalien entstehen durch *Mutation* (Deletion, Inversion, Translokation etc.). Aufgrund der fortgeschrittenen Analyseverfahren (Bandentechnik, Kap. 3) ist man heute in der Lage, auch kleinere Defekte erkennen zu können. Solche Chromosomenveränderungen in den Zellen verschiedener Organsysteme spielen eine große Rolle in der Pathogenese des Krebses.

Onkogene sind Gene, die für eine Krebsentstehung verantwortlich sind. Die Gene, aus denen sie durch Mutation hervorgehen, nennt man *Protoonkogene*. Ursachen für die Mutation stellen Mutationen dar, die durch Einwirkung ionisierender Strahlung oder chemischer Noxen entstehen. Zusätzlich ist eine Karzinomentstehung durch Mutationen an Tumorsuppressorgenen möglich. *Tumorsuppressorgene* verhindern den Übergang einer Zelle vom benignen in den malignen Zustand. Schon Punktmutationen derartiger Gene können zur Fehlfunktion und damit zur Tumorentstehung führen (z. B. Retinoblastom).

Stoffwechselstörungen und Alterungsprozesse beruhen ebenfalls auf chromosomalen Defekten, die durch Brüche im Chromosom entstehen. Verursacht werden diese Brüche durch eine immense Vielzahl chemischer und physikalischer Noxen, die mit wachsender Zivilisation zunehmen. Eine virale Beteiligung ist ebenfalls belegt.

Der Einfluß ionisierender Strahlung konnte infolge der Atombombenkatastrophen von Hiroshima und Nagasaki analysiert werden. Auch beruflich strahlenexponierte Personen sowie Menschen, die sich einer therapeutischen Strahlendosis aussetzen, weisen vermehrte Chromosomenbrüche auf.

Anomalien der Chromosomenzahl (Aneuploidien) werden besonders nach Einwirkung von Spindelgiften (Colchizin, Vincristin, Zytostatikatherapie) beobachtet. Neben diesen numerischen Anomalien bewirken andere chemische Agenzien strukturelle Veränderungen. Es handelt sich dabei vor allem um chemische Farbstoffe, Pestizide, Nahrungsmittelzusätze, aber auch alkylierende Substanzen, die in der Krebstherapie Verwendung finden.

Biologische Noxen (Mykoplasmen, Schimmelpilze und eine Vielzahl von Viren) sind an der Entstehung struktureller Chromosomenanomalien beteiligt.

Einzelne derart geschädigte Zellen können sich vermehren und bilden sog. Klone – Zellpopulationen, die durch Vermehrung einer Zelle entstehen –, die sehr oft maligne Tumoren bilden. Manchmal ist es sogar möglich, die ursächliche Chromosomenveränderung in einer Tumorzelle nachzuweisen (chronisch-myeloische Leukämie, Meningeom, Burkitt-Lymphom).

Die Sicherung der Diagnose einer *chronisch-myeloischen Leukämie (CML)* erfolgt durch Nachweis des *Philadelphia-Chromosoms* in Zellen der Myelopoese. Dieses Marker-Chromosom entspricht dem *Chromosom 22*, dessen langer Arm infolge einer Deletion verlorengegangen ist. In der Regel liegt hier jedoch keine Deletion vor. Durch Verbesserungen der Färbetechniken konnte man meist eine Translokation des langen Arms auf das Chromosom Nr. 9 nachweisen.

Während das Marker-Chromosom der CML immer das Chromosom 22 ist, sind die Chromosomveränderungen bei anderen Tumoren weniger spezifisch; sie können deshalb die Diagnose nie eindeutig sichern.

In Meningeomzellen ist vornehmlich eine Deletion des Chromosoms 22 zu diagnostizieren.

Burkitt-Lymphomzellen imponieren meist durch eine Verlängerung des langen Arms des Chromosoms Nr. 14. Hier liegt eine Translokation vom Chromosom 8 auf das Chromosom 14 vor.

Gehäufte Chromosomenbrüche treten auch nach Virusinfektion auf (Masern, Windpocken, Röteln, Herpes simplex). Das Epstein-Barr-Virus wird in ursächlichem Zusammenhang mit dem Burkitt-Lymphom gesehen.

Erhöhte *Chromosomenbrüchigkeit* wird zudem bei folgenden Krankheitsbildern beobachtet: Die *Fanconi-Anämie* (autos.-rez.) ist eine Panzytopenie, bei der eine vollständige Depression aller Blutzellen besteht. Die Krankheit manifestiert sich erst nach dem 10. Lebensjahr. Phänotypisch unterscheiden sich die Patienten von ihren Altersgenossen durch Zwergwuchs und Daumenhypoplasie oder -aplasie.

Personen, die an Zwergwuchs und sonnenempfindlichen Teleangiektasien im Gesicht leiden, sind verdächtig auf ein *Bloom-Syndrom*. Das ebenfalls autosomal-rezessiv vererbte Krankheitsbild geht zusätzlich mit erhöhtem Leukämie- und Karzinomrisiko einher.

Das *Louis-Barr-Syndrom* ist charakterisiert durch multiple Teleangiektasien, zerebellare Ataxie, Zwergwuchs und Immuninsuffizienz infolge Thymushypoplasie.

Die *Xeroderma pigmentosum* (autos.-rez.) beruht auf einem nachgewiesenen *Defekt des DNA-repair-Systems*. Dies führt zu der typischen Photosensibilität und trägt zur Entstehung maligner Geschwülste der Haut bei.

5 Formale Genetik (Mendel-Erbgänge)

5.1 Kodominante Vererbung

Die von Gregor Mendel in der Mitte des letzten Jahrhunderts entdeckten Gesetzmäßigkeiten der Vererbung, die er nach intensivem Forschen am Erbgang der Erbse postulierte, gerieten mehr als 30 Jahre in Vergessenheit, ehe Garrod zu Beginn des 20. Jahrhunderts die Gültigkeit der Gesetze beim Menschen beweisen konnte. Man unterscheidet dominante, kodominante und rezessive Erbgänge.

Da der Mensch einen diploiden Chromosomensatz besitzt, kommen bei ihm alle Gene paarweise vor. Ein Gen jedes Paares stammt vom Vater, das andere von der Mutter. Die homologen Gene befinden sich immer an der gleichen Stelle des entsprechenden Chromosoms. Für ein bestimmtes Merkmal verantwortliche Genpaare bezeichnet man auch als *Allele.* Codieren beide Allele das gleiche Merkmal, so nennt man die Anlage *homozygot.* Verursachen die Allele verschiedene Charakteren, so bezeichnet man das Individuum als *heterozygoten* Merkmalsträger. Wenn beide Allele über die gleiche Durchschlagskraft verfügen, d. h. beide machen sich im heterozygoten Zustand gleichstark bemerkbar, liegt kodominante Vererbung vor.

Dies gilt für den Erbgang der MN-Blutgruppe. Trägt ein Allel das Merkmal M und das andere Allel das Merkmal N, so lautet die Blutgruppe MN. Dieser Phänotyp entspricht gleichzeitig dem Genotyp (Abb. 5.1).

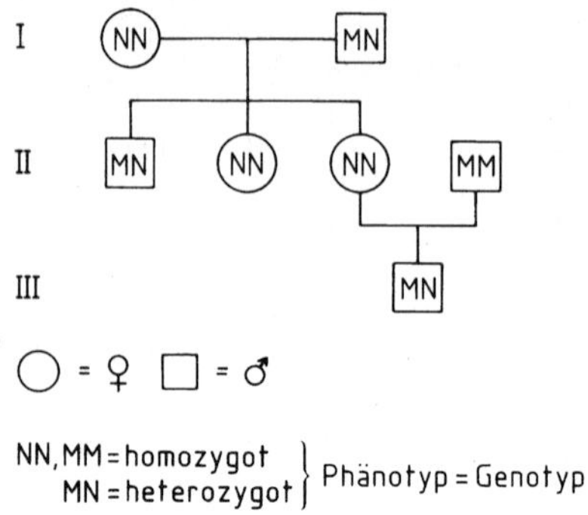

Abb. 5.**1** Stammbaum beim kodominanten Erbgang

Ebenfalls kodominant vererbt wird das System der sauren Erythrozytenphosphatase mit den 3 Allelen Pa, Pb und Pc. Der gleiche Vererbungsmodus gilt für die Haptoglobine.

5.2 Autosomal-dominanter Erbgang

Dominante Gene sind im heterozygoten Zustand alleine für die Ausprägung eines Merkmals verantwortlich. Ein Allel dominiert also sein homologes Allel. Das „schwächere“ Allel bezeichnet man folglich als rezessiv.

Das AB0-Blutgruppensystem wird autosomal-dominant vererbt.

Unter der Voraussetzung der vollständigen Penetranz des dominanten Merkmals ergeben sich 3 Regeln für dominante Erbgänge:

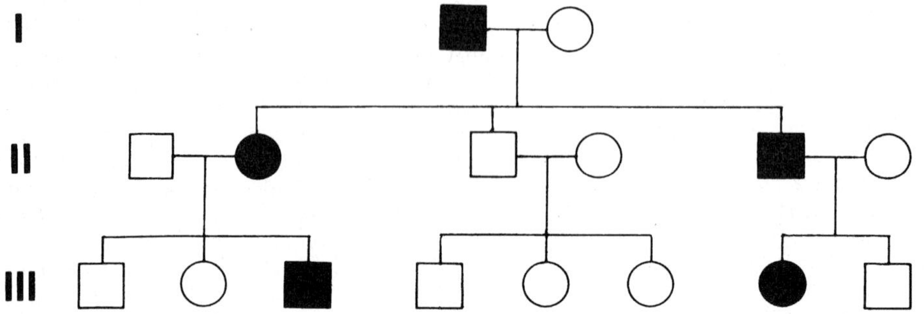

Abb. 5.**2** Stammbaum beim autosomal-dominanten Erbgang

1. Es besteht keine Bevorzugung eines bestimmten Geschlechts.
2. Unter den Nachkommen merkmalsfreier Individuen tritt das dominante Merkmal nie wieder auf (es sei denn durch sporadische Neumutation).
3. Ein Merkmalsträger gibt das dominante Gen durchschnittlich an die Hälfte seiner Kinder weiter. Die andere Hälfte ist merkmalsfrei.

Die 1 : 1-Verteilung unter den Kindern eines Trägers einer autosomal-dominanten Erberkrankung kann man gut anhand eines Kombinationsquadrats erkennen:

♂: Vater, heterozygoter Merkmalsträger (Aa) des dominanten Allels A.
♀: Mutter, homozygot gesund (aa).

♀ ♂	A	a
a	Aa	aa
a	Aa	aa

Resultat: 50% Aa, heterozygot krank
50% aa, homozygot gesund

Sind beide Eltern mischerbig (heterozygot) krank, so sind statistisch $^3/_4$ der Kinder ebenfalls erkrankt:

♀ ♂	A	a
A	AA	Aa
a	Aa	aa

Als Faustregel gilt: *Erbleiden*, die mit *äußeren* oder *inneren* Mißbildungen einhergehen, werden meist *autosomal-dominant* vererbt.
Leichtere Anomalien werden weitaus häufiger weitervererbt als schwere Mißbildungen. Bei leichten Anomalien ist das Fortpflanzungsvermögen nicht eingeschränkt, da es für den Träger keine Nachteile bringt. Multiple kartilaginöse Exostosen führen kaum zu einer Beeinträchtigung des Merkmalsträgers. Das gleiche gilt für die Pelger-Huët-Kernanomalie der neutrophilen Granulozyten. Die hantel- oder brillenförmigen Zellkerne besitzen keinen Krankheitswert.
Schwere autosomal-dominante Leiden belasten den Merkmalsträger jedoch sehr. Die Zahl seiner Nachkommen bleibt aus diesem Grunde gering. Sowohl die meist geringe Lebenserwartung als auch Fertilitätsstörungen stellen wesentliche *Selektionsfaktoren* dar. Kranke Gene werden deshalb selten weitervererbt, was dazu beiträgt, daß Familienstammbäume derartiger Personen sehr kurz sind. Beispiele stellen die Achondroplasie und die Osteogenesis imperfecta dar.

Wenn plötzlich in einer Familie ein dominantes Merkmal auftritt, ohne daß in der vorangegangenen Generation ein Merkmalsträger bekannt ist, handelt es sich wahrscheinlich um eine *Neumutation.*
Die Gesamthäufigkeit aller autosomal-dominanten Erbleiden beträgt etwa 12 : 7000.
Bei einigen Krankheitsbildern ist das Auftreten nur durch Neumutation denkbar, da betroffene Personen schon vor Erreichen der Geschlechtsreife an den Folgen des Erbleidens versterben: Osteogenesis imperfecta.
Besonders schwere Krankheitsbilder autosomal-dominanter Erbleiden werden hin und wieder in Familien beobachtet, in denen die Eltern beide heterozygote Merkmalsträger sind. Zeigt es sich in einer Familie mit bekanntem autosomal-dominantem Erbleiden nicht bei 50% der Nachkommen und hat ein phänotypisch unauffälliger Nachfahre ein Kind mit eben diesem dominanten Erbleiden, spricht man von *unvollständiger Dominanz* des betreffenden Gens. Die Krankheit kann dann durchaus eine Generation überspringen (Syndaktylie s. u.). Als Ursache eines derartigen Phänomens muß ein Erbleiden angesehen werden, das sich erst spät im Leben eines Betroffenen manifestiert. Die *Chorea Huntington* gelangt erst im 40. Lebensjahr zur vollen Ausprägung. Wenn ein Genträger vor Erreichen dieses Alters stirbt, entsteht der Eindruck, die Person sei genetisch gesund gewesen. Trotzdem kann ein Kind dieses Mannes oder Frau manifest erkranken. Es handelt sich in diesem Falle nicht um unvollständige Dominanz; sie wird nur vorgetäuscht. Unvollständige Dominanz liegt nur dann vor, wenn die Penetranz weniger als 100% beträgt.
Unter *Penetranz* versteht man die Häufigkeit, mit der sich ein Gen im Phänotyp manifestiert (Prozentangabe). Gelangt bei einem Genträger eines dominanten Merkmals das betreffende Merkmal immer zur Ausprägung, ist die Penetranz 100%. Dies trifft auf die oben erwähnte Chorea Huntington zu. Dagegen gibt es eine Form der *Syndaktylie,* deren Penetranz gering ist, so daß sich das Krankheitsbild nicht in jeder Generation manifestiert. Dies ist ein Beispiel *echter unvollständiger Dominanz.* Gleiches gilt für die Neurofibromatose (v. Recklinghausen). Die *Expressivität* bezieht sich auf quantitative Unterschiede der Merkmalsausprägung. Die gleiche dominante erbliche Erkrankung kann in einer Familie unterschiedliche Schweregrade erreichen, obwohl die Penetranz 100% beträgt.
Bei den bisher behandelten Merkmalen war immer ein Gen für ein Merkmal zuständig. Es gibt jedoch auch Gene, die für die Ausprägung mehrerer Phäne verantwortlich sind. Diese Erscheinungen bezeichnet man als *Polyphänie* oder *Pleiotrophie.* Das klassische Beispiel dafür ist das *Marfan-Syndrom.* Das gesamte Krankheitsbild wird durch ein einziges Gen bedingt, obwohl die Veränderungen an den ver-

schiedensten Organen auftreten. Der Erbgang ist autosomal-dominant. Die Expressivität unterliegt starken Schwankungen. Charakteristische Symptome sind Linsenluxation, dysproportionierter Hochwuchs, auffällige Venenzeichnung, unterentwickelte Skelettmuskulatur, Trichterbrust, Kyphoskoliose sowie Aorteninsuffizienz mit Neigung zu Aneurysmenentstehung.
Ursächlich liegt dem Leiden ein monogen bedingter Defekt der elastischen Bindegewebsfasern zugrunde.

5.2.1 Genetische Grundlagen morphologischer Anomalien

Dominante Anomalien führen im Gegensatz zu rezessiven genetischen Defekten nicht zu Enzymopathien, sondern zu *morphologischen Veränderungen* einzelner Gewebe oder generalisierten Anomalien auch heterozygoter Merkmalsträger. Häufige Erkrankungen dieser Art sind: monogene Hypercholesterinämie, polyzystische Nieren, Polydaktylie, multiple kartilaginöse Exostosen, Chorea Huntington, dominante Otosklerose, Achondroplasie, Marfan-Syndrom und das dominant erbliche Retinoblastom.

Dominant erbliche Muskelerkrankungen können oft elektronenmikroskopisch identifiziert werden. Beobachtet werden dann Fibrillenveränderungen, Dystrophien des sarkoplastischen Retikulums oder auch Tubuliveränderungen. Im Gegensatz dazu stehen die rezessiven Myopathien, deren mikroskopische Analyse keine besonderen Aufschlüsse ergeben. In diesen Fällen sind biochemische Untersuchungen angebracht.

5.3 Autosomal-rezessiver Erbgang

Rezessive Gene gelangen nur im homozygoten Zustand zur Ausprägung. Die *Blutgruppe 0* tritt nur dann phänotypisch in Erscheinung, wenn beide Blutgruppenallele das Merkmal 0 tragen. Sobald eines der beiden Allele das Merkmal A oder B trägt, kann sich die Blutgruppe nicht mehr manifestieren. Treten A und B im Genotyp gemeinsam auf, so gelangen beide aufgrund der Kodominanz im Phänotyp als Blutgruppe AB zur Ausprägung.
In den letzten Jahren konnte als Grundlage zahlreicher Stoffwechselanomalien ein rezessiver Gendefekt diagnostiziert werden. Die mutierten Gene bewirken ein Fehlen oder starke Verminderung der Wirksamkeit der zugehörigen Enzyme. Die Gesamthäufigkeit rezessiver Erbleiden schätzt man auf 2,5 : 1000. Die bekanntesten autosomal-rezessiven Erbkrankheiten sind die Phenylketonurie, der Albinismus und die Mukoviszidose.

Phenylketonurie: Frequenz 1 : 10 000. Primär liegt dem Stoffwechseldefekt eine starke Beeinträchtigung oder Fehlen der Enzymaktivität der *Phenylalanin-Hydroxylase* zugrunde. Die Umwandlung von Phenylalanin zu Tyrosin ist gestört. Aus diesem Grunde kommt es zum Anstau von Phenylalanin, das seinerseits vermehrt in verschiedene Abbauprodukte umgewandelt wird. Neben *Phenylessigsäure* wird auch *Phenylbrenztraubensäure* vermehrt im Urin ausgeschieden.
Klinische Befunde treten erst 4 bis 6 Monate nach der Geburt auf. Es bestehen fortschreitende Entwicklungsretardierung und Neigung zu Krampfanfällen. Außerdem treten ekzematöse Hautveränderungen auf. Besonders charakteristisch ist der Uringeruch. Die ausgeschiedene Phenylessigsäure verbreitet einen pferdestallähnlichen Geruch. Die Hirnschädigung nimmt einen progredienten Verlauf und endet unbehandelt mit Schwachsinn. Wegen der schweren Komplikationen sollte beim Neugeborenen schon ab dem 4. Tag die Phenylalaninkonzentration im Blut bestimmt werden (Guthrie-Test). Bei frühzeitig einsetzender phenylalaninarmer Kost können die gefürchteten Hirnschädigungen vermieden werden. Da Phenylalanin eine essentielle Aminosäure ist, ist der vollständige Entzug nicht angebracht. Andernfalls treten Mangelerscheinungen auf.

Albinismus: Häufigkeit 0,3 : 10 000
Auch dieser Defekt betrifft den Phenylalanin-Tyrosin-Stoffwechsel (Abb. 5.3).

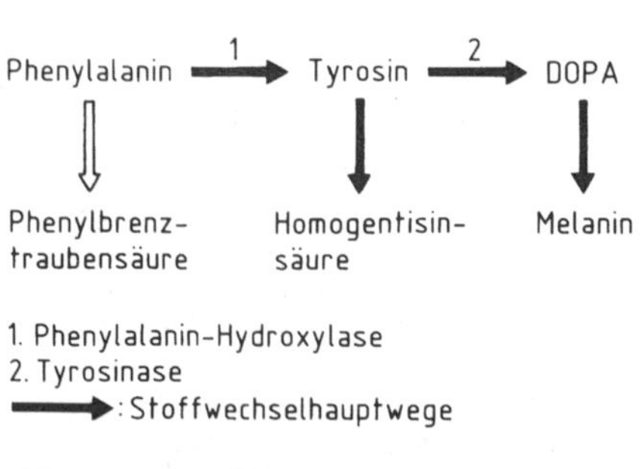

Abb. 5.3 Phenylalaninstoffwechsel

Dem Albinismus liegt ein Defekt der Melanozyten-Tyrosinase zugrunde. Der dadurch bedingte Mangel an Melanin ist für eine Reihe von Symptomen verantwortlich: Sonnenempfindlichkeit der Haut, weiße bis hellgelbe Haarfarbe, die Iris ist entfärbt und läßt die rote Chorioidea durchschimmern. Die Therapie ist rein symptomatisch, sie beschränkt sich auf Haut- und Augenschutz.

Mukoviszidose (zystische Fibrose): Häufigkeit 5 : 10 000

Die Mukoviszidose ist die häufigste autosomal rezessive Stoffwechselerkrankung überhaupt (autosomal rezessiver Erbgang s. auch Abb. 5.4). Ca. 5% der Europäer sind heterozygote Genträger. Die zystische Fibrose (Mukoviszidose) wird durch eine Mutation auf dem langen Arm des Chromosom 7 hervorgerufen. Hierbei handelt es sich in den meisten Fällen um eine Deletion Delta F508. Der Verlust betrifft drei Basen im Exon 10. Es liegt ein Defekt eines Gens (CFTR = cystic fibrosis transmembrane conductance regulator gen), das für einen Ionenkanal codiert, zugrunde. Etwa 200 verschiedene Mutationen dieses Gens sind bekannt. Die Pränataldiagnose erfolgt über Chorionzottenbiopsie oder indirekt über Haplotypendiagnostik der Eltern. Das Krankheitsbild geht mit Viskositätserhöhung der Sekrete aller exogenen Drüsen einher. In der Folgezeit stellen sich Pankreasinsuffizienz und Pankreasfibrose ein. Eines der frühesten Zeichen beim Neugeborenen ist der *Mekoniumileus*, da das Mekonium aufgrund seiner erhöhten Zähigkeit nicht ausgeschieden werden kann. Infolge der pulmonalen Beteiligung entstehen im Spätstadium Bronchiektasen und Atelektasen. Die Diagnose erfolgt über den Chloridgehalt des Schweißes, der gegenüber gesunden Kindern stark erhöht ist.

Da rezessive Merkmale nur im homozygoten Zustand zur Ausprägung gelangen, müssen unauffällige Eltern betroffener Personen heterozygote Genträger sein. Die relative Verteilung unter den Kindern heterozygoter Elternpaare ergibt sich aus den Kombinationsmöglichkeiten der Gene:

♂: Vater, heterozygot Aa (rezessives Gen = a)
♀: Mutter, heterozygot Aa

♀ ♂	A	a
A	AA	Aa
a	Aa	aa

75% der Kinder sind gesund, davon $^{2}/_{3}$ heterozygot (also Merkmalsträger, $^{1}/_{3}$ ist homozygot gesund. 25% der Kinder heterozygoter Eltern sind manifest erkrankt (homozygot).

In der Verwandschaft einer Person, die von einem autosomal rezessiven Erbleiden betroffen ist, ist normalerweise kein weiterer Erkrankungsfall bekannt. Je seltener ein Gen in der Bevölkerung ist, um so unwahrscheinlicher wird ein Zusammentreffen dieser Gene. Homozygote Personen sind deshalb sehr selten. Diese Regel wird dann durchbrochen, wenn unter den Eltern Blutsverwandtschaft auftritt, da beide einen Großteil der Gene gemeinsam besitzen.

Die Bedeutung einer Blutsverwandtschaft ist bei häufigen Genen sehr viel geringer einzuschätzen, da auch für nichtverwandte Personen das Risiko hoch ist, einen heterozygoten Partner zu heiraten.

Erhebungen über autosomal rezessive Erbleiden erfassen fast nur Familien, die ein krankes Kind besitzen. Familien mit merkmalsfreien heterozygoten Kindern entgehen einer statistischen Erfassung in der Mehrzahl. Da heutige Familien relativ klein sind und Eltern ihren Kinderwunsch etwas zurückstellen, wenn zufällig das erste Kind homozygot erkrankt ist, erscheint die Erkrankungsfrequenz etwas

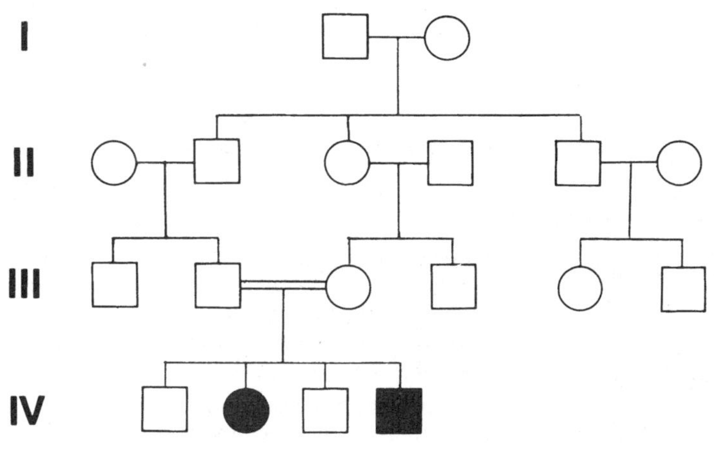

Abb. 5.**4** Autosomal rezessiver Erbgang

höher als erwartet. Je kleiner die erfaßten Familien sind, um so höher wird die Frequenz homozygoter Nachkommen.
Eine Häufung bestimmter Erbleiden wird in *Inzuchtgebieten* beobachtet. Dies gilt insbesondere für die *Tay-Sachs-Krankheit* (infantile amaurotische Idiotie). Die Erkrankung ist in den großen Komplex der autosomal rezessiv erblichen Gangliosidosen einzuordnen. Die Ursache der Anomalie liegt in einer stark verminderten Aktivität der N-Acetyl-Hexosaminidase-A.
Besonders häufig tritt die Erkrankung bei Ashkenazi-Juden auf. Dort ist die Heterozygotenfrequenz 10mal höher als in der Normalbevölkerung. Ähnliche Beobachtungen wurden in anderen religiös, national oder geographisch isolierten Gruppen gemacht. Ein Selektionsvorteil heterozygoter Genträger scheint in allen diesen Fällen ausgeschlossen zu sein.
Hat ein homozygot Kranker einen für das gleiche Gen heterozygoten, gesunden Partner, ergibt sich für die Nachkommen ein Risiko von 50% manifest zu erkranken. Dies entspricht der Erkrankungswahrscheinlichkeit bei autosomal domiantem Erbgang. Man spricht deshalb auch von *Pseudodominanz.* Da dieser Vererbungsmodus voraussetzt, daß homozygote Personen das Fortpflanzungsalter erreichen, wird er bei schon im Kindesalter letalen Leiden nicht beobachtet. Leichtere rezessive Anomalien wie *Albinismus, Pentosurie* oder *Alkaptonurie* werden häufiger auf diese Art weitergegeben.
Heterozygote Genträger autosomal-rezessiver Gene sind meist symptomfrei. Sie können jedoch bei bekanntem Enzymdefekt durch Bestimmung der Enzymaktivität als heterozygot identifiziert werden. Die Aktivität des betreffenden Enzyms liegt dann meistens bei 50% der Norm. Diese Art des Heterozygotennachweises ist bei Galaktosämie, Gaucher-Krankheit und Histidinämie möglich.
Ist bei einem autosomal rezessiven Leiden der ursächliche Enzymdefekt unbekannt, kann man Heterozygote oft an der gegenüber dem Vollbild der Erkrankung abgeschwächten Symptomatik erkennen. Bei anderen Heterozygoten kann man durch spezielle Belastungstests Enzymdefekte nachweisen. Dies geschieht beispielsweise bei der Phenylketonurie. Der Mangel an bestimmten Abbauprodukten oder der überproportionale Anstieg des enzymspezifischen Substrats weisen auf Heterozygotie hin.
Beispiel: Phenylketonurie, Belastungstest mit Phenylalanin: Aufgrund des Mangels an Phenylalanin-Hydroxylase steigt bei heterozygoten Genträgern der Phenylalaninspiegel im Blut stärker an als bei gesunden Kontrollpersonen. Die Tyrosinsynthese bleibt unterhalb der Norm.

Tab. 5.**1** Autosomal rezessive Erkrankungen

Beispiele	**Vollbild (homozygot)**	**Symptome Heterozygoter**
Alopezie	Haarlosigkeit, Nageldystrophie mit Längsfurchen	Verspätet einsetzende Behaarung des Kopfes, verminderte Sekundärbehaarung
Mukopolysaccharidose (Typ III)	Hochgradiger Schwachsinn, erhöhte Ausscheidung von Heparansulfat im Urin	Bis auf erhöhte Ausscheidung von Heparansulfat keine Symptome
Hartnup-Syndrom	Zerebellare Ataxie, Lichtdermatose, vermehrte Ausscheidung neutraler Aminosäuren im Harn und Indole	Leichte Verminderung der Tryptophanresorption
Carnitin-Mangel im Muskel	Muskelschwäche, Lipidvakuolen in Muskelfasern	Muskelcarnitin leicht vermindert

5.3.1 Auswirkung von Homozygotie und Heterozygotie

Als erbliche oder primäre *Enzymopathien* bezeichnet man die Erkrankungen, deren Ursache ein genetischer Defekt ist. Dabei ist die Anlage des Enzyms zumeist trotz fehlender Aktivität vorhanden, wie aus immunologischen Studien hervorgeht. Häufig dagegen kommt es zur Synthese eines Enzyms, dessen Struktur fehlerhaft ist. Bei einer Großzahl erblicher Störungen sind die Enzymdefekte genau identifiziert.
Da ein Enzym die Aufgabe hat, bestimmte Substrate in Stoffwechselprodukte umzuwandeln, ergeben sich bei mangelnder Enzymaktivität folgende Konsequenzen für das Stoffwechselgeschehen:

1. **Substratanhäufung:**
   Galaktosämie – Galaktose und Gal-1-Phosphat
   Fruktoseintoleranz – Fruktose und Frukt.-1-P
   Glykogen-Speicherkrankheiten
   Phenylketonurie – Phenylalanin
2. **Fehlende Stoffwechselprodukte:**
   Albinismus – Fehlen von Melanin
   Adrenogenitales Syndrom – Kortisolmangel

Gerinnungsdefekte – Gerinnungsfaktormangel führt zu verminderter Aktivierung weiterer Faktoren.

3. **Aktivierte Stoffwechselwege:**
Phenylketonurie – Ausscheiden von atypischen Stoffwechselprodukten
Galaktosämie – Stoffwechselshunt bei Erwachsenen.

Krankheitswert haben diese Anomalien jedoch praktisch ausschließlich im homozygoten Zustand, da die Stoffwechselaktivität des gesunden Allels ausreicht, um unter Normalbedingungen den Stoffwechsel aufrechtzuerhalten. Bei Heterozygoten ist es nur anhand spezifischer Tests möglich, die verminderte Enzymaktivität nachzuweisen. Relative Besonderheiten sind in diesem Zusammenhang X-chromosomale Defekte, wie der erbliche *Glukose-6-P-Dehdrogenasemangel*. Da männliche Personen nur ein X-Chromosom besitzen, erkranken sie immer, während heterozygote weibliche Merkmalsträger praktisch symptomfrei sind.

5.4 X-chromosomale Vererbung

Grundsätzlich kann man auch hier, wie bei den autosomalen Erbkrankheiten, dominante und rezessive Formen unterscheiden. Autosomale Erkrankungen treffen das männliche und weibliche Geschlecht gleich stark, im Gegensatz zur X-chromosomalen Vererbung.
Der Mann besitzt zum X-Chromosom kein homologes Chromosom, d. h. es gibt keine homologen Allele. Auf diese Art und Weise gelangt jedes auf dem X-Chromosom befindliche Gen zur Merkmalsausprägung. Eine Unterscheidung in Heterozygotie oder Homozygotie ist aus diesem Grund nicht möglich. Das Vorhandensein eines X-chromosomalen Merkmals beim Mann bezeichnet man als *hemizygot*. Da Männer nur Y-Chromosomen an ihre Söhne weitergeben können, werden X-chromosomale Erbleiden, die sich bei einem Sohn manifestieren, nur von der Mutter vererbt. Hemizygote Männer haben immer eine *Konduktorin* (heterozygot) als Mutter. Ein hemizygot kranker Vater überträgt sein X-Chromosom auf alle Töchter. Ist das kranke Gen rezessiv, sind folglich alle weiblichen Nachkommen Konduktorinnen. Da Frauen noch ein zweites X-Chromosom besitzen, erkranken sie im heterozygoten Zustand nicht. Konduktorinnen übertragen ein rezessives Gen an die Hälfte ihrer Kinder. 50% der Söhne erkranken, 50% der Töchter sind wie die Mutter Konduktorin.
Bei Frauen sind Erkrankungen relativ selten, es sei denn ein erkrankter Mann heiratet eine heterozygote Frau. Aus einer solchen Konstellation gehen 50% homozygot kranke Töchter hervor. Die andere Hälfte ist Konduktorin. 50% der Söhne werden merkmalsfrei sein, da sie das gesunde mütterliche Gen geerbt haben.

Beispiele X-chromosomal-rezessiver Erbgänge

1. **Hämophilie A:** Der Hämophilie A liegt ein Defekt des *Gerinnungsfaktors VIII* zugrunde, was nach Verletzungen zu schwer stillbaren Blutungen führt. Aus dem gleichen Grund besteht bei den Patienten ein erhöhtes Operationsrisiko. Blutergüsse führen zur Versteifung der betroffenen Gelenke. Die Expressivität des Leidens ist innerhalb einer Familie immer gleich. Bei nicht verwandten Betroffenen kann sie jedoch differieren. Heterozygote Frauen sind merkmalsfrei, da die verbleibende Aktivität des Faktors VIII zur Blutstillung ausreicht. Die Häufigkeit des Erbleidens beträgt 1 bis 2 : 10 000.
Als Ursache von Hämophilien werden in der Hauptsache Deletionen auf dem X-Chromosom angese-

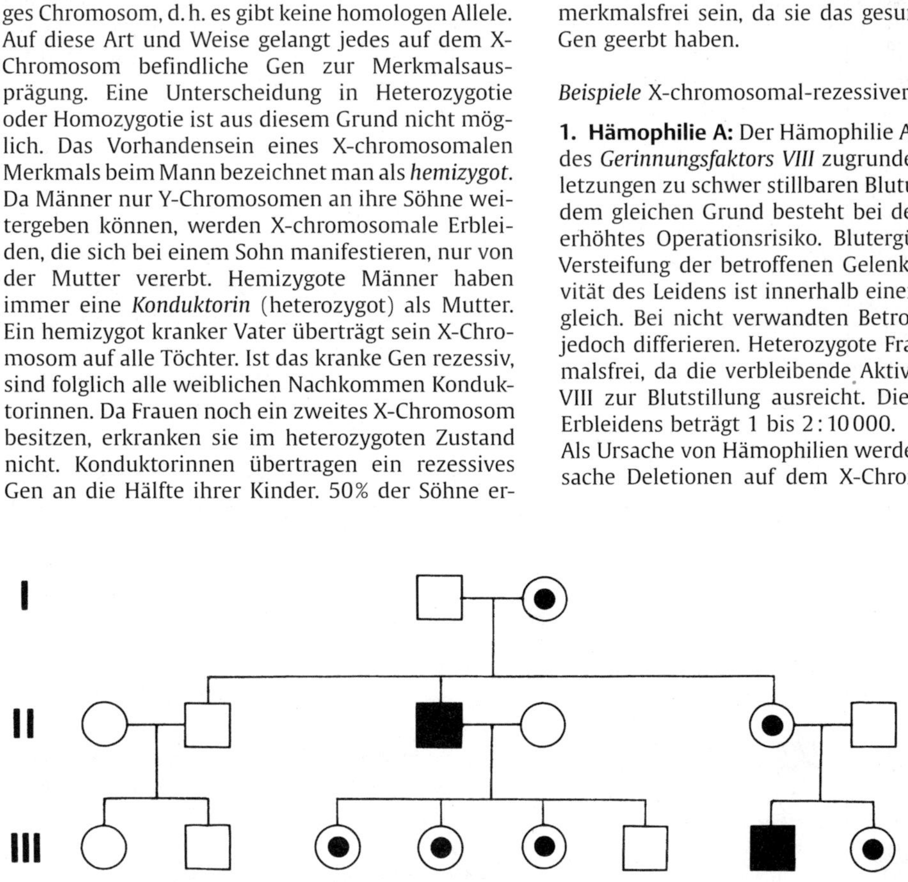

Abb. 5.5 Schematischer Stammbaum bei X-chromosomal-rezessiver Vererbung

hen. Offenbar sind in der Regel längere Nukleotidsequenzen betroffen.

2. Progressive Muskeldystrophie (Typ Duchenne)
Die Muskeldystrophie Duchenne wird ausgelöst durch eine Deletion im Dystrophin-Gen, das auf dem kurzen Arm des X-Chromosoms lokalisiert ist. Klinische Auffälligkeiten bestehen schon im Kleinkindesalter, mit fortschreitender Muskelschwäche, die vornehmlich die unteren Extremitäten befällt (Waden-, Oberschenkel-, Beckengürtelmuskulatur). Trotz objektivem Muskelschwund nehmen die Waden an Umfang zu (Gnomenwaden). Die Erkrankung endet vor Erreichen des 20. Lebensjahres *letal*. Laborchemisch besteht eine Erhöhung der Kreatinphosphokinase im Serum (Häufigkeit 3 : 10 000).
Die Muskeldystrophie *Typ Becker* hat bei klinisch ähnlichem Erscheinungsbild einen benigneren Verlauf. Die Fertilität ist nicht eingeschränkt, weshalb alle Töchter Konduktorinnen sind.

3. Rot-Grün-Blindheit
Unter diesem Sammelbegriff fallen eine Vielzahl erblicher Farbstörungen wie Grünblindheit (Deuteranomalie – Deuteranopie) und Rotblindheit (Protanomalie – Protanopie), wobei etwa 70% der Störungen auf das Rotsehen entfallen, 30% der Fälle betreffen Anomalien des Grünsehens (Häufigkeit 8%).
Die relative Seltenheit weiblicher homozygoter Personen mit X-chromosomal-rezessivem Erbleiden ergibt sich aus dem *Hardy-Weinberg-Gesetz* (Kap. 8). Angenommen unter 1000 Knaben befindet sich ein hemizygot Kranker. Unter Voraussetzung der Panmixie (Kap. 8), errechnet man die Wahrscheinlichkeit homozygot zu erkranken aus dem Quadrat der Genfrequenz ($0{,}001^2$). Bei einer Genfrequenz von 1 : 1000 ist jeder 1000. Knabe aber nur jedes 1 000 000. (millionste) Mädchen erkrankt.
Die *Lyon-Hypothese* erklärt die unterschiedlichen Genaktivitäten verschiedener Zellen heterozygoter Trägerinnen eines X-chromosomal-rezessiven Erbleidens: Sehr früh in der Embryogenese (Blastozytenstadium) erfolgt die Inaktivierung eines der beiden X-Chromosomen. Die Inaktivierung erfolgt zufällig, so daß einmal das normale, einmal das kranke Gen ausgeschaltet wird. Das klassische Beispiel dafür liefert die Glukose-6-P-Dehydrogenase. Je nachdem wie viele gesunde Gene inaktiviert sind, um so mehr überwiegt im Organismus der Mangel an Enzym.

4. Fragiles X-Syndrom
Das *fragile X-Syndrom* (Martin-Bell-Syndrom) tritt mit einer Häufigkeit von 0,5 : 10 000 auf. Es handelt sich dabei um eine X-chromosomal vererbte Form geistiger Retardierung. Nach der Trisomie 21 ist dieses Syndrom die häufigste chromosomale Ursache für Schwachsinn. Ein Grund für die Tatsache, daß unter geistig retardierten Personen mehr Männer sind, ist durch die X-chromosomale Vererbung dieser und anderer, seltener Formen erklärbar. Zytogenetisch kann bei derartigen Personen eine fragile Stelle am langen Arm des Chromosoms X festgestellt werden. Der genetische Defekt beim Marker-X-Syndrom liegt in einer instabilen Trinukleotidsequenz auf dem langen Arm des X-Chromosoms. Hier zeigen sich 200- bis 2000fache Kopien einer Sequenz (CCG). Gesunde Personen verfügen lediglich über 10 bis 50, Genträger dagegen über ca. 50 bis 200 Kopien. Etwa die Hälfte der weiblichen, heterozygoten Genträger ist geistig minderbegabt und zeigt abgeschwächte phänotypische Merkmale.

X-chromosomal-dominante Vererbung

(s. auch Abb. 5.6)

Für diesen Erbmodus gelten folgende Regeln:

1. Betroffene Väter haben immer kranke Töchter
2. Alle Söhne kranker Väter sind merkmalsfrei, da ihr X-Chromosom von der Mutter stammt
3. Mütter geben die Krankheit an 50% der Söhne und Töchter weiter
4. Betroffene Frauen sind stets leichter erkrankt als Männer. Aufgrund der Lyon-Hypothese wird ein Teil der anomalen X-Chromosomen inaktiviert.

Beispiele für X-chromosomal-dominanten Erbgang sind die *Vitamin-D-resistente Rachitis* und die erbliche *Schmelzhypoplasie.*

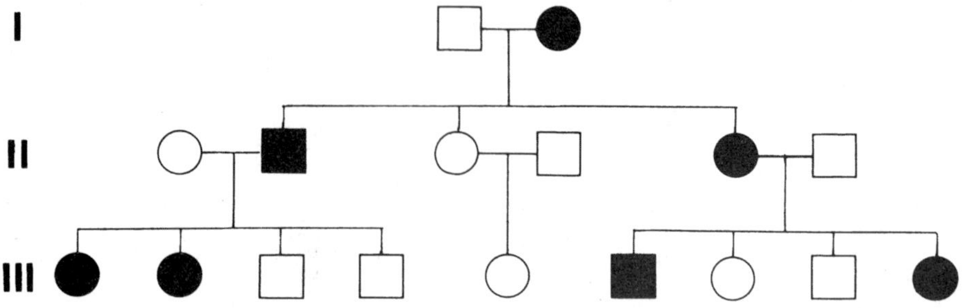

Abb. 5.6 Schematischer Stammbaum bei der X-chromosomal-dominanten Vererbung

5.5 Mitochondriale Vererbung

Mitochondrien enthalten mehrere ringförmige DNA. Die DNA codiert für 24 Gene der t-RNA und 13 der 76 Gene von Untereinheiten bestimmter Enzyme, die für die Energieerzeugung der Zelle benötigt werden. Die Vererbung erfolgt maternal. Spermien enthalten keine Mitochondrien. Somit werden Veränderungen der mt-DNA nur von Frauen an deren Kinder weitergegeben. Eine Reihe von Enzephalomyopathien wird auf diese Weise vererbt. Im Gegensatz zur DNA im Zellkern bildet die mitochondriale DNA eine Kreisform mit nur wenigen Genen. Charakteristisch ist, daß sie kein Intron besitzt und nur über einen Promotor verfügt.

5.6 Genkopplung

Gene, die auf demselben Chromosom lokalisiert sind, nennt man gekoppelt. Die Kopplung wird durch Crossing-over unterbrochen. Je näher 2 Gene auf einem Chromosom beieinander liegen, um so geringer ist die Wahrscheinlichkeit, daß sie durch Crossing-over getrennt werden. Man gibt den Abstand zweier Gene auch in der Einheit *„Morgan"* an. Bei einer Entfernung von einem Morgan beträgt die Wahrscheinlichkeit, daß zwei bestimmte Gene durch Crossing-over getrennt werden 1%. Ist die Wahrscheinlichkeit größer als 50%, kann nicht mehr von einer Kopplung gesprochen werden.

Relativ gut analysiert sind die gekoppelten Gene des X-Chromosoms: Zwischen den Genen der Glukose-6-p-Dehydrogenase und der Deutanstörungen wurde eine Kopplung nachgewiesen. Ebenfalls waren *Deutanstörungen* und die *Hämophilie A* häufig gemeinsam vererbt.

Durch Kopplungsuntersuchungen (Kap. 1.3.2) kann man nachweisen, ob ein genetisch bedingtes Krankheitsbild durch ein einziges oder mehrere verschiedene Gene verursacht wird. Bestimmte Familien besitzen eine morphologische Variante der Erythrozyten, die man auch als *Elliptozyten* bezeichnet. Das Gen, das diese Anomalie bedingt, ist an die Rh-Blutgruppe gekoppelt. Bei anderen Familien, in denen die Elliptozytose auftritt, besteht keine Kopplung an die Rh-Gruppe. Damit ist bewiesen, daß die Elliptozytose durch zwei verschiedene Gene hervorgerufen wird (Heterogenie, s. u.).

Streng zu trennen vom Begriff *Kopplung* ist die *Korrelation*. Die Korrelation bezieht sich allein auf den Phänotyp. Überdurchschnittlich häufig gemeinsam auftretende äußere Merkmale nennt man korreliert. Ist ein Gen für die Ausprägung mehrerer Merkmale verantwortlich (Pleiotropie), so sind diese Merkmale korreliert. Korrelierte Merkmale, wie die des Marfan-Syndroms, können deshalb im Gegensatz zu gekoppelten Merkmalen nicht durch Crossing-over getrennt werden.

5.7 Geschlechtsbegrenzte Vererbung

Unter geschlechtsbegrenzten Anomalien versteht man diejenigen Anomalien, die autosomal vererbt werden, sich jedoch nur bei einem Geschlecht manifestieren. Ein Beispiel dafür stellt die autosomal-dominant erbliche Pseudopubertas praecox dar. Sie wird praktisch ausschließlich bei Männern beobachtet. Im Alter von nur 4 Jahren entsprechen die Betroffenen in Genitalentwicklung und Sekundärbehaarung erwachsenen Männern. Von *relativer Geschlechtsbegrenzung* spricht man, wenn ein polygen vererbtes Leiden bei einem Geschlecht gehäuft beobachtet wird.

Beispiele

Pylorusstenose, 6mal häufiger bei Knaben

Hüftgelenksluxation, 6mal häufiger bei Mädchen.

Der Begriff der geschlechtsgebundenen Vererbung bezieht sich dagegen auf X-chromosomal übertragbare Merkmale.

5.8 Genetische Heterogenität

Wird ein phänisch gleiches Krankheitsbild bei verschiedenen Personen durch unterschiedliche Gene verursacht, liegt Heterogenie vor.

Der Beweis der Heterogenie kann durch mehrere Methoden erbracht werden.

1. Kopplungsanalyse (Elliptozytose s.o.)
2. Erbgangsnachweis: Mukopolysaccharidose Typ I (Pfaundler-Hurler) – autosomal-rezessiv
   Mukopolysaccharidose Typ II (Hunter) – X-chromosomal-rezessiv
   Klinisch sind beide Erbleiden nicht zu unterscheiden. Beide liegen jedoch unterschiedliche Enzymdefekte zugrunde, die von verschiedenen Genen verursacht werden.
3. Auftreten gesunder Kinder bei homozygoter Erkrankung beider Eltern. Dieses Phänomen ist nur durch Heterogenie zu erklären.

Beispiel: Erbliche Taubstummheit (autosomal-rezessiv). Angenommen, die beiden Gene für die Taubstummheit seien a und b. Die gesunden Gene seien A und B. Der Vater ist homozygot bezüglich des Gens b, welches bei ihm die Taubstummheit bewirkt. Das andere mutierte Gen, welches ebenfalls Taubstummheit auslöst (a), besitzt er jedoch nicht. Die Mutter ist homozygot für das Gen a, und homozygot für das gesunde Gen B. Wie das folgende Vererbungsquadrat zeigt, sind aufgrund dieser Konstellation bei den Eltern alle Kinder erscheinungsfrei.

♀ ♂	aB	aB
Ab	AabB	AabB
Ab	AabB	AabB

Die Kinder besitzen somit keines der für die Taubstummheit verantwortlichen Gene a oder b im homozygoten Zustand.

6 Multifaktorielle (polygene) Vererbung

6.1 Erbgrundlage normaler Merkmale

Die Mehrzahl normaler wie pathologischer Merkmale wird durch das Zusammenwirken mehrerer Gene bestimmt. Rein monogene Vererbung ist selten. Polygen bedingte Merkmale folgen keinem einfachen Mendel-Erbgang, da die Genkombinationen durch Mutation immer wieder verändert werden. Einzelne, isolierte Mutationen wirken sich jedoch im Gegensatz zu Mutationen bei monogenen Merkmalen weniger drastisch aus. Multifaktorielle Genwirkungen werden typischerweise von *exogenen* (nicht genetischen) *Faktoren* moduliert.

Quantitative Merkmale (Körperhöhe) verwandter Personen lassen sich durch Korrelationskoeffizienten vergleichen. Der Koeffizient +1 zeigt vollkommene Übereinstimmung bezüglich eines polygen vererbten Merkmals an. 0 bedeutet, daß es keine Übereinstimmung gibt und –1 besagt, daß sich die verglichenen Merkmale ausschließen.

Da ein Kind zu gleichen Teilen Gene seines Vaters und seiner Mutter geerbt hat, ist bei additiven Genwirkungen (Längenwachstum) nur eine Korrelation von 0,5 zu beiden Elternteilen möglich. *Beispiele* polygen bedingter Merkmale sind Körperhöhe, Intelligenz, Adipositas, Diabetes mellitus, Hypertonie und Schwachsinn sowie angeborene Hüftluxation und Pylorusstenose.

Der in den letzten 100 Jahren erfolgte Anstieg der durchschnittlichen Körperhöhe ist mit dem Anstieg des Lebensstandards in den Industrienationen eng verknüpft. Allein von 1937 bis 1978 stieg die Körperhöhe um 7 cm. Der Gipfel der Gauß-Normalverteilungskurve ist folglich nach rechts verschoben. Riesen im 17. Jahrhundert würden heute als durchschnittlich große Personen angesehen.

Das größere Wachstum heutiger Kinder zeichnet sich schon in Utero ab. Die Größe der Neugeborenen unterscheidet sich wesentlich von den aus früheren Erhebungen bekannten Körpermaßen. Darüber hinaus ist eine deutliche Wachstumsbeschleunigung während des Säuglings- und Kleinkindalters zu verzeichnen. Trotz immer früher einsetzender Pubertät und damit verkürzter Wachstumsdauer erreichen die Kinder höhere Endgrößen.

Zur objektiven Beurteilung der Körperlänge beobachtet man die Skelettentwicklung. Als besonders zuverlässig hat sich die Bestimmung der Skelettreife mittels Röntgendarstellung der Hand erwiesen.

Gleichfalls multifaktoriell vererbt wird die Intelligenz, diejenigen, die im gleichen sozialen Umfeld aufwachsen, haben nahezu gleiche Intelligenzquotienten. Mit zunehmendem Grad der Blutsverwandtschaft steigt die Korrelation. Sie ist bei eineiigen Zwillingen am größten (~1). Bei weder zusammen aufgewachsenen noch verwandten Personen besteht keine Korrelation. Zweieiige Zwillinge korrelieren bezüglich der Intelligenz nicht mehr als andere Geschwister untereinander.

6.2 Pathologische Merkmale

Die Häufigkeit polygen bedingter Krankheiten ist weitaus höher als diejenige monogen verursachter Leiden. Allein etwa 10% aller Menschen leiden an einer Form der Atopie (Heuschnupfen, Asthma bronchiale), 5% sind Diabetiker, 1% der Bevölkerung leidet an Schizophrenie, 2% an Schwachsinn.

Eine scharfe Trennung zwischen krank und gesund ist bei polygen erblichen Merkmalen entsprechend der Gauß-Verteilung nicht möglich. Außerdem sind derartige Erkrankungen, was ihre Manifestation angeht, von Alter, Lebensgewohnheiten, endokrinen Einflüssen, Schwangerschaft und Ernährung der betroffenen Menschen abhängig. Ein einheitlicher genetisch monogener Defekt ist nicht nachweisbar. Die familiäre Häufung entspricht nicht den Erwartungen vergleichbarer rezessiver oder dominanter Erbgänge.

Wird das Normalgewicht um 30% überschritten, spricht man von Adipositas (Normalgewicht in kg = Körpergröße in cm minus 100).

Die Definition des Diabetes mellitus ist dagegen weitaus differenzierter. Zur Diagnose dienen die Bestimmung des Nüchternblutzuckers, Harnglukosespiegels sowie die Verlaufskurve des Blutzuckers nach Glukosebelastung. Tabelle 6.1 weist auf die verschiedenen Einteilungen des Diabetes mellitus nach Empfehlungen der WHO.

Daneben unterscheidet man zwei Typen des Diabetes mellitus: nämlich den Jugendlichen-Typ und den Erwachsenen-Typ.

Jugendlicher Diabetes mellitus: Primär ungenügende Insulinproduktion des Pankreas.

Erwachsenen-Typ: Relative Insuffizienz der β-Zellen des Pankreas auf adäquate Sekretionsreize und verminderte Ansprechbarkeit der Erfolgsorgane auf Insulin.

Von Hypertonie spricht man, wenn bei einem über 16 Jahre alten Menschen systolische Blutdruckwerte von 160 und diastolische Werte von 95 über längere Zeit überschritten werden. Polygen vererbter Schwachsinn gilt als typisches Beispiel für fließenden Übergang vom Pathologischen zum Normalen. Die Einteilung erfolgt zum einen nach ätiologischen Faktoren (genetisch-, chromosomal-, stoffwechselbedingt oder syndrombezogen) oder über die Bestimmung des Intelligenzquotienten (IQ):

IQ 20: schwerer Schwachsinn
IQ 50: mittelschwerer Schwachsinn, begrenzte Bildbarkeit
IQ 70: leichter Schwachsinn, Förderung in Sonderschulen
IQ 85: „borderline cases", Grenzfälle

Eine endgültige Ursache kann bei $^1/_4$ der schwachsinnigen Personen nicht festgestellt werden. Soziokulturelle Faktoren spielen in diesem Zusammenhang eine große Rolle, können jedoch nicht allein für die Ausprägung der Intelligenzminderung verantwortlich gemacht werden. 15% der Kinder schwachsinniger Eltern weisen trotz intensiver therapeutischer Bemühungen keinen Anstieg ihres IQ auf.

Tab. 6.1 Definition des Diabetes mellitus

Bezeichnung	Nüchternblutzucker: mg %	Glukose-Belastungstest	Harnglukose
Suspekter Diabetes mellitus	< 100	Normal, pathologisch nur bei Belastung (Gravidität, Fettsucht, Trauma)	negativ
Subklinischer oder latenter Diabetes mell.	< 100	Pathologisch	negativ
Verdacht auf manifesten Diabetes mellitus	> 130 nach kohlenhydratreicher Mahlzeit	Pathologisch	möglicherweise positiv
Manifester Diabetes mellitus	> 180 nach kohlenhydratreicher Mahlzeit	Pathologisch	positiv

6.3 Multifaktorielle Vererbung mit Schwellenwerteffekt

Die *additive Wirkung einer bestimmten Mindestzahl* von Genen führt zur Ausprägung eines spezifischen Merkmals. Dieser Vererbungsmodus gehört zu den häufigsten Erbgängen überhaupt. Besonders bei Anomalien wie der kongenitalen Hüftgelenksluxation, der Lippen-Kiefer-Gaumen-Spalte, der Pylo-

russtenose, des angeborenen Ventrikelseptumdefekts, der Spina bifida und dem angeborenen Klumpfuß wird sichtbar, wie Einzelkomponenten mit kontinuierlicher Variabilität nach Überschreiten eines Schwellenwertes ein definiertes, scharf abgrenzbares Merkmal bestimmen können. Sind dagegen nicht genügend merkmalsauslösende Gene aktiv, kann das betreffende Merkmal nicht phänotypisch in Erscheinung treten.
Zwar sind polygene Krankheitsbilder sehr viel häufiger als monogen ausgelöste Leiden, jedoch sind die durch sie bedingten Krankheitsbilder fast nie so schwerwiegend, daß die Fortpflanzungsfähigkeit beeinträchtigt wäre. Aus diesem Grunde erklärt sich auch die hohe Frequenz polygener Erbleiden im Gegensatz zu monogenen Anomalien.
Besonders charakteristisch für polygene Vererbung ist die unterschiedliche Geschlechtsbelastung der durch sie bedingten Merkmale. Diesen Sachverhalt bezeichnet man als relative Geschlechtsbegrenzung (Kap. 4).
Die *Pylorusstenose* ist bei Knaben 6mal häufiger als bei Mädchen zu beobachten, wogegen die *kongenitale Hüftgelenksluxation* beim weiblichen Geschlecht deutlich überwiegt (6 : 1). Gehört ein Erkrankter jedoch dem Geschlecht an, das statistisch gesehen weniger betroffen ist, so ist das Risiko für dessen Kinder, ebenfalls an dem polygen bedingten Stigma zu leiden, wesentlich höher (Carter-Effekt).
Beispiel: Hatte der Vater eine Pylorushypertrophie, so sind nach empirisch ermittelten Risikoziffern etwa 6% der Söhne und 2,5% der Töchter gleichfalls von der Anomalie betroffen. War dagegen die Mutter betroffen, so werden 20% der Söhne und 7% der Töchter manifest erkranken (Kap. 10).

7 Zwillinge in der humangenetischen Forschung

7.1 Grundlagen

Die meisten Zwillingsgeburten sind zweieiige Zwillinge. *Zwei* während der Ovulation gleichzeitig ausgestoßene *Oozyten* werden von *zwei* verschiedenen *Spermatozyten* befruchtet. Die Erbanlagen *zweieiiger Zwillinge (ZZ)* unterscheiden sich wie die normaler Geschwister. Lediglich etwa 50% der Gene besitzen sie gemeinsam. Etwa 1,1 bis 1,2% aller Geburten in europäischen Ländern sind Zwillingsgeburten. Dieser Prozentsatz ist rassischen Unterschieden unterworfen. Untersuchungen zu Zwillingsgeburten in Nordamerika zeigen, daß bei dort lebenden Asiaten und Afrikanern die Zwillingsrate derjenigen der Ursprungsländer entspricht. Bei Ostasiaten sind 0,8% aller Geburten Zwillingsgeburten, in Schwarzafrika dagegen 3%. *Die Häufigkeit* zweieiiger Zwillingsgeburten *steigt* mit dem *Alter der Mutter.*
Die Chance, ein zweieiiges Zwillingspaar zur Welt zu bringen, beträgt bei 35- bis 40jährigen Frauen das 5fache der Chance einer 20jährigen Frau.
Die Frequenz eineiiger Zwillingsgeburten ist allerdings unabhängig vom mütterlichen Alter, sie bleibt konstant.
Eineiige Zwillinge (EZ) entstehen infolge der Befruchtung *einer Eizelle* durch ein *Spermatozoon* und anschließender Spaltung der Zygote im Stadium der ersten Furchungen. Aus diesem Grund besitzen EZ *identische Erbanlagen.*
Höhere Mehrlingsgeburten sind extrem selten. Man kann ihre Frequenz aus der Zahl der Zwillingsgeburten ableiten.
Hellin-Regel: Kommen in einer Population Zwillinge mit einer Häufigkeit von 1 : 85 Geburten vor, so beträgt die Drillingsfrequenz $1:85^2$, diejenige von Vierlingen gar $1:85^3$. Die Anzahl der EZ an der Gesamtzahl der Zwillingsgeburten läßt sich relativ leicht errechnen: Bei ZZ beträgt die Chance, daß eines der beiden Kinder männlich ist, 50%. Mit der gleichen Wahrscheinlichkeit ist ein Zwilling weiblich. Die Wahrscheinlichkeit, daß beide gleichgeschlechtlich sind, errechnet sich aus dem Produkt der Wahrscheinlichkeiten: $0{,}5 \times 0{,}5 = 0{,}25$, dies bedeutet, daß $^1/_4$ aller ZZ männlich und ein weiteres Viertel weibliche Pärchen sind. Die andere Hälfte der ZZ sind getrenntgeschlechtlich. Die Zahl der EZ entspricht der Gesamtzahl der Zwillinge minus der Zahl der ZZ. Da die Hälfte der ZZ Pärchenzwillinge (PZ) sind, ergibt sich folgende mathematische Beziehung:

$EZ = GZ - ZZ$

$EZ = GZ - (2 \times PZ)$

Ist der Prozentsatz verschiedengeschlechtlicher Zwillinge bekannt, kann man den Anteil der EZ an der Gesamtzahl der Zwillingsgeburten abschätzen. Angenommen 35% der Zwillinge sind verschiedengeschlechtlich, dann müssen ebensoviele gleichgeschlechtliche Pärchenzwillinge sein (17,5% männliche und 17,5% weibliche). Somit entfallen die restlichen 30% der Gesamtzahl auf eineiige Zwillinge.

7.2 Unterscheidung von eineiigen und zweieiigen Zwillingen

Wenn sich Zwillinge in genetisch bedingten Merkmalen unterscheiden, werden sie als zweieiig angesehen. Bei der Untersuchung sollte deshalb besonders auf folgende Merkmale geachtet werden: Geschlecht, Blutgruppenzugehörigkeit, Enzym- und Serumgruppen, Haarfarbe, Augenfarbe, Irisstruktur, Gesichtsform, Ohrenknorpelbeschaffenheit, Papillarmuster an Händen und Füßen. Stimmen Zwillinge in all diesen Charakteristika überein, ist eine Zweieiigkeit unwahrscheinlich.
Allein durch einen *polysymptomatischen Ähnlichkeitsvergleich* (Kap. 11) lassen sich EZ von ZZ unterscheiden. Zwillinge müssen darüber hinaus eineiig sein, wenn sie gemeinsames Chorion und Amnion besitzen. Von einem dichorischen Befund darf jedoch nicht auf Zweieiigkeit geschlossen werden, da auch EZ durchaus intrauterin in getrennten Eihäuten aufwachsen können (s. Embryologie).
Hauttransplantate heilen nur bei Übertragung von einem eineiigen Zwilling auf den anderen. Bei bestehenden genetischen Unterschieden würden die auf den Leukozyten lokalisierten Histokompatibilitätsantigene eine Abstoßungsreaktion auslösen (Kap. 11).
Mißbildungen, wie Herzfehler, Lippen-Kiefer-Gaumen-Spalte müssen dagegen nicht bei beiden EZ ausgeprägt sein, da sie auch exogen bedingt sein können.
Ausnahmsweise ist es auch möglich, daß EZ phänotypisch verschiedengeschlechtlich sind: Besitzt die Zygote den Karyotyp 46,XY und erfolgt während der anschließenden ersten mitotischen Zellteilung der Verlust des Y-Chromosoms in einer der Tochterzellen, so entstehen nach einer Trennung beider Zellen unterschiedliche Individuen:

1. Karyotyp 46,XY – normaler männlicher Zwilling
2. Karyotyp 45,X0 – Turner-Syndrom mit weiblichem Phänotyp.

7.3 Auswertung

Die *Hauptaufgabe der Zwillingsforschung* besteht in der Analyse von Parametern, auf die sowohl genetische als auch exogene Faktoren in kaum überschaubarer Art und Weise einwirken. Dabei sind die Untersuchungen auf folgende Ziele hin ausgerichtet:

1. Durch Vergleich eineiiger und zweieiiger Zwillinge soll der genetische Anteil an der Variabilität eines Merkmals abgeschätzt werden.
2. Die Einflüsse der Umwelt auf die Variabilität eines Merkmals sollen durch Vergleich getrennt und gemeinsam aufgewachsener EZ analysiert werden.
3. Es sollten die Einflüsse von Umweltfaktoren durch Analyse von Merkmalsunterschieden eineiiger Zwillinge abgeschätzt werden.

EZ sind besonders gut dazu geeignet, die Einflüsse exogener Faktoren an der Merkmalsausprägung zu erforschen. Aufgrund der identischen Erbanlagen müssen diesbezügliche Unterschiede durch Umwelteinflüsse verursacht worden sein. Da ZZ nur in 50% ihres genetischen Materials übereinstimmen, sind Unterschiede sowohl exogen als auch genetisch bedingt.
Unter *Konkordanz* versteht man die vollständige Übereinstimmung zweier Personen bezüglich eines Merkmals. *Diskordanz* bezeichnet eine totale Nicht-Übereinstimmung.
Ist der Grad der Konkordanz, ein Merkmal betreffend, zwischen EZ und ZZ nicht unterschiedlich, so muß dieses Merkmal umweltbedingt sein.
Bezüglich des Diabetes mellitus besteht zwischen EZ in 60% der Fälle Konkordanz, im Gegensatz zu gleichgeschlechtlichen ZZ, die nur eine Konkordanz von 13% erreichen. Auffallend hohe Konkordanz eineiiger Zwillinge wird auch beim Asthma bronchiale beobachtet: EZ – 63%, ZZ – 38%. Gleiches gilt für die rheumatoide Arthritis, EZ – 50%, ZZ – 0,05%. Bezüglich der kongenitalen Hüftgelenksluxation besteht bei EZ 51% Konkordanz, bei ZZ allerdings nur 5,5%.
Bei Krankheiten, die vorwiegend exogen bedingt sind, verhalten sich EZ und ZZ annähernd gleich.
Beispiel: Koronarverschluß, ZZ – 27% Konkordanz, EZ – 33%. An diesem Beispiel wird der Begriff der Diskordanz verdeutlicht. Je größer die Diskordanz bezüglich eines Merkmals ist, um so wahrscheinlicher ist ein Merkmal umweltbedingt.
Untersuchungen an getrennt und gemeinsam aufgewachsenen EZ haben ergeben, daß auch die Tuberkulose von genetischen Faktoren abhängig ist. Diskordante EZ weisen auf die größtenteils umweltbedingten Dispositionsfaktoren hin (Milieu, Beruf, Hygiene). Diskordante haben eine wesentlich bessere Prognose.
Getrennt aufgewachsene EZ zeigen, was ihren IQ angeht, höhere Übereinstimmung (87%) auf als ZZ,

die gemeinsam aufgewachsen sind (53%), was für Erblichkeit der Intelligenz bis zu einem gewissen Grad spricht.
Eine besondere Methode zur Überprüfung von Umwelteinflüssen stellt die *„Co-twin-control"*-Untersuchung dar. Während ein Zwilling einem bestimmten Training unterzogen wird oder psychologischen Einflüssen ausgesetzt wird, dient der andere nur als Kontrollperson.
Untersuchungen bestimmter Arzneimittel bezüglich deren Kinetik werden mittels „Co-twin-control" durchgeführt, um genetische Faktoren, die den Stoffwechsel der Arzneimittel im menschlichen Organismus beeinflussen, von exogenen Faktoren zu trennen.

Genetische Ursachen konnten auch bei zahlreichen psychischen Erkrankungen wie Schizophrenien, Depressionen, Neurosen und ebenfalls bei Epilepsien nachgewiesen werden.
Bei multifaktorieller Vererbung weisen EZ ebenfalls größere Konkordanz auf als ZZ, die sich im Gegenteil diskordant verhalten. Schwankungen der Expressivität verschiedener Merkmale können die Konkordanz allerdings manchmal beeinträchtigen.
Zur Erbgangsanalyse monogener Krankheiten sind EZ dagegen völlig ungeeignet, da beide aufgrund des identischen Erbguts immer konkordant sein müssen und dies unabhängig von rezessiver oder dominanter Vererbung.

7.4 Einschränkungen der Aussagen

Die Aussagen der Zwillingsforschung werden durch Erfassungsfehler eingeschränkt. Statistische Aussagen sind oft nur wenig relevant, da die Zahl der Probanden zu gering ist, einseitige Auslese bestimmter Stammbäume erfolgt und nicht objektiv meßbare Daten unterschiedlich interpretiert werden.
Bei komplexen Krankheitsbildern liefert die Zwillingsforschung keinen Aufschluß darüber, ob der Erkrankung Heterogenie oder multifaktorielle Vererbung zugrunde liegt: EZ erkranken an Schizophrenie 4mal häufiger als ZZ. Kinder, die getrennt von ihren schizophrenen Eltern aufwachsen, werden ebenso häufig schizophren, wie Kinder, die von ihren kranken Eltern erzogen werden. Nicht selten sind allerdings auch EZ bezüglich der Schizophrenie diskordant. Diskordante, gesunde Partner haben jedoch ebensoviele schizophrene Nachkommen wie deren schizophrene Zwillingspartner.
Je näher die Blutsverwandtschaft zu schizophrenen Personen ist, um so höher ist das Erkrankungsrisiko. Adoptierte Geschwister erkranken seltener an diesem Leiden. Ein monogener Erbgang ist nicht zu erkennen.
Die gen. Befunde reichen jedoch nicht aus, um den Vererbungsmodus der Schizophrenie eindeutig festzulegen. Weder Heterogenie noch polygene Vererbung ist auszuschließen.

Besonderheiten der Zwillingssituation führen dazu, daß *genetische Identität* nicht unbedingt zur *Merkmalsgleichheit bei EZ* führt. Genetische und phänotypische Übereinstimmung sind nicht immer vorhanden:

1. Fehler in der ersten mitotischen Teilung können bei einem Zwillingspartner zu X0-Turner-Symptomatik führen, während der andere Zwilling einen kompletten Chromosomensatz besitzt (s. o.).
2. Unterschiedliche intrauterine Ernährung oder Lageanomalien können für bestimmte Symptome, die nur einen Zwillingspartner betreffen, verantwortlich sein. Während des Geburtsvorgangs ist besonders der zweite Zwilling hypoxiegefährdet, was zu zerebralen Schäden führen kann. Schwachsinn ist bei EZ nicht zuletzt aus diesem Grund 4mal häufiger als bei Normalgeburten.
3. Während des Heranwachsens schafft das doppelte Vorhandensein besondere psychologische Schwierigkeiten der Ich-Bildung. Oft werden komplementäre Rollen übernommen oder auch besonders enge Beziehungen geknüpft. Hinsichtlich Neigungen und Interesse können große Unterschiede bestehen.

8 Populationsgenetik

8.1 Population

Eine Population umfaßt alle Mitglieder einer Gemeinschaft in einem begrenzten geographischen Bereich, die an der Fortpflanzung beteiligt sind. Alle in einer Population vorhandenen Gene bilden zusammen einen *Genpool*, von dem jedes Individuum einen Teil besitzt. Die Fortpflanzung erfolgt für alle Mitglieder einer Population unter natürlichen und gleichen Bedingungen.
In einer *idealen* Population gibt es weder Selektion noch irgendeine Form der Mutation. Auf diese Art und Weise bleibt die Population immer im Gleichgewichtszustand. Dies bedeutet, daß die Zahl der Gene von einer Generation auf die andere konstant bleibt. Ideale Populationen sind unendlich groß. Genetische Untersuchungen stützen sich jedoch auf *reale* Populationen mit einer endlich großen Zahl von Mitgliedern. Die Genhäufigkeit in einer realen Population bleibt nicht konstant. Dies bedeutet, daß hier im Gegensatz zur idealen Population eine *Evolution* stattfindet.

8.2 Genhäufigkeit

Unter Genhäufigkeit versteht man die Häufigkeit des Auftretens eines Gens an einem Genort. Ist an einem Genort in der gesamten Population nur ein Allel vorhanden, entspricht die Genfrequenz p dem Wert 1. Kommen an diesem Genort insgesamt 2 verschiedene Gene vor, so beträgt die Summe der einzelnen Frequenzen 1 ($p + q = 1{,}0$). Tritt ein Gen A mit der gleichen Häufigkeit auf wie das andere Allel B, so beträgt die Genhäufigkeit jeweils 0,5.
Genfrequenzen werden nach der Genzählmethode ermittelt:
p sei die Häufigkeit des Allels A an einem Genort.
q sei die Häufigkeit des Allels B am gleichen Genort.

$$p = \frac{2\,\text{AA} + 1\,\text{Aa}}{2\,\text{N}} \qquad q = \frac{2\,\text{aa} + 1\,\text{Aa}}{2\,\text{N}}$$

AA = Zahl der Homozygoten für A
aa = Zahl der Homozygoten für a
Aa = Zahl der Heterozygoten
N = Zahl der untersuchten Individuen

Unter der Annahme der Panmyxie verteilen sich die Genotypen der Tochtergeneration wie folgt:

		A	a
p	A	AA	Aa
q	a	Aa	aa

= > 1 AA + 2 Aa + 1 aa

Die Häufigkeit der homozygoten oder heterozygoten Genotypen hängt natürlich von der Häufigkeit der Allele in der Elterngeneration ab. Tritt das Allel A in der Elterngeneration mit der Frequenz p auf, so erscheint es in der Tochtergeneration mit der Wahrscheinlichkeit p^2 im homozygoten Zustand. Entsprechend gilt dies für das Allel q. Das heterozygote Auftreten in der Tochtergeneration ist in 2 Formen vorstellbar, Aa und aA. Die Heterozygotenfrequenz beträgt deshalb $2pq$. Daraus ergibt sich die Gesamtverteilung der Allele:

$$p^2 + 2\,pq + q^2 = 1$$

Wie man leicht erkennt, entspricht die Verteilung dem Binomialsatz: $(p + q)^2 = 1$

Diese mathematische Beziehung ist auch als *Hardy-Weinberg-Gesetz* bekannt. Das Gesetz gilt jedoch nur unter der Voraussetzung der Panmyxie. Dann tritt ein Gleichgewichtszustand innerhalb der Population ein, in dem die Genhäufigkeiten konstant bleiben. Die Zufälligkeit der Gendurchmischung (Panmyxie) wird durch Selektion, Mutation, Genwanderung und Founder-Effekt beeinträchtigt.

Panmyxie: Zufällige Durchmischung der Bevölkerung. Dies bedeutet, daß in einer derartigen Population die Partnerwahl nach rein zufälligen Gesichtspunkten erfolgt. Geographische Hindernisse bei der Partnerwahl treten nicht auf. Häufig heiraten jedoch auch trotz größer gewordener Mobilität Personen, deren Wohnorte nahe beieinander liegen. Dadurch wird die Panmyxie durchbrochen. Annähernde Panmyxie gibt es deshalb nur für Merkmale, deren sich der Mensch nicht bewußt ist (Blutgruppe MN). Auslese und Inzucht sind die hauptsächlichen Störfaktoren der Panmyxie.

Selektion: Vorteile oder Nachteile bestimmter Gene fördern oder hemmen deren Ausbreitung. Sie verursachen damit eine Änderung den Genhäufigkeiten. Dominante Gene, die mit erheblichen Nachteilen für den Genträger behaftet sind, werden relativ schnell eliminiert. Ist jedoch ein relativer Vorteil mit dem Besitz eines bestimmten Gens verbunden, so steigt seine Frequenz an. *Beispiel:* Heterozygotenvorteil durch relative Malariaresistenz bei Sichelzellanämie, Thalassämie, Glukose-6-p-Dehydrogenase-Mangel.

Mutation: Bei Populationsgleichgewicht an einem Genort beeinflussen Mutationen die Genfrequenzen nicht nennenswert.

Zufallsabweichungen: Durch besondere, zufällige Umstände können Häufigkeitsabweichungen bestimmter Allele innerhalb einer Population entstehen. Diese Abweichungen machen sich besonders in *kleinen Populationen* bemerkbar. Je größer eine Population ist, um so weniger können sich einzelne Zufallsabweichungen bemerkbar machen. Die Änderung der genetischen Zusammensetzung in einer realen Population, von einer Generation auf die andere, bezeichnet man auch als *„genetic drift"*. Kann das vermehrte Auftreten eines Merkmals auf eine Person zurückgeführt werden, die als erste in der Gruppe das Merkmal besaß, bezeichnet man dies als *Gründer-Effekt* („Founder effect").

Genwanderung (Migration): Genwanderungen sind in der Geschichte der Menschheit immer wieder durch Vermischung verschiedener Bevölkerungsgruppen entstanden (Völkerwanderung). Auch heute ist infolge des hohen Mobilitätsgrades eine Durchmischung mit fremden Genmaterial möglich. Damit wird die Gefahr des homozygoten Erscheinens rezessiver Gene geringer.

Unter Zuhilfenahme der Hardy-Weinberg-Formel kann man die *Heterozygotenfrequenz bei bekannter Homozygotenhäufigkeit* (Erkrankungsfrequenz bei autosomal-rezessivem Erbgang) errechnen: Angenommen, die Häufigkeit homozygoter Personen sei für ein bestimmtes rezessives Gen q^2, so ist die Genhäufigkeit $q = \sqrt{q^2}$. Wenn die Genhäufigkeit q sehr gering ist, dann beträgt p ungefähr 1 (aus $p + q = 1$ folgt bei vernachlässigbarem $q \rightarrow p = 1$). Die Heterozygotenfrequenz $2\,pq$ errechnet man dann wie folgt: $2\,pq = 2 \times 1 \times \sqrt{q^2}$

Beispiel Phenylketonurie: Erkrankungsfrequenz = Homozygotenfrequenz = $q^2 = {}^1/_{10\,000}$

Da $p + q = 1$ ist, beträgt die Häufigkeit des gesunden Gens $p = 1 - \sqrt{{}^1/_{10\,000}} = {}^{99}/_{100} \approx 1$.

Daraus ergibt sich die Heterozygotenhäufigkeit:

$2\,pq = 2 \times 1 \times {}^1/_{100} = {}^2/_{100} = {}^1/_{50}$

Jeder 50. Mensch trägt demnach bei einer Erkrankungshäufigkeit von ${}^1/_{10\,000}$ das Gen für die Phenylketonurie.

8.3 Unterschiede von Genhäufigkeiten zwischen verschiedenen Bevölkerungen

Menschliche Bevölkerungsgruppen und Rassen unterscheiden sich z. T. erheblich in ihrer Genzusammensetzung. Dies wird durch die unterschiedliche Verteilung von Blut- und Serumgruppen belegt. Die Unterschiede sind auf die im vorangegangenen Abschnitt erörterten Mechanismen zurückzuführen.

Während in Deutschland die Mukoviszidose die häufigste autosomal-rezessive Erkrankung darstellt, gilt dies bei schwarzen Amerikanern für die Sichelzellanämie. In Deutschland dagegen konnte das für das Hämoglobin S verantwortliche Gen bisher nicht nachgewiesen werden.

8.4 Zusammenwirken von Mutation und Selektion

Mutation und Selektion beeinflussen die Frequenz der Gene in einer Population. *Selektionsvorteile* entstehen durch *Verbesserung der Fortpflanzungsbedingungen.* Die entstandene Mutante kann sich auf diese Weise verbreiten.

Wird die Fortpflanzungschance verschlechtert, erfolgt eine relativ schnelle Eliminierung der Mutante. Je schwerwiegender der durch die Mutation entstandene Defekt ist, um so stärker schränkt er die Fortpflanzungschance ein. Dadurch wird das Gen bei Panmyxie relativ rasch verschwinden, es sei denn diese Selektion würde durch Spontanmutation antagonisiert. So halten sich Selektion und Mutation die Waage. Trotz Selektionsnachteil bleibt auf diese Weise der Anteil an Erbleiden wie Achondroplasie und Apert-Syndrom in der Bevölkerung konstant.

Auch exogene Faktoren beeinflussen die Häufigkeit erblicher Krankheiten.

Die Frequenz erblich bedingter Krankheiten wie die der Phenylketonurie und des Diabetes mellitus ist durch therapeutische Maßnahmen erhöht worden. Der Frequenzanstieg der dafür verantwortlichen Gene ist jedoch längst nicht so stark wie landläufig angenommen wird. Bei einer Erkrankungsfrequenz von 1 : 20 000 verdoppelt sich die Homozygotenhäufigkeit rezessiver Gene in 143 Generationen!

Bei Völkern, die schon seit Jahrtausenden Viehzucht betreiben, ist die im Erwachsenenalter auftretende *Laktoseintoleranz* wesentlich seltener als bei Völ-

kern, die sich ohne Kuhmilch-haltige Kost ernähren (Selektionsvorteil).
An dieser Stelle sei noch einmal an den Selektionsvorteil heterozygoter Personen für das Sichelzellgen, das β-Thalassämie-Gen und das Gen, das für den Glukose-6-p-Dehydrogenase-Mangel verantwortlich ist, erinnert. Trotz des Selektionsnachteils dieser Gene – sie führen zu Hämolysen – überwiegt der Vorteil, den heterozygote Personen genießen: Ihre Resistenz gegenüber der Malaria ist wesentlich erhöht.

8.5 Balancierter genetischer Polymorphismus

Kommt ein mutiertes Gen, das eigentlich einen Nachteil für den Genträger bedeutet, häufiger vor als dies durch Mutationen erklärt werden könnte, geht man von einem Heterozygotenvorteil aus.
Einen solchen Heterozygotenvorteil nennt man auch „Heterosis". Abhängig vom Verhältnis dieses Vorteils zum Selektionsnachteil, stellt sich ein Gleichgewichtszustand ein (balancierter Polymorphismus).

Beispiel: Sichelzellgen.
Homozygotie bei 4% der Bevölkerung malariaverseuchter Gebiete.
$p^2 = 0{,}04 \rightarrow \sqrt{q^2} = 0{,}2$.
Die Häufigkeit des mutierten Gens beträgt 20%. Die Heterozygotenfrequenz in der Bevölkerung ($2pq$) beläuft sich auf 32%!

9 Stoffwechseldefekte und deren Folgen

9.1 Grundlagen und klinische Beispiele

Genetisch bedingte Stoffwechselanomalien werden nahezu alle *autosomal-rezessiv vererbt*. Nicht alle ursächlichen Gendefekte sind bekannt.
Die möglichen Folgen eines Enzymdefekts lassen sich sehr gut an einer von Fermenten katalysierten Reaktionskette analysieren.

$$A \overset{E1}{\rightarrow} B \overset{E2}{\rightarrow} C \overset{E3}{\rightarrow} D$$

Das Substrat A wird in 3 aufeinanderfolgenden Reaktionen in das Reaktionsprodukt D überführt.

1. Ist das Enzym E3 defekt, so kommt es zum *Anstau der Stoffwechselprodukte vor dem Block*, da E1 und E2 weiterarbeiten. Die sonst relativ niedrige Konzentration von B und C steigt merklich an. Beispiele derartiger Stoffwechselanomalien sind die Phenylketonurie (Kap. 5.3) und die Glykogenose (Typ I). Das defekte Enzym, das die Glykogenose verursacht, ist die Glukose-6-Phosphatase. Dadurch wird der Abbau des Glykogens verhindert. Glykogen wird folglich im Übermaß gespeichert. Bei den Patienten treten gehäuft Hypoglykämien und Ketoazidosen auf.
2. Wenn das Enzym E1 vermindert aktiv ist, können die Produkte B, C und D nicht mehr in ausreichendem Maße gebildet werden. Die weit unter der Norm befindlichen Konzentrationen dieser Substanzen lassen auf einen Stoffwechseldefekt schließen.
Der auf *Tyrosinasemangel* zurückzuführende *Albinismus* ist ein klassisches Beispiel für diesen Fall (Kap. 5.3), Tyrosin wird nicht mehr in *DOPA* umgewandelt. Damit fehlt das Ausgangsprodukt für die Melaninsynthese. Klinische Symptome sind durch die Depigmentierung von Haut, Haaren und Iris bedingt. Besonders kritisch ist dies in Gegenden intensiver Sonneneinstrahlung. Die Haut ist den u. a. mutagen wirkenden UV-Strahlen ausgesetzt. Hauttumoren können die Folge sein.
Auch das *Adrenogenitale Syndrom* mit C-21-Hydroxylase-Mangel sollte in diesem Zusammenhang nicht unerwähnt bleiben. Durch diesen Defekt wird die Kortisolsynthese beeinträchtigt oder sogar völlig unterdrückt. Bei hochgradiger Aktivitätsminderung ist auch die Mineralokortikoidsynthese gestört. Die Folge ist ein Salzverlust-Syndrom aufgrund des Aldosteron-Mangels.
3. Schließlich können auch Stoffwechselwege, die normalerweise vom Organismus selten benutzt werden, durch einen Enzymdefekt aktiviert werden. Damit treten *anomale Stoffwechselprodukte* auf. Angenommen E2 sei defekt, so wird über einen Stoffwechselumweg die Substanz B in andere Produkte umgewandelt, die normalerweise

in kaum meßbarer Konzentration im Organismus vorhanden sind.
Stoffwechseldefekte können auch durch ein anomales membranständiges Transportprotein bedingt sein. Malabsorption in Darm und Niere sind die Folge.
Niere: Renale Glukosurie, Zystinurie, Phosphatdiabetes
Darm: Zystinurie, Tryptophan-Malabsorption, Glukose-Galaktose-Malabsorption.
Rezeptoranomalien sind für die Androgenresistenz der Körperzellen bei testikulärer Feminisierung verantwortlich.

9.2 Pharmakogenetik und Ökogenetik

Der Abbau von Medikamenten im menschlichen Organismus wird enzymatisch gesteuert. Je nach genetischer Ausstattung variieren verschiedene Individuen in ihrer Reaktion auf bestimmte Arzneimittel. Liegt ein Mangel an einem Enzym vor, kann dies zu Überdosierung bei Medikamentengabe führen.
In diesem Kontext ist die Enzymvariante der Cholinesterase besonders bedeutsam. Es handelt sich dabei um die im Blut vorkommende Pseudocholinesterase. Heterozygote Genträger einer anomalen Mutante dieses Enzyms erleiden nach Gabe des Muskelrelaxans Succinylcholin Narkosezwischenfälle mit langdauerndem Atemstillstand.
Das Anti-Tbc-Medikament INH (Isonicotinsäure-Hydrazid) und das Antihypertonikum Hydralazin sollten bei N-Acetyl-Transferase-Mangel der Leber nicht appliziert werden. INH bedingt bei derartigen Patienten Polyneuritiden, während Hydralazin einen Lupus erythematodes durch Bildung antinukleärer Antikörper provozieren kann.
Bei Glukose-6-P-Dehdyrogenase-Mangel, der in malariaverseuchten Gebieten Schwarzafrikas mehr als 20% der Bevölkerung betreffen kann (heterozygot), ist die Anwendung von Sulfonamiden, Nitrofurantoin, Chloramphenicol, Anilinderivaten sowie Gabe von Primaquin kontraindiziert. Ansonsten können z.T. schwere hämolytische Anämien auftreten, wie sie im Mittelmeerraum nach Genuß der Fava-Bohne beobachtet werden. Das Krankheitsbild ist deshalb auch unter dem Namen Favismus bekannt.

10 Genetische Diagnostik und Beratung

10.1 Allgemeines

Die Ursache des allgemein wachsenden Interesses an einer genetischen Beratung ist im Wunsch nach Aufklärung über bestimmte genetische Risiken begründet. Im Rahmen der Familienplanung treten diesbezügliche Fragen immer wieder auf.
Nach Schätzungen der WHO leiden 4% aller Neugeborenen an genetisch oder teilweise genetisch bedingten Anomalien. Die Information über die Genen als Auslöser solcher Merkmale bezieht der Laie zum größten Teil aus Illustrierten. Besorgte Eltern werden durch diese Art der Information oft zu Unrecht beunruhigt.
Die Aufgabe der Beratungsstellen sollte darin bestehen, durch genaue Diagnostik die tatsächlich genetisch bedingten Risikofaktoren zu ermitteln und diese von etwaigen teratogenen Faktoren zu trennen (Alkoholismus, Drogen, Medikamentenabusus, Infektionen). Gerade diese teratogene Schäden sowie perinatal bedingte Anomalien erwecken beim Laien häufig den Eindruck der Erblichkeit.

Welche Möglichkeiten bietet die genetische Beratung dem Arzt, ratsuchende Eltern zu informieren und zu genetischen Problemen Stellung zu nehmen?

1. Eine weitere Erkrankung zu verhindern, sollte die Hauptaufgabe der genetischen Beratung sein. Die Aufdeckung des zu dieser Anomalie führenden Erbgangs kann den Arzt dazu veranlassen, den Eltern eines schon erkrankten Kindes von einem weiteren Kinderwunsch abzuraten. Ist andererseits die Wahrscheinlichkeit einer genetischen Schädigung gering, sollten ängstliche Eltern dazu ermuntert werden, Kinder zu zeugen.
2. Oft machen sich Eltern unnötig Sorgen über eine aus ihrer Sicht genetisch bedingte Erkrankung eines Familienmitglieds. Nach eingehender Diagnose stellt sich jedoch häufig heraus, daß die Schädigung auf intrauterine teratogene Einflüsse

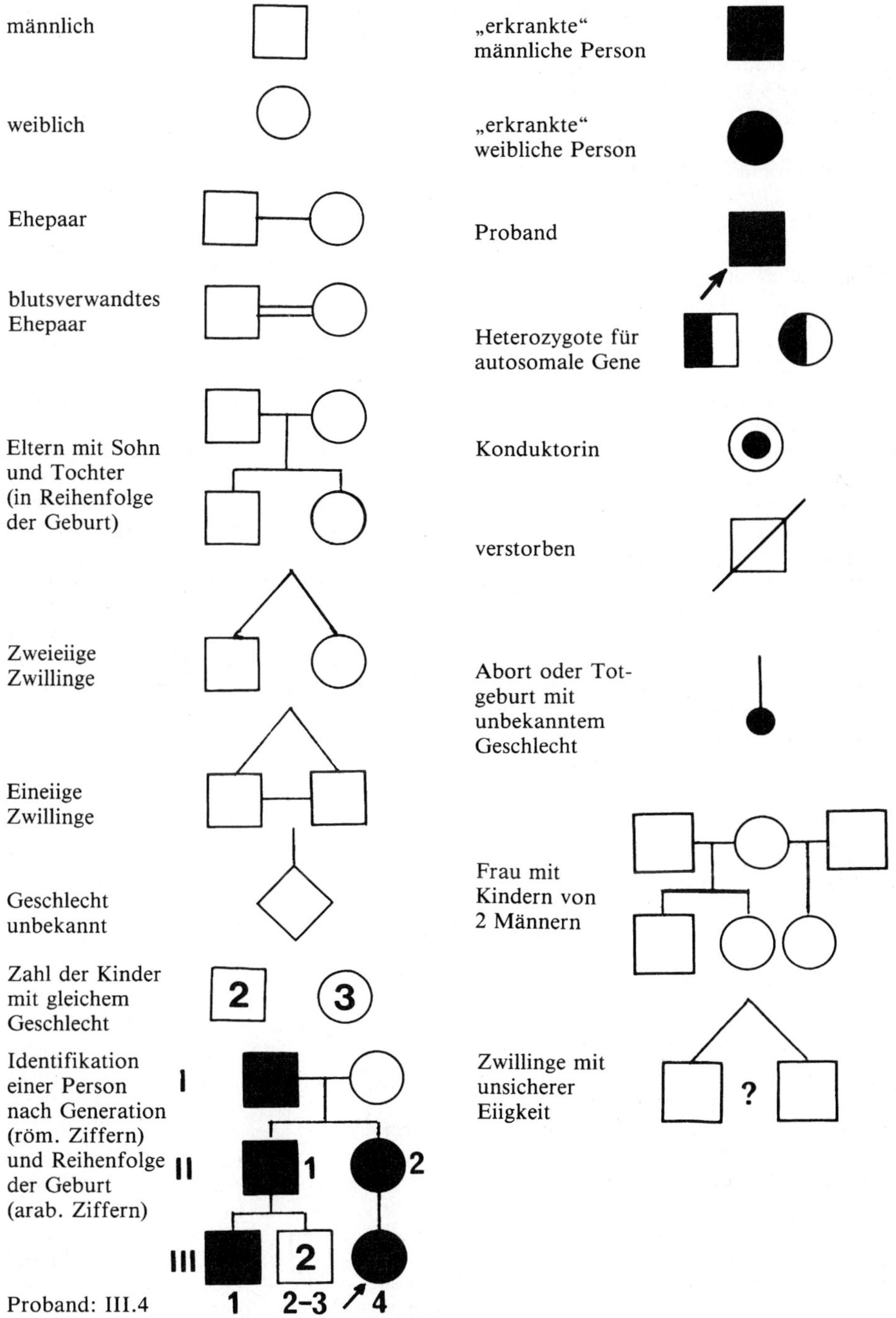

Abb. 10.**1** Symbole zur Erstellung eines Familienstammbaums

oder auf perinatale Komplikationen zurückzuführen ist.
3. Erkennung heterozygoter Merkmalsträger. Heterozygotentests sind besonders geeignet, diese Personen zu identifizieren (Kap. 5.3). Auch die Suche nach einer evtl. abgeschwächten Symptomatik hilft bei der Bestimmung von Heterozygoten. Spezielle Belastungstests helfen ebenfalls, Heterozygotie auszuschließen.
4. Pränatale Diagnostik. Mittels verschiedener technischer Mittel ist es heute möglich, bestimmte Anomalien schon intrauterin zu diagnostizieren (Amniozentese, Ultraschall, Fetoskopie).

An dieser Stelle sollte aber auch an die Grenzen der genetischen Beratung erinnert werden. Grundsätzlich ist es nicht Sinn einer Beratung, den Eltern die Konzeption zu verbieten, auch wenn die Geburt eines behinderten Kindes wahrscheinlich ist. Die Dringlichkeit des Kinderwunsches ist auf jeden Fall zu berücksichtigen. Eugenische Gesichtspunkte sollten sehr weit in den Hintergrund treten, zumal die Verbesserung des Erbguts in einer Population wegen der geringen Zahl erfaßter Personen gering ist. Der Verzicht zweier heterozygoter Partner auf Nachkommen bringt keine überzeugende Verminderung der Erbkrankheiten mit sich. Bei rezessivem Vererbungsmodus ist die Zunahme nachteiliger Gene durch Homozygote weitaus geringer, als allgemein angenommen. Bei der Phenylketonurie mit einer Inzidenz von 1:10000 befindet sich unter 10000 gesunden Personen ein homozygoter (kranker) Genträger. 200 der 10000 Menschen sind jedoch heterozygote Träger des anomalen Gens, die das Gen dann an ihre Nachkommen vererben. Kämen alle Homozygoten zur Fortpflanzung, was ja aufgrund des Selektionsnachteils und der Familienplanung nicht geschieht, kann sich die Genfrequenz bei Annahme einer Homozygotenhäufigkeit von 1:20000 in 142 Generationen verdoppeln (3600 Jahre).

Hauptindikationen der genetischen Beratung
1. Familien, die schon ein Kind mit genetisch bedingter Anomalie besitzen.
2. In der Familie eines Ehepartners ist ein genetisches Leiden bekannt.
3. Blutsverwandtschaft unter Ehepartnern, die Nachkommen haben möchten, und in deren Familien Erbschäden bekannt sind.
4. Habituelle Abortneigung ohne gynäkologische Ursache.
5. Differentialdiagnostische Abklärung eines genetisch oder teratogen bedingten Merkmals.

Besonders wichtig bei der Beratung ist die eingehende Befragung der Ratsuchenden nach der *Familienanamnese*. Es ist besonders auf Auffälligkeiten bei Kindern, Eltern, Geschwistern, Großeltern, Vettern und Basen zu achten. Die Frage nach Fehlgeburten innerhalb der Familie darf nicht vergessen werden. Gleichfalls muß bei einer bestehenden Anomalie nach Medikamentengebrauch, Infektionen während der Schwangerschaft oder Drogengenuß gefragt werden.
Im Mittelpunkt einer Beratung steht die Erstellung des jeweiligen Familienstammbaums (Abb. 10.2).

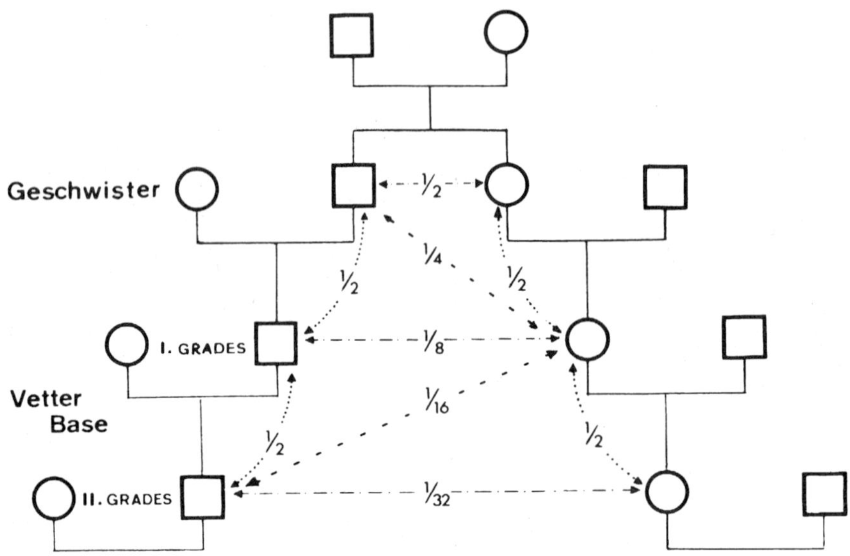

Abb. 10.2 Anteil gemeinsamer Gene bei Geschwistern und Blutsverwandten

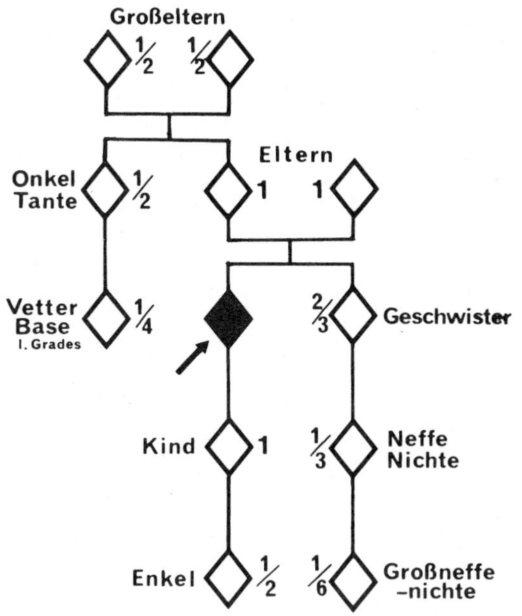

Abb. 10.3 Heterozygotierisiko für Verwandte von Homozygoten bei autosomal-rezessivem Erbleiden

Die dabei zu verwendenden Symbole sind in Abb. 10.1 dargestellt.

In vielen Fällen ist es möglich, die Eltern über die statistische Wahrscheinlichkeit des Auftretens bestimmter Anomalien in ihrer Familie zu informieren. Das Erkrankungsrisiko für jedes Kind ist bei monogenen Erbleiden unabhängig von der Zahl schon erkrankter Geschwister.

Die Beratung kann aufgrund ihrer Tragweite große psychische Probleme auslösen. Der beratende Arzt sollte auf diese eingehen und in der Lage sein, dort wo es möglich ist, Lösungsvorschläge anbieten. Auf keinen Fall dürfen aufkommende Schuldgefühle, die die Beziehungen der Ehepartner belasten, bestärkt werden. Darüber hinaus darf der Berater nicht verzichten, über die möglichen Therapiemöglichkeiten erblicher Krankheiten zu informieren.

Beispiele:
Phenylketonurie – phenylalaninarme Kost
Lippen-Kiefer-Gaumen-Spalte – kieferchirurgisch.

10.2 Autosomal-rezessive Erbkrankheiten

Für die Geschwister homozygot kranker Personen besteht ein *Wiederholungsrisiko* von *25%*. Von den übrigen Geschwistern sind $^2/_3$ Genträger (heterozygot) und $^1/_3$ homozygot gesund, wenn beide Eltern heterozygote Genträger sind. Dieses Risiko ist unabhängig von der Zahl bereits erkrankter Geschwister. Ist ein Elternteil manifest erkrankt, der andere homozygot gesund, so werden alle Kinder dieses Paares heterozygot gesund sein. Mit einer Wahrscheinlichkeit von 50% übertragen sie dann das kranke Gen an ihre Nachkommen. Wenn ein Elternteil homozygot erkrankt ist und der Partner heterozygot bezüglich des gleichen Gens ist, dann sind 50% der Kinder heterozygote Genträger (Pseudodominanz Tabelle 10.1, s. auch Kap. 5.3).

Tab. 10.1 Pseudodominanz

♀ ♂	A	a
a	Aa	aa
a	Aa	aa

50% heterozygot Aa
50% homozygot aa = krank

Die gesunden Geschwister eines Elternteils, der manifest erkrankt ist, sind mit einer Wahrscheinlichkeit von $^2/_3$ heterozygote Genträger. Deren Kinder erben das Gen mit einer Wahrscheinlichkeit von 50%. Die Wahrscheinlichkeit, daß die Kinder das kranke Gen besitzen, beträgt dann folglich zusammen: $^1/_2 \times {^2/_3} = {^1/_3} = 33\%$. Die Heterozygotenfrequenz berechnet man aus dem Produkt der Einzelwahrscheinlichkeiten. Die gesunden Geschwister heterozygoter Träger sind zu 50% ebenfalls heterozygote Genträger. Ihre Kinder erben das kranke Gen mit einer Wahrscheinlichkeit von 50%. Dies bedeutet, daß Kinder von gesunden Geschwistern heterozygoter Personen das anomale Gen mit einer Wahrscheinlichkeit von $^1/_2 \times {^1/_2} = 25\%$ besitzen.

Bei Verwandtenehen ist die Gefahr des Homozygotwerdens bestimmter rezessiver Gene wesentlich höher als in anderen Ehen. Die Häufigkeit von Ehen zwischen Blutsverwandten liegt in der Bundesrepublik bei etwa 0,2% aller Eheschließungen. Die wohl häufigste Konstellation ist die Ehe zwischen Vetter und Base I. Grades.

Wie aus der Abb. 10.2 hervorgeht, besitzen Vettern und Basen durchschnittlich $^1/_8$ ihrer Gene gemeinsam.

Diese Zahl ergibt sich aus der Erfahrung, daß Geschwister statistisch gesehen die Hälfte aller ihrer von den Eltern erhaltenen Gene gemeinsam besitzen. Die Kinder haben 50% der Erbanlagen ihrer El-

tern. Als Kinder von Geschwistern verfügen deshalb Vettern und Basen I. Grades über $^1/_2 \times {}^1/_2 \times {}^1/_2 = {}^1/_8$ der Gene gemeinsam. Bei einer leeren Familienanamnese sollte man trotzdem in der Regel nicht von einer Ehe zwischen beiden abraten. Bei einer Heterozygotenhäufigkeit von $^1/_{30}$ (Beispiel: infantiles Glaukom) beträgt die Chance, daß beide heterozygot sind $^1/_8 \times {}^1/_{30} = {}^1/_{240}$. Andererseits könnten beide auch aufgrund der nicht gemeinsamen Gene zufällig heterozygot sein. Dann beträgt das Risiko des gemeinsamen heterozygoten Auftretens $^1/_{30} \times {}^1/_{30} \times (1 - {}^1/_8) = {}^7/_{7200}$. Das Gesamtrisiko, für das kindliche Glaukom heterozygot zu sein, beläuft sich auf $^1/_{240} + {}^7/_{7200} = 0{,}005$ (s. auch Abb. 10.3).
Da $^1/_4$ aller Kinder heterozygoter Eltern homozygot erkranken, beträgt das Risiko für ein Kind aus dieser Ehe: $^1/_4 \times 0{,}005 = 0{,}001$. Dieses Risiko ist zwar 5mal höher als für die Normalbevölkerung, von einer Ehe ist jedoch nicht unbedingt abzuraten.

Wenn dagegen ein rezessives Erbleiden in der Familie bekannt ist, sollte eine Verwandtenehe kinderlos bleiben. Eines der Geschwister des unauffälligen Ratsuchenden ist homozygot krank. Dann ist er selbst, da seine Eltern mit Sicherheit heterozygote Genträger sind, mit der Wahrscheinlichkeit $^2/_3$ ebenfalls heterozygot. Die Wahrscheinlichkeit, daß er und seine Base heterozygote Merkmalsträger sind, beträgt $^2/_3 \times {}^1/_8 = {}^1/_{12}$. Die Wahrscheinlichkeit, daß sie ein Kind bekommen, das homozygot bezüglich des gleichen Gens ist, liegt unter Nichtberücksichtigung der Korrektur, bei $^1/_{12} \times {}^1/_4 = {}^1/_{48}$. Damit ist das Risiko gegenüber der Normalbevölkerung in diesem Fall 75fach erhöht. Von einer Konzeption ist also abzuraten. An diesem Beispiel zeigt sich die Wichtigkeit von Heterozygotentests bei der Beratung blutsverwandter Ehepaare.

10.3 Autosomal-dominante Erbkrankheiten

Bei 100%iger Dominanz ergibt sich für die Kinder einer Person mit dominantem Erbleiden ein Risiko von 50% ebenfalls betroffen zu sein. Kommen in einem Stammbaum mehrfach gesunde Genträger vor, so liegt die Penetranz unter 100%. Bei 50%iger Penetranz beträgt das Erkrankungsrisiko für Kinder eines Genträgers $^1/_2 \times 50\% = 25\%$.
Gesunde Geschwister eines Kranken sind alle genotypisch merkmalsfrei. Sie haben gesunde Nachkommen. Dagegen ist bei unvollständiger Penetranz das Risiko für Kinder unauffälliger Eltern um so höher, je geringer die Penetranz ist.

Der Grund für sporadisches Auftreten autosomal-dominanter Merkmale in bisher unbelasteten Familien liegt in Neumutationen. Diese Neumutationen sind für den Fortbestand der dominanten Erbleiden besonders bedeutungsvoll, da die Mutation eines Gens genügt, um zur Merkmalsausprägung zu gelangen. Auf die Abhängigkeit von Spontanmutationen vom Alter des Vaters wurde schon an anderer Stelle verwiesen. Bei der Erbprognose kann dieser Faktor jedoch vernachlässigt werden.
Bei gesunden Eltern, die ein Kind mit Achondroplasie oder Apert-Syndrom besitzen, besteht kein erhöhtes Wiederholungsrisiko.

10.4 Krankheiten mit geschlechtsgebundener Vererbung

Für Geschwister von Kranken mit X-chromosomal-rezessiven Erbleiden ergibt sich das Risiko aus dem Genotyp der Eltern.
Im klassischen Fall ist die Mutter Konduktorin und der Vater hemizygot gesund. Dann beträgt das Risiko für Schwestern eines Erkrankten 0% ebenfalls manifest zu erkranken. 50% sind allerdings Konduktorin. Die Brüder eines Genträgers sind entweder merkmalsfrei (50%) oder sie sind Merkmalsträger (50%).
Ist die Mutter homozygot erkrankt, so sind alle Kinder Genträger. Die Söhne sind dann folglich alle krank, die Töchter Genträgerinnen (heterozygot = Konduktorinnen).
Bei Erkrankung des Vaters – die Mutter ist homozygot gesund – sind alle Töchter Konduktorinnen, während die Söhne merkmalsfrei sind, da sie niemals das X-Chromosom von ihrem Vater erben.
Sind sowohl die Mutter als auch der Vater krank, werden alle Kinder ebenfalls manifest erkranken.
Um das Risiko Konduktorin zu sein abschätzen zu können, ist die genaue Kenntnis der Familienanamnese erforderlich. Da alle Männer, die Überträger sind, auch immer manifest erkranken, erübrigen sich in diesem Falle weitere Überlegungen.
Bei phänotypisch unauffälligen Frauen ist die Prognose schwieriger. War der Vater erkrankt, sind alle Töchter Konduktorinnen. Wenn die Mutter homozygote Genträgerin des anomalen Gens ist, gilt für Töchter das gleiche. War der Großvater A mütterlicherseits erkrankt, so ist dessen Enkelin (?) mit einer Wahrscheinlichkeit von 50% Konduktorin, da

ihre Mutter mit 100%iger Sicherheit Konduktorin ist (Abb. 10.4).
Wenn die Schwester eines Betroffenen gesund ist, so ist sie entweder Konduktorin oder homozygot gesund. Im ersten Fall sind die Kinder zur Hälfte Genträger. Die Hälfte der Knaben ist Genträger und damit krank, 50% sind völlig gesund.
Kinder gesunder Brüder eines Erkrankten sind alle gesund, falls die Ehefrau nicht zufällig Konduktorin ist.
Da trotz gesundem Ehepartner 50% der Söhne von Konduktorinnen manifest erkranken, zeigt sich an dieser Stelle die Dringlichkeit von Heterozygotentests besonders deutlich.
Die *Hämophilie A* beispielsweise, eine X-chromosomal-rezessiv vererbte Faktor-VIII-Mangelerkrankung, ist bei Heterozygoten durch Faktor-VIII-Aktivitätsmessungen diagnostizierbar. Bei Konduktorinnen liegt die Aktivität bei etwa 50% der Norm. Besonders wichtig ist es, Heterozygotentests bei Schwestern betroffener Personen, bzw. bei Schwestern von bekannten Konduktorinnen vorzunehmen. Bestimmte Unzulänglichkeiten schränken allerdings die Heterozygotentests in ihrer Aussagekraft ein.

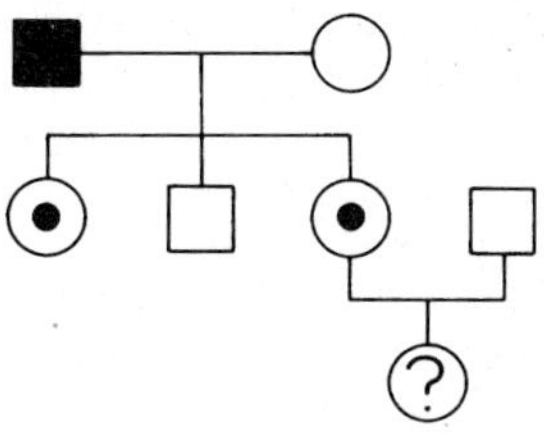

Abb. 10.**4** Stammbaum bei X-chromosomal-rezessivem Erbleiden

Zudem sind nicht für alle rezessiven Erbkrankheiten diesbezügliche Tests entwickelt.
Laut Lyon-Hypothese wird jeweils ein X-Chromosom einer weiblichen Zelle inaktiviert. Diese Inaktivierung erfolgt im Normalfall rein zufällig. Bei einigen X-chromosomal-rezessiven Erbleiden scheint jedoch nur das kranke Gen inaktiviert zu sein, so daß das gesunde Gen voll aktiv ist. Auf diese Weise ist es möglich, daß trotz Heterozygotie keine nachweisbaren Symptome auftreten.

10.5 Multifaktoriell (polygen) bedingte Erbkrankheiten

Da multifaktoriell bedingte Erbleiden nicht nach einfachen Mendel-Regeln vererbt werden, können die statistischen Berechnungen für ein eventuelles Wiederholungsrisiko hier nicht durchgeführt werden. Aus diesem Grund werden *Wiederholungsrisiken* polygen bedingter Merkmale anhand *empirisch gewonnener Risikoziffern* ermittelt.

Tab. 10.**2** Empirisches Wiederholungsrisiko bei häufigen Mißbildungen und Krankheiten

Art der Erkrankkung/ Mißbildung	**Häufigkeit (%)**	**Geschlechts-verteilung ♂ : ♀**	**Risiko für Kind bei gesunden Eltern**		**Risiko für Kind bei einem kranken Elternteil**	
Lippen-Kiefer-Gaumen-Spalte (doppelseitig)	0,1	3 : 2	4:6%		4%	
Klumpfuß	0,1	2:1	3%		3%	
Pylorusstenose			Söhne	3,8%	Brüder	5,8%
Proband ♂	0,5	5,4:1	Töchter	2,7%	Schwester	2,4%
Proband ♀	0,1		Söhne	9,2%	Brüder	19,4%
			Töchter	3,8%	Schwestern	7,3%
Angeborene Hüftluxation						
Proband ♂	0,05	1:5,4	Söhne	0,0%	Brüder	0,0%
			Töchter	0,0%	Schwestern	6,9%
Proband ♀	0,4%		Söhne	0,0%	Brüder	0,6%
			Töchter	11,1%	Schwestern	6,25%
Schizophrenie	0,85–0,1	1:1		8–14%		9–16%

Empirische Erbprognosen werden aufgrund von Erfahrungen an Patienten und deren Familien erstellt. Die Erkrankungswahrscheinlichkeit wird in Form einer Verhältniszahl von erkrankten zu nicht erkrankten Personen innerhalb dieser Familien angegeben. Für jeden Verwandtschaftsgrad werden gesonderte Ziffern angegeben (Eltern, Geschwister, Vettern, Basen, Onkel, Tanten). Wenn sich ein Leiden erst spät im Leben manifestiert, sind rechnerische Korrekturen angezeigt.

Für einige wichtige polygen bedingte Anomalien sind in Tabelle 10.2 die spezifischen Risikoziffern angegeben.

Anders als bei monogen bedingten Leiden spielt die Zahl der bereits erkrankten Geschwister für die Angabe des Wiederholungsrisikos eine entscheidende Rolle. Die Erkrankungswahrscheinlichkeit ist für ein Kind dann am größten, wenn beide Elternteile erkrankt sind. Kinder sind mit einer Wahrscheinlichkeit von etwa 10 bis 16% ebenfalls schizophren, wenn ein Elternteil daran leidet. Sind dagegen beide Eltern betroffen, so steigt das Risiko für deren Kinder auf bis zu 70% an. Exogene Faktoren wie etwa Milieubedingungen haben dabei großen Einfluß auf die Ausprägung des Krankheitsbildes. Schizophrenen Personen sollte jedoch dringend davon abgeraten werden, Kinder zu bekommen.

Ähnliche Aussagen lassen sich auch zur erblichen Lippen-Kiefer-Gaumen-Spalte machen. Ist ein Elternteil erkrankt, beträgt das Risiko für ein Kind aus dieser Ehe 4%. Wenn dagegen schon ein Kind mit dieser Anomalie geboren wurde, steigt das Risiko für das nächste Kind auf 17% an. Da Knaben häufiger betroffen sind, besteht aufgrund des Carter-Effekts ein höheres Risiko für die Kinder einer betroffenen Frau als für Kinder eines betroffenen Mannes.

Dieses Verhältnis ist für die Hüftgelenksluxation genau umgekehrt gültig. Mädchen sind 6mal häufiger von der Anomalie betroffen als Knaben. Entsprechend höher ist dann das Risiko betroffener Väter Nachkommen mit der gleichen Anomalie zu haben. Bei der Pylorusstenose ist das Verhältnis Knaben zu Mädchen 6:1. Ist der Vater Träger der Anomalie, so ist das Risiko für einen Sohn bei 5% anzusetzen. Bei Merkmalsausprägung auf seiten der Mutter muß mit einem Risiko von 20% für deren Söhne gerechnet werden.

10.6 Chromosomenaberrationen

Obwohl ein Großteil der in der Zygote auftretenden Chromosomenanomalien früh eliminiert wird, sind etwa 0,6% aller Neugeborenen Träger einer diagnostizierbaren Chromosomenaberration. Nach Schätzungen führen nur 50% der befruchteten Eizellen zu einer austragbaren Schwangerschaft. Bei Neugeborenen überwiegen innerhalb der Gruppe der numerischen Aberrationen die Fehlverteilungen der Gonosomen. Autosomale Anomalien treten weitaus häufiger in Form von strukturellen Aberrationen auf. Autosomale Mono- oder Trisomien sind bis auf die Trisomie 21 nicht mit dem Leben vereinbar (Kap. 3).

Besteht der Verdacht auf eine Chromosomenanomalie, so ist eine Chromosomenanalyse indiziert, um möglichst genaue Angaben zu einem Wiederholungsrisiko machen zu können. Die häufigste autosomale Trisomie ist die *Trisomie 21*. Von diesen sind 90% freie Trisomien. Das Wiederholungsrisiko von Müttern, die schon ein Kind mit freier Trisomie geboren haben, ist vom *Alter der Mutter abhängig* (s. Abb. 10.5). Bei Müttern unter 30 Jahren ist das Wiederholungsrisiko bei freier Trisomie etwa 1%, es steigt allerdings bei Mütter um die 40 auf 2% an. In diesem Altersabschnitt entspricht das Wiederholungsrisiko demjenigen der Gesamtbevölkerung, ein mongoloides Kind zu bekommen. Deshalb wird auch die pränatale Diagnostik empfohlen.

Bei 8% der mongoloiden Kinder wird eine Translokation diagnostiziert. Es liegt in diesen Fällen eine unbalancierte Translokation G/G oder D/G vor. (D = 13, 14, 15; G = 21, 22). Während G/G-Translokationen sporadisch auftreten, werden D/G-Translokationen familiär gehäuft beobachtet.

Von der Art der Translokation hängt das Wiederholungsrisiko ab. Tritt eine Translokation nur sporadisch auf, d.h. die Eltern sind nicht Träger einer balancierten Translokation, so entspricht das Wiederholungsrisiko dem allgemeinen Risiko in der Gesamtbevölkerung.

Ist jedoch die D/21-Translokation (meistens $^{14}/_{21}$) bei einem Elternteil diagnostiziert worden, so beläuft sich das Risiko auf 25% (statistisch). Es besteht jedoch ein erheblicher Unterschied zwischen der *theoretischen* und der *tatsächlichen Wiederholungsgefahr*. Wenn der Vater Träger der Translokation 14q/21q ist, so besteht ein Risiko für dessen Kinder von 4% ebenfalls Träger einer derartigen Translokation zu sein, jetzt allerdings unbalanciert. Kann bei der Mutter eine Translokation entdeckt werden, erhöht sich die Wahrscheinlichkeit auf 10%. Bei einer 21/22-Translokation besteht bei mütterlicher Translokation ebenfalls ein Risiko von 10% für deren Nachkommen. *Ist ein Elternteil dagegen Träger einer Translokation 21q/21q, so werden alle lebendgeborenen Nachkommen am Down-Syndrom leiden.*

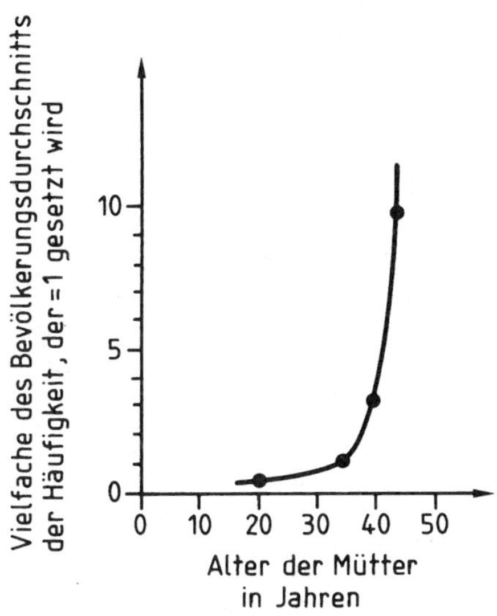

Abb. 10.5 Wiederholungsrisiko für Trisomie 21 in Abhängigkeit vom Alter der Mutter

Monosomien und Trisomien sind auf Non-disjunctions während der väterlichen oder mütterlichen Reifeteilungen zurückzuführen. Besonders das mütterliche Alter hat großen Einfluß auf die Häufigkeit von Trisomien. Nach dem 30. Lebensjahr schnellt die Anzahl der Non-disjunctions exponentiell in die Höhe. Das Risiko für eine 30jährige Mutter, ein Kind mit Trisomie 21 zu bekommen, beträgt weniger als 0,1%. Nach dem 40. Lebensjahr steigt das Risiko schon auf 2% an. Auch das Alter des Mannes scheint mit dem Risiko numerischer Chromosomenanomalien verbunden zu sein, jedoch liegen darüber noch keine genaueren Zahlen vor.

Eindeutig bewiesen ist die Abhängigkeit der Trisomien 13, 18, 21 vom Alter der Mütter. Das mütterliche Alter steht auch in enger Beziehung zum *Klinefelter-Syndrom* (XXY) sowie zur Trisomie des X-Chromosoms (XXX).

Die einzige mit dem Leben vereinbare Monosomie ist die *X0-Monosomie (Turner-Syndrom)*. Dabei handelt es sich um eine Anomalie infolge eines *postmeiotischen Chromosomenverlusts*, der keine Abhängigkeit vom mütterlichen Alter aufweist. Überwiegend fehlt das väterliche X- oder Y-Chromosom. Eine Beziehung zum Alter des Vaters wird diskutiert.

Bei Verdacht auf habituelle Abortneigung sollte bei nicht feststellbarer gynäkologischer Ursache eine Chromosomenanalyse beider Eltern durchgeführt werden. Spätestens nach drei Aborten ist diese Untersuchung indiziert. Je früher eine Schwangerschaft mit einem Abort endet, um so größer ist die Wahrscheinlichkeit einer Chromosomenanomalie. An erster Stelle werden im Abortmaterial autosomale Aberrationen beobachtet. Dann folgen X0-Monosomien.

Auch bei Infertilität ist eine Chromosomenanalyse indiziert. Zwar kann bei der Mehrzahl der Fälle eine derartige Ursache für Unfruchtbarkeit nicht gefunden werden, gonosomale Chromosomenanomalien gehen jedoch häufig mit Infertilität einher.

Häufig wird dabei ein Klinefelter-Syndrom diagnostiziert. Fertilitätsstörungen treten auch bei XX-Männern auf. Auch autosomale Chromosomenanomalien können Unfruchtbarkeit verursachen.

Für chromosomal bedingte Infertilität kommen bei Frauen das Turner-Syndrom, testikuläre Feminisierung und strukturelle Anomalien der X-Chromosomen in Frage. XXX-Frauen sind häufig fertil und ihre Nachkommen erscheinungsfrei bei normalem Karyotyp.

Besondere Probleme der Beratung treten dann auf, wenn infolge der Chromosomenanalyse bekannt wird, daß ein XX-Mann eine XX-Frau oder eine XY-Frau einen XY-Mann geheiratet hat. Eine Aufklärung des Ehepaares ist unter Berücksichtigung der psychischen Folgen zu diskutieren.

10.7 Pränatale Diagnose

Die genetische Beratung hat durch die Einführung der pränatalen Diagnostik eine erhebliche Erweiterung ihres Wirkungsspektrums erfahren. Während bis dato die genetische Beratung auf empirische bzw. statistisch ermittelte Zahlen angewiesen war, gelingt es heute schon vor der Geburt eines Kindes Stoffwechselanomalien, Neuralrohrdefekte und strukturelle Chromosomenanomalien zu diagnostizieren.

Das Prinzip der pränatalen Diagnostik beruht auf einer Punktion der Fruchtblase. Dies geschieht in der frühen Schwangerschaft. Dieser Eingriff, bei dem sowohl Fruchtwasser als auch darin schwimmende Epithelzellen entnommen werden, wird als Amniozentese bezeichnet.

Die Punktion erfolgt heutzutage unter ständiger Ultraschallkontrolle.

Das auf diese Weise gewonnene Fruchtwasser sowie die Epithelzellen sind zur direkten Analyse bestimmter Anomalien geeignet. Im Fruchtwasser lassen sich Untersuchungen zum Ausschluß spezieller Stoffwechseldefekte durch Aktivitätsmessungen der Enzyme durchführen. Die Zellen lassen sich direkt, ohne weitere Kultivierung zur Bestimmung des chromosomalen Geschlechts verwenden. Darüber hinaus kann über die Bestimmung des Alpha-1-Fetoproteins ein Neuralrohrdefekt diagnostiziert werden.

Über diese Schritte hinaus werden Amnionzellkulturen, ähnlich den in Kap. 2 erwähnten Zellkulturen, zur Darstellung des Karyotyps angesetzt.
Die Zellkulturen dienen dann der Untersuchung des Karyotyps sowie Aktivitätmessungen spezieller intrazellulärer Enzyme.

10.7.1 Methode

Im Rahmen der pränatalen Diagnostik können unterschiedliche diagnostische Verfahren zur Anwendung gelangen. Zu den wichtigsten Untersuchungsmöglichkeiten zählen die Amniozentese, die Chorionzottenbiopsie, die Chromosomenanalyse, die biochemische Untersuchung des Fruchtwassers, die DNA-Analyse und die Sonographie.
Bei der Amniozentese wird die Fruchtblase unter Ultraschallkontrolle transabdominell oder transvaginal punktiert. Es folgt eine Entnahme von 15 bis 25 ml Fruchtwasser. Die darin befindlichen Zellen werden in einem speziellen Kulturmedium zur Proliferation gebracht. Daran schließt sich eine Chromosomenanalyse an. Die Methode erlaubt die Bestimmung des kindlichen Geschlechts und den Nachweis verschiedener chromosomaler Anomalien. Die Geschlechtsbestimmung kann zur Risikoabschätzung bei X-chromosomal-rezessiven Erbgängen wichtig sein. Darüber hinaus ist durch biochemische Untersuchungen eine pränatale Diagnostik bestimmter Enzymdefekte möglich. Eine Bestimmung des Alpha-Fetoproteins im Fruchtwasser erlaubt den Ausschluß kindlicher Neuralrohrdefekte.
Neben der Amniozentese wird seit einigen Jahren auch die Chorionzottenbiopsie im Rahmen der pränatalen Diagnostik durchgeführt. Auch diese Methode dient dem Nachweis von Enzymo- und Hämoglobinopathien, der Chromosomenanalyse sowie der Geschlechtsbestimmung. Während die Chorionzottenbiopsie bereits in der 6. bis 10. Woche nach Konzeption durchgeführt werden kann, ist eine Amniozentese erst in der 16. bis 20. Schwangerschaftswoche erfolgversprechend. Dieser Vorteil des frühen diagnostischen Einsatzes bringt allerdings eine relativ hohe Fehlgeburtenrate mit sich (ca. 4–5%). Das Abortrisiko nach Amniozentese ist dagegen wesentlich geringer einzustufen (0,5–1%).
Auf die Technik der DNA-Analyse wurde bereits in Kapitel 1 eingegangen. Sie erfolgt entweder unmittelbar nach Chorionzottenbiopsie oder nach kurzzeitiger Kultur des gewonnenen Zellmaterials. Durch diese Untersuchungsmöglichkeit ist eine pränatale Diagnostik fetaler Hämoglobinopathien und Enzymdefekte, wie etwa der Tay-Sachs-Krankheit, möglich. Zudem ist eine Diagnose muskulärer Dystrophien und der Nachweis der zystischen Fibrose (Mukoviszidose) möglich, bei der der zugrundeliegende Gendefekt noch unbekannt ist.
Die Fetoskopie ist durch den Einsatz hochauflösender Ultraschallgeräte in den Hintergrund gedrängt worden. Beide Methoden ermöglichen den Nachweis von äußeren körperlichen Mißbildungen, die nicht mit einem Chromosomendefekt einhergehen oder durch einen biochemischen Marker nachweisbar wären. Der Nachweis von Skelettdefekten ist ohne mütterliche Röntgenuntersuchung möglich (Osteogenesis imperfecta).

10.7.2 Indikationen

Für die pränatale Diagnostik gelten folgende Hauptindikationen:

1. Erhöhtes Alter der Mutter (37–38 Jahre)
2. Bekannte Chromosomenanomalie bei einem Elternteil (Translokationen, numerische Aberrationen)
3. Vorangegangenes Kind mit Chromosomenaberrationen
4. X-chromosomal-rezessive Erbkrankheit
   - Bestimmung des fetalen Geschlechts
   - biochemische Untersuchung bestimmter Enzymvarianten.
5. Verdacht auf Neuralrohrdefekt
   Nach der Geburt eines Kindes steigt das Wiederholungsrisiko von 0,4 auf 5% an, bei 2 betroffenen Kindern sogar auf 10%.
6. Familiäre Stoffwechselleiden, die durch Fruchtwasseranalyse diagnostizierbar sind. Mehr als 100 dieser Stoffwechselanomalien, die autosomal-rezessiv vererbt werden, können heute durch spezielle Tests nachgewiesen werden.

10.7.3 Praktisches Vorgehen

Als *günstigster Zeitpunkt* für die Amniozentese wird die *16. bis 17. Schwangerschaftswoche* angesehen. Jeder Amniozentese muß jedoch die Abklärung möglicher familiärer Belastungen für Erbleiden durch sorgsame Erhebung der Anamnese vorausgehen. Daneben sind zunächst Chromosomenanalyse und Heterozygotentests bei den Eltern durchzuführen. Die Eltern müssen über die Risiken des Eingriffs aufgeklärt werden. Die Gefahr einer Fehlgeburt liegt bei 1%, infolge der Verletzung der Uteruswand durch den Einstich der Punktionsnadel.
Von einem derartigen Eingriff ist auf jeden Fall abzusehen, wenn er ohne Konsequenz bleibt, d.h. wenn die Eltern auf keinen Fall mit einer möglichen Abtreibung einverstanden sind. Außerdem müssen sich die Eltern dazu bereit erklären, das Kind in bestimmten Abständen auf Schäden infolge der Punktion untersuchen zu lassen.
Ist die Mutter rh^- und besteht die Möglichkeit, daß das Kind Rh^+ ist, muß wegen der möglichen Sensibilisierung vor dem Eingriff eine Anti-D-Prophylaxe eingeleitet werden.
Nachdem dies alles erfolgt ist, können durch transabdominelle Punktion der Fruchtblase in Lokalanästhesie 10–20 ml Fruchtwasser entnommen werden. Dies geschieht unter ständiger Ultraschallkontrolle. Der Zeitpunkt für die Amniozentese in der 16. bis 17. Schwangerschaftswoche ist so gewählt, daß nach 2–3wöchiger Zellkultur ein Schwangerschaftsabbruch noch möglich ist (bis zur 22. Woche).
Die Chorionzottenbiopsie wird in der 6. bis 10. Schwangerschaftswoche durchgeführt. Unter Zuhilfenahme einer dünnen Biopsiezange beziehungsweise eines Sauggerätes wird eine Probe entnommen. Der Zugang erfolgt dabei über die Scheide. Ausreichend für eine Analyse sind ca. 5 bis 10 mg Biopsat. Nach anschließender direkter Bearbeitung der Probe kann innerhalb von 2 bis 5 Stunden eine Chromosomenkarte vorliegen. Darüber hinaus werden allerdings Zellkulturen angelegt, deren Ergebnisse erst nach etwa 5 Tagen vorliegen. Gegenüber der Amniozentese ist die Chorionzottenbiopsie mit einem höheren Abortrisiko verbunden (4%). Deshalb sollte der Eingriff nur bei entsprechend strenger Indikationsstellung vorgenommen werden.

10.8 Teratogenes Risiko

Die normale embryonale Entwicklung kann durch viele exogene Faktoren gestört werden. Exogene Substanzen, die zu einer embryonalen Schädigung führen, werden als *Teratogene* bezeichnet. Die Wirkung dieser Teratogene hängt sowohl von der Konzentration im Organismus als auch vom Zeitpunkt des Einwirkens ab. In der Regel wirken teratogene Substanzen nicht direkt, sondern über ihre Metabolite. Die sensibelste Phase der Embryonalentwicklung ist die Organogenese. In der darauffolgenden Fetalphase sinkt die Empfindlichkeit des heranwachsenden Organismus erheblich ab. Als Teratogene kommen ionisierende Strahlen, Medikamente, chemische Substanzen, Alkohol, Infektionen und mütterliche Stoffwechselerkrankungen in Frage.

11 Möglichkeiten des genetischen Abstammungsnachweises

11.1 Blutgruppen und Serumproteine

Merkmale mit *einfachem Mendel-Erbgang* sind dazu geeignet, bei bekanntem Genotyp von Mutter und Kind auf den möglichen Genotyp des Vaters zu schließen. Die Bestimmung der Blut-, Serum- und Enzymgruppen steht im Vordergrund eines Vaterschaftsgutachtens.
Da *Blutgruppensysteme und Serumproteine* entweder dominant oder kodominant vererbt werden, müssen kindliche Merkmale dieser Art bei einem Elternteil nachweisbar sein. Auf diesem Grundgedanken beruhen die Verfahren zum Vaterschaftsausschluß.
Als einfachstes Verfahren findet die AB0-Gruppen-Untersuchung Verwendung. Am AB0-Genlocus sind 4 verschiedene Allele von Bedeutung: A_1, A_2, B und 0.
Auf der Ebene des Phänotyps sind A und B dominant gegenüber der Blutgruppe 0. A und B verhalten

sich kodominant, wobei A_1 dominant gegenüber A_2 ist. Daraus ergibt sich, daß die Blutgruppe 0 nur dann auftritt, wenn es zu der Allelkonstellation 0/0 kommt. In jedem anderen heterozygoten Zustand (A_10, A_20 oder B0) setzt sich das dominante Allel durch. Die Blutgruppe A_1 besitzt folgende Genotypen: A_1A_1, A_1A_2, A_10. Die Kombinationen A_2A_2 und A_20 bewirken den Phänotyp A_2. Die Blutgruppe B kann durch zwei Genotypen zur Ausprägung gelangen: BB und B0. Daneben gibt es aufgrund der Kodominanz von A und B die Blutgruppen A_1B und A_2B.
Aus diesen Bedingungen ist sehr leicht abzuleiten, daß Eltern mit der Blutgruppe 0 niemals ein Kind mit A, B oder AB besitzen können.
Zusätzlich zur Untersuchung des AB0-Systems wird das Rh-System zur Diagnostik herangezogen. Hier sind 6 verschiedene Agglutinogene von Bedeutung: D, C, c, E, e und Cw. Sie können mit den entsprechenden Antiseren nachgewiesen werden.
Besonders bedeutsam sind auch die Serumgruppen, wenn die Frage nach der möglichen Abstammung gestellt wird (Gm- und Haptoglobin-System). Das Haptoglobinsystem weist ebenfalls einen genetischen Polymorphismus auf. In der einfachsten Form sind mittels Stärkeelektrophorese 3 verschiedene Haptoglobinbandenmuster darstellbar. Die Banden entsprechen 3 Genotypen Hp 1-1, Hp 1-2 und Hp 2-2. Bei der Konstellation: Mutter Hp 1-1, Kind Hp 1-2 kann ein Mann mit der Gruppe Hp 1-1 nicht der Vater des Kindes sein. In über 95% der Fälle läßt sich anhand der Blutgruppen und Serumgruppen der Ausschluß einer Vaterschaft sichern. Nimmt man das *HLA-System* dazu, kommt man sogar auf 99%. Beim HLA-System handelt es sich um einen Antigenkomplex, der auf menschlichen Leukozyten lokalisiert ist. Dieser Antigenkomplex wird von einem Genkomplex gesteuert, der sich auf dem kurzen Arm des Chromosoms 6 befindet. Die Hauptaufgabe des HLA-Systems besteht in der Steuerung von Abstoßungsreaktionen fremder Gewebe. Die Kenntnis dieses Systems ist deshalb innerhalb der Transplantationschirurgie von großer Bedeutung.
Darüber hinaus helfen auch bestimmte Isoenzyme bei der Durchführung eines Abstammungsnachweises. Die Isoenzyme können aufgrund der unterschiedlichen Wanderungsgeschwindigkeit in der Elektrophorese voneinander getrennt werden (saure Erythrozyten-Phosphatase, Phosphoglukomutase).
Je mehr polymorphe Merkmale untersucht werden, um so wahrscheinlicher wird die Unterscheidung zweier sonst ähnlicher Personen. Die mögliche Existenz eines eineiigen Zwillingspartners muß dabei berücksichtigt werden, bis der gegenteilige Beweis erbracht ist.

Morphologisches Abstammungsgutachten

In Fällen, wo trotz Ausschlußdiagnostik mittels Blutgruppen oder Serumgruppen mehrere Väter für eine Vaterschaft in Frage kommen, muß zusätzlich ein erbbiologisches Gutachten erstellt werden. Das Prinzip dieses Gutachtens beruht auf dem polysymptomatischen Ähnlichkeitsvergleich (Kap. 6). Dabei werden praktisch ausschließlich polygene Merkmale miteinander verglichen. Vor allem seltene Merkmale leisten wertvolle Dienste zur Feststellung einer Ähnlichkeit zwischen zwei Personen.
Da bei Kleinkindern morphologische Merkmale noch nicht voll ausgereift sind, sollte eine derartige Untersuchung nicht vor Vollendung des 3. Lebensjahres erfolgen.
Die wichtigsten Merkmale, auf die man bei einem Ähnlichkeitsvergleich achten sollte, sind folgende:

Augenfarbe, Irisstruktur, Haarfarbe, Haarform, Haargrenze, Hautfarbe, Hautleisten, Kopfform, Gesichtsform, Augenanordnung, Papillarmuster an Fingern und Zehen.

Daneben werden bestimmte Längenverhältnisse, beispielsweise 2. und 3. Finger verglichen. Die Schwierigkeit solcher Gutachten besteht in der Subjektivität des Untersuchers.
Eine positive Aussage bezüglich einer fraglichen Vaterschaft läßt sich nur machen, wenn zwischen Präsumptivvater und Kind große Ähnlichkeit in sehr seltenen Merkmalen besteht, bei gleichzeitiger Verschiedenheit bezüglich des gleichen Merkmals von der Mutter. Die negative Feststellung, d. h. der Vaterschaftsausschluß, erfolgt durch entsprechenden Nachweis der Unähnlichkeit zwischen „Vater“ und Kind.

Fragen

Anmerkung der Redaktion

Zur besseren Übersicht über die Schwerpunkte des umfangreichen Prüfungswissens wurden Fragen und Kommentare mit Ausrufezeichen gekennzeichnet. Diese gehören Stoffgebieten an, zu denen wiederholt in verschiedener Form Fragen gestellt werden.

! = wiederholt geprüfter Stoff

!! = sehr wichtiger, häufig geprüfter Stoff

1 Molekulare Grundlagen der Humangenetik

1.1 Welche Aussage trifft **nicht** zu?

Auf die Regulation der Genaktivität haben die folgenden Mechanismen Einfluß:

(A) die Anlagerung (Anwesenheit) von sauren Proteinen des Zellkerns (Non-Histon-Proteine)
(B) die Bildungsrate der Lysosomen
(C) die Anlagerung (Anwesenheit) von Histonen
(D) die Einwirkung von Hormonen
(E) die Inaktivierung einzelner Chromosomen oder Chromosomenabschnitte

1.2 Welche Aussage trifft **nicht** zu?

(A) Transfer-RNA-Moleküle können nur einmal mit der für sie spezifischen Aminosäure beladen werden
(B) Die mRNA entsteht an der DNA durch Transkription unter Mitwirkung einer DNA-abhängigen RNA-Polymerase
(C) Die Moleküle der Transfer-RNA tragen jeweils zwei Erkennungsregionen
(D) Die DNA liegt im menschlichen Genom als Doppelstrang vor
(E) Die mRNA wird als Einzelstrang gebildet

F99 !

1.3 In welchem Genbereich wird die Aminosäure-Sequenz von Proteinen kodiert?

(A) Promotor
(B) Intron
(C) Exon
(D) Terminator
(E) Poly-A-Schwanz

H98

1.4 Die reife mRNA enthält

(1) einen Promotor
(2) Exons
(3) Introns
(4) einen Poly-A-Schwanz

(A) nur 1 und 3 sind richtig
(B) nur 1 und 4 sind richtig
(C) nur 2 und 3 sind richtig
(D) nur 2 und 4 sind richtig
(E) nur 3 und 4 sind richtig

H92

1.5 Das Abwechseln von Exons und Introns

(A) ist typisch für das Eukaryonten-Genom
(B) ist typisch für Bakterien
(C) ist typisch für alle Viren
(D) findet sich vorwiegend bei Retroviren
(E) entsteht bei der Translation

H86

1.6 Aus der Menge der in jeder Zelle enthaltenen DNA kann die Zahl der vorhandenen Erbanlagen nicht berechnet werden,

weil

erhebliche Anteile der DNA keine Strukturinformation enthalten.

F87

1.7 Welche Aussage trifft **nicht** zu?

Für die genetische Information einer eukaryonten Zelle gilt:

(A) Die DNA enthält ausgedehnte Abschnitte repetitiver Sequenzen.
(B) Der für ein Gen codierende DNA-Strang ist durch nichtcodierende Sequenzen unterbrochen.
(C) Die RNA unterliegt nach der Transkription weiteren Veränderungen, bevor sie an den Ribosomen für die Translation wirksam wird.
(D) Vom Genprodukt aus kann die vollständige Nukleotidfolge auf der DNA erschlossen werden.
(E) Ein wesentlicher Teil der DNA in jeder Zelle bildet kein erkennbares Genprodukt.

1.1 (B) 1.2 (A) 1.3 (C) 1.4 (D) 1.5 (A) 1.6 (A) 1.7 (D)

1.8 Biologisch aktive Proteine, deren Synthese von X-chromosalen Genen gesteuert wird, finden sich bei Männern in nur halb so großer Konzentration wie bei Frauen,

weil

die Zellen von Männern in der Regel nur ein X-Chromosom enthalten.

F84

1.9 Die DNA-Menge von Keimzellen ist halb so groß wie die von Körperzellen,

weil

in Keimzellen die DNA einsträngig vorliegt.

F83

1.10 Aus der Gesamtmenge der DNA des menschlichen haploiden Genoms läßt sich die Zahl der Strukturgene eines menschlichen Genoms direkt berechnen,

weil

die DNA-Menge pro Gen etwa gleich ist und aus der durchschnittlichen Zahl der Aminosäuren pro Genprodukt errechnet werden kann.

H85

1.11 Desoxyribonukleinsäure kommt im menschlichen Organismus vor:

(A) nur in den Chromosomen
(B) im Zellkern und in den Mitochondrien
(C) im Zellkern und im rauhen endoplasmatischen Retikulum
(D) im Zellkern und im Cytosol
(E) im Zellkern und im Golgi-Apparat

1.12 Welche Aussagen über die Regulation der Genaktivität treffen zu?

(1) Regulatoren und Operator sind Elemente der Genregulation bei Bakterien.
(2) Histone sind an der Regulation der Genaktivität bei Eukaryonten beteiligt.
(3) Bei geeigneten Versuchsobjekten kann die Genaktivität durch das in der Zeitfolge wechselnde Auftreten von Puffs erkannt werden.
(4) Bei allen untersuchten Organismen findet entsprechend der Universalität des genetischen Codes auch die Regulation der Genaktivität in gleicher Weise statt.
(5) Das Regulatorgen ist dem ihm zugeordneten Operon stets unmittelbar benachbart oder Teil dieses Operons.

(A) nur 1, 2 und 3 sind richtig
(B) nur 2, 3 und 4 sind richtig
(C) nur 2, 3 und 5 sind richtig
(D) nur 3 und 4 sind richtig
(E) 1–5 = alle sind richtig

F86

1.13 Durch Gentechnologie an Bakterien gewonnene Erkenntnisse können in vollem Umfang auf die Verhältnisse bei Eukaryonten übertragen werden,

weil

der Genaufbau auf der DNA-Ebene bei Eukaryonten und Prokaryonten gleich ist.

F83

1.14 Der genetische Code wird als degeneriert bezeichnet,

weil

im Laufe der Evolution zahlreiche nachteilige Mutanten aufgetreten sind.

1.8 (D) 1.9 (C) 1.10 (E) 1.11 (B) 1.12 (A) 1.13 (E) 1.14 (B)

H88

1.15 Welche Aussage trifft zu?

Nach Transkription und RNA-Splicing werden am Ribosom die genetischen Informationen des folgenden DNA-Abschnittes in Protein übersetzt:

(A) Exon
(B) intervenierende Sequenzen
(C) Intron
(D) flankierende Sequenzen
(E) Keine der Aussagen (A)–(D) trifft zu.

H88

1.16 Welche Aussage über Gene von Eukaryonten trifft **nicht** zu?

(A) Sie sind von unterschiedlicher Länge.
(B) Die zu transkribierende Information ist von nicht-kodierenden DNA-Abschnitten unterbrochen.
(C) Ihre Mutationswahrscheinlichkeit ist unterschiedlich.
(D) Die Regulation ihrer Aktivität erfolgt stets genauso wie bei Bakterien.
(E) In der Evolution hat eine Duplikation einzelner Gene stattgefunden.

H89

1.17 Vergleichen Sie das Bakteriengenom mit dem menschlichen Genom. Welcher Begriff ist für das menschliche Genom charakteristisch?

(A) Codon
(B) Intron
(C) Triplett
(D) Transkription
(E) Translation

H89

1.18 Mittels DNA-analytischer Methoden, einschließlich Restriktionsfragment-Längenpolymorphismen (RFLP), sind die folgenden Erbleiden bei informativen Familien mit hoher Wahrscheinlichkeit pränatal diagnostizierbar:

(1) zystische Fibrose
(2) Phenylketonurie
(3) Muskeldystrophie Typ Duchenne
(4) Sichelzellanämie

(A) nur 4 ist richtig
(B) nur 1 und 3 sind richtig
(C) nur 1, 3 und 4 sind richtig
(D) nur 2, 3 und 4 sind richtig
(E) 1–4 = alle sind richtig

F00 H99

1.19 Die Abbildung zeigt das Ergebnis der DNA-Analyse einer Familie mit einer X-chromosomal vererbten rezessiven Erkrankung. Nachgewiesen wird ein Restriktionsfragment-Längenpolymorphismus (RFLP), der mit dem mutierten Gen kosegregiert.

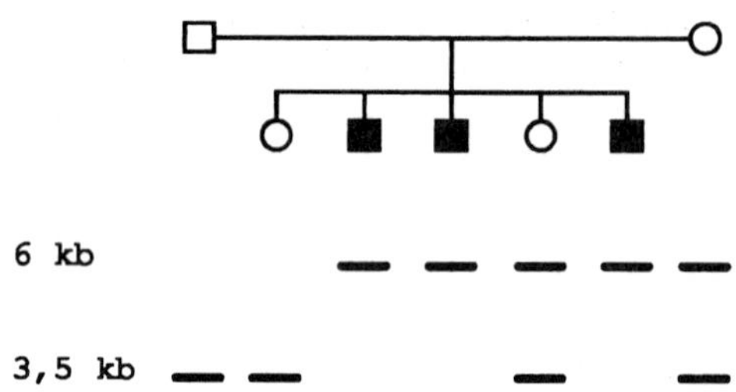

Wie groß ist die Wahrscheinlichkeit für die älteste Tochter, Konduktorin zu sein?

(A) ca. 100%
(B) ca. 75%
(C) ca. 50%
(D) ca. 25%
(E) ca. 0%

F94

1.20 Restriktionsfragment-Längenpolymorphismen (RFLP)

(1) entstehen auf der Basis natürlich vorkommender Variationen der DNA-Sequenz
(2) können zur indirekten Genotypdiagnostik verwendet werden
(3) werden den Mendelschen Gesetzen entsprechend vererbt

(A) nur 1 ist richtig
(B) nur 2 ist richtig
(C) nur 1 und 2 sind richtig
(D) nur 2 und 3 sind richtig
(E) 1 – 3 = alle sind richtig

F95

1.21 Restriktionsfragment-Längenpolymorphismen (RFLPs)

(1) kommen nur auf dem X-Chromosom vor
(2) kommen sowohl intra- als auch extragenisch vor
(3) finden sich im Genom ca. alle 300 – 500 Megabasen
(4) sind nach Behandlung der DNA mit Restriktionsenzymen darstellbar
(5) finden bei indirekter Genotypendiagnostik Anwendung

(A) nur 2 und 5 sind richtig
(B) nur 1, 2 und 3 sind richtig
(C) nur 1, 4 und 5 sind richtig
(D) nur 2, 4 und 5 sind richtig
(E) nur 2, 3, 4 und 5 sind richtig

F91 **!**

1.22 Welche Aussagen über Restriktionsendonukleasen oder Restriktionsenzyme treffen zu?

(1) Sie schneiden die menschliche DNA in für das jeweilige Enzym charakteristische Stücke.
(2) Sie schneiden an jeweils bestimmten, durch die Folge von meist 5 oder 6 Basen der DNA charakterisierten Stellen.
(3) Durch eine Basenänderung kann eine Schnittstelle wegfallen oder eine neue entstehen.
(4) Für die direkte Analyse (RFLP) ist die Änderung einer Schnittstelle im untersuchten Gen erforderlich.
(5) Die Aussage indirekter Methoden auf der Basis der Restriktionsfragment-Längenpolymorphismen (RFLP) ist unabhängig von der Rekombination.

(A) nur 1 und 2 sind richtig
(B) nur 1 und 4 sind richtig
(C) nur 1, 2, 3 und 4 sind richtig
(D) nur 2, 3, 4 und 5 sind richtig
(E) 1 – 5 = alle sind richtig

H96 **!**

1.23 Restriktionsendonukleasen

(1) sind Enzyme von Bakterien
(2) schneiden die DNA nur an bestimmten Sequenzen
(3) sind in großer Zahl bekannt (weit über hundert)
(4) erzeugen Schnittstellen, die sowohl in Exons als auch in Introns liegen
(5) ermöglichen die Erkennung von symptomlosen Veränderungen der DNA (Restriktionsfragmentlängenpolymorphismen).

(A) nur 1, 4 und 5 sind richtig
(B) nur 2, 3 und 5 sind richtig
(C) nur 1, 2, 3 und 4 sind richtig
(D) nur 2, 3, 4 und 5 sind richtig
(E) 1 – 5 = alle sind richtig

1.20 (E) 1.21 (D) 1.22 (C) 1.23 (E)

F92

1.24 Welche Aussagen über die **indirekte** molekulargenetische Diagnostik mittels Restriktionsfragment-Längenpolymorphismen (RFLP) treffen zu?

(1) Sie ist nur anwendbar, wenn die Basenfolge (Sequenz) des betreffenden Gens bekannt ist.
(2) Sie ist nur anwendbar, wenn die genaue Stelle der Mutation bekannt ist.
(3) Sie ist in der Aussage eingeschränkt durch die Möglichkeit der Rekombination.
(4) Sie wird durch Marker auf beiden Seiten des betroffenen Gens verbessert.
(5) Sie erfordert eine Familienuntersuchung.

(A) nur 1, 2 und 5 sind richtig
(B) nur 1, 3 und 4 sind richtig
(C) nur 2, 3 und 4 sind richtig
(D) nur 2, 4 und 5 sind richtig
(E) nur 3, 4 und 5 sind richtig

F96

1.25 Welche Aussage über die indirekte molekulargenetische Diagnostik mittels Restriktionsfragment-Längenpolymorphismen (RFLP) trifft **nicht** zu?

(A) Sie ist nur anwendbar, wenn die Basenfolge (Sequenz) des betreffenden Gens bekannt ist.
(B) Sie beruht auf dem Prinzip der Koppelungsanalyse.
(C) Sie ist durch die Möglichkeit der meiotischen Rekombination in der Aussagegenauigkeit eingeschränkt.
(D) Sie kann durch Einbeziehung von Markern auf beiden Seiten des betreffenden Gens verbessert werden.
(E) Sie erfordert die Einbeziehung von mehreren Familienangehörigen in die Untersuchung.

H93

1.26 Die „Polymerase Chain Reaction" (PCR) ist

(A) die Proteinbiosynthese aus Genen des mitochondrialen Genoms
(B) die enzymatische Vermehrung der Okazaki-Fragmente an der Replikationsgabel
(C) die Diversifikation der Immunglobulin-Genese durch somatische Rekombinationen
(D) ein enzymatisches Verfahren zur exponentiellen Vermehrung bestimmter DNA-Abschnitte
(E) ein modernes Verfahren zur Darstellung von Chromosomenfehlverteilungen

F99

1.27 Welche Aussage trifft **nicht** zu?

Während einer Polymerase-Kettenreaktion (PCR) werden die folgenden Schritte durchgeführt:

(A) Denaturierung doppelsträngiger DNA
(B) Primär-Bindung an einzelsträngige DNA
(C) Polymerase-Reaktion
(D) Primer-Exzision
(E) DNA-Synthese

H99 **!**

1.28 Welche der folgenden Komponenten wird zur Durchführung einer PCR nicht benötigt?

(A) Primer
(B) Nukleotide
(C) Template-DNA (Matrize)
(D) DNA-Polymerase
(E) Colchicin

F00

1.29 Wofür kann die Polymerasekettenreaktion (PCR) **nicht** eingesetzt werden?

(A) zur Amplifikation von Aminosäureketten
(B) zur Amplifikation bestimmter Abschnitte der DNA
(C) zum Nachweis von Punkt-Mutationen
(D) zum Nachweis von Deletionen
(E) zum Nachweis einer Repeatexpansion

1.24 (E) 1.25 (A) 1.26 (D) 1.27 (D) 1.28 (E) 1.29 (A)

H96 F91

1.30 Welche Aussagen über Mitochondrien treffen zu?

(1) Mitochondrien enthalten keine Gene.
(2) Mitochondriale Gene sind Ursache der zytoplasmatischen oder extranukleären Vererbung.
(3) Mitochondrien werden von Vater und Mutter je zur Hälfte auf ihre Kinder übertragen.
(4) Mitochondriale Gene werden nur von der Mutter auf die Kinder übertragen.

(A) nur 1 ist richtig
(B) nur 2 ist richtig
(C) nur 4 ist richtig
(D) nur 2 und 3 sind richtig
(E) nur 2 und 4 sind richtig

H99 **!**

1.31 Wo ist – außer im Zellkern – für Proteine kodierende DNA in der menschlichen Zelle noch vorhanden?

(A) im Androgenrezeptor
(B) im endoplasmatischen Retikulum
(C) in Mitochondrien
(D) im Golgi-Apparat
(E) in axonalen Vesikeln

F97 F90

1.32 Welcher der folgenden Ausdrücke bezeichnet das Zusammenfügen der den Exons eines Gens entsprechenden Sequenzen der reifen RNA?

(A) Restriktion
(B) Transkription
(C) Capping
(D) Splicing
(E) Translation

H89

1.33 Welche der Aussagen über Genkopplung trifft **nicht** zu?

(A) Der Begriff „Kopplung" bezieht sich auf die Lage von Genorten auf gleichen (homologen) Chromosomen.
(B) Merkmale, die durch Allele von gekoppelten Genen festgelegt sind, finden sich in einer Bevölkerung regelmäßig gemeinsam.
(C) Die Allele gekoppelter Gene auf einem Chromosom können getrennt werden.
(D) Der Aussagewert der Kopplungsanalyse wird durch das Auftreten von Rekombinationen eingeschränkt.
(E) Kopplungsuntersuchungen sind die Grundlage der indirekten Genkartierung mittels Restriktionsfragment-Längenpolymorphismen.

H92

1.34 Welche Aussage über die Diagnostik mittels DNA-Analyse trifft **nicht** zu?

(A) Die DNA-Analyse kann nur aus Zellen erfolgen, die das zu untersuchende Gen exprimieren.
(B) Bei bekanntem Gendefekt und geeigneter Sonde kann ein direkter Nachweis erfolgen.
(C) Wenn ein mit dem nachzuweisenden Gen eng gekoppelter DNA-Polymorphismus gefunden ist, ist ein indirekter Nachweis möglich.
(D) Die Sicherheit des indirekten Nachweises kann durch Rekombination vermindert sein.
(E) Zellkulturen aus Amnionzellen oder Chorionzellen sind für die DNA-Diagnostik geeignet.

H97

1.35 Welche Aussage trifft **nicht** zu?

Zur Genkartierung dienen die folgenden Methoden:

(A) Interspezies-Zellhybridisierung
(B) DNA-Hybridisierung
(C) in-situ-Hybridisierung
(D) elektronenmikroskopische Gendarstellung
(E) Kopplungsanalyse

1.30 (E) 1.31 (C) 1.32 (D) 1.33 (B) 1.34 (A) 1.35 (D)

Fragen aus Examen Herbst 2000

H00

1.36 Bei welchen beiden Nachweisen bzw. Verfahren findet die Polymerase-Kettenreaktion (PCR) in der Humangenetik Anwendung?

(1) Mutationsnachweis auf DNA-Ebene
(2) Mutationsnachweis auf Protein-Ebene
(3) Amplifikation von Southern-Blots
(4) Amplifikation von Protein-Fragmenten
(5) Amplifikation von cDNA-Fragmenten

(A) nur 1 und 3 sind richtig
(B) nur 1 und 5 sind richtig
(C) nur 2 und 4 sind richtig
(D) nur 2 und 5 sind richtig
(E) nur 3 und 4 sind richtig

2 Mutationen beim Menschen und ihre Folgen für die Gesundheit

2.1 Die Veränderung der genetischen Information an einem Genort, z. B. durch Basenersatz (Punktmutation), kann zur Folge haben, daß

(1) eine veränderte Polypeptidkette und als Folge ein unwirksames Enzym gebildet wird
(2) die Bildungsrate des Genprodukts vermindert wird
(3) überhaupt kein erkennbares Genprodukt gebildet wird
(4) ein verändertes, aber in seiner Wirkung nicht erkennbar beeinflußtes Genprodukt gebildet wird

(A) nur 1 ist richtig
(B) nur 1 und 2 sind richtig
(C) nur 1, 2 und 4 sind richtig
(D) nur 2, 3 und 4 sind richtig
(E) 1 – 4 = alle sind richtig

F00

2.2 Die bei der zystischen Fibrose (Mukoviszidose) vorkommende Mutation delta F 508 ist eine

(A) Punktmutation
(B) Nonsense-Mutation
(C) frame-shift-Mutation
(D) splice-site-Mutation
(E) Deletion von drei Basenpaaren

F98

2.3 Welche Aussage trifft **nicht** zu?

Der Leserahmen eines Gens kann verschoben werden durch

(A) Deletion einer Base
(B) Insertion einer Base
(C) Insertion von zwei Basen
(D) Punktmutation (Basenaustausch)
(E) Duplikation einer Base

F93

2.4 Methämoglobinämie, verursacht durch eine Mutation, die die α-Kette des Hämoglobins betrifft, manifestiert sich schon beim Neugeborenen,

weil

das fetale Hämoglobin α-Ketten enthält.

H91

2.5 Welche Aussage trifft **nicht** zu?

Für die genetische Beratung kann die ethnologische Herkunft der Partner von Bedeutung sein. Folgende Zuordnungen von ethnischen Gruppen und erblichen Krankheiten sind bekannt und ggf. Indikation für eine spezielle Untersuchung:

(A) Asiaten aus Süd-Ostasien – α-Thalassämie
(B) Griechen, Sardinier – β-Thalassämie
(C) Juden aus Osteuropa (Ashkenazi) – Tay-Sachs-Krankheit
(D) Westafrikaner oder Afro-Amerikaner – zystische Fibrose
(E) Afro-Amerikaner – Glucose-6-Phosphat-Dehydrogenase-Mangel

1.36 (B) 2.1 (E) 2.2 (E) 2.3 (D) 2.4 (A) 2.5 (D)

H87

2.6 Menschliche Zellen besitzen die Fähigkeit zur Reparatur von Mutationen.

(1) Durch UV-Licht ausgelöste Bildung von Thymindimeren kann repariert werden.
(2) Durch Röntgenstrahlen ausgelöste Mutationen können repariert werden.
(3) Durch Chemikalien ausgelöste Mutationen können repariert werden.
(4) An der Reparatur sind mehrere Enzyme beteiligt.

(A) nur 1 und 2 sind richtig
(B) nur 1 und 4 sind richtig
(C) nur 3 und 4 sind richtig
(D) nur 2, 3 und 4 sind richtig
(E) 1 – 4 = alle sind richtig

F88

2.7 Welche Aussage trifft beim Menschen **nicht** zu?

(A) In der DNS entstehen bei UV-Bestrahlung Thymindimere.
(B) Durch UV-Bestrahlung entstehende Mutationen werden in der Regel unter Mitwirkung von Enzymen repariert.
(C) Durch UV-Bestrahlung kommt es zur Anhäufung von autosomal-rezessiven Mutanten in nachfolgenden Generationen.
(D) Mutationen durch UV-Licht können die Entstehung von Karzinomen verursachen.
(E) Es sind Krankheiten bekannt, denen ein Verlust der Reparierfähigkeit der durch UV-Bestrahlung entstandenen Mutationen zugrunde liegt.

H91 **!**

2.8 Die Sichelzellenanämie ist pränatal mit DNA-analytischen Methoden direkt diagnostizierbar,

weil

bei der Sichelzellenanämie die entsprechende Mutation im Gen für die β-Kette des Hämoglobins eine normalerweise vorhandene Schnittstelle für ein Restriktionsenzym beseitigt.

H98

2.9 Mutationen im CFTR-Gen (Cystic Fibrosis Transmembrane Regulator Gene) sind die Ursache der Zystischen Fibrose (Mukoviszidose). Die in Europa häufigste Mutation betrifft eine 3-Basenpaar-Deletion mit Ausfall von Kodon 508.

Dies hat zur Folge:

(A) den Ausfall einer Aminosäure
(B) eine missense-Mutation
(C) eine Stop-Mutation
(D) eine Spleiß-Mutation
(E) eine Verschiebung des Leserasters

F99 **!**

2.10 Die weitaus häufigste(n) Genmutation(en) bei Patienten mit zystischer Fibrose (Mukoviszidose) aus Mitteleuropa ist/sind

(A) die Deletion von 3 Basenpaaren im Codon 508 (sog. Mutation dF508)
(B) Punktmutationen, die zum vorzeitigen Abbruch der Proteinsynthese führen (Nonsense-Mutation)
(C) Punktmutationen, die zum Einbau einer anderen Aminosäure als im Wildtypprotein führen (Missense-Mutation)
(D) Inversionen und Duplikationen
(E) Promotormutationen

H99 **!**

2.11 Mutationen im CFTR-Gen (Cystic Fibrosis Transmembrane Conductance Regulator) sind die Ursache der zystischen Fibrose (Mukoviszidose). Die in Europa häufigste Mutation betrifft eine 3-Basenpaar-Deletion des Codons 508.

Diese Mutation führt

(A) zu einer Verschiebung des Leserasters
(B) zu einer Stop-Mutation
(C) zu einer Kettenverlängerung
(D) zum Ausfall einer Aminosäure
(E) zu einer Spleiss-Mutation

2.6 (E) 2.7 (C) 2.8 (A) 2.9 (A) 2.10 (A) 2.11 (D)

H91

2.12 Genetische (teratogenetische) Beratung wird häufig während oder nach Virusinfektionen in einer bestehenden Schwangerschaft gewünscht.

Welche Aussage trifft **nicht** zu?

(A) Viren sind potentiell teratogen wirksam.
(B) Der Zeitpunkt einer Virusinfektion während der Schwangerschaft ist ohne Bedeutung für eine mögliche teratogene Schädigung.
(C) Für die Abschätzung eines teratogenen Risikos ist häufig von Bedeutung, ob es sich um eine Erst- oder um eine Reinfektion handelt.
(D) Virusinfekte können ein so hohes Risiko für den Embryo bedeuten, daß auf Wunsch ein Schwangerschaftsabbruch im Rahmen der gesetzlichen Bestimmungen durchgeführt werden kann.
(E) Virusinfekte in der Frühschwangerschaft können Aborte verursachen.

H91

2.13 Welche Aussagen zur Auslösung von Mutationen durch ionisierende Strahlen treffen zu?

(1) Bei gleicher Gonadendosis ist eine akute Strahlenbelastung stärker wirksam als eine chronische Strahlenbelastung.
(2) Die stärkste jährliche Strahlenbelastung einer modernen Industriebevölkerung (Mitteleuropa) stammt aus dem Betrieb der Kernkraftwerke.
(3) Auf die Gesamtbevölkerung bezogen ist die „natürliche" (kosmische und terrestrische) Strahlenbelastung höher als die Belastung durch medizinische Diagnostik.
(4) Bei Bevölkerungen, die in einer Umgebung mit höherem Anteil radioaktiver Elemente leben, z.B. Gegenden in Süd-Indien und Brasilien, wurde eine erhöhte Frequenz von dominanten Neumutationen bei Neugeborenen nachgewiesen.

(A) nur 1 ist richtig
(B) nur 3 ist richtig
(C) nur 1 und 3 sind richtig
(D) nur 1, 2 und 3 sind richtig
(E) nur 1, 3 und 4 sind richtig

F97

2.14 Welche Aussage trifft **nicht** zu?

Multiple Allelie

(A) ist synonym zu „Polygenie"
(B) geht auf unterschiedliche Mutationen am gleichen Genort zurück
(C) ist die Grundlage von „Genetic compounds"
(D) ist ein häufiges Phänomen
(E) kann zu unterschiedlich schwerer Ausprägung einer Krankheit führen

!

2.15 Ein Elternpaar hat einen Knaben mit Achondroplasie (Chondrodystrophie). Beide Eltern sind erscheinungsfrei und nicht miteinander verwandt. Die Mutter ist 35 Jahre alt, der Vater 45. Die Wahrscheinlichkeit, das gleiche Leiden zu haben, beträgt für ein folgendes Kind

(A) etwa 1 : 100 000
(B) etwa 3–4%
(C) 1/4
(D) 1/2
(E) für Knaben 1/2, für Mädchen 0

H86

2.16 Ein gesundes Ehepaar hat ein Kind mit Achondroplasie. In jeder weiteren Schwangerschaft der Mutter beträgt das Risiko für ein Kind mit Achondroplasie 50%

weil

Achondroplasie eine autosomal-dominant vererbte Krankheit ist.

2.17 Eine Frau mit Chondrodystrophie (Achondroplasie) aus einer Familie, in der diese Erkrankung bisher nicht aufgetreten ist, heiratet einen normalen Mann. Das Risiko, daß bei ihren Kindern Chondrodystrophie auftritt, beträgt

(A) ca. 50%
(B) ca. 25%
(C) ca. 25%, aber nur für Söhne
(D) je nach Häufigkeit des Gens in der Allgemeinbevölkerung zwischen 0,1 und 1%
(E) 0%

2.12 (B) 2.13 (C) 2.14 (A) 2.15 (A) 2.16 (D) 2.17 (A)

2.18 Alte Väter haben ein gegenüber dem Durchschnitt erhöhtes Risiko, Kinder mit Akrozephalosyndaktylie zu zeugen, weil mit zunehmendem Alter

(A) die Häufigkeit chromosomaler Aberrationen zunimmt
(B) auch die Ehefrau im allgemeinen ein höheres Gebäralter hat
(C) eine Degeneration des Keimplasmas zu erwarten ist
(D) die Mutationshäufigkeit ansteigt
(E) Keine der genannten Aussagen trifft zu.

F85

2.19 Alte Väter haben ein gegenüber dem Durchschnitt erhöhtes Risiko, Kinder mit Akrozephalosyndaktylie zu zeugen,

weil

mit zunehmendem Alter des Vaters eine Degeneration des Keimplasmas stattfindet.

H86

2.20 Ein 40jähriger Röntgenologe zeugt mit seiner 38jährigen Frau ein Kind, das an Akrozephalosyndaktylie (Apert-Syndrom) erkrankt ist.

Welcher der folgenden Faktoren kommt als Ursache für das Auftreten der Krankheit am wenigsten in Betracht?

(A) induzierte Mutation
(B) Alter der Mutter
(C) Alter des Vaters
(D) terrestrische Strahlung
(E) kosmische Strahlung

F91

2.21 Das Neugeborene eines Paares – er 43 Jahre, sie 38 Jahre alt – zeigt Symptome der Akrozephalosyndaktylie, Typ Apert.

Die Eltern und ihre Familien sind frei vom Apert-Syndrom.

Welche Aussagen sind richtig?

(1) Es liegt mit hoher Wahrscheinlichkeit eine Neumutation vor.
(2) Die Mutter des Kindes ist mit der Wahrscheinlichkeit 2/3 heterozygote Genträgerin.
(3) Väter solcher Kinder sind bei der Zeugung im Mittel älter als dem mittleren Alter aller Väter entspricht.
(4) Eine Chromosomenfehlverteilung, begünstigt durch das mütterliche Alter, ist wahrscheinlich.
(5) Die Akrozephalosyndaktylie beruht auf einer autosomalen Erbanlage mit dominantem Effekt.

(A) nur 1 und 3 sind richtig
(B) nur 1, 3 und 5 sind richtig
(C) nur 1, 4 und 5 sind richtig
(D) nur 2, 3 und 5 sind richtig
(E) nur 1, 3, 4 und 5 sind richtig

F96

2.22 Faktoren, die die Wahrscheinlichkeit des Auftretens einer Mutation in Keimzellen des Menschen erhöhen, sind:

(1) UV-Bestrahlung der Haut beim Sonnenbad
(2) Behandlung mit Zytostatika
(3) Röntgenexposition (Behandlung)
(4) Ultraschalldiagnostik des Beckens
(5) erhöhtes Alter des Vaters

(A) nur 2 und 3 sind richtig
(B) nur 1, 3 und 5 sind richtig
(C) nur 2, 3 und 5 sind richtig
(D) nur 1, 2, 4 und 5 sind richtig
(E) 1–5 = alle sind richtig

2.18 (D) 2.19 (C) 2.20 (B) 2.21 (B) 2.22 (C)

F95

2.23 Für Väter mit höherem Lebensalter ist eine Erhöhung der Mutationsrate (Genmutationen) für Erbkrankheiten mit folgenden Vererbungen nachgewiesen.

(1) autosomal-dominante Vererbung
(2) autosomal-rezessive Vererbung
(3) X-chromosomale Vererbung
(4) multifaktorielle Vererbung

(A) nur 1 ist richtig
(B) nur 3 ist richtig
(C) nur 1 und 2 sind richtig
(D) nur 1, 2 und 3 sind richtig
(E) 1–4 = alle sind richtig

H95

2.24 Punktmutationen führen in Exons und Introns mit gleicher Häufigkeit zu Veränderungen des Phänotyps,

weil

Punktmutationen Aminosäure-Sequenzen verändern können.

H94 **!**

2.25 Punktmutationen (Veränderungen einer einzelnen Base)

(A) können auch durch niedrige Dosen ionisierender Strahlen induziert werden
(B) lassen sich mit geeigneten Methoden im Lichtmikroskop darstellen
(C) treten bei allen menschlichen Genen mit gleicher Häufigkeit auf
(D) treten bevorzugt in den Exons kodierender Gene auf
(E) führen regelmäßig zu einer Änderung der Aminosäurensequenz im Translationsprodukt

F96

2.26 Welche Aussage trifft **nicht** zu?

Punktmutationen

(A) führen nicht immer zu Veränderungen der Aminosäuresequenzen
(B) treten als Folge von ionisierenden Strahlen gehäuft auf
(C) führen in der Regel zu Deletionen in Exons
(D) bleiben in Introns häufig unerkannt
(E) betreffen bei Substitution nur ein einziges Basenpaar

F95

2.27 Welche Aussage trifft **nicht** zu?

Die Sichelzellenanämie

(A) beruht auf einer Punktmutation im Beta-Globin-Gen
(B) tritt in der Regel nur bei Personen auf, die für das entsprechende Gen homozygot sind
(C) führt erst im Erwachsenenalter zu schwerwiegenden Symptomen
(D) ist gekennzeichnet durch Verstopfung der Blutkapillaren
(E) ist durch pränatale DNA-Analyse nachweisbar

F99

2.28 Welche Aussage über die Beta-Thalassämie trifft **am wenigsten** zu?

Sie

(A) ist gekennzeichnet durch die unzureichende oder fehlende Bildung der β-Kette des Hämoglobins
(B) hat bei Homozygoten im Kindesalter geringen Krankheitswert
(C) ist molekulargenetisch heterogen
(D) kann pränatal diagnostiziert werden
(E) zeigt in ihrer geographischen Verbreitung einen Schwerpunkt im Mittelmeerraum (z. B. Italien)

2.23 (A) 2.24 (D) 2.25 (A) 2.26 (C) 2.27 (C) 2.28 (B)

H95

2.29 Bei welchen der folgenden Krankheitsbildern ist eine Vermehrung von DNA-repeats (sog. „dynamische Mutation") als Hauptursache der genetisch bedingten Erkrankung gefunden worden?

(1) Muskeldystrophie Typ Duchenne
(2) Marker-X-Syndrom
(3) myotone Dystrophie
(4) zystische Fibrose
(5) Hämophilie A

(A) nur 2 und 3 sind richtig
(B) nur 1, 2 und 3 sind richtig
(C) nur 1, 4 und 5 sind richtig
(D) nur 2, 3 und 4 sind richtig
(E) nur 3, 4 und 5 sind richtig

F97 **!**

2.30 Bei welchen der folgenden genetisch bedingten Erkrankungen ist eine Trinukleotid-Vermehrung als Krankheitsursache gefunden worden?

(1) Marker-X-Syndrom
(2) Chorea Huntington
(3) zystische Fibrose
(4) Muskeldystrophie Typ Duchenne
(5) Hämophilie A

(A) nur 1 und 2 sind richtig
(B) nur 1 und 4 sind richtig
(C) nur 2 und 3 sind richtig
(D) nur 2 und 4 sind richtig
(E) nur 4 und 5 sind richtig

F00

2.31 Welche der folgenden Erbkrankheiten geht **nicht** mit einer Trinukleotidexpansion einher?

(A) Marker-X-Syndrom
(B) zystische Fibrose (Mukoviszidose)
(C) Chorea Huntington
(D) myotone Dystrophie
(E) spinocerebellare Ataxie Typ 1

F92

2.32 Bei der indirekten Bestimmung der Mutationsrate wird die Fortpflanzungseignung der Erbkranken berücksichtigt,

weil

der indirekten Bestimmung der Mutationsrate die Annahme eines Gleichgewichts zwischen Mutation und Selektion zugrunde liegt.

H88 **!!**

2.33 In einer Bevölkerung, in der praktisch alle Geburten in der Klinik stattfinden, werden unter 100 000 Neugeborenen 4 mit einem bestimmten autosomal-dominant erblichen frühletalen Syndrom gefunden.

Wie hoch ist die Mutationsrate für den betreffenden Genort zu errechnen?

(A) 1 zu 400 000
(B) 1 zu 200 000
(C) 1 zu 100 000
(D) 1 zu 50 000
(E) 1 zu 25 000

F91

2.34 Welche Aussage über die Mutationsrate trifft **nicht** zu?

(A) Der Begriff bezeichnet die Häufigkeit von Mutationen pro Genort und Generation.
(B) Sie ist für verschiedene Genorte unterschiedlich hoch.
(C) Sie ist ohne Bedeutung für die Häufigkeit von Genen in einer Bevölkerung.
(D) Sie wird durch höhere Strahlenexposition in einer Bevölkerung verändert.
(E) Sie wird durch das Alter der Väter beeinflußt.

F90

2.35 Welche Aussage trifft **nicht** zu?

Angeborene Fehlbildungen können entstehen durch:

(A) Syphilis der Mutter im I. Trimenon
(B) Röteln der Mutter im I. Trimenon
(C) multifaktorielle Vererbung
(D) einfach mendelnde Erbfaktoren
(E) Alkoholabusus der Mutter im I. Trimenon

2.29 (A) 2.30 (A) 2.31 (B) 2.32 (A) 2.33 (D) 2.34 (C) 2.35 (A)

2.36 Unter Monosomie versteht man

(A) das Fehlen eines Partners von homologen Chromosomen
(B) bei paarig angelegten Organen das Fehlen eines Organs, zum Beispiel einer Niere
(C) Begrenzung der Spezifität eines Enzyms auf nur ein Substrat
(D) ein Fortpflanzungsverhalten, bei dem die Partner lebenslang zusammenbleiben und nur miteinander Kinder zeugen
(E) Eingliedrigkeit des Daumens

H98 F97 H95

2.37 Bei der autosomal-dominant vererbten myotonen Dystrophie beobachtet man nicht selten, daß die Schwere der Erkrankung von Generation zu Generation zunimmt.

Worauf beruht dieses Phänomen?

(A) alternatives Spleißen der RNA
(B) Verlängerung eines Trinukleotid-Repeats
(C) Mutation in der Promotorregion
(D) fortschreitender Verlust eines Imprintingsignals
(E) zunehmende Zahl von Mutationen in anderen Genen, die das klinische Bild beeinflussen

3 Chromosomen des Menschen

3.1 In einem Mundschleimhautabstrich finden sich Zellen mit 1 und 2 Barr-Körperchen (X-Chromatin).

Welche(n) Karyotyp(en) kann der Patient oder die Patientin aufweisen?

(1) 46,XX
(2) 47,XXX
(3) 47,XXY
(4) 48,XXXY
(5) 47,XYY

(A) nur 2 ist richtig
(B) nur 1 und 2 sind richtig
(C) nur 1 und 3 sind richtig
(D) nur 2 und 4 sind richtig
(E) nur 3, 4 und 5 sind richtig

H88

3.2 Bei der Chromatin-Untersuchung – die Untersuchungsperson ist phänotypisch männlich – wurde bei 20% der Zellen ein X-Chromatin gefunden.

Welcher der folgenden Karyotypen ist anzunehmen?

(A) 46,XY
(B) 45,X0
(C) 46,XY/45,X0
(D) 47,XYY
(E) 47,XXY

3.3 Welche der folgenden Untersuchungen kann/können zur Bestimmung des Kerngeschlechtes durchgeführt werden

(1) Nachweis der Barr-Körperchen (X-Chromatin) in z.B. Mundschleimhautepithelzellen
(2) Nachweis der Drumsticks in polymorphkernigen Leukozyten
(3) Nachweis der Y-Körperchen (Y-Chromatin) in Blutausstrich

(A) nur 1 ist richtig
(B) nur 1 und 2 sind richtig
(C) nur 1 und 3 sind richtig
(D) nur 2 und 3 sind richtig
(E) 1–3 = alle sind richtig

F99

3.4 Welche Aussage über die X-Chromosom-Inaktivierung (Lyon-Hypothese) im weiblichen Geschlecht trifft **nicht** zu?

(A) In den somatischen Zellen ist eines der beiden X-Chromosomen größtenteils inaktiviert.
(B) Die Inaktivierung eines X-Chromosoms ist ein Mechanismus zur Dosiskompensation X-chromosomaler Genprodukte.
(C) Die Inaktivierung des X-Chromosoms erfolgt bei Feten etwa in der 12. Schwangerschaftswoche.
(D) Das inaktivierte X-Chromosom kann in verschiedenen Zellen väterlicher oder mütterlicher Herkunft sein.
(E) Das morphologische Substrat des inaktivierten X-Chromosoms ist das sog. Geschlechtschromatin (syn. Barr-Körperchen).

2.36 (A) 2.37 (B) 3.1 (D) 3.2 (E) 3.3 (E) 3.4 (C)

H85

3.5 Welche Aussage trifft **nicht** zu?

Das menschliche X-Chromosom

(A) kann in Zellen von Frauen in inaktiver Form vorliegen
(B) enthält fast ausschließlich Gene, die die Geschlechtsentwicklung beeinflussen
(C) zeigt zeitliche Unterschiede der Replikation
(D) ist bei gesunden Männern in Körperzellen einfach vorhanden
(E) zeigt bei Spezialfärbung ein charakteristisches Bandmuster

3.6 Worin unterscheidet sich der Karyotyp von Mann und Frau?

(A) Die Frau hat ein Chromosom mehr.
(B) Der Mann hat ein Chromosom mehr.
(C) Die Frau hat ein metazentrisches Chromosom der C-Gruppe mehr, dafür ein kleines akrozentrisches Chromosom weniger.
(D) Der Mann hat ein metazentrisches Chromosom der C-Gruppe mehr, dafür ein akrozentrisches Chromosom weniger.
(E) Die Frau hat ein kleines akrozentrisches Chromosom mehr, dafür ein metazentrisches Chromosom der C-Gruppe weniger.

3.7 Welche Aussage trifft **nicht** zu?

Folgende Untersuchungsmaterialien eignen sich zur Darstellung des vollständigen Karyotyps

(A) Hautbiopsie
(B) Faszienbiopsie
(C) Knochenmark
(D) Abstrich der Mundschleimhaut
(E) peripheres Blut

F95

3.8 Welche Aussage trifft **nicht** zu?

Der als Lyonisierung bezeichnete Vorgang

(A) bezeichnet die von Lyon beschriebene Inaktivierung aller Gene eines X-Chromosoms in jeder weiblichen Zelle
(B) führt zu einem oder mehreren spät replizierenden X-Chromosom(en)
(C) führt zu einem oder mehreren als Barr-Körperchen darstellbaren Chromosom(en)
(D) kann zur klinischen Ausprägung eines X-chromosomalen rezessiven Merkmals bei einer heterozygoten Trägerin führen
(E) erfolgt bei der normalen Frau nach zufälliger Verteilung an jeweils einem X-Chromosom jeder Zelle in der frühen Embryonalentwicklung

H97

3.9 Manche Frauen, die heterozygot für ein X-chromosomal-rezessives Gen sind, das im hemizygoten Zustand eine schwere Krankheit hervorruft, zeigen eine klinisch erkennbare, wenn auch im Vergleich zum männlichen Kranken abgeschwächte Manifestation von Krankheitserscheinungen.

Welche ist die beste Erklärung für diesen Befund?

(A) gelegentliches Auftreten von Zellen mit dem Karyotyp 46,XY bei phänotypisch normal erscheinenden Frauen (Mosaik)
(B) erhöhte Penetranz mancher X-chromosomaler Gene beim weiblichen Geschlecht
(C) Unterschiede der Expressivität des väterlichen und mütterlichen X-Chromosoms
(D) von der zufallsgemäßen Verteilung abweichende Verteilung der Zellen mit inaktiviertem väterlichen oder mütterlichen X-Chromosom
(E) Beeinflussung der Wirkung X-chromosomaler Gene durch autosomale Gene

3.5 (B) 3.6 (C) 3.7 (D) 3.8 (A) 3.9 (D)

F98

3.10 Fluoreszenz-in-situ-Hybridisierung (FISH) ist ein molekularzytogenetisches Verfahren, mit Hilfe dessen

(1) Markerchromosomen identifiziert werden können
(2) Chromosomentranslokationen beurteilt werden können
(3) eine chromosomale Interphasezelldiagnostik ermöglicht wird
(4) durch Bandenfärbung nicht nachweisbare Deletionen erkannt werden können
(5) die Telomerregionen der Chromosomen identifiziert werden können

(A) nur 1 ist richtig
(B) nur 1 und 3 sind richtig
(C) nur 4 und 5 sind richtig
(D) nur 1, 3, 4 und 5 sind richtig
(E) 1–5 = alle sind richtig

F97

3.11 Die Fluoreszenz-in-situ-Hybridisierung an Interphasezellkernen und Metaphasechromosomen erlaubt in einzelnen Fällen eine

(1) bessere Chromosomenidentifikation
(2) Lokalisation von Genen
(3) spezielle Anfärbung einzelner Chromosomenabschnitte
(4) Chromosomendiagnostik an Interphasezellkernen
(5) Aussage über die Lage einzelner Chromosomen im Interphasezellkern

(A) nur 1 und 3 sind richtig
(B) nur 4 und 5 sind richtig
(C) nur 1, 4 und 5 sind richtig
(D) nur 1, 2, 3 und 4 sind richtig
(E) 1–5 = alle sind richtig

H95 F91

3.12 Die Untersuchung des Geschlechtschromatins bei einer phänotypisch weiblichen Patientin ergibt in 37% der Zellkerne ein X-Chromatin. Die übrigen Zellkerne zeigen kein X-Chromatin.

Welcher der folgenden Karyotypen liegt wahrscheinlich vor?

(A) 45,X
(B) 46,XX
(C) 46,XY/45,X
(D) 46,XX/45,X
(E) 46,XXX

3.13 Zur Entwicklung eines funktionsfähigen Ovars genügt ein X-Chromosom,

weil

bei normalen Frauen in den Körperzellen ein X-Chromosom inaktiviert ist.

3.14 Durch welche Faktoren wird das männliche gonadale Geschlecht beim Menschen festgelegt?

(A) Anzahl der Urkeimzellen
(B) Testosteron
(C) Gene auf dem Y-Chromosom
(D) Anzahl der Geschlechtschromosomen
(E) Zeitpunkt der Inaktivierung eines X-Chromosoms während der Embryonalentwicklung

F83

3.15 Ein Pseudohermaphroditismus masculinus kann folgende Ursache(n) haben:

(1) fehlende Androgenrezeptoren der Erfolgsorgane
(2) fehlende Umwandlung von Testosteron zu Dihydrotestosteron
(3) Turner-Syndrom
(4) kongenitale Nebennierenrindenhyperplasie
(5) Störung der Steroidhormonsynthese auf einer sehr frühen Stufe

(A) nur 1 ist richtig
(B) nur 1 und 2 sind richtig
(C) nur 1 und 3 sind richtig
(D) nur 3 und 4 sind richtig
(E) nur 1, 2 und 5 sind richtig

3.10 (E) 3.11 (E) 3.12 (B) 3.13 (D) 3.14 (C) 3.15 (E)

F92

3.16 Das adrenogenitale Syndrom geht bei männlichen Neugeborenen im allgemeinen nicht mit Anomalien des äußeren Genitales einher,

weil

das für das adrenogenitale Syndrom verantwortliche Gen auf dem X-Chromosom lokalisiert ist.

H99 **!!**

3.17 Welche der folgenden Krankheiten wird durch einen metabolischen Block in der Hormonproduktion verursacht?

(A) Incontinentia pigmenti
(B) adrenogenitales Syndrom
(C) Hämophilie B
(D) Albinismus Typ 1
(E) Pylorusstenose

F97 H92

3.18 Bei einem Neugeborenen mit intersexuellem Genitale, eher weiblicher Phänotyp mit Klitorishypertrophie und ohne tastbare Testes, ist in erster Linie die folgende Diagnose zu erwägen:

(A) Adrenogenitales Syndrom (NNR-Hypertrophie)
(B) XXY-Syndrom
(C) 45,X0-Syndrom
(D) Testikuläre Feminisierung
(E) 47,XXX-Syndrom

F94

3.19 Bei der klassischen testikulären Feminisierung

(1) ist ein Rezeptordefekt die Ursache
(2) liegt eine Steroidhormonsynthese-Störung vor
(3) ist Testosteronmangel der Grund
(4) haben die Patienten einen 46,XY-Karyotyp
(5) sind die Patienten phänotypisch weiblich

(A) nur 1 ist richtig
(B) nur 1 und 4 sind richtig
(C) nur 2 und 4 sind richtig
(D) nur 3 und 5 sind richtig
(E) nur 1, 4 und 5 sind richtig

3.20 Bei testikulärer Feminisierung liegt folgende Chromosomen-Konstellation vor

(A) X-Bruchstück/K
(B) XX
(C) XY
(D) XXY
(E) XYY

F92

3.21 Für welche der folgenden Erbleiden ist ein Rezeptordefekt nachgewiesen?

(1) Galaktosämie
(2) adrenogenitales Syndrom
(3) Phenylketonurie
(4) testikuläre Feminisierung
(5) Hyperlipoproteinämie Typ IIA

(A) nur 1 und 3 sind richtig
(B) nur 1 und 5 sind richtig
(C) nur 2 und 3 sind richtig
(D) nur 2 und 4 sind richtig
(E) nur 4 und 5 sind richtig

H97

3.22 Ein 15jähriger Junge gesunder Eltern läßt die folgenden Symptome erkennen:

Intelligenzquotient (IQ) = 50, verzögerte Sprachentwicklung, Körpergröße 185 cm, hohes und schmales Gesicht, große Ohren, Makroorchidismus.

Welche Diagnose ist am wahrscheinlichsten?

(A) adrenogenitales Syndrom
(B) XYY-Syndrom
(C) Martin-Bell-Syndrom
(D) XXY-Syndrom
(E) testikuläre Feminisierung

H97

3.23 Welche Aussage trifft **nicht** zu?

Bei den folgenden genetisch bedingen Erkrankungen liegt die verursachende Mutation innerhalb des kodierenden Genabschnittes:

(A) Muskeldystrophie Typ Duchenne
(B) zystische Fibrose (Mukoviszidose)
(C) Marker-X-Syndrom
(D) Chorea Huntington
(E) Sichelzellanämie

3.16 (C) 3.17 (B) 3.18 (A) 3.19 (E) 3.20 (C) 3.21 (E) 3.22 (C) 3.23 (C)

H92 !

3.24 Chromosomale Mosaike können entstehen durch

(1) meiotische Non-disjunction in der Meiose I
(2) meiotische Non-disjunction in der Meiose II
(3) postzygotische Non-disjunction

(A) nur 1 ist richtig
(B) nur 2 ist richtig
(C) nur 3 ist richtig
(D) nur 1 und 2 sind richtig
(E) nur 2 und 3 sind richtig

H93

3.25 Das standesamtliche Geschlecht eines Neugeborenen mit Intersex-Genitale muß nach dem chromosomalen Geschlecht festgelegt werden,

weil

ein Abweichen von der Regel, das standesamtliche Geschlecht eines Neugeborenen mit Intersex-Genitale nach dem chromosomalen Geschlecht festzulegen, strafbar ist.

Fragen aus Examen Herbst 2000

H00

3.26 Die Fluoreszenz-in-situ-Hybridisierung (FISH-Technik) eignet sich zur Diagnostik der/des

(A) Chorea Huntington
(B) Fragilen-X-Syndroms
(C) Zystischen Fibrose
(D) chromosomalen Mikrodeletionen
(E) Muskeldystrophie Duchenne

H00 !!

3.27 Welcher Befund ist für Personen mit testikulärer Feminisierung charakteristisch?

(A) Hypophysentumor
(B) Klitorishypertrophie und Virilisierung
(C) fehlender Uterus und fehlende Adnexe
(D) Streak-Gonaden und Kleinwuchs
(E) Karyotyp 47, XXY

4 Chromosomenaberrationen

4.1 Welche Aussage trifft **nicht** zu?

Folgende Faktoren beeinflussen die Häufigkeit von klinisch wichtigen Chromosomen-Anomalien bei Neugeborenen

(A) Länge des väterlichen Y-Chromosoms
(B) reduzierte Vitalität von Spermien mit Chromosomen-Anomalien
(C) balancierte Chromosomen-Translokation bei einem Elternteil
(D) Alter der Mutter bei der Geburt des Kindes
(E) Frühaborte

H98 F89

4.2 Welche Aussage trifft **nicht** zu?

Balancierte Chromosomentranslokationen

(A) zeigen bei zytogenetischer Untersuchung weder einen Verlust noch einen Gewinn von Chromosomenmaterial
(B) können die Ursache von Störungen bei der Meiose sein
(C) verursachen bei den Betroffenen häufig eine deutliche Minderung der Lebenserwartung
(D) können in der nächsten Generation Ursache von Chromosomenstörungen mit schweren Krankheitsfolgen sein
(E) können zu einer erhöhten Fehlgeburtenrate führen

3.24 (C) 3.25 (E) 3.26 (D) 3.27 (C) 4.1 (A) 4.2 (C)

F92

Ordnen Sie die Häufigkeiten (Liste 2) den in Liste 1 aufgeführten genetischen Störungen zu!

Liste 1

4.3 Chromosomenaberrationen bei Neugeborenen insgesamt

4.4 Chromosomenanomalien bei frühen Spontanaborten

Liste 2 (Häufigkeit in %)

(A) ca. 0,01
(B) ca. 0,1
(C) ca. 0,5
(D) ca. 1,0
(E) ca. 50,0

F98

4.5 Welcher der folgenden Faktoren hat im Regelfall den größten Einfluß auf die Non-disjunction-Rate während der Meiose beim Menschen?

(A) natürliche Strahlenexposition
(B) ethnische Gruppenzugehörigkeit
(C) Alter der Mutter
(D) verzögerte Ovulation
(E) Schilddrüsenerkrankung der Mutter

H89

4.6 Durch Fehlverteilung der Chromosomen können entstehen:

(1) monosome Individuen durch meiotisches Nondisjunction
(2) Trisomie-Individuen durch meiotisches Nondisjunction
(3) monosome und trisome Zellinien durch mitotisches Nondisjunction
(4) Mosaike von verschiedenen monosomen, trisomen und diploiden Zellinien durch mitotisches Nondisjunction

(A) nur 1 und 2 sind richtig
(B) nur 1 und 3 sind richtig
(C) nur 1, 2 und 3 sind richtig
(D) nur 2, 3 und 4 sind richtig
(E) 1 – 4 = alle sind richtig

F95

4.7 Folgen einer Chromosomen-Deletion können sein:

(1) Ausfall einer oder mehrerer Aminosäuren im Genprodukt
(2) Rasterverschiebung
(3) vermehrte Crossing-over-Häufigkeit
(4) Ausfall eines Genproduktes bei Nachkommen
(5) Vortäuschung von Homozygotie eines betroffenen Gens

(A) nur 1, 3 und 5 sind richtig
(B) nur 1, 2, 3 und 4 sind richtig
(C) nur 1, 2, 4 und 5 sind richtig
(D) nur 2, 3, 4 und 5 sind richtig
(E) 1 – 5 = alle sind richtig

F95

4.8 Welche der folgenden Chromosomenanomalien führt zu einer abnormalen Chromosomenzahl?

(A) balancierte Robertsonsche Translokation
(B) balancierte reziproke Translokation
(C) unbalancierte Robertsonsche Translokation
(D) unbalancierte reziproke Translokation
(E) perizentrische Inversion

H00 H97

4.9 Welche Aussage trifft **nicht** zu?

Genomisches Imprinting

(A) bezeichnet die Wirksamkeit von Genen in Abhängigkeit von ihrer elterlichen Herkunft
(B) wird durch Inaktivierung von Genen in der Keimbahn erreicht
(C) kommt bei beiden Geschlechtern vor
(D) geht mit Protein-Methylierung einher
(E) wird durch DNA-Methylierung erreicht

4.3 (C) 4.4 (E) 4.5 (C) 4.6 (E) 4.7 (C) 4.8 (A) 4.9 (D)

F00

4.10 Bei der autosomal-dominant vererbten myotonen Dystrophie beobachtet man nicht selten, dass die Krankheit von Generation zu Generation schwerer verläuft.

Wie bezeichnet man dieses Phänomen?

(A) genomisches Imprinting
(B) ungleiches crossing-over
(C) unvollständige Penetranz
(D) Antizipation
(E) genetische Heterogenität

F95

4.11 Welche Aussagen zum 47,XYY-Phänotyp treffen zu?

(1) Er hat unter männlichen Neugeborenen eine Häufigkeit von 1 : 1000.
(2) Er beruht auf einer Non-disjunction in der 1. meiotischen Teilung der Spermiogenese.
(3) Er beruht auf einer Non-disjunction in der 2. meiotischen Teilung der Spermiogenese.
(4) Betroffene haben typischerweise ein hohes schmales Gesicht, große Ohren und einen Makroorchidismus.
(5) Die Häufigkeit des Auftretens nimmt mit zunehmendem Alter des Vaters zu.

(A) nur 1 und 2 sind richtig
(B) nur 1 und 3 sind richtig
(C) nur 3 und 4 sind richtig
(D) nur 4 und 5 sind richtig
(E) 1, 3 und 5 sind richtig

H92

4.12 Welche der folgenden Anomalien führen in der Regel zu Sterilität beim Mann?

(1) 47,XXY-Syndrom
(2) 48,XXXY-Syndrom
(3) Trisomie 21
(4) Achondroplasie

(A) nur 1 ist richtig
(B) nur 1 und 2 sind richtig
(C) nur 1, 2 und 3 sind richtig
(D) nur 2, 3 und 4 sind richtig
(E) 1 – 4 = alle sind richtig

H86

4.13 Ein 19jähriger mit einer Körperhöhe von 192 cm zeigt bei einer Chromosomenuntersuchung 6 G-Chromosomen (Gruppe 21,22,Y).

Welcher der folgenden Karyotypen liegt wahrscheinlich vor?

(A) 46,XY
(B) 47,XYY
(C) 47,XXY
(D) 47,XY, + 21
(E) 47,XY, + 22

F92

4.14 Hochwuchs findet sich als Symptom typischerweise bei folgenden gonosomalen Aberrationen:

(1) 45,X
(2) 47,XXX
(3) 47,XYY
(4) 47,XXY
(5) 45,X/46,XY

(A) nur 1 und 4 sind richtig
(B) nur 2 und 3 sind richtig
(C) nur 3 und 4 sind richtig
(D) nur 2, 3 und 4 sind richtig
(E) nur 3, 4 und 5 sind richtig

F90

4.15 Minderwuchs ist ein gemeinsames Merkmal vieler Chromosomenanomalien.

Welcher der folgenden Chromosomenanomalien geht in Abweichung von dieser Regel meist mit Hochwuchs einher?

(A) 47,XXY
(B) 47,XY, +21
(C) 47,XX, +18
(D) 47,XX, +21
(E) 46,XY,5p-

4.10 (D) 4.11 (B) 4.12 (C) 4.13 (B) 4.14 (C) 4.15 (A)

H98

4.16 Welche Aussage trifft **nicht** zu?

Für Patienten mit dem abgebildeten Karyotyp (siehe Abbildung Nr. 1 des Bildanhangs) treffen häufig oder regelmäßig zu:

(A) Hochwuchs
(B) Hypogonadismus
(C) Gynäkomastie
(D) Impotentia generandi
(E) schwere Form der geistigen Retardierung

H98 **!**

4.17 Welche der folgenden Krankheiten geht **nicht** mit geistiger Behinderung einher?

(A) Martin-Bell-Syndrom (Fragiles X-Syndrom)
(B) Testikuläre Feminisierung
(C) Pätau-Syndrom (Trisomie 13)
(D) Katzenschrei-Syndrom (Cri-du-chat-Syndrom)
(E) Mukopolysaccharidose I (Hurlersche Krankheit)

F91

4.18 Welche der folgenden Chromosomenanomalien ist in ihrer Entstehung eindeutig der Spermatogenese zuzuweisen?

(A) 47,XYY
(B) 47,XY, + 21
(C) 47,XXY
(D) 47,XX, + 21
(E) 49,XXXXY

H89

4.19 Welche der folgenden Ausstattungen mit Geschlechtschromosomen eines Spermiums kann nach normaler Meiose I und Nondisjunktion in der Meiose II auftreten?

(A) XXY
(B) XYY
(C) XXX
(D) X
(E) Y

F85

4.20 Welche Aussage(n) trifft (treffen) für Patienten mit dem Karyotyp 46,XX,5p- zu?

(1) Es liegt eine partielle Monosomie vor.
(2) Neugeborene mit diesem Karyotyp überleben regelmäßig nur wenige Tage.
(3) Die geistige Entwicklung dieser Patienten ist nicht beeinträchtigt.
(4) Es handelt sich um ein Philadelphia-Chromosom.
(5) Die Patienten zeigen das Katzenschrei-(Cri-du-chat-)Syndrom.

(A) nur 1 ist richtig
(B) nur 1 und 2 sind richtig
(C) nur 1 und 5 sind richtig
(D) nur 3 und 4 sind richtig
(E) nur 3 und 5 sind richtig

F87

4.21 Für Patienten mit dem in der Abbildung (siehe Abbildung Nr. 2 des Bildanhangs) gezeigten Karyotyp ist (sind) typisch:

(1) Epikanthus
(2) Minderwuchs
(3) primäre Amenorrhoe
(4) Lippen-Kiefer-Gaumenspalte
(5) Polydaktylie

(A) nur 2 ist richtig
(B) nur 1 und 3 sind richtig
(C) nur 2 und 3 sind richtig
(D) nur 2, 3 und 4 sind richtig
(E) nur 2, 3 und 5 sind richtig

H87 **!**

4.22 Bei einer 17jährigen Frau von 142 cm Größe sind noch keine Menses aufgetreten. Pubes und Mammae sind nicht altersgemäß entwickelt.

Welche Diagnose trifft am wahrscheinlichsten zu?

(A) Testikuläre Feminisierung
(B) Pseudohermaphroditismus femininus
(C) Adrenogenitales Syndrom
(D) 47,XXX-Syndrom
(E) Turner-Syndrom

4.16 (E) 4.17 (B) 4.18 (A) 4.19 (C) 4.20 (C) 4.21 (C) 4.22 (E)

H89

4.23 Eine brüchige Stelle am langen Arm eines X-Chromosoms geht in der Regel bei erkrankten Männern einher mit:

(1) Minderwuchs
(2) Testesvergrößerung
(3) geistiger Behinderung
(4) Lebervergrößerung
(5) Wirbelsäulenverkrümmung

(A) nur 2 ist richtig
(B) nur 3 ist richtig
(C) nur 2 und 3 sind richtig
(D) nur 1, 2 und 4 sind richtig
(E) nur 2, 3 und 5 sind richtig

H85

4.24 Bei einem phänotypisch weiblichen Neugeborenen finden sich Ödeme auf den Fußrücken und Handrücken, lockere Nackenhaut und tiefer Haaransatz im Nacken, weit seitlich stehende Mamillen und ein systolisches Herzgeräusch.

Welche Diagnose ist am wahrscheinlichsten?

(A) Edwards-Syndrom
(B) Ullrich-Turner-Syndrom
(C) Down-Syndrom
(D) Katzenschrei-Syndrom
(E) Klinefelter-Syndrom

F98 **!**

4.25 Welcher Befund ist für das Ullrich-Turner-Syndrom charakteristisch?

(A) Hypophysentumor
(B) Klitorishypertrophie und Virilisierung
(C) fehlender Uterus und fehlende Adnexe
(D) Streak-Gonaden und Kleinwuchs
(E) Karyotyp 47,XXY

H97

4.26 Welche Aussage trifft **nicht** zu?

Fehlbildungen des Herzens oder Anomalien der großen Gefäße sind häufig zu finden bei:

(A) Trisomie 13
(B) Trisomie 18
(C) Trisomie 21
(D) 45,X-Karyotyp
(E) 47,XYY-Karyotyp

4.27 Die Häufigkeit gonosomaler Anomalien vom Typ des Ullrich-Turner-Syndroms bei Kindern nimmt jenseits des 35. Lebensjahres der Mutter zu,

weil

Trisomien als Folge einer Fehlverteilung von Chromosomen in der Reifeteilung der Oozyten mit steigendem Alter einer Frau häufiger auftreten.

F00 **!**

4.28 Eine 18-jährige Frau kommt mit folgenden Symptomen zur Untersuchung: Minderwuchs, fehlende Brustentwicklung, primäre Amenorrhö, wenig Pubesbehaarung, unauffällige geistige Entwicklung.

Welche Diagnose bzw. welche Ursache ist am wahrscheinlichsten?

(A) Chromosomensatz 47,XXX
(B) kongenitale Nebennierenhyperplasie (adrenogenitales Syndrom)
(C) testikuläre Feminisierung
(D) Chromosomensatz 45,X
(E) Trisomie 21

H99

4.29 Mit welcher der genannten Herz- oder Gefäßfehlbildungen ist beim Ullrich-Turner-Syndrom am ehesten zu rechnen?

(A) Vorhofseptumdefekt
(B) Ventrikelseptumdefekt
(C) persistierender gemeinsamer Atrioventrikular (AV)-Kanal
(D) Fallotsche Tetralogie
(E) Aortenisthmusstenose

F94

4.30 Für welche Chromosomenaberrationen steigt das Risiko mit erhöhtem Alter der Mutter an?

(1) Ullrich-Turner-Syndrom (45,X)
(2) Edwards-Syndrom (Trisomie 18)
(3) Pätau-Syndrom (Trisomie 13)
(4) Klinefelter-Syndrom (47,XXY)

(A) nur 2 und 3 sind richtig
(B) nur 2 und 4 sind richtig
(C) nur 1, 3 und 4 sind richtig
(D) nur 2, 3 und 4 sind richtig
(E) 1–4 = alle sind richtig

4.23 (C) 4.24 (B) 4.25 (D) 4.26 (E) 4.27 (D) 4.28 (D) 4.29 (E) 4.30 (D)

F97

4.31 Mit welcher Häufigkeit treten Chromosomenanomalien bei Spontanaborten auf?

(A) ca. 0,01%
(B) ca. 0,1%
(C) 0,5–1%
(D) 10%
(E) 40–60%

H98

4.32 Welche Chromosomenstörung wird unter Spontanaborten am seltensten gefunden?

(A) 45,X
(B) 47,XXX
(C) 69,XXY
(D) Trisomie 16
(E) Trisomie 21

H88

4.33 Bei welcher Chromosomenmutation findet sich keine zunehmende Häufung mit zunehmendem mütterlichen Alter?

(1) 47,XXY
(2) 45,X
(3) 47,XXX
(4) 47,XYY
(5) 47,XY, +21

(A) nur 4 ist richtig
(B) nur 1 und 4 sind richtig
(C) nur 2 und 4 sind richtig
(D) nur 1, 2 und 3 sind richtig
(E) nur 2, 4 und 5 sind richtig

F92 H88

4.34 Für Patienten mit dem in der Abbildung Nr. 3 des Bildanhangs gezeigten Karyotyp trifft zu:

(1) meist Tod im Säuglingsalter
(2) häufig angeborener Herzfehler
(3) oft auffällige Fußform
(4) meist niedriges Geburtsgewicht
(5) oft erhöhtes Alter der Mutter

(A) nur 1 und 2 sind richtig
(B) nur 1, 2 und 3 sind richtig
(C) nur 1, 3 und 4 sind richtig
(D) nur 2, 4 und 5 sind richtig
(E) 1–5 = alle sind richtig

!

4.35 Neugeborene mit den nachfolgend genannten Chromosomenanomalien überleben selten das 1. Lebensjahr.

(1) Trisomie 13
(2) Trisomie 18
(3) Trisomie 21
(4) Trisomie des X-Chromosoms
(5) Monosomie des X-Chromosoms

(A) nur 1 und 2 sind richtig
(B) nur 3 und 4 sind richtig
(C) nur 1, 2, und 5 sind richtig
(D) nur 1, 2, 4 und 5 sind richtig
(E) 1–5 = alle sind richtig

F96

4.36 Welche Chromosomenstörung führt zu klinischen Auffälligkeiten beim Neugeborenen?

(1) 47,XX, +18
(2) 47,XXY
(3) 47,XYY
(4) 47,XY, +13
(5) 47,XXX

(A) nur 1 und 2 sind richtig
(B) nur 1 und 4 sind richtig
(C) nur 1, 3 und 4 sind richtig
(D) nur 2, 3 und 4 sind richtig
(E) nur 3, 4 und 5 sind richtig

H83

Ordnen Sie bitte den in Liste 1 angeführten Karyotypen des Menschen das entsprechende in Liste 2 angeführte Erscheinungsbild zu.

Liste 1

4.37 Trisomie 13 (47,XX, + D)

4.38 47,XXY

Liste 2

(A) normaler Mann
(B) Down-Syndrom (Mongolismus)
(C) Pätau-Syndrom
(D) Turner-Syndrom
(E) Klinefelter-Syndrom

4.31 (E) 4.32 (B) 4.33 (C) 4.34 (E) 4.35 (A) 4.36 (B) 4.37 (C) 4.38 (E)

F88

4.39 Die folgenden Veränderungen finden sich häufig gemeinsam bei autosomalen Chromosomenaberrationen:

(1) körperliche Entwicklungsverzögerung
(2) geistige Entwicklungsverzögerung
(3) Dysmorphiezeichen
(4) Skelettfehlbildungen
(5) Fehlbildungen der inneren Organe

(A) nur 1 und 2 sind richtig
(B) nur 1, 3 und 4 sind richtig
(C) nur 2, 3 und 4 sind richtig
(D) nur 1, 2, 3 und 5 sind richtig
(E) 1 – 5 = alle sind richtig

H94

4.40 Bei welchem der folgenden elterlichen Karyotypen besteht ein Risiko von 100% für das Auftreten eines Down-Syndroms bei lebendgeborenen Kindern?

(A) 45,XX, – 21, – 21, t(21q; 21q)
(B) 46,XX, – 21, t(21 q; 21q)
(C) 45,XX, – 14, – 21, t(14q; 21q)
(D) 47,XX, + 21
(E) 46, XX/47, XX, + 21

4.41 Ein Ehepaar hat vier Kinder, die alle das Down-Syndrom haben; außerdem hatte die Frau mehrere Fehlgeburten. Welche der folgenden Chromosomenaberrationen bei einem der Eltern ist am wahrscheinlichsten?

(A) Translokation 21/21
(B) Translokation 14/21
(C) Translokation 21/22
(D) Translokation 15/21
(E) Trisomie 21

F96 **!**

4.42 Bei welchem der folgenden Syndrome werden am häufigsten Herzfehler beobachtet?

(A) Klinefelter-Syndrom
(B) Down-Syndrom
(C) Ullrich-Turner-Syndrom
(D) Triple-X-Syndrom
(E) XYY-Syndrom

H86

4.43 Für Patienten mit dem abgebildeten Karyotyp (siehe Abbildung Nr. 4 des Bildanhangs) treffen oft oder regelmäßig zu:

(1) Minderwuchs
(2) angeborener Herzfehler
(3) ambivalentes Genitale
(4) Zeugungsunfähigkeit
(5) geistige Retardierung

(A) nur 1 und 2 sind richtig
(B) nur 1 und 5 sind richtig
(C) nur 2, 3 und 4 sind richtig
(D) nur 1, 2, 4 und 5 sind richtig
(E) 1 – 5 = alle sind richtig

H87

4.44 Der Karyotyp (siehe Abbildung Nr. 5 des Bildanhangs) entspricht dem Befund bei

(A) Down-Syndrom
(B) Pätau-Syndrom
(C) Edwards-Syndrom
(D) Klinefelter-Syndrom
(E) Turner-Syndrom

F93

4.45 Der Karyotyp zeigt (siehe Abbildung Nr. 6 des Bildanhangs)

(A) die Chromosomen in der Anordnung, in der sie sich in der Metaphase darstellen
(B) die Chromosomen einer Frau
(C) eine freie Trisomie 21
(D) eine Translokationstrisomie 14/21
(E) eine balancierte Translokation 14/21

4.46 Das Risiko für die Geburt eines Kindes, das eine Trisomie (Down-Syndrom, Edwards-Syndrom, Pätau-Syndrom) aufweist, vergrößert sich mit zunehmendem Alter der Mutter,

weil

mit zunehmendem Alter der Frau die Häufigkeit der meiotischen Non-disjunction zunimmt.

4.39 (E) 4.40 (A) 4.41 (A) 4.42 (B) 4.43 (D) 4.44 (B) 4.45 (D) 4.46 (A)

H82 !

4.47 Welche der Diagramme gibt die Häufigkeitsverteilung des Down-Syndroms bei Neugeborenen in Abhängigkeit vom Alter der Mutter am besten wieder?

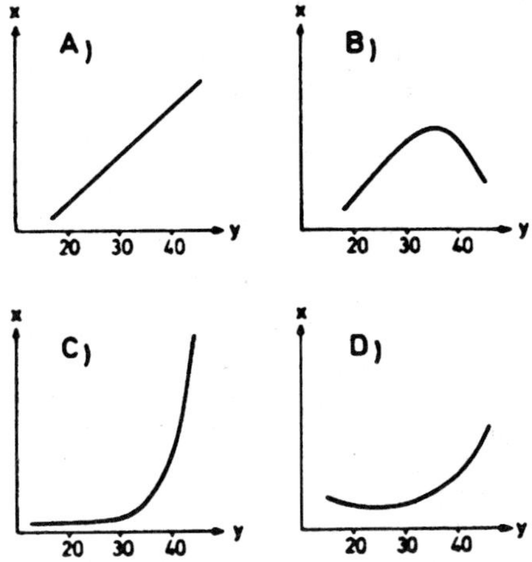

x: Häufigkeit
y: Alter der Mütter in Jahren

(E) Keines der Diagramme A–D kommt der Verteilung nahe.

H88

4.48 Die Trägerin einer balancierten Translokation t(14; 21)

(1) hat 46 Chromosomen
(2) hat 45 Chromosomen
(3) zeigt keine auf die Chromosomenanomalie zurückgehenden phänotypischen Auffälligkeiten
(4) hat ein mit dem Lebensalter stark ansteigendes Risiko für Kinder mit Translokationstrisomie 21
(5) hat eine Anomalie, die durch mehrere Generationen unerkannt vererbt werden kann

(A) nur 1, 4 und 5 sind richtig
(B) nur 2, 3 und 4 sind richtig
(C) nur 2, 3 und 5 sind richtig
(D) nur 2, 4 und 5 sind richtig
(E) nur 2, 3, 4 und 5 sind richtig

F83

4.49 Metaphase-Chromosomen 21

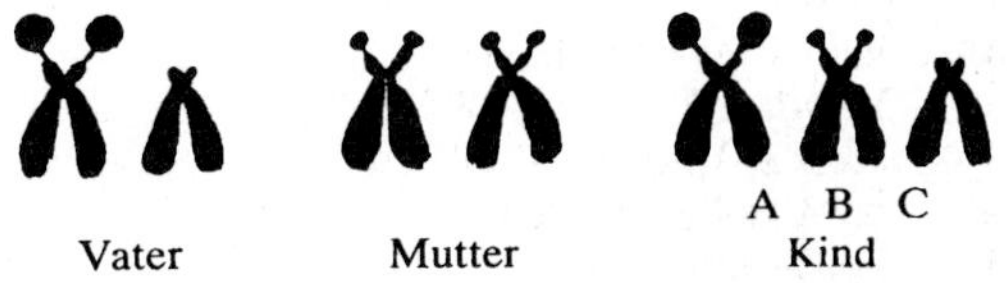

Welcher der folgenden Mechanismen ist am wahrscheinlichsten für die Chromosomenanomalie beim Kind verantwortlich?

(A) Nondisjunktion in einer somatischen Mitose beim Vater
(B) Nondisjunktion in der Meiose I beim Vater
(C) Nondisjunktion in der Meiose II beim Vater
(D) Deletion und Nondisjunktion in der Meiose I bei der Mutter
(E) Deletion und Nondisjunktion in der Meiose II bei der Mutter

F85 !!

4.50 Welche der nachfolgenden Symptome sind bei der Trisomie 21 charakteristisch oder häufig vorhanden?

(1) nach lateral ansteigende Lidachse
(2) angeborene Herzfehler
(3) Polydaktylie
(4) Lippen-Kiefer-Gaumenspalte
(5) Handfurchen- und Fingerleistenanomalien

(A) nur 1 und 5 sind richtig
(B) nur 1, 2 und 3 sind richtig
(C) nur 1, 2 und 5 sind richtig
(D) nur 2, 4 und 5 sind richtig
(E) 1 – 5 = alle sind richtig

4.51 Welche der folgenden Aussagen über die chromosomale Trisomie trifft **nicht** zu?

(A) Trisomien treten mit zunehmendem mütterlichen Alter vermehrt auf
(B) Kinder mit einer Trisomie stehen meist am Anfang einer Geschwisterreihe
(C) Monosomien werden seltener beobachtet als Trisomien
(D) Trisomien entstehen durch Fehlverteilung der Chromosomen während der Reifeteilung
(E) Trisomie kann bei mehr als einem Kind in der Familie vorkommen

4.47 (C) 4.48 (C) 4.49 (B) 4.50 (C) 4.51 (B)

F99 !!

4.52 Welches Symptom bzw. welcher Befund ist beim Down-Syndrom **nicht** gehäuft zu beobachten?

(A) Ventrikelseptumdefekt
(B) Polydaktylie
(C) Vierfingerfurche
(D) geistige Behinderung
(E) Epikanthus

H83

4.53 Eine Verminderung des durchschnittlichen Gebäralters in einer Bevölkerung bewirkt eine Abnahme der Häufigkeit chromosomaler Trisomien,

weil

die Häufigkeit chromosomaler Trisomien von der Zahl der Schwangerschaften einer Frau abhängig ist.

F00 !

4.54 Welche Chromosomenanomalie ist für die chronisch-myeloische Leukämie charakteristisch?

(A) Monosomie X
(B) Trisomie 8
(C) t (8;21)
(D) t (9;22)
(E) partielle Monosomie 5 p

F87

4.55 Welche Aussage trifft **nicht** zu?

Eine perizentrische Inversion

(A) verändert in jedem Fall das Längenverhältnis von kurzem und langem Chromosomenarm
(B) kann zu Störungen der Meiose führen
(C) läßt die Menge des genetischen Materials unverändert
(D) kann oft am Bandenmuster der Chromosomen erkannt werden
(E) verändert in jedem Fall die Reihenfolge der Basen in der DNA

F90

4.56 Eine direkte oder indirekte „Gen-Diagnostik" unter Verwendung von DNA-Polymorphismen ist prinzipiell **nicht** möglich bei:

(A) Hämophilie A
(B) Muskeldystrophie Typ Duchenne
(C) Chorea Huntington
(D) Fallotscher Tetralogie
(E) Mukoviszidose

F99 !

4.57 Durch chromosomale Translokation kann es zur Entstehung eines neuen Fusionsgens kommen.

Bei welcher der folgenden Erkrankungen spielt dieser Vorgang eine entscheidende Rolle?

(A) Polyposis coli
(B) Retinoblastom
(C) chronische myeloische Leukämie
(D) Sichelzellanämie
(E) Neurofibromatose

4.58 Welche Aussage trifft **nicht** zu?

Zur Lokalisation einzelner Gene auf bestimmten menschlichen Chromosomen und/oder zur Feststellung ihrer gegenseitigen Beziehung (Genkartierung) haben die folgenden Methoden wesentlich beigetragen:

(A) Erbgangsanalysen
(B) Kopplungsuntersuchungen an geeigneten menschlichen Stammbäumen
(C) Untersuchungen an Stämmen menschlicher Zellen, deren Chromosomen bekannte Strukturanomalien aufweisen
(D) elektronenmikroskopische Untersuchungen
(E) Zellhybridisierung

4.52 (B) 4.53 (C) 4.54 (D) 4.55 (A) 4.56 (D) 4.57 (C) 4.58 (D)

H95

4.59 Über die Lokalisation von Genen auf bestimmten Chromosomen des Menschen

(1) gibt es bisher nur Vermutungen
(2) gibt es bisher nur für das X-Chromosom Angaben
(3) konnten aufgrund von Untersuchungen über Kopplungsverhalten Aufschlüsse gewonnen werden
(4) sind auch für die Autosomen Angaben möglich
(5) haben Untersuchungen an Hybridzellen zwischen Mensch und Maus nähere Aufschlüsse geliefert

(A) nur 1 ist richtig
(B) nur 2 ist richtig
(C) nur 2 und 3 sind richtig
(D) nur 3 und 4 sind richtig
(E) nur 3, 4 und 5 sind richtig

4.60 Welche klinische Diagnose entspricht dem Karyogramm (siehe Abbildung Nr. 7 des Bildanhangs)?

(A) Pätau-Syndrom
(B) Edwards-Syndrom
(C) Marker-X-Syndrom
(D) Cri-du-chat-Syndrom
(E) Down-Syndrom

F00 **!**

4.61 Welche klinische Diagnose entspricht dem abgebildeten Karyogramm (siehe Abbildung Nr. 8 des Bildanhangs)?

(A) Pätau-Syndrom
(B) Edwards-Syndrom
(C) Martin-Bell-Syndrom
(D) Cri-du-chat-Syndrom
(E) Down-Syndrom

H98

4.62 In einer Familie mit einer autosomal-dominant vererbten Krankheit (100% Penetranz) ist das defekte Gen mit dem Allel A eines polymorphen Lokus gekoppelt. Die genetische Distanz beträgt 3 cM. Die molekularbiologische Analyse ergibt, daß ein Erkrankter das Allel A an sein Kind vererbt hat.

Wie groß ist die Wahrscheinlichkeit für das Kind, ebenfalls zu erkranken?

(A) 3%
(B) 6%
(C) 50%
(D) 97%
(E) 100%

H87 **!**

4.63 Welche Aussage(n) zur Genkopplung trifft (treffen) zu?

(1) Genkopplung beschreibt das häufig gemeinsame Auftreten von Merkmalen in der Bevölkerung.
(2) Genkopplung beschreibt das Vorhandensein unterschiedlicher genetischer Informationen am gleichen Genort homologer Chromosomen.
(3) Genkopplung beschreibt die benachbarte Lage verschiedener Genorte auf dem gleichen Chromosom.
(4) Der Nachweis von Genkopplung kann für die genetische Beratung verwendet werden.
(5) Der Nachweis unterschiedlicher Genkopplung weist auf gentechnische Heterogenie hin.

(A) nur 2 ist richtig
(B) nur 3 ist richtig
(C) nur 1 und 3 sind richtig
(D) nur 1 und 4 sind richtig
(E) nur 3, 4 und 5 sind richtig

4.59 (E) 4.60 (A) 4.61 (C) 4.62 (D) 4.63 (E)

F88

4.64 21-Hydroxylase-Mangel ist die häufigste Ursache der kongenitalen Nebennierenrinden-Hyperplasie (adrenogenitales Syndrom). Der Genlocus für 21-Hydroxylase ist eng mit den Loci für die HLA-Gruppen gekoppelt.

Diese Kopplung ist von besonderer Bedeutung für die

(A) pränatale Diagnostik
(B) Prognose in bezug auf das Überleben
(C) Wahl der Therapie
(D) Frühdiagnose beim Neugeborenen
(E) Berechnung des Wiederholungsrisikos

F97

4.65 Chromosomentranslokationen spielen bei der Tumorentstehung eine Rolle,

weil

durch Translokation Proto-Onkogene aktiviert werden können.

H96 F94 !

4.66 Welche Aussage trifft **nicht** zu?

Onkogene können durch die folgenden Faktoren aktiviert werden:

(A) Virusinfektion
(B) bakterielle Infektion
(C) Punktmutation
(D) Chromosomentranslokation
(E) Deletion von Tumor-Suppressor-Genen

H94 !

4.67 Welche Aussage trifft **nicht** zu?

Onkogene

(A) können im menschlichen Genom in inaktiver Form vorhanden sein
(B) können durch Störung normaler Regulationsvorgänge zur malignen Transformation einer Zelle führen
(C) können durch bakterielle Infektionen aktiviert werden
(D) können durch Chromosomen-Translokationen aktiviert werden
(E) haben in manchen Fällen mit gehäuft auftretenden Tumoren Bedeutung und werden nach den Mendelschen Regeln vererbt

Fragen aus Examen Herbst 2000

H00

4.68 Welche Aussage über die Trisomie 21 trifft **nicht** zu?

(A) Sie tritt einmal auf ca. 600 Geburten auf.
(B) Sie tritt gehäuft unter Neugeborenen von älteren Müttern auf.
(C) Sie liegt meistens als Translokationstrisomie vor.
(D) Sie führt zu mentaler Retardierung.
(E) Sie führt bei etwa 40% der Betroffenen zu angeborenen Herzfehlern.

5 Formale Genetik (Mendel-Erbgänge)

!!

5.1 Welche der folgenden Blutgruppen können bei Kindern auftreten, wenn der Vater die Blutgruppe A, die Mutter die Blutgruppe AB hat?

(1) A
(2) B
(3) AB
(4) 0

(A) nur 1 und 3 sind richtig
(B) nur 2 und 3 sind richtig
(C) nur 1, 2 und 3 sind richtig
(D) nur 1, 2 und 4 sind richtig
(E) 1–4 = alle sind richtig

H90 F85 !!

5.2 Der Vater eines Kindes hat die Blutgruppe AB, MN, die Mutter 0, M. Wie groß ist die Wahrscheinlichkeit, daß ein Kind die Blutgruppenkonstellation B, MN hat?

(A) Die Konstellation B, MN kann beim Kind nicht auftreten
(B) 1/8
(C) 1/4
(D) 1/2
(E) 3/4

4.64 (A) 4.65 (A) 4.66 (B) 4.67 (C) 4.68 (C) 5.1 (C) 5.2 (C)

!!

5.3 Beide Eltern eines zweieiigen Zwillingspaares haben die Blutgruppe MN. Wie groß ist die Wahrscheinlichkeit, daß beide Zwillinge die Blutgruppe MN haben?

(A) 1/16
(B) 1/8
(C) 1/4
(D) 1/2
(E) 1

H95

5.4 Im AB0-Blutgruppen-System entspricht dem Genotyp A_1/A_2 der Phänotyp (Blutgruppe) A_1 und dem Genotyp $A_2/0$ die Blutgruppe A_2. Das zeigt, daß

(1) das Merkmal A_1 sich dominant gegenüber A_2 verhält
(2) das Merkmal 0 sich rezessiv gegenüber A_2 verhält
(3) im AB0-Blutgruppen-System keine Kodominanz auftritt
(4) Dominanz und Rezessivität Eigenschaften der Genwirkung und nicht der Gene sind

(A) nur 1 ist richtig
(B) nur 2 und 4 sind richtig
(C) nur 1, 2 und 3 sind richtig
(D) nur 1, 2 und 4 sind richtig
(E) 1–4 = alle sind richtig

H94

5.5 Bei welchen der folgenden Merkmale wird kodominante Vererbung beobachtet?

(1) AB0-Blutgruppen
(2) MN-Blutgruppen
(3) Rhesus-Hauptfaktor D

(A) nur 1 ist richtig
(B) nur 3 ist richtig
(C) nur 1 und 2 sind richtig
(D) nur 1 und 3 sind richtig
(E) 1–3 = alle sind richtig

F90 !

5.6 Der Vater von zweieiigen Zwillingen hat die Blutgruppe M, die Mutter die Blutgruppe N. Wie groß ist die Wahrscheinlichkeit, daß beide Zwillinge die Blutgruppe MN haben?

(A) 1
(B) 2/3
(C) 1/2
(D) 1/4
(E) 1/16

F91

5.7 Ein Elternpaar mit den Blutgruppen Rhesus (D) positiv hat ein Kind mit der Blutgruppe Rhesus (d) negativ.

Wie ist das zu erklären?

(A) Heterozygotie beider Eltern
(B) Neumutation beim Kind
(C) Die Vaterschaft des Mannes ist ausgeschlossen.
(D) fehlerhafte Blutgruppenbestimmung
(E) Dominanz des Gens „Rhesus negativ"

5.8 Beide Eltern eines zweieiigen Zwillingspaares haben Blutgruppe MN. Wie groß ist die Wahrscheinlichkeit, daß beide Zwillinge die Blutgruppe MN haben?

(A) 1
(B) 3/4
(C) 1/2
(D) 1/4
(E) 1/16

F86

5.9 Welche Aussage trifft **nicht** zu?

Abweichungen von den erwarteten Mendelschen Aufspaltungszahlen monogener Erbgänge können bei Sammelerhebungen bedingt sein durch

(A) die Erfassung der Nachkommen über befallene Eltern
(B) Spätmanifestation erst in höherem Alter
(C) Interessantheitsauslese nach Stammbäumen mit mehreren Kranken
(D) unvollständige Penetranz
(E) die Erfassung der Geschwisterschaft durch ein krankes Geschwister

5.3 (C) 5.4 (D) 5.5 (C) 5.6 (A) 5.7 (A) 5.8 (C) 5.9 (A)

5.10 Welche Aussage trifft **nicht** zu?

Bei einer schweren, regelmäßig autosomal-dominant vererbten Krankheit findet/finden sich

(A) keine Weitergabe über gesunde Kinder eines merkmalstragenden Elternteils
(B) wegen des Selektionsdrucks gegen das betreffende Gen nur kurze Stammbäume, d.h. Weitergabe des Gens nur durch wenige Generationen
(C) Auftreten bei Söhnen und Töchtern von Merkmalsträgern in gleicher Häufigkeit
(D) von Generation zu Generation schwerere und frühere Ausprägungen (Anticipation)
(E) Weitergabe über betroffene Mütter und Väter mit gleicher Wahrscheinlichkeit

5.11 Gesunden Eltern aus bisher unbelasteten Familien wird ein Kind mit einer schweren, autosomal-dominant vererblichen Krankheit geboren.

Welche ist die wahrscheinlichste Erklärung?

(A) falsche Erbgangsanalyse
(B) verminderte Penetranz
(C) geringe Expressivität
(D) Neumutation
(E) die Degeneration des Keimplasmas

5.12 Der unten stehende Stammbaum ist charakteristisch für

(A) autosomal-dominanten Erbgang
(B) X-chromosomal-dominanten Erbgang
(C) autosomal-rezessiven Erbgang
(D) X-chromosomal-rezessiven Erbgang
(E) polygenen Erbgang

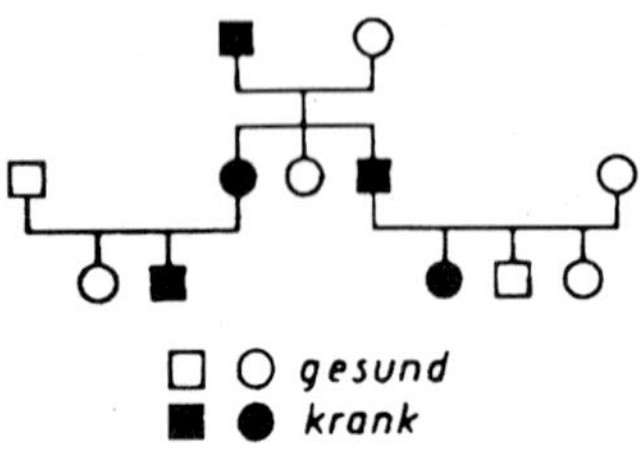

5.13 Welche Aussage trifft **nicht** zu?

Der Grad der Selektion bei autosomal-dominanten Erbkrankheiten ist u.a. von folgenden Faktoren abhängig:

(A) von der Expressivität
(B) vom Erkrankungsalter
(C) vom Ausmaß der möglichen Rehabilitation
(D) von der Penetranz
(E) von der Mutationsrate

H85

5.14 Welche Aussage trifft **nicht** zu?

Bei einem autosomal-dominanten Erbleiden ist

(A) der Heterozygote erkrankt
(B) nur der Homozygote erkrankt
(C) der Homozygote in der Regel schwerer erkrankt als der Heterozygote
(D) Heterozygotie häufiger als Homozygotie
(E) der Kranke im Durchschnitt gleich häufig männlichen und weiblichen Geschlechts

F90

5.15 Eine autosomal-dominant vererbte Krankheit hat eine Penetranz von 80%.

Wie groß ist die Wahrscheinlichkeit, daß ein Kind eines heterozygoten Kranken selbst erkrankt?

(A) 80%
(B) 64%
(C) 50%
(D) 40%
(E) 16%

5.10 (D) 5.11 (D) 5.12 (A) 5.13 (E) 5.14 (B) 5.15 (D)

F84

5.16 Welche Aussage trifft **nicht** zu?

Bei seltenen, schweren Erbleiden mit autosomal-dominantem Erbgang

(A) können Merkmalsträger Neumutanten sein
(B) erfolgt die Vererbung unabhängig vom Geschlecht
(C) sind fast alle Kinder eines befallenen Elternteils Merkmalsträger
(D) können gelegentlich alle Kinder eines befallenen Elternteils frei von dem Merkmal sein
(E) besteht die Wahrscheinlichkeit von 50%, daß Kinder aus der Verbindung eines Merkmalsträgers mit einem Merkmalsfreien ebenfalls Merkmalsträger sind

H92

5.17 In einer Familie leidet der Vater an einer autosomal-dominant vererblichen Skelettdysplasie. Seine 5 Kinder sind alle ebenfalls von der Krankheit betroffen.

Welche Aussage trifft in der Regel zu?

(A) Die Verteilung bei den Kindern ist nicht mit den Mendelschen Vererbungsregeln vereinbar.
(B) Die Verteilung bei den Kindern ist eine hochsignifikante Abweichung von der Erwartung nach der Mendelschen Vererbung.
(C) Die Verteilung bei den Kindern ist bei 1/8 aller Familien mit 5 Kindern und einem erkrankten Elternteil zu erwarten.
(D) Die Verteilung bei den Kindern ist bei 1/32 aller Familien mit 5 Kindern und einem erkrankten Elternteil zu erwarten.
(E) Die Verteilung bei den Kindern ist nur möglich, wenn auch die Mutter an der gleichen Krankheit leidet.

F99

5.18 Welches der genannten Leiden ist generell monogen bedingt?

(A) Achondroplasie
(B) isolierte Lippen-Kiefer-Gaumenspalte
(C) angeborener Herzfehler
(D) Hüftgelenksdysplasie
(E) Pylorusstenose

H91

5.19 Welche der folgenden Aussagen über die Achondroplasie trifft **nicht** zu?

(A) Die Achondroplasie wird autosomal-dominant vererbt.
(B) Die meisten Patienten sind Neumutanten.
(C) Die Patienten sind fortpflanzungsfähig.
(D) Aus der Verbindung eines Patienten mit einem gesunden Partner gehen betroffene und gesunde Kinder im Verhältnis 1 : 3 hervor.
(E) Aus der Verbindung zwischen zwei Patienten sind in 25% der Fälle Kinder mit schwerster Ausprägung der Krankheit zu erwarten.

F96

5.20 Bei welchem der genannten Leiden besteht ein autosomal-dominanter Erbgang?

(A) Diabetes mellitus Typ I
(B) adrenogenitales Syndrom
(C) klassische Phenylketonurie
(D) familiäre Hypercholesterinämie
(E) Muskeldystrophie Typ Duchenne

H97

5.21 Welche Aussage trifft **nicht** zu?

Die folgenden Erkrankungen werden durch einen genetisch bedingten Enzymdefekt verursacht:

(A) familiäre Hypercholesterolämie
(B) Tay-Sachs-Erkrankung
(C) Phenylketonurie
(D) Galaktosämie
(E) Albinismus Typ I

H97

5.22 Die Muskeldystrophien der Typen Duchenne und Becker sind beide durch Mutationen im Dystrophin-Gen bedingt.

Die Muskeldystrophie des Typs Becker hat einen späteren Beginn und milderen Verlauf der Krankheit als die Muskeldystrophie des Typs Duchenne,

weil

beim Typ Becker Mutationen im Dystrophin-Gen das Leseraster in der Regel nicht verändern, und ein Dystrophin mit Restfunktion gebildet wird.

5.16 (C) 5.17 (D) 5.18 (A) 5.19 (D) 5.20 (D) 5.21 (A) 5.22 (A)

H94

5.23 Welche der Zuordnungen eines Erbganges zu einem Erbleiden trifft **nicht** zu?

(A)	autosomal-rezessiv	Neurofibromatose (v. Recklinghausen)
(B)	autosomal-dominant	Chorea Huntington
(C)	X-chromosomal-rezessiv	Progressive Muskeldystrophie (Typ Duchenne)
(D)	X-chromosomal-dominant	Vitamin-D-resistente hypophosphatämische Rachitis
(E)	multifaktorielle Vererbung	angeborene Hüftgelenksdysplasie

F97

5.24 Bei welchen der folgenden genetisch bedingten Krankheitsbildern sind „Café-au-lait-Flecken" ein wichtiges diagnostisches Zeichen?

(A) zystische Fibrose
(B) Chorea Huntington
(C) Neurofibromatose Typ I
(D) adrenogenitales Syndrom
(E) Galaktosämie

5.25 Was bedeutet „Expressivität" in der Humangenetik?

(A) die Manifestation im heterozygoten Zustand
(B) den Schwellenwerteffekt bei multifaktoriellen Merkmalen
(C) den Grad der Manifestation eines Merkmals
(D) das Ausbleiben der Manifestation eines dominanten Merkmals bei Vorliegen des entsprechenden Allels
(E) den Zeitpunkt der Merkmalsmanifestation

H99

5.26 Bei welchem der folgenden monogen erblichen Krankheitsbildern findet sich die niedrigste Neumutationsrate?

(A) Achondroplasie
(B) Chorea Huntington
(C) Neurofibromatose Typ I
(D) Hämophilie A
(E) Muskeldystrophie Typ Duchenne

H99 !

5.27 Welche Aussage trifft **nicht** zu?

Die Chorea Huntington

(A) beruht auf einer Mutation eines Gens auf dem kurzen Arm des Chromosoms 4
(B) gehört zu den Gangliosidosen
(C) wird dominant vererbt
(D) zeigt volle Penetranz
(E) manifestiert sich meist erst nach dem 20. Lebensjahr

H92

5.28 Welche der folgenden autosomal-dominant vererbten Erkrankungen wird äußerst selten durch eine Neumutation verursacht?

(A) Apert-Syndrom
(B) Neurofibromatose von Recklinghausen
(C) Achondroplasie
(D) Chorea Huntington
(E) Marfan-Syndrom

H95

5.29 Welche Aussage trifft **nicht** zu?

Die Chorea Huntington

(A) wird autosomal-dominant vererbt
(B) beruht häufig auf einer Neumutation
(C) wird durch Veränderung eines Gens verursacht, das auf dem kurzen Arm des Chromosoms 4 lokalisiert ist
(D) manifestiert sich meist erst nach dem 25. Lebensjahr
(E) ist bisher unheilbar

F90

5.30 Ein Patient mit Chorea Huntington hat zwei gesunde Söhne. Der ältere ist 38, der jüngere 27 Jahre alt.

Die Wahrscheinlichkeit, an Chorea Huntington zu erkranken, ist für die im gleichen Jahr geborenen Kinder beider Söhne gleich,

weil

die Chorea Huntington eine autosomal-dominant vererbte Krankheit ist.

5.23 (A) 5.24 (C) 5.25 (C) 5.26 (B) 5.27 (B) 5.28 (D) 5.29 (B) 5.30 (D)

H99

5.31 Welche Aussage trifft **nicht** zu?

Die autosomal-dominant erbliche Zystennieren-Krankheit führt in der 2. Lebenshälfte häufig zur Niereninsuffizienz. In einer Familie kosegregiert die Krankheit mit einem eng gekoppelten Marker-Lokus auf Chromosom 16.

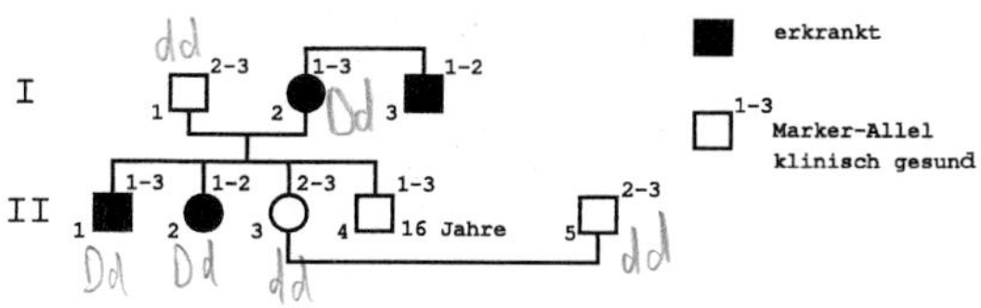

(A) In der Familie kosegregiert das Zystennieren-Gen mit dem Marker-Allel 1.
(B) In der Familie ist zwischen dem Zystennieren-Gen und dem Marker-Lokus keine Rekombination erkennbar.
(C) Person II/3 trägt auf beiden Chromosomen das Normal-Allel.
(D) Person II/4 trägt das Zystennieren-Gen.
(E) Person II/5 trägt das Zystennieren-Gen.

F90

5.32 Welche Aussage zum Retinoblastom trifft **nicht** zu?

(A) Der Tumor kann als Folge einer somatischen Mutation entstehen.
(B) Der Tumor kann sporadisch, aber auch familiär auftreten.
(C) Bei familiärem Vorkommen tritt der Tumor häufig beidseits auf.
(D) Bei diesem Krankheitsbild findet man häufig eine angeborene Deletion eines Chromosoms 22.
(E) Bei sporadischem Auftreten des Tumors ist in der Mehrzahl der Fälle nur ein Auge befallen.

H99 **!**

5.33 Welche der folgenden angeborenen Chromosomenanomalien wird vermehrt bei Retinoblastom-Patienten gefunden und gilt als charakteristisch?

(A) Trisomie 21
(B) Deletion in einem Chromosom 13
(C) Deletion in einem Chromosom 18
(D) Translokation 14/21
(E) 45,X

H85

5.34 Eine Frau mit Achondroplasie aus einer Familie, in der diese Erkrankung bisher nicht aufgetreten ist, heiratet einen normal gewachsenen Mann. Das Risiko, daß bei ihren Kindern Achondroplasie auftritt, beträgt

(A) ca. 50%
(B) ca. 25%
(C) ca. 25%, aber nur für Söhne
(D) je nach Häufigkeit des Gens in der Allgemeinbevölkerung zwischen 0,1 und 1%
(E) 0%

F98 **!**

5.35 Das erste und einzige Kind eines 52jährigen Mannes und einer 31jährigen Frau, die beide gesund sind, hat eine Achondroplasie.

Welche ist die wahrscheinlichste Ursache für das Auftreten der Krankheit beim Kind?

(A) Neumutation
(B) Homozygotie bei autosomal-rezessiver Vererbung
(C) frühe embryonale Noxe
(D) Phänokopie
(E) dominante Vererbung mit verminderter Penetranz

H82

5.36 Ein gesundes Ehepaar ohne erkennbare Anomalien hat ein Kind mit Spalthand rechts und Spaltfüßen. Das zweite Kind weist beiderseits Spaltfüße auf. Der Großvater mütterlicherseits der Kinder hatte eine nicht mehr genau klärbare Handfehlbildung.

(A) Autosomal-rezessive Vererbung der Fehlbildung ist am wahrscheinlichsten.
(B) Die unterschiedliche Ausprägung der Fehlbildung macht unabhängige Neumutationen am wahrscheinlichsten.
(C) Die Familiengeschichte spricht für autosomal-dominanten Erbgang mit verminderter Penetranz.
(D) Die Beobachtung ist mit monogenem Erbgang nicht vereinbar und spricht für multifaktorielle Vererbung.
(E) Es muß in erster Linie eine teratogene Noxe vermutet werden, die in beiden Schwangerschaften wirksam war.

5.31 (E) 5.32 (D) 5.33 (B) 5.34 (A) 5.35 (A) 5.36 (C)

H82

5.37 „Rassenkreuzung“ bedingt auch beim Menschen ein nachweislich erhöhtes genetisches Risiko für Nachkommen,

weil

bei der Kreuzung zwischen Partnern aus Populationen, die sich vorher aus geographischen oder anderen Gründen lange getrennt entwickelten, in der Evolution nicht erprobte, grundsätzlich nachteilige Genkombinationen auftreten.

H85

5.38 Welche Aussage trifft **nicht** zu?

Folgende Merkmale sind typisch für den autosomal-rezessiven Erbgang bei menschlichen Erbkrankheiten:

(A) unter Eltern der Kranken kommen Verwandtenehen vermehrt vor
(B) Aufspaltungsverhältnisse unter Geschwistern, von denen eins erkrankt ist: 1 Kranker : 3 Gesunde
(C) Aufspaltungsverhältnis unter Kindern der Kranken: 1 Kranker : 1 Gesunder
(D) die meisten Kinder sind Kinder gesunder Eltern
(E) unter den gesunden Geschwistern der Kranken sind 2/3 heterozygot

F00

5.39 Welche Aussage über das Auftreten einer genetisch-bedingten Krankheit bei Kindern gesunder Eltern, die miteinander verwandt sind, trifft zu?

Am ehesten zu bedenken ist bei Kindern aus Verwandtenehen ein erhöhtes Risiko für

(A) autosomal-dominant erbliche Krankheiten
(B) autosomal-rezessiv erbliche Krankheiten
(C) X-chromosomal-dominant erbliche Krankheiten
(D) das Auftreten einer Trinukleotid-Repeat-Expansion
(E) genomisches Imprinting

5.40 Welche Aussage trifft **nicht** zu?

Die folgenden Beobachtungen in einer Familie sind geeignet, die Anamnese eines autosomal-rezessiven Erbgangs eines Merkmals zu unterstützen:

(A) Die Eltern der Patienten sind miteinander verwandt.
(B) Das Merkmal tritt bei Geschwistern auf.
(C) Das Merkmal tritt in mehreren aufeinanderfolgenden Generationen auf.
(D) Das Merkmal tritt in gleicher Häufigkeit bei beiden Geschlechtern auf.
(E) Es wird ein Verhältnis von 1:3 von Betroffenen zu Gesunden unter den Geschwistern von Betroffenen beobachtet.

F97

5.41 Welche der nachfolgend genannten Beobachtungen paßt **am wenigsten** zur Annahme einer autosomal-rezessiven Vererbung?

(A) Merkmalsträger finden sich nur in der Geschwisterschaft.
(B) Merkmalsträger finden sich in auf- und absteigender Linie.
(C) Verwandtenehen zwischen den Eltern von Betroffenen sind häufiger als in der allgemeinen Bevölkerung.
(D) Es finden sich kranke Kinder bei gesunden Eltern.
(E) Das Merkmal ist bei beiden Geschlechtern gleich häufig.

H90

5.42 Für welchen Erbgang sind die folgenden Befunde in bezug auf ein Merkmal typisch?

- Es tritt häufig bei Geschwistern beiderlei Geschlechts auf.
- Selten ist ein Elternteil selbst betroffen.
- Bei Eltern von Patienten sind Verwandtenehen häufiger als beim Durchschnitt der Bevölkerung.

(A) autosomal-rezessiv
(B) autosomal-dominant
(C) X-chromosomal-rezessiv
(D) X-chromosomal-dominant
(E) multifaktoriell

5.37 (E) 5.38 (C) 5.39 (B) 5.40 (C) 5.41 (B) 5.42 (A)

F89

5.43 Welche Aussage trifft **nicht** zu?

Bei einem autosomal-rezessiven Erbleiden

(A) ist auch der Heterozygote erkrankt
(B) ist nur der Homozygote erkrankt
(C) kommen Heterozygote häufiger in der Bevölkerung vor als Homozygote
(D) ist die Erkrankungswahrscheinlichkeit unabhängig vom Geschlecht
(E) kommt häufig nur ein Kranker in einer sonst gesunden Familie vor

H89

Ordnen Sie den Krankheiten (Liste 1) den charakteristischsten Stammbaum (Liste 2) zu!

Liste 1

5.44 Phenylketonurie

5.45 Achondroplasie

Liste 2

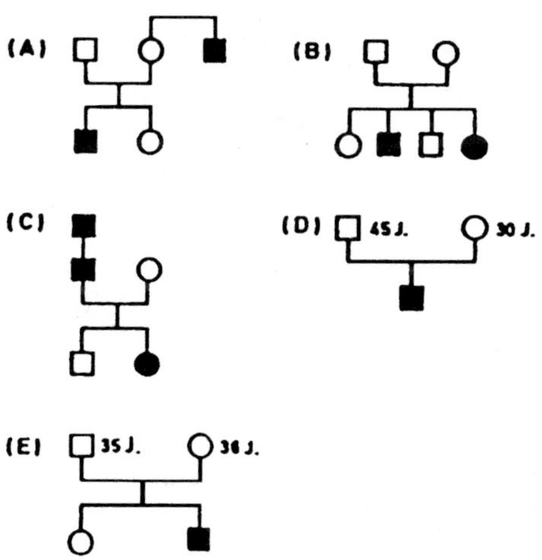

!

5.46 Die generelle Einführung einer sehr erfolgreichen neuen Therapie für ein autosomal-rezessives Erbleiden, das bislang bei Homozygoten stets zum Tod vor der Fortpflanzung führte, bewirkt

(1) ein Verschwinden dieses Genmerkmals
(2) eine starke Zunahme der Genhäufigkeit innerhalb weniger Generationen
(3) eine langsame Zunahme der Genhäufigkeit im Zeitraum vieler Generationen
(4) Einstellung eines neuen genetischen Gleichgewichts auf der Ebene einer höheren Genhäufigkeit

(A) nur 1 ist richtig
(B) nur 2 ist richtig
(C) nur 3 ist richtig
(D) nur 2 und 4 sind richtig
(E) nur 3 und 4 sind richtig

5.47 Die Erkrankungswahrscheinlichkeit für rezessive Erbkrankheiten bei Kindern gesunder heterozygoter Eltern beträgt 25%. Wenn bei einem solchen Ehepaar die ersten drei Kinder betroffen sind, ist die Erkrankungswahrscheinlichkeit für das nächste Kind

(A) verschwindend gering
(B) geringer als 6,25%
(C) auch 25%
(D) 50%
(E) 75%

!

5.48 Wenn ein Elternteil krank, der andere Elternteil gesund, aber heterozygot ist, beträgt bei autosomal-rezessiver Vererbung das Erkrankungsrisiko für die Kinder

(A) 100%
(B) 75%
(C) 50%
(D) 25%
(E) unter 5%

5.43 (A) 5.44 (B) 5.45 (D) 5.46 (E) 5.47 (C) 5.48 (C)

F99 **!!**

5.49 Eine Frau hatte mit ihrem Ehemann ein Kind mit Phenylketonurie. Der Ehemann stirbt, und sie heiratet seinen Bruder.

Wie groß ist das Risiko, eine Phenylketonurie zu bekommen, für das erste Kind aus dieser Ehe?

(A) 50%
(B) 25%
(C) 12,5%
(D) 5–10%
(E) unter 1%

H85

5.50

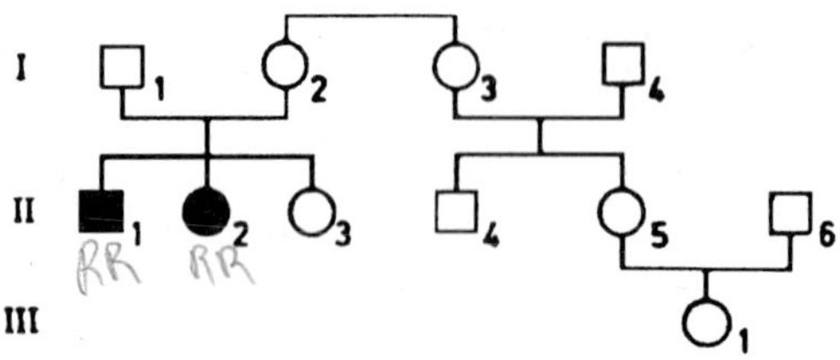

II1 und II2 leiden an einer autosomal-rezessiv vererbten Krankheit.

Welche der folgenden Wahrscheinlichkeiten (p), heterozygot für das betreffende Gen zu sein, treffen zu?

(1) I1 : p = 1
(2) II3 : p = 0,5
(3) II4 : p = 0,25
(4) III1 : p = 0,125

(A) nur 1 und 2 sind richtig
(B) nur 1 und 4 sind richtig
(C) nur 3 und 4 sind richtig
(D) nur 1, 3 und 4 sind richtig
(E) 1–4 = alle sind richtig

F96 **!**

5.51 Nach den Tod ihres Ehemannes geht eine Frau eine Ehe mit dessen Bruder ein. Das einzige Kind aus der 1. Ehe war von zystischer Fibrose (Mukoviszidose) betroffen.

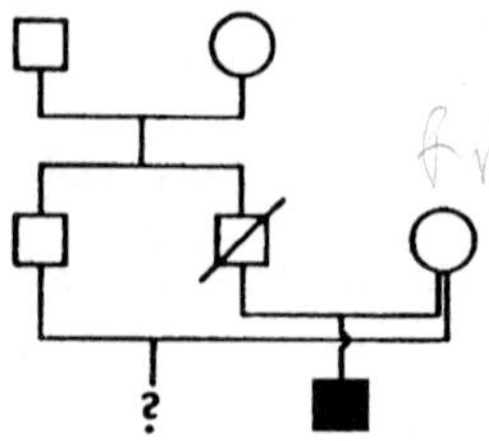

Wie hoch ist das Wiederholungsrisiko für zystische Fibrose bei einem Kind in der zweiten Ehe der Frau?

(A) etwa 1/4
(B) etwa 1/8
(C) etwa 1/16
(D) etwa 1/32
(E) unter 1/32

!

5.52 III_1 und III_2 leiden an Phenylketonurie. Die Erkrankungswahrscheinlichkeit für das nächste Kind ist

(A) 25%
(B) höher als 25%, da eine Verwandtenehe der Eltern vorliegt
(C) niedriger als 25%, da schon zwei Kinder in der Familie geboren sind
(D) 50% für einen Sohn, 0% für eine Tochter
(E) 50%

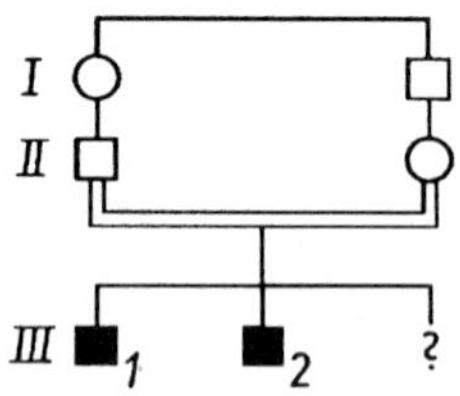

5.49 (C) 5.50 (D) 5.51 (B) 5.52 (A)

H89

5.53 In einer Familie ist eines von 4 Kindern von der klassischen Phenylketonurie betroffen.

Die Wahrscheinlichkeit für jedes der 3 gesunden Geschwister, heterozygoter Träger des Phenylketonuriegens zu sein, ist 1/2,

weil

jedes Kind heterzygoter Eltern mit einer Wahrscheinlichkeit von 1/2 gleichfalls heterozygot ist.

F85 **!**

5.54 III_1 leidet an einer Mucopolysaccharidose Typ I.

Die Wahrscheinlichkeit Genträger (heterozygot) zu sein, beträgt für jedes der klinisch gesunden Geschwister:

(A) 1/4
(B) 1/2
(C) 2/3
(D) 2/4
(E) Die Wahrscheinlichkeit kann nicht angegeben werden, da beim Probanden mit einer Neumutation gerechnet werden muß.

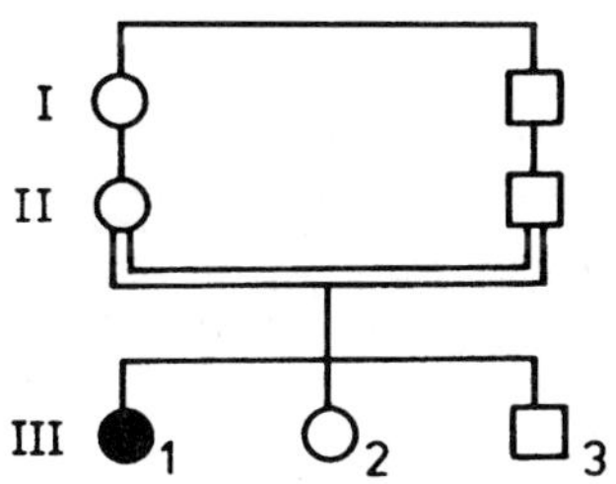

F91

5.55 Im Stammbaum bezeichnen a, b, c und d die urgroßelterlichen Allele an einem autosomalen Lokus.

Wie groß ist die Wahrscheinlichkeit, daß ein Urenkel homozygot für das urgroßväterliche Allel a ist?

(A) 1/80
(B) 1/64
(C) 1/32
(D) 1/16
(E) 1/8

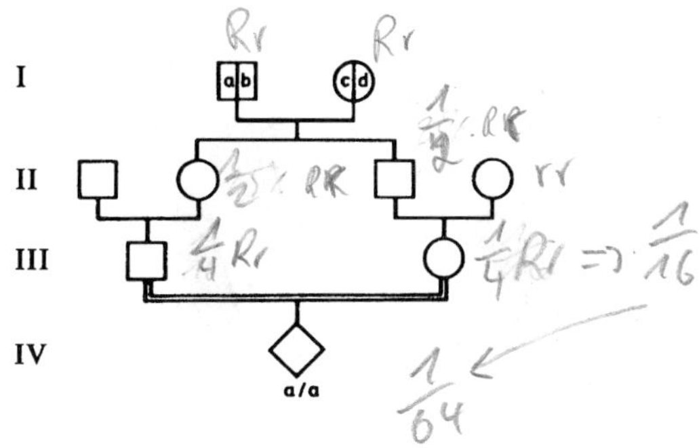

F96

5.56 In einer Familie (Familie A) hat das erste von zwei Kindern Mukoviszidose (zystische Fibrose), das zweite Kind ist gesund. In Familie B haben beide Kinder eine Mukoviszidose.

Das Risiko für das dritte Kind, an Mukoviszidose zu leiden, ist in Familie B größer als in Familie A,

weil

in Familie B das Betroffensein von zwei Kindern einen höheren Anteil von krankheitsfördernden Genen bei den Eltern anzeigt.

H91 **!**

5.57 Unter phänotypisch gesunden Geschwistern eines Trägers eines autosomal-rezessiven Erbleidens ist die Erwartung, heterozygot zu sein:

(A) 1/4
(B) 1/3
(C) 1/2
(D) 2/3
(E) 3/4

5.53 (D) 5.54 (C) 5.55 (B) 5.56 (E) 5.57 (D)

H99 !

5.58 Der gesunde Bruder einer Patientin mit Tay-Sachs-Krankheit (autosomal-rezessiv erblich) heiratet eine Frau, die aus einer Bevölkerung stammt, in der diese Krankheit nicht auftritt.

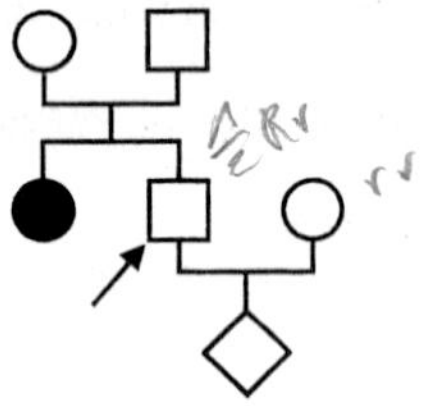

Wie groß ist die Wahrscheinlichkeit für ein Kind aus dieser Ehe, heterozygot für das Tay-Sachs-Gen zu sein?

(A) 1/8
(B) 1/6
(C) 1/4
(D) 1/3
(E) 1/2

F95 !

5.59 Wie hoch ist das Erkrankungsrisiko für jedes Kind, wenn als Folge einer autosomal-rezessiv vererbten Störung ein Elternteil erkrankt und der andere Partner gesunder heterozygoter Anlageträger ist?

(A) unter 5%
(B) 25%
(C) etwa 33%
(D) 50%
(E) etwa 67%

F83

5.60 Bei einer ausreichend großen Zahl von Beobachtungen ist zu erwarten, daß 25% der Kinder von Eltern, die beide heterozygot für das Mukoviszidose-Gen sind, an der Krankheit Mukoviszidose leiden.

Welcher der folgenden Begriffe erklärt, warum der Anteil kranker Kinder in Familien, die über ein Kind mit Mukoviszidose erfaßt wurden, höher ist als 25%?

(A) Auslese
(B) Pseudodominanz
(C) Penetranz
(D) Dominanz
(E) Heterogenie

F87

5.61 Welcher der unter (A) – (E) genannten ist die häufigste erbliche Stoffwechselstörung in der Bundesrepublik Deutschland?

(A) klassische Phenylketonurie
(B) Mukoviszidose (zystische Fibrose)
(C) Galaktosämie
(D) Tay-Sachssche Erkrankung
(E) Homozystinurie

H97

5.62 Das erste Kind eines Elternpaares ist von zystischer Fibrose (Mukoviszidose) betroffen. Die molekulargenetische Analyse am CFTR-Lokus ergibt bei dem Kind Homozygotie für die Mutation Delta F 508.

In einer weiteren Schwangerschaft ist eine Pränataldiagnostik nach Chorionzottenbiopsie mit hoher Zuverlässigkeit möglich,

weil

bei Trägern der Gene für zystische Fibrose nach Bandendarstellung der Chromosomen die CFTR-Bande auf Chromosom 7 bei der Deletionsmutation Delta F 508 erkennbar ist.

H86

5.63 Für ein gesundes Geschwister – die Eltern sind ebenfalls gesund – eines an einer autosomal-rezessiv vererbten Krankheit leidenden Patienten, ist die Wahrscheinlichkeit, heterozygot für das betreffende krankmachende Gen zu sein 1/2,

weil

nach den Mendel-Aufspaltungsregeln die Hälfte der Kinder von zwei heterozygoten Eltern wieder heterozygot sind.

!

5.64 Welche der folgenden Krankheiten wird autosomal-rezessiv vererbt?

(A) Achondroplasie (Chondrodystrophie)
(B) Hämophilie A
(C) Huntingtonsche Chorea
(D) Pylorusstenose
(E) Mukoviszidose

!

5.65 Welche der folgenden Erbkrankheiten wird **nicht** autosomal-rezessiv vererbt?

(A) Albinismus
(B) infantile progressive Muskeldystrophie (Duchenne)
(C) Mukoviszidose (zystische Fibrose)
(D) Phenylketonurie
(E) infantile amaurotische Idiotie (Tay-Sachs)

F00

5.66 Welche der angegebenen Häufigkeitsziffern trifft **am wenigsten** zu?

(A)	Down-Syndrom	– ca. 1 auf 700 Neugeborene
(B)	Klinefelter-Syndrom	– ca. 1 auf 1000 männliche Neugeborene
(C)	XYY-Chromosomensatz	– ca. 1 auf 1000 männliche Neugeborene
(D)	Phenylketonurie	– ca. 1 auf 10 000 Neugeborene
(E)	zystische Fibrose (Mukoviszidose)	– ca. 1 auf 15 000 Neugeborene

5.67 Bei einem Säugling wird aufgrund der klinischen Zeichen der Verdacht auf zystische Fibrose (Mukoviszidose) geäußert. Es wird eine molekulargenetische Untersuchung am CFTR (cystic fibrosis transmembrane regulator)-Lokus veranlaßt. Es wird bei dem Säugling Heterozygotie für eine Deletion von 3 Basenpaaren am Codon 508 (Delta F 508) nachgewiesen.

Der Säugling kann nicht von einer zystischen Fibrose betroffen sein,

weil

die zystsche Fibrose nur bei Individuen auftritt, die für die Delta F 508-Mutation homozygot sind.

F00 !

5.68 Welche Beschreibung bezieht sich – wie z. B. bei der zystischen Fibrose – auf den Begriff „compound heterozygot"?

(A) ein Locus, zwei identische Allele
(B) ein Locus mit zwei unterschiedlich mutierten Allelen
(C) ein Locus mit einem normalen und einem mutierten Allel
(D) ein Locus mit nur einem Allel
(E) zwei Loci mit vier verschiedenen Allelen

F97 H95 !

5.69 Welche Aussagen über die zystische Fibrose treffen zu?

(1) Das Gen, dessen Veränderungen in homozygoter Form zu der Erkrankung führen, konnte lokalisiert werden.
(2) Ein Teil der Mutationen, die zu der Erkrankung führen, kann mit molekulargenetischen Techniken nachgewiesen werden.
(3) Sie ist in Europa die häufigste autosomal-rezessiv erbliche Erkrankung.
(4) Ein Teil der Kinder mit dieser Erkrankung hat bei Geburt einen Mekonium-Ileus.
(5) Mit Hilfe einer Schweiß-Chlorid-Bestimmung (sog. Schweißtest) können gesunde Anlageträger für diese Erkrankung identifiziert werden.

(A) nur 1, 2 und 3 sind richtig
(B) nur 1, 4 und 5 sind richtig
(C) nur 1, 2, 3 und 4 sind richtig
(D) nur 2, 3, 4 und 5 sind richtig
(E) 1 – 5 = alle sind richtig

H84

5.70 Welche Aussagen treffen für die Tay-Sachssche Krankheit (Gm_2-Gangliosidose I) zu?

(1) Verbreitung vorwiegend bei Juden
(2) Ursache in bekanntem Enzymdefekt (Stoffwechselblock)
(3) beim Feten pränatal diagnostizierbar
(4) Heterozygotenscreening in der Bevölkerung zuverlässig möglich

(A) nur 1 und 3 sind richtig
(B) nur 1, 2 und 3 sind richtig
(C) nur 1, 2 und 4 sind richtig
(D) nur 2, 3 und 4 sind richtig
(E) 1 – 4 = alle sind richtig

5.65 (B) 5.66 (E) 5.67 (E) 5.68 (B) 5.69 (C) 5.70 (E)

F88

5.71 Welche Aussagen treffen für die Tay-Sachssche Krankheit (Gangliosidose I, GM_2) zu?

(1) Manifestation im Säuglingsalter
(2) schwere Störung der Intelligenzentwicklung
(3) verursacht Blindheit
(4) pränatal aus Fruchtwasserzellen diagnostizierbar

(A) nur 1 und 2 sind richtig
(B) nur 3 und 4 sind richtig
(C) nur 1, 2 und 3 sind richtig
(D) nur 2, 3 und 4 sind richtig
(E) 1 – 4 = alle sind richtig

F84

5.72 Welches der folgenden Leiden ist ein Stoffwechselleiden mit autosomal-rezessivem Erbgang?

(A) Klinefelter-Syndrom
(B) Down-Syndrom (Mongolismus)
(C) Phenylketonurie
(D) erblicher Veitstanz (Chorea Huntington)
(E) Hämophilie (Bluterkrankheit)

5.73 Die Behandlung der Phenylketonurie besteht in

(A) phenylalaninarmer Kost
(B) phenylalaninfreier Kost
(C) proteinarmer Kost
(D) Zufuhr von Tyrosin
(E) Zufuhr des fehlenden Enzyms

H99

5.74 Welche Aussage trifft **nicht** zu?

Die klassische Phenylketonurie

(A) ist eine autosomal-rezessiv vererbliche Stoffwechselstörung
(B) hat in der Bundesrepublik Deutschland eine Häufigkeit bei Lebendgeborenen von etwa 1 : 10 000
(C) verursacht Blindheit
(D) kann schwere Störungen der Intelligenzentwicklung verursachen
(E) wird mit phenylalaninarmer Kost therapiert

5.75 Leidet ein Patient an einer sehr seltenen Krankheit, die im allgemeinen als rezessiv erblich bekannt ist, und finden sich auch bei genauer Untersuchung in der Familie keine weiteren Fälle dieser Krankheit, so

(A) liegt wahrscheinlich eine Phänokopie vor
(B) ist Vorliegen einer Erbkrankheit höchst unwahrscheinlich
(C) handelt es sich um unregelmäßige Rezessivität
(D) ist an eine Neumutation zu denken
(E) spricht dies nicht gegen ein ererbtes rezessives Leiden

H92

5.76 Die Wahrscheinlichkeit, aufgrund der Abstammung an einer klassischen Phenylketonurie zu erkranken, beträgt für das erwartete Kind „X“:

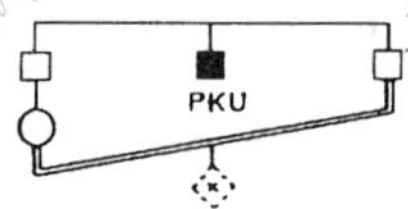

(A) 1/16
(B) 1/18
(C) 1/32
(D) 1/36
(E) 1/64

5.77 Die Schwester eines an autosomal-rezessiv erblicher infantiler spinaler Muskelatrophie (Werdnig-Hofmann) verstorbenen Bruders möchte ihren Vetter heiraten. Wie hoch ist das Risiko für die Kinder aus dieser Ehe, an dem obengenannten Leiden zu erkanken?

(A) 1/4
(B) 1/16
(C) 1/24
(D) 1/48
(E) 1/64

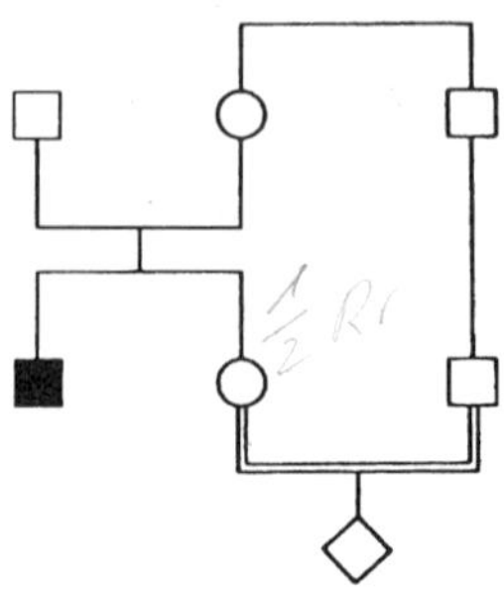

5.71 (E) 5.72 (C) 5.73 (A) 5.74 (C) 5.75 (E) 5.76 (B) 5.77 (C)

H82

5.78 II3 und II4 leiden an einer autosomal-rezessiv vererbten Krankheit.

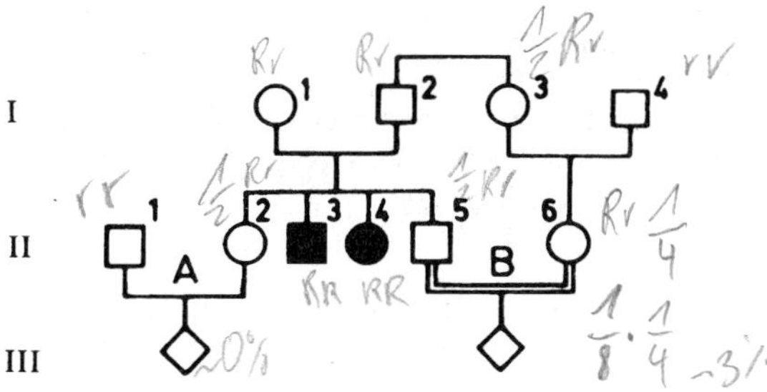

Welche der folgenden Aussagen in bezug auf das Risiko für Kinder aus den Ehen A und B, die gleiche Krankheit zu ererben, ist richtig?

Das Risiko

(A) ist für Kinder aus der Ehe A gleich Null
(B) unterscheidet sich in Ehe A und B nicht wesentlich
(C) ist in Ehe B wesentlich höher als in A
(D) beträgt bei Ehe B 25%
(E) beträgt bei Ehe A 25%, bei Ehe B 50%

F92

5.79 Der im Stammbaum mit I2 gekennzeichnete Mann litt an einer autosomal-rezessiv vererbten Krankheit, die in der Bevölkerung mit einer Häufigkeit von 1:2500 auftritt.

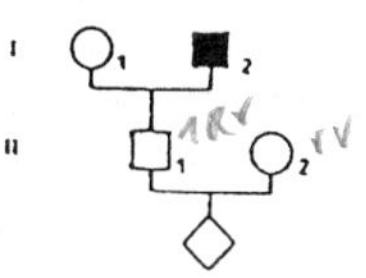

Wie groß ist die Wahrscheinlichkeit, daß ein Kind des Paares II1 – II2 an der gleichen Krankheit leidet?

(A) 5%
(B) 2%
(C) 1%
(D) 0,25%
(E) nicht gegenüber dem Bevölkerungsdurchschnitt erhöht

5.80 Wenn Eltern, die Vetter und Base sind, bereits zwei Kinder mit Mukoviszidose haben, beträgt das Risiko für jedes weitere Kind – auch an der Krankheit zu leiden – 25%,

weil

bei Blutsverwandtschaft der Eltern das Risiko für das Auftreten einer rezessiven Erbkrankheit erhöht ist.

H84

5.81 Welche Aussage trifft zu?

Alle drei Kinder eines gesunden Paares leiden an zystischer Pankreasfibrose (Mukoviszidose). Die Tatsache, daß die Krankheit bei allen drei Kindern auftrat, kann erklärt werden durch

(A) Zufallsverteilung bei rezessivem Erbgang
(B) Dominanz
(C) Penetranz
(D) Umwelteffekt
(E) keine der Faktoren A–D

H84

5.82 Die Eltern eines ungeborenen Kindes sind beide heterozygot für das Mukoviszidose-Gen und das Phenylketonurie-Gen.

Die Wahrscheinlichkeit, daß ihr Kind

(1) heterozygot für beide normalen Gene ist, beträgt 1/4
(2) heterozygot für das Mukoviszidose-Gen ist, beträgt 1/2
(3) homozygot für beide anomalen Gene ist, beträgt 1/16

(A) nur 2 ist richtig
(B) nur 3 ist richtig
(C) nur 1 und 2 sind richtig
(D) nur 2 und 3 sind richtig
(E) 1 – 3 = alle sind richtig

!!

5.83 Die Wahrscheinlichkeit, daß ein Mann mit einem rezessiv X-chromosomalen Erbleiden dieses auf seinen Sohn vererbt, beträgt

(A) 0%
(B) 25%
(C) 33%
(D) 50%
(E) 75%

5.78 (C) 5.79 (C) 5.80 (B) 5.81 (A) 5.82 (E) 5.83 (A)

F92

5.84 Welche Beobachtungen in dieser Familie schließen X-chromosomale Vererbung aus?

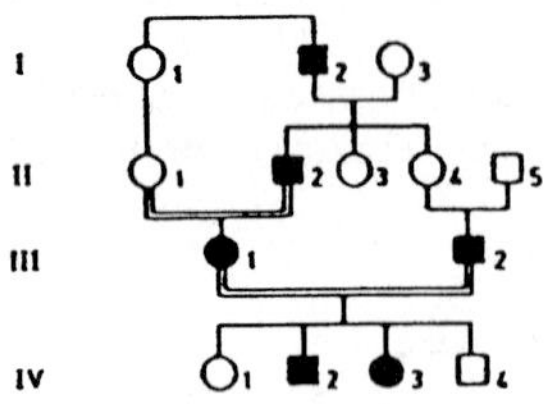

(1) Die Vererbung des Merkmals von I,2 auf II,2.
(2) Das Auftreten des Merkmals bei III,1.
(3) Das Fehlen des Merkmals bei IV,1 und IV,4.
(4) Das „Überspringen" einer Generation zwischen I,2 und III,2.

(A) nur 3 ist richtig
(B) nur 1 und 3 sind richtig
(C) nur 1 und 4 sind richtig
(D) nur 1, 3 und 4 sind richtig
(E) 1 - 4 = alle sind richtig

F95

5.85 Für welchen Erbgang ist der folgende Stammbaum charakteristisch?

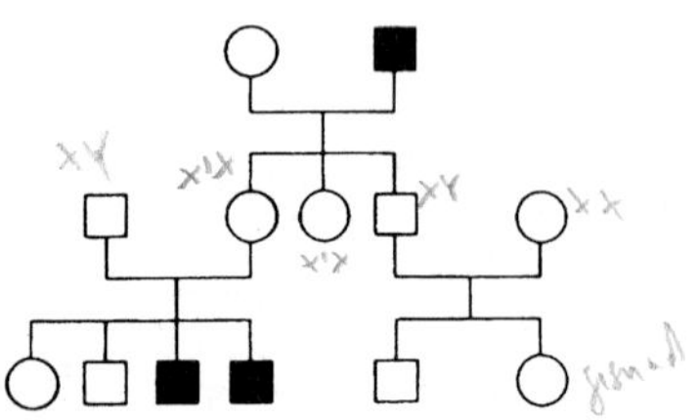

(A) Hämophilie A
(B) Vitamin-D-resistente hypophosphatämische Rachitis
(C) Lippen-Kiefer-Gaumenspalte
(D) Akrozephalosyndaktylie
(E) zystische Fibrose

Welche Wahrscheinlichkeiten, Bluter oder Bluterin zu sein, ergeben sich für die aus der Verwandtenehe hervorgehenden Kinder?

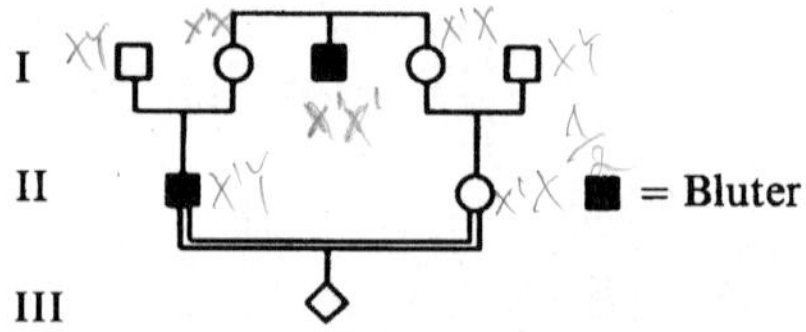

Ordnen Sie den Aussagen in Liste 1 die jeweils zutreffende Wahrscheinlichkeit in Liste 2 zu!

Liste 1

5.86 Für einen Sohn beträgt die Wahrscheinlichkeit, Bluter zu sein

5.87 Für eine Tochter beträgt die Wahrscheinlichkeit, Bluterin zu sein

Liste 2

(A) 1/8
(B) 1/4
(C) 1/2
(D) 7/8
(E) 1/1

H90

5.88 Manche Frauen, die heterozygot für ein X-chromosomal-rezessives Gen sind, das im hemizygoten Zustand eine schwere Krankheit hervorruft, zeigen eine klinisch erkennbare, wenn auch im Vergleich zum männlichen Kranken abgeschwächte Manifestation von Krankheitserscheinungen.

Welche ist die beste Erklärung für diesen Befund?

(A) gelegentliches Auftreten von Zellen mit dem Karyotyp 46,XY bei phänotypisch normal erscheinenden Frauen (Mosaik)
(B) erhöhte Penetranz mancher X-chromosomaler Gene beim weiblichen Geschlecht
(C) Unterschiede der Expressivität des väterlichen und mütterlichen X-Chromosoms
(D) zufällig von der erwarteten mittleren Verteilung abweichende Verteilung der Zellen mit inaktiviertem väterlichen oder mütterlichen X-Chromosom
(E) Beeinflussung der Wirkung X-chromosomaler Gene durch autosomale Gene

5.84 (B) 5.85 (A) 5.86 (A) 5.87 (A) 5.88 (D)

F94

5.89 Welches Symptom bzw. diagnostische Zeichen gehört **nicht** zum Syndrom mit fragilem X-Chromosom?

(A) mikroskopisch darstellbare Konstriktion am langen Arm des X-Chromosoms
(B) geistige Retardierung
(C) Minderwuchs
(D) auffällige Fazies
(E) vergrößerte Testes

F90

5.90 Welche Aussage zum Marker-X-Syndrom (fragiles X-Chromosom) trifft **nicht** zu?

(A) Die Symptomatik des Krankheitsbildes ist meist bei Männern stärker ausgeprägt als bei Frauen.
(B) Betroffene Männer und Frauen sind gleich häufig klinisch auffällig.
(C) Es kann durch unauffällige männliche Überträger vererbt werden.
(D) Bei familiär auftretender geistiger Behinderung sollte das Vorliegen einer brüchigen Stelle am X-Chromosom ausgeschlossen werden.
(E) Die brüchige Stelle am X-Chromosom kann pränatal diagnostiziert werden.

F90

5.91 Ein Mann, der Träger eines noch ungeklärten genetischen Defektes ist, hat zwei Töchter, bei denen dieser Defekt etwas leichter ausgeprägt ist.

Welche Erbgänge kommen in Frage?

(1) autosomal-dominanter Erbgang mit variabler Expressivität
(2) autosomal-rezessiver Erbgang (Pseudodominanz)
(3) X-chromosomal-dominanter Erbgang
(4) X-chromosomaler Erbgang mit Letalität der männlichen Hemizygoten
(5) Übertragung einer mitochondrialen Mutation

(A) nur 1 und 2 sind richtig
(B) nur 1, 2 und 3 sind richtig
(C) nur 1, 3 und 5 sind richtig
(D) nur 2, 3 und 4 sind richtig
(E) nur 1, 2, 4 und 5 sind richtig

F94

5.92 Welche Aussagen treffen zu?

II,3 und II,4 leiden an Muskeldystrophie Typ Duchenne (DMD):

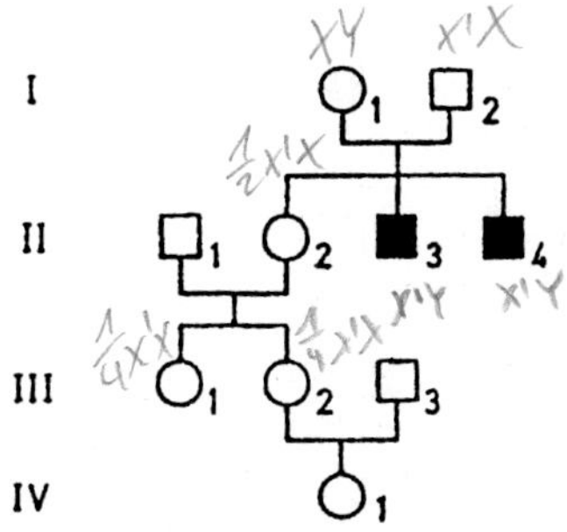

(1) Da zwei Brüder betroffen sind, hat II,2 ein Risiko von ½, Überträgerin des DMD-Gens zu sein.
(2) Trotz des Auftretens der DMD bei zwei Söhnen, kann als Ursache eine Neumutation in einer Keimzelle von I,2 nicht mit Sicherheit ausgeschlossen werden.
(3) III,2 hat ein geringeres Risiko, DMD-Überträgerin zu sein als III,1, weil III,2 bereits ein gesundes Kind hat.
(4) Die beiden Schwestern III,1 und III,2 haben das gleiche Risiko, Überträgerin der DMD zu sein.

(A) nur 1 und 3 sind richtig
(B) nur 1 und 4 sind richtig
(C) nur 2 und 4 sind richtig
(D) nur 1, 2 und 3 sind richtig
(E) nur 1, 2 und 4 sind richtig

5.89 (C) 5.90 (B) 5.91 (B) 5.92 (B)

H94

5.93 Stammbaum einer Familie mit vier an progressiver Muskeldystrophie Typ Duchenne (DMD) erkrankten Patienten:

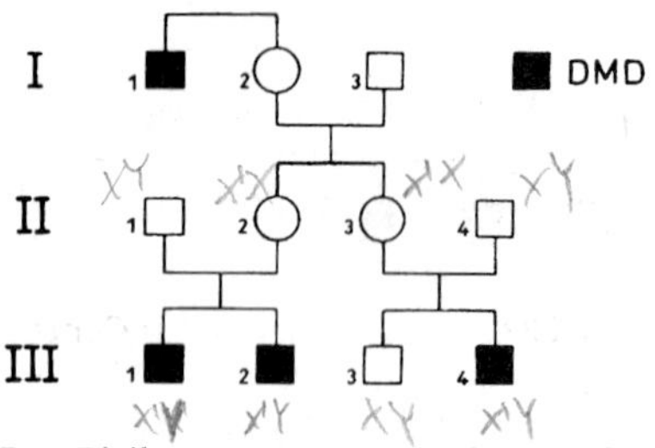

Das Risiko, an DMD zu leiden, ist für ein weiteres Kind von II/2 wesentlich höher als für ein Kind von II/3,

weil

das Risiko für einen Sohn, an DMD zu leiden, proportional zur Zahl der bereits geborenen betroffenen Söhne ansteigt.

F95

5.94 Welche Aussagen über die Muskeldystrophie vom Typ Duchenne oder vom Typ Becker (DMD/BMD) treffen zu?

(1) Das Gen, dessen Veränderungen zu DMD/BMD führen, ist auf dem X-Chromosom lokalisiert.
(2) Mutationen des Dystrophin-Gens verursachen DMD und BMD.
(3) Überträgerinnen (sog. Konduktorinnen) weisen im Serum häufig erhöhte Konzentrationen des Enzyms Kreatin-Phosphokinase (CPK) auf.
(4) Weder für DMD noch für BMD besteht eine Methode zur pränatalen Diagnostik.

(A) nur 1 ist richtig
(B) nur 2 und 3 sind richtig
(C) nur 1, 2 und 3 sind richtig
(D) nur 2, 3 und 4
(E) 1 – 4 = alle sind richtig

H99

5.95 Zwei verschiedene klinische Verlaufsformen werden bei den häufigsten Formen der X-chromosomalen Muskeldystrophie beobachtet: (Typ Duchenne: schwere Ausprägung, Typ Becker: leichte Ausprägung).

Die klinischen Verläufe sind in den meisten Fällen

(A) durch extreme Variabilität in der Expressivität des Gens zu erklären
(B) durch Lage und Art der Mutation bedingt
(C) auf verschiedene Mutationen des Promotors zurückzuführen
(D) durch Imprinting zu erklären
(E) Folge unterschiedlicher therapeutischer Bemühungen

F86

5.96 Welche der folgenden Anomalien wird **nicht** X-chromosomal vererbt?

(A) Muskeldystrophie (Typ Duchenne)
(B) Testikuläre Feminisierung
(C) Farbenblindheit (Deuteroanomalie)
(D) Adrenogenitales Syndrom
(E) Hämophilie A

F92

5.97 Welche der folgenden Krankheiten werden X-chromosomal vererbt?

(1) Muskeldystrophie Typ Duchenne
(2) Vitamin-D-resistente Rachitis
(3) Hämophilie B
(4) zystische Fibrose
(5) Chorea Huntington

(A) nur 1, 2 und 3 sind richtig
(B) nur 1, 2 und 5 sind richtig
(C) nur 1, 3 und 4 sind richtig
(D) nur 2, 3 und 4 sind richtig
(E) nur 2, 3 und 5 sind richtig

5.93 (E) 5.94 (C) 5.95 (B) 5.96 (D) 5.97 (A)

F84

5.98 Welche(r) der folgenden Karyotypen bei einem Kind schließen (schließt) die Übertragung einer X-chromosomalen Erbanlage vom Vater aus?

(1) X0
(2) XX
(3) XY
(4) XYY
(5) XXY

(A) nur 3 ist richtig
(B) nur 1 und 2 sind richtig
(C) nur 3 und 4 sind richtig
(D) nur 1, 3 und 4 sind richtig
(E) nur 3, 4 und 5 sind richtig

5.99 Ein Kranker mit Glucose-6-phosphat-Dehydrogenase-Mangel hat mit einer gesunden Frau 4 Kinder – 3 Töchter und einen Sohn. Wieviele Kinder haben das Gen für Glucose-6-phosphat-Dehydrogenase-Mangel von ihm geerbt?

(A) keines
(B) 1 Kind
(C) 2 Kinder
(D) 3 Kinder
(E) alle Kinder

F88 **!**

5.100 Der Vater einer Rat suchenden gesunden Frau hat Hämophilie A.

Welche Aussage in bezug auf das Risiko für Söhne der Frau, an Hämophilie A zu leiden, ist richtig?

(A) Alle Söhne werden an Hämophilie A leiden.
(B) Das Risiko kann nur bestimmt werden, wenn bekannt ist, ob die Mutter der Ratsuchenden Konduktorin für Hämophilie A ist.
(C) Das Risiko für Söhne beträgt 50%.
(D) Das Risiko für weitere Söhne ist höher als 50%, wenn die Ratsuchende schon einen Sohn mit Hämophilie A hat.
(E) Eine verläßliche Aussage über das Risiko für Söhne ist nur möglich unter Berücksichtigung der Aktivität des Gerinnungsfaktors VIII im Blutplasma der Ratsuchenden.

H89 **!**

5.101 Die Frauen A und B kommen zur genetischen Beratung, weil jeweils zwei Brüder der Mutter an Hämophilie A erkrankt sind.

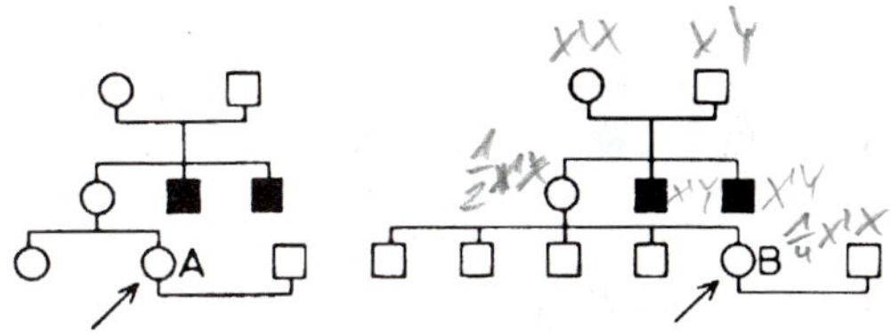

(A) In beiden Fällen ist das Risiko, selbst Genträgerin zu sein, 1/4 oder 25%.
(B) In beiden Fällen ist das Risiko, selbst Genträgerin zu sein, 1/2 oder 50%.
(C) Für die Frau A beträgt das Risiko, Genträgerin zu sein, 1/4. Für die Frau B ergibt sich, da sie vier gesunde und keine kranken Brüder hat, eine geringere Wahrscheinlichkeit, Genträgerin zu sein.
(D) Es muß die Möglichkeit berücksichtigt werden, daß die Hämophilie bei den Merkmalsträgern durch Neumutation entstanden ist. Das Risiko, Genträger zu sein, ist deshalb für beide Frauen geringer als 1/4.
(E) Nur im Falle der Frau B ist die Möglichkeit der Neumutation und deshalb ein niedrigeres Risiko als 1/4 zu erwägen.

F84

5.102 In welcher der folgenden Gruppen ist der erwartete Anteil von Heterozygoten für das entsprechende krankmachende Gen bei gesunden Kindern bzw. Geschwistern am geringsten?

(A) Töchter von Vätern mit Hämophilie A
(B) Schwestern mit zwei Brüdern mit Hämophilie A
(C) Brüder mit zwei Schwestern mit Mukoviszidose
(D) Söhne von Müttern mit Albinismus totalis
(E) Schwestern mit zwei Brüdern mit klassischer Phenylketonurie

5.98 (C) 5.99 (D) 5.100 (C) 5.101 (C) 5.102 (B)

F88 !

5.103 In einer Familie leidet I,1 an Hämophilie A. Wie hoch ist das Risiko für IV,1, die Hämophilie A geerbt zu haben?

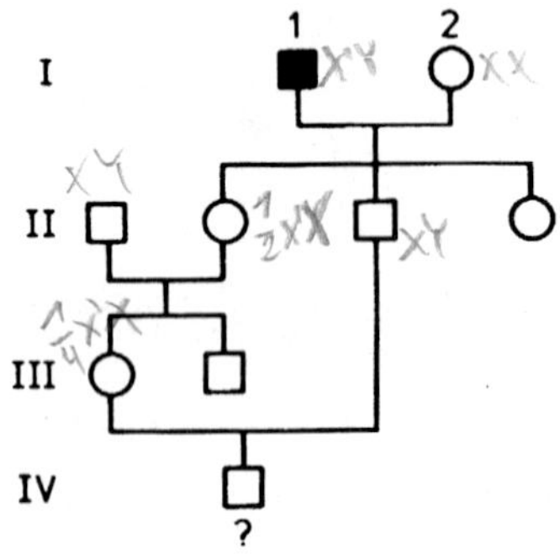

(A) 1/2
(B) 1/4
(C) 1/8
(D) 1/32
(E) praktisch Null

F85

5.104

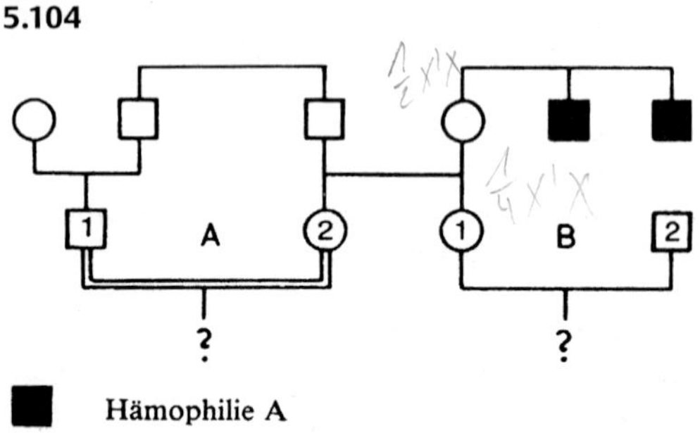

Das Risiko, an Hämophilie A zu erkranken, ist für Söhne aus der Verbindung A höher als für Söhne aus der Verbindung B,

weil

die beiden Partner in Verbindung A Vetter und Base I. Grades sind.

F84

5.105 Die Mütter eines gesunden Rat suchenden Ehepaares sind Schwestern. Zwei Brüder des Ehemannes sind an Hämophilie A erkrankt.

Die Wahrscheinlichkeit für das Auftreten von Hämophilie A bei den Kindern der Rat Suchenden ist gegenüber dem Bevölkerungsdurchschnitt erhöht,

weil

Verwandtenehen mit einem erhöhten Risiko für die Homozygotie für krankmachende Gene bei den Kindern verbunden sind.

H84

5.106 Die Väter eines gesunden Rat suchenden Ehepaares sind Brüder. Der Bruder der Mutter der Ehefrau ist an Hämophilie A erkrankt.

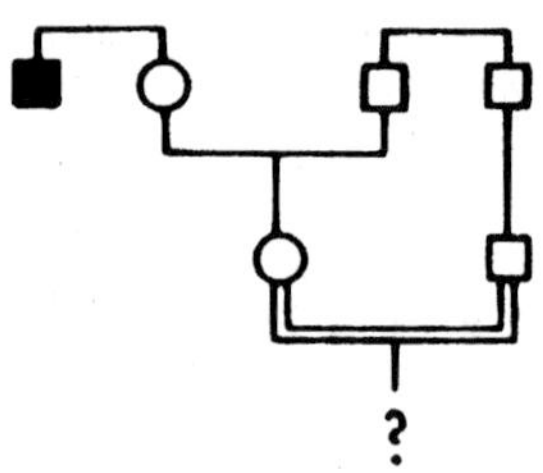

Das Risiko an Hämophilie A zu erkranken ist für Söhne des Rat suchenden Ehepaares gegenüber dem Bevölkerungsdurchschnitt erhöht,

weil

Verwandtenehen mit einem erhöhten Risiko für das Auftreten von Erbkrankheiten bei den Kindern verbunden sind.

H95 H83 !

5.107

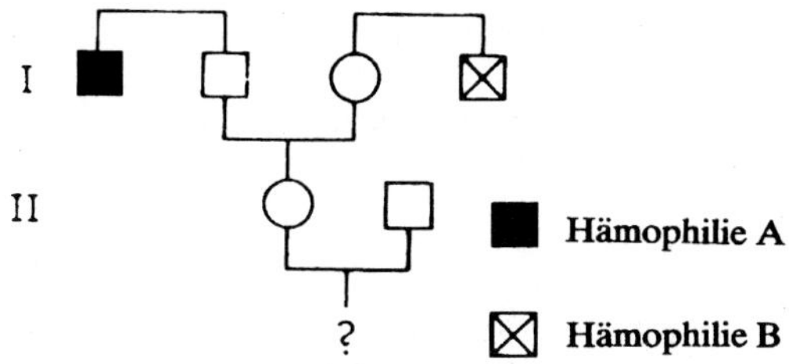

Das Risiko, an Hämophilie A oder Hämophilie B zu erkranken, ist für Kinder des Paares II annähernd gleich,

weil

die Loci für Hämophilie A und Hämophilie B auf dem X-Chromosom lokalisiert sind.

5.108 Die klassische Bluterkrankheit (Hämophilie A)

(1) beruht auf der Mutation eines Regulator-Gens
(2) ist auf Fehlen, Verminderung oder strukturelle Veränderung des Faktor-VIII-Proteins zurückzuführen
(3) zeigt bei den Kranken in der Bevölkerung unterschiedlich schwere Ausprägung
(4) zeigt bei Kranken innerhalb einer Familie oder Sippe ähnliche schwere Ausprägung

(A) nur 2 ist richtig
(B) nur 1 und 4 sind richtig
(C) nur 1, 3 und 4 sind richtig
(D) nur 2, 3 und 4 sind richtig
(E) 1 – 4 = alle sind richtig

5.109 Die Hämophilie A ist bei Frauen selten,

weil

bluterkranke Männer zeugungsunfähig sind.

F92 !

5.110 Die im Stammbaum mit II3 und II4 bezeichneten Männer leiden an Hämophilie B.

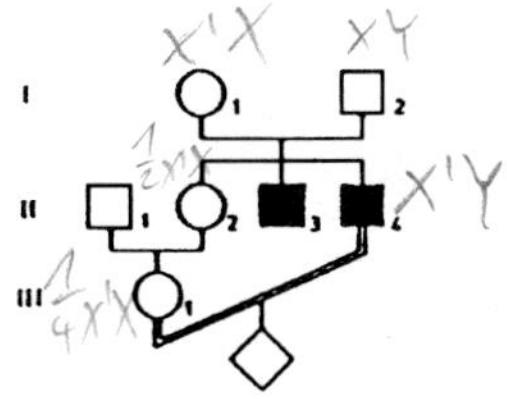

Wie groß ist die Wahrscheinlichkeit, daß ein Kind des Paares II4 – III1 an Hämophilie B leidet?

(A) 1/16
(B) 1/8
(C) 1/6
(D) 1/4
(E) 1/2

5.111 Die Farbsehstörung vom Typ der Deuteroanomalie findet sich bei etwa 5% der deutschen Männer.

Wie hoch ist die Häufigkeit des betreffenden Gens in der Bevölkerung?

(A) 0,025
(B) 0,05
(C) 0,1
(D) $\sqrt{0{,}05} \approx 0{,}223$
(E) 0,7

H88 !

5.112 Sie sehen den Stammbaum einer Familie, in der Deuteroanomalie auftritt.

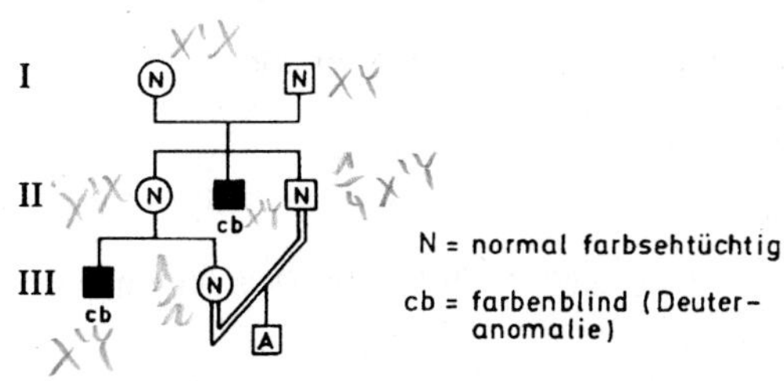

Die Wahrscheinlichkeit, aufgrund der Abstammung eine Deuteroanomalie zu zeigen, beträgt für den erwarteten Sohn A:

(A) 1/2
(B) 1/3
(C) 2/3
(D) 1/4
(E) 1/8

H94 F89 !

5.113 Eine Frau mit Deuteranopie und ein Mann mit Protanopie haben zwei Söhne und zwei Töchter.

Wie viele Kinder sind farbsehgestört?

(A) kein Kind ist farbsehgestört.
(B) 1
(C) 2
(D) 3
(E) 4

H92 !

5.114 Die im Stammbaum mit II3 und II4 gekennzeichneten Männer sind deuteranop.

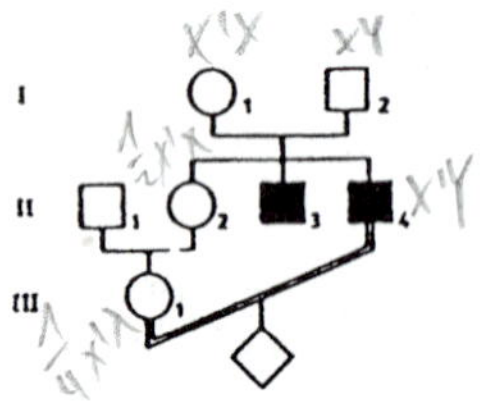

Wie groß ist die Wahrscheinlichkeit für Söhne und Töchter des Paares II4 –III1, deuteranop zu sein?

	Söhne	**Töchter**
(A)	1/2	0
(B)	1/4	0
(C)	1/8	1/8
(D)	1/8	1/16
(E)	1/16	1/16

5.115 Der Sohn eines deuteranopen Vaters ist ebenfalls deuteranop (Form der Farbenblindheit). Welche der folgenden Erklärungen für diesen Befund ist die wahrscheinlichste?

(A) Heterozygotie der Mutter
(B) Crossing-over zwischen X- und Y-Chromosom
(C) dominante Vererbung der Deuteranopie
(D) polygene Vererbung
(E) Neumutation beim Sohn

!

5.116 Aus der Ehe eines rot-grün-blinden Mannes mit einer normal farbensichtigen Frau entstammt ein rot-grün-blinder Sohn.

Wie groß ist das Risiko für weitere Kinder, rot-grünblind zu sein?

(A)	Töchter 100%	Söhne 50%
(B)	Töchter 50%	Söhne 100%
(C)	Töchter 50%	Söhne 50%
(D)	Töchter 25%	Söhne 50%
(E)	Töchter 0%	Söhne 25%

H84 !

5.117 In welcher der folgenden Gruppen ist der Anteil der Heterozygoten für das betreffende krankmachende Gen am höchsten?

(A) Töchter von Vätern mit Rot-Grün-Blindheit
(B) Söhne von Vätern mit Hämophilie A
(C) Brüder von zwei Schwestern mit Mukoviszidose
(D) Schwestern von zwei Brüdern mit Muskeldystrophie vom Typ Duchenne
(E) In den Gruppen A–D ist die erwartete Häufigkeit von Heterozygoten für das betreffende krankmachende Gen gleich.

F98 !

5.118 Beide Ehepartner haben normales Farbsehvermögen. Sie haben jedoch zwei rot-grün-blinde Söhne und eine Tochter mit normalem Farbsehvermögen.

Welche Aussage über diese Familie trifft **nicht** zu?

(A) Der Vater ist Überträger des Gens für Rotgrünblindkeit.
(B) Die Mutter ist Überträgerin des Gens für Rotgrünblindheit.
(C) Die Tochter hat ein Risiko von 50%, Überträgerin des Gens für Rotgrünblindheit zu sein.
(D) Das Paar hat eine Chance von 50%, daß der nächste Sohn normales Farbsehvermögen hat.
(E) Das Paar hat eine Chance von 100%, daß die nächste Tochter normales Farbesehvermögen hat.

5.113 (C) 5.114 (C) 5.115 (A) 5.116 (C) 5.117 (A) 5.118 (A)

F97 **!**

5.119 Nach dem Tod ihres Ehemannes II/2 geht die Frau II/3 eine zweite Ehe mit dessen Bruder II/1 ein. Der einzige Sohn aus der ersten Ehe ist ebenso wie II/2 und II/4 von Rot-Grün-Blindheit betroffen.

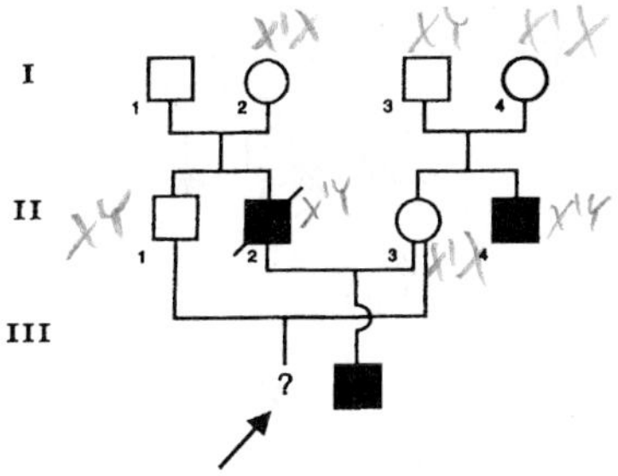

Wie hoch ist die Wahrscheinlichkeit, von Rot-Grün-Blindheit betroffen zu sein, für jedes Kind der Frau II/3 in der zweiten Ehe?

(A) 75%
(B) 50%
(C) 25%
(D) 12,5%
(E) Das Wiederholungsrisiko entspricht der Mutationsrate

H86 **!**

5.120 Ein deuteranoper Mann heiratet die farbentüchtige Tochter seines ebenfalls deuteranopen Onkels mütterlicherseits.

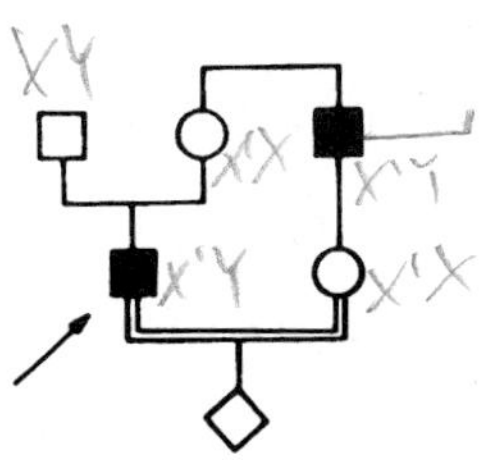

Wie groß ist das Risiko, daß ein Kind des Paares farbenblind ist?

(A) für Tochter 0%, für Sohn 50%
(B) für Tochter 0%, für Sohn 100%
(C) für Tochter 50%, für Sohn 50%
(D) für Tochter 50%, für Sohn 100%
(E) für Tochter 100%, für Sohn 50%

H90 **!**

5.121 Die im Stammbaum mit II.3 und II.4 gekennzeichneten Männer sind deuteranop.

Wie groß ist die Wahrscheinlichkeit, daß ein Kind des Paares III.1 –III.2 deuteranop ist?

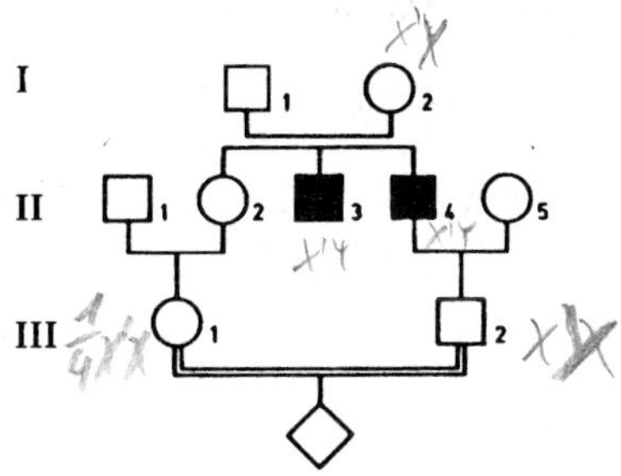

(A) 1/24
(B) 1/16
(C) 1/8
(D) 1/4
(E) 1/2

F97 **!**

5.122 Welche Aussagen über eine Frau, die einen Bruder und zwei Söhne mit Muskeldystrophie vom Typ Duchenne hat, treffen zu?

(1) Alle weiteren Söhne werden an dieser Krankheit erkranken.
(2) Die a-priori-Wahrscheinlichkeit für jeden weiteren Sohn dieser Frau beträgt 50%.
(3) Das Risiko für weitere Söhne ist niedriger als 50%, wenn die Aktivität der Serumkreatinkinase dieser Mutter normal ist.
(4) Es ist zu erwarten, daß eine Deletion auf DNA-Niveau im Bereich des für Dystrophin codierenden Gens bei den betroffenen Söhnen gefunden wird.

(A) nur 1 ist richtig
(B) nur 1 und 4 sind richtig
(C) nur 2 und 3 sind richtig
(D) nur 2 und 4 sind richtig
(E) nur 2, 3 und 4 sind richtig

5.119 (C) 5.120 (C) 5.121 (B) 5.122 (D)

!

5.123 Der Mann I/2 hat aus einer früheren Ehe einen Sohn mit Muskeldystrophie Typ Duchenne (Häufigkeit unter männlichen Neugeborenen 1:3600). Die Frau I/3 hat aus einer früheren Ehe eine Tochter mit klassischer Phenylketonurie (Häufigkeit unter Neugeborenen 1:10 000).

I/2 und I/3 gehen eine Ehe ein.

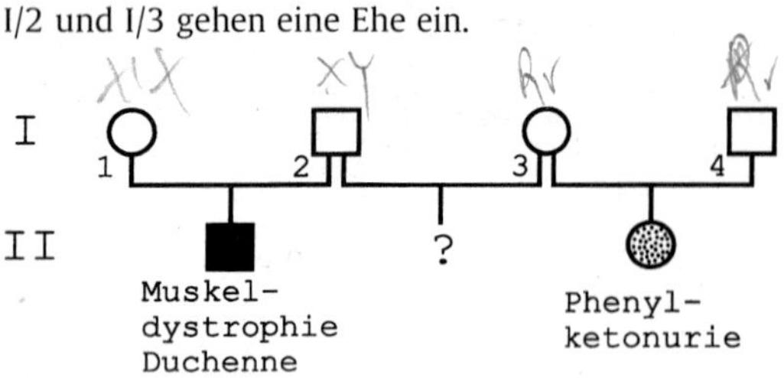

Welche der folgenden Aussagen über das Krankheitsrisiko ihrer gemeinsamen Kinder trifft zu?

(A) Ihre Söhne haben ein Risiko für Muskeldystrophie Typ Duchenne von 50%.
(B) Ihre Söhne haben ein Risiko für Muskeldystrophie Typ Duchenne von 50% und ein Risiko von etwa 1:800 für Phenylketonurie.
(C) Ihre Kinder haben ein Risiko für Phenylketonurie von etwa 1:200.
(D) Ihre Kinder haben ein Risiko für Phenylketonurie von etwa 1:800.
(E) Ihre Kinder haben im Vergleich zur Allgemeinbevölkerung kein erhöhtes Erkrankungsrisiko.

H92

5.124 Welcher der unter (A) – (E) abgebildeten Stammbäume ist für die Vererbung der Muskeldystrophie Typ Duchenne charakteristisch?

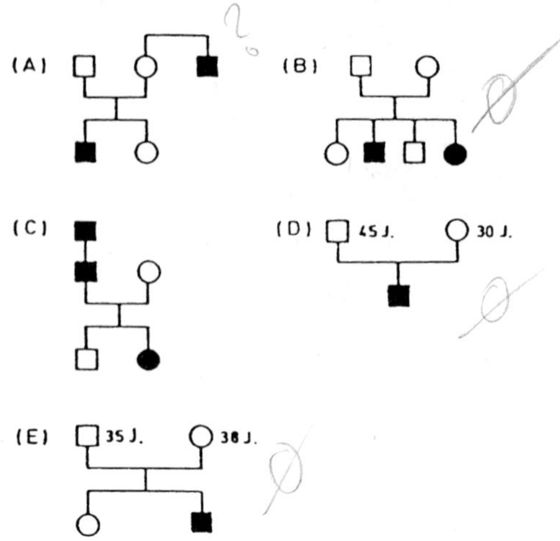

H82

5.125 Welche der folgenden Aussagen über die noch kinderlose Schwester zweier Brüder mit progressiver Muskeldystrophie vom Typ Duchenne trifft **nicht** zu?

(A) Die Wahrscheinlichkeit, in der ersten Schwangerschaft ein Kind mit Muskeldystrophie zu haben, beträgt 12,5%.
(B) Durch eine Bestimmung der Aktivität von Serumenzymen kann in manchen Fällen das Risiko präzisiert werden.
(C) Die Wahrscheinlichkeit, Konduktorin zu sein, beträgt 50%.
(D) Das Risiko für eine Tochter, Konduktorin zu sein, beträgt 12,5%.
(E) Falls ein Sohn mit Muskeldystrophie geboren wird, beträgt das Risiko für weitere Söhne 50%.

5.123 (C) 5.124 (A) 5.125 (D)

H90

5.126 Im beistehenden Stammbaum leidet III.1 an einer progressiven Muskeldystrophie Typ Duchenne (PMD).

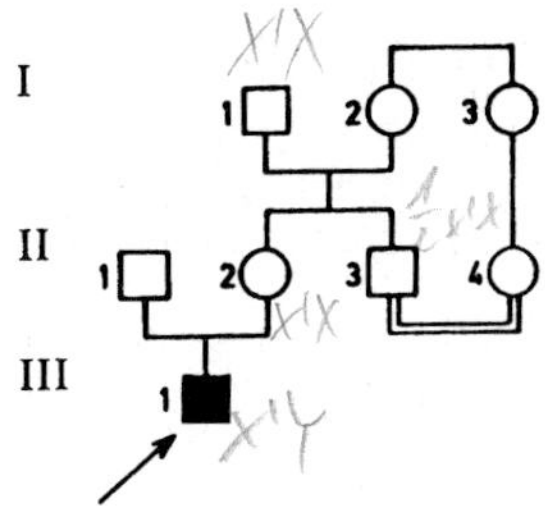

(1) Für die Beratung der Eltern in bezug auf das Risiko für weitere Kinder, an PMD zu erkranken, ist es wichtig, wenn vorher bei II.2 die Aktivität der Serum-Kreatinphosphokinase bestimmt wird.
(2) Im Falle einer weiteren Schwangerschaft bei II.2 kann eine pränatale Geschlechtsdiagnostik das Risiko für das Auftreten einer PMD beim Kind präzisieren.
(3) Für die Kinder von II.3 liegt das Risiko, an PMD zu erkranken, höher als im Bevölkerungsdurchschnitt.

(A) nur 1 ist richtig
(B) nur 1 und 2 sind richtig
(C) nur 1 und 3 sind richtig
(D) nur 2 und 3 sind richtig
(E) 1 – 3 = alle sind richtig

H91 F83

5.127

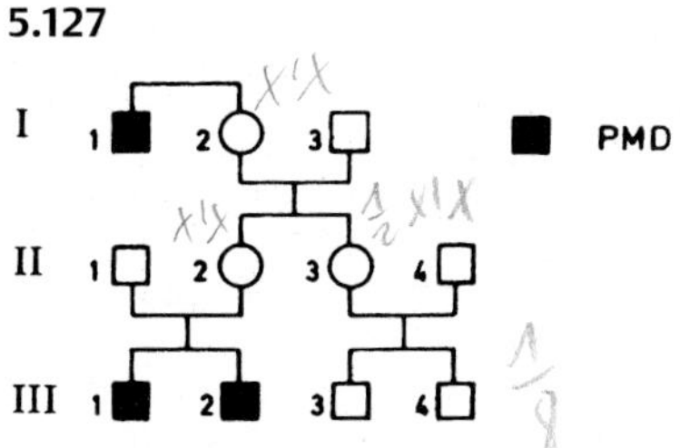

Stammbaum einer Familie mit drei an progressiver Muskeldystrophie Typ Duchenne (PMD) erkrankten Patienten.

Das Risiko, an PMD zu leiden, ist für ein weiteres Kind von II-2 wesentlich höher als für ein Kind von III-3,

weil

zwei an PMD erkrankte Söhne ein praktisch sicheres Zeichen für Heterozygotie der Mutter sind.

F99

5.128 Die weitaus häufigste(n) Genmutation(en) bei Patienten mit Muskeldystrophie Typ Duchenne oder Typ Becker ist (sind):

(A) eine instabile Trinukleotidsequenz
(B) Punktmutationen, die zum vorzeitigen Abbruch der Proteinsynthese führen (Nonsense-Mutation)
(C) Deletionen
(D) Inversionen und Duplikationen
(E) Promotormutationen

5.129 Ein gesundes Ehepaar mit normalem Farbsehvermögen hat einen Sohn mit progressiver Muskeldystrophie (Typ Duchenne) und Deuteranopie und einen gesunden Sohn mit Deuteranopie. Welcher der folgenden Begriffe kann diesen Befund erklären?

(A) verminderte Penetranz
(B) genetische Heterogenie
(C) Crossing-over
(D) Genkopplung
(E) polygene Vererbung

H83

5.130 Die Vitamin-D-resistente Rachitis ist X-chromosomal dominant erblich; deshalb haben, sofern der andere Ehepartner gesund ist, betroffene

(A) Mütter nur kranke Söhne
(B) Mütter nur gesunde Söhne
(C) Väter keine kranken Söhne
(D) Mütter nur kranke Töchter
(E) Väter nur gesunde Töchter

5.126 (E) 5.127 (A) 5.128 (C) 5.129 (C) 5.130 (C)

F86

5.131 Welche Aussage trifft **nicht** zu?

Für Vitamin-D-resistente Rachitis treffen die folgenden Aussagen zu:

(A) Männer sind meistens schwerer betroffen als Frauen.
(B) Bei Frauen der gleichen Familie sind größere Unterschiede in der Ausprägung zu erwarten als zwischen Männern einer Familie.
(C) Alle Töchter von betroffenen Männern sind Genträger, auch wenn sie keine Skelettunterscheidungen zeigen.
(D) Alle Söhne betroffener (heterozygoter) Frauen sind Merkmalsträger.
(E) Söhne aus Ehen betroffener Männer mit gesunden Frauen sind niemals Genträger.

H95

5.132 Welche Aussage trifft **nicht** zu?

Bei X-chromosomal-dominanter Vererbung (Regelfall)

(A) sind Männer schwerer betroffen als Frauen
(B) ist die Merkmalsprägung bei Frauen variabler als bei betroffenen Männern
(C) sind betroffene Frauen in der Bevölkerung häufiger als betroffene Männer
(D) kann das Gen nur von der Mutter auf den Sohn weitergegeben werden
(E) wird das Gen von betroffenen Frauen auf alle Töchter weitervererbt

H87

5.133 Ein an hereditärer Vitamin-D-resistenter hypophosphatämischer Rachitis erkrankter Mann kann diese Krankheit nicht auf seine Söhne vererben,

weil

Vitamin-D-resistente hypophosphatämische Rachitis ein X-chromosomal-dominantes Erbleiden ist.

5.134 Ein Mann mit Achondroplasie (autosomal-dominant) heiratet eine Frau mit Vitamin-D-resistenter Rachitis (X-chromosomal-dominant). Welche der folgenden Aussagen trifft **nicht** zu?

(A) Das Risiko für Söhne, an Achondroplasie zu erkranken, beträgt 50%.
(B) Das Risiko für Söhne, an Vitamin-D-resistenter Rachitis zu erkranken, beträgt 25%.
(C) Das Risiko für Töchter, an Achondroplasie zu erkranken, beträgt 50%.
(D) Das Risiko für Töchter, die Anlage für Vitamin-D-resistente Rachitis zu erben, beträgt 50%.
(E) Das Risiko für Töchter, die Anlagen für Achondroplasie und Vitamin-D-resistente Rachitis zu erben, beträgt 25%.

F85

5.135 Eine Frau leidet an Achondroplasie, ihr Mann an Vitamin-D-resistenter hypophosphatämischer Rachitis.

Wie groß ist die Wahrscheinlichkeit für einen Sohn, **beide** Krankheiten zu haben?

(A) 0
(B) 12,5%
(C) 25%
(D) 50%
(E) 75%

H83

5.136 Der Ausdruck „Geschlechtsbegrenzung" bezeichnet in der Humangenetik die

(A) Manifestation einer autosomal bedingten Erbkrankheit bei nur einem der Geschlechter
(B) Manifestation einer Erbkrankheit an den Geschlechtsorganen
(C) Lokalisation eines Gens auf einem Geschlechtschromosom
(D) Lokalisation eines Gens auf dem X- oder Y-Chromosom
(E) Translokation eines autosomalen Chromosomenanteils auf ein Geschlechtschromosom

5.131 (D) 5.132 (E) 5.133 (A) 5.134 (B) 5.135 (A) 5.136 (A)

F85

5.137 Heterogenie eines Erbleidens ist anzunehmen, wenn

(1) aus der Ehe zweier Merkmalsträger eines autosomal-rezessiv erblichen Leidens nur nicht betroffene Kinder hervorgegangen sind
(2) das zugrundeliegende Gen verschiedenen Familien unterschiedliche Kopplungsverhalten zeigt
(3) das Merkmal in einem Teil der betroffenen Familien autosomal-rezessiv, in einem anderen Teil der betroffenen Familien X-chromosomal vererbt wird
(4) ein Geschlecht deutlich häufiger betroffen ist als das andere
(5) verschiedene biochemische Grunddefekte nachgewiesen werden können

(A) nur 3 und 4 sind richtig
(B) nur 1, 2 und 4 sind richtig
(C) nur 2, 3 und 5 sind richtig
(D) nur 1, 2, 3 und 5 sind richtig
(E) 1 – 5 = alle sind richtig

F89

5.138 Heterogenie bedeutet, dass

(A) verschiedene Gene ein gleiches Krankheitsbild verursachen können
(B) ein Gen zu mehreren verschiedenen Krankheitsbildern führen kann
(C) mehrere Gene an der Ausprägung eines Merkmals zusammenwirken
(D) Heterozygote Vorteile gegenüber beiden Homozygoten besitzen
(E) neben genetischen Faktoren auch Umwelteinflüsse am Zustandekommen des Krankheitsbildes beteiligt sind

F86

5.139 Bei der Gruppe der Mucopolysaccharidosen handelt es sich

(1) ausschließlich um multiple Allelie
(2) um multiple Allelie und Mutation an verschiedenen Genorten
(3) ausschließlich um Mutation autosomaler Gene
(4) um multifaktorielle Vererbung
(5) um Defekte von lysosomalen Enzymen

(A) nur 2 ist richtig
(B) nur 1 und 5 sind richtig
(C) nur 2 und 5 sind richtig
(D) nur 3 und 4 sind richtig
(E) nur 4 und 5 sind richtig

H86

5.140 Die Mucopolysaccharidosen bieten ein gutes Beispiel für Heterogenie,

weil

bei den Mucopolysaccharidosen klinisch gleiche oder sehr ähnliche Untergruppen auf unterschiedlichen Enzymdefekten beruhen.

F87

5.141 Welche Aussage trifft zu?

Ein genetischer Polymorphismus liegt vor, wenn

(A) ein Merkmal in Individuen einer Familie unterschiedlich stark ausgeprägt ist
(B) an einem Genort in einer Bevölkerung zwei (oder mehrere) Allele vorhanden sind
(C) das Zusammenwirken mehrerer Gene zur Ausbildung eines Merkmals erforderlich ist
(D) ein Gen mehrere verschiedene Merkmale bedingt
(E) die gleiche Krankheit durch Defekte von Erbanlagen an verschiedenen Genorten bedingt sein kann

H87

5.142 Aus vielen Ehen zwischen Ehepartnern, die an autosomal-rezessiv verursachter Taubstummheit leiden, stammen hörgesunde Kinder ab,

weil

bei autosomal-rezessiv vererbter Taubstummheit häufig Heterogenie vorliegt.

5.137 (D) 5.138 (A) 5.139 (C) 5.140 (A) 5.141 (B) 5.142 (A)

H85

5.143 Ein taubstummes Elternpaar (beide Eltern sind von rezessiv erblicher Taubheit betroffen) hat ein hörgesundes Kind.

Wie groß ist das genetische Risiko für weitere Kinder, taubstumm zu sein?

(A) sehr gering
(B) 25%
(C) 50%
(D) 75%
(E) 100%

H98 H88

5.144 Welche Aussage trifft **nicht** zu?

Aus der Verbindung zweier Personen mit genetisch bedingter Taubstummheit sind zwei hörgesunde Söhne hervorgegangen.

(A) Die Taubstummheit beider Eltern wird autosomal-rezessiv vererbt.
(B) Bei den Eltern sind unterschiedliche Gene für die Taubstummheit verantwortlich.
(C) Die hörgesunden Kinder sind doppelt heterozygot (für die beiden beteiligten Loci).
(D) Das Risiko für taubstumme Kinder bei weiteren Schwangerschaften beträgt jeweils 25%.
(E) Die hörgesunden Geschwister der Eltern sind mit einer Wahrscheinlichkeit von $^2/_3$ heterozygote Genträger.

F86

5.145 Welcher der folgenden Begriffe bezeichnet die Manifestation eines Gens an mehreren Organen?

(A) multiple Allelie
(B) Heterogenie
(C) Expressivität
(D) Penetranz
(E) Pleiotropie

5.146 Als Pleiotropie (Polyphänie) wird eine Genwirkung bezeichnet.

(A) die typisch für X-chromosomale Erbgänge ist
(B) die der polygenen Genwirkung gleichzusetzen ist (Synonym)
(C) bei der ein Gen mehrere Eigenschaften bedingt
(D) die nur bei Homozygotie vorkommt
(E) die nur bei Stoffwechselleiden vorkommt

H94

5.147 Wenn elterliche Allele an zwei Genloci bei einem Kind rekombiniert werden (d.h. es findet ein meiotischer Austausch von Allelen statt), beweist das, daß die beiden Loci aus verschiedenen Chromosomen liegen,

weil

auf einem Chromosom dicht beieinander liegende Gene selten durch Austausch getrennt werden (Genkoppelung).

F93

5.148 Welche der folgenden Aussagen über Genkopplung treffen zu?

(1) Als gekoppelt werden Gene bezeichnet, deren Genorte auf gleichen Chromosomen liegen.
(2) Bei der Genkartierung mittels Restriktionsfragmentlängenpolymorphismen wird die Koppelungsanalyse eingesetzt.
(3) Allele gekoppelter Gene auf einem Chromosom können durch Rekombination getrennt werden.
(4) Die Häufigkeit der Rekombination ist unabhängig vom Abstand der Genorte.

(A) nur 1 und 2 sind richtig
(B) nur 1, 2 und 3 sind richtig
(C) nur 1, 2 und 4 sind richtig
(D) nur 1, 3 und 4 sind richtig
(E) 2, 3 und 4 sind richtig

5.143 (A) 5.144 (D) 5.145 (E) 5.146 (C) 5.147 (D) 5.148 (B)

Fragen aus Examen Herbst 2000

H00

5.149 Bei dem 30-jährigen Sohn einer an Chorea Huntington verstorbenen Patientin soll mit genetischen Methoden eine prädiktive Diagnostik durchgeführt werden.

Welche Untersuchung ist aussagefähig?

(A) Untersuchung des Huntington-Gens auf Deletionen
(B) Untersuchung des Huntington-Gens auf Rasterverschiebung
(C) Untersuchung des Huntington-Gens auf Trinukleotid-Repeat-Verlängerung
(D) Untersuchung des Huntington-Gens auf missense-Mutation
(E) Chromosomendarstellung mit Anfärbung der Huntington-Bande

H00

5.150 Welche Aussage über die Mukoviszidose (Zystische Fibrose) trifft **nicht** zu?

(A) Das Gen, dessen Veränderungen in homozygoter Form zu der Erkrankung führen, ist lokalisiert worden.
(B) Als krankheitsverursachende Genveränderungen konnten insgesamt fünf unterschiedliche Mutationen erkannt werden.
(C) Ursache der Erkrankung kann eine Compound-Heterozygotie sein.
(D) Ein Mekonium-Ileus nach der Geburt ist ein Hinweiszeichen auf diese Erkrankung.
(E) Bronchiektasen, chronische Infektionen der Lunge und Ateminsuffizienz sind Folgen der Erkrankung.

H00

5.151 Beide Söhne gesunder Eltern sind von einer schweren, genetisch bedingten Erkrankung betroffen.

Welcher Erbgang liegt auf **keinen** Fall vor?

(A) dominant mit vollständiger Penetranz
(B) dominant mit variabler Penetranz
(C) dominant mit Keimzellmosaik bei einem Elternteil
(D) autosomal-rezessiv
(E) X-chromosomal-rezessiv

H00

5.152 Bei einem Kleinkind spricht die Symptom-Kombination
primordialer disproportionierter Minderwuchs
verkürzte Extremitäten
fronto-parietales Ausladen des Schädels
und normale geistige Entwicklung

für:

(A) Achondroplasie
(B) Katzenschrei-Syndrom
(C) Trisomie 13
(D) Trisomie 18
(E) Trisomie 21

H00

5.153 Die Personen I/1 und II/1 sind von einer Muskeldystrophie Typ Becker betroffen.

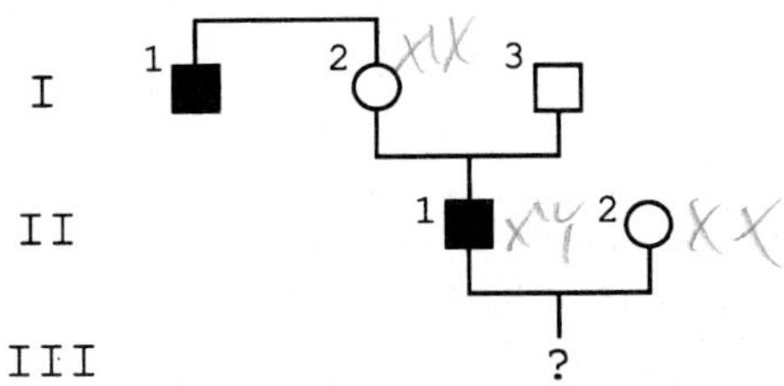

Wie hoch ist das Wiederholungsrisiko für die Muskelkrankheit bei einem Sohn von II/1?

Das Risiko

(A) entspricht dem der Allgemeinbevölkerung
(B) beträgt etwa 5%
(C) beträgt etwa 25%
(D) beträgt etwa 50%
(E) beträgt 100%

5.149 (C) 5.150 (B) 5.151 (A) 5.152 (A) 5.153 (A)

6 Multifaktorielle Vererbung

F85

6.1 Unter multifaktorieller Vererbung versteht man

(A) das Vorhandensein mehrerer möglicher Genzustände am gleichen Genort
(B) die Beeinflussung eines Merkmals durch mehrere Gene an verschiedenen Genorten
(C) die Entstehung des klinisch gleichen Krankheitsbildes durch den Ausfall zweier oder mehrerer verschiedener Enzyme
(D) die Beeinflussung mehrerer Merkmalsbereiche durch ein und dasselbe Gen
(E) das Auftreten verschiedener Erbgänge für das gleiche Krankheitsbild

F00

6.2 Welche Aussage über multifaktorielle Vererbung trifft **nicht** zu?

(A) Bei multifaktorieller Vererbung gibt es Unterschiede zwischen den Geschlechtern in der Häufigkeit der Ausprägung eines Merkmals.
(B) Die Ausprägung multifaktoriell bedingter Merkmale kann von Umweltfaktoren beeinflusst werden.
(C) Für multifaktoriell verursachte Erkrankungen kann im Rahmen einer genetischen Beratung das Wiederholungsrisiko entsprechend den Mendelschen Regeln exakt bestimmt werden.
(D) Die Vererbung der einzelnen, an einem multifaktoriellen System beteiligten Gene folgt den Mendelschen Regeln.
(E) Die Wiederholungswahrscheinlichkeit für ein multifaktoriell bedingtes Merkmal steigt mit der Zahl der betroffenen nahen Verwandten.

H90 !

6.3 Welche der folgenden Aussagen trifft für multifaktorielle Erbkrankheiten **nicht** zu?

(A) Es findet sich bei manchen Leiden häufigere oder schwerere Ausprägung bei einem Geschlecht.
(B) Äußere Faktoren haben oft Einfluß auf Manifestation oder Schweregrad der Ausprägung.
(C) Für Geschwister von Betroffenen besteht dann größere Erkrankungswahrscheinlichkeit, wenn auch ein Elternteil betroffen ist.
(D) Es ist ein einfacher biochemischer Grunddefekt zu erwarten.
(E) Die genetische Beratung muß sich überwiegend auf empirische Daten stützen.

F83 !

6.4 Welcher der folgenden Sachverhalte trifft für multifaktorielle Vererbung **nicht** zu?

(A) Geschlechtsunterschiede in der Häufigkeit des Erbleidens.
(B) Das theoretische Erkrankungsrisiko für Kinder von Eltern, die an multifaktoriellen Erbleiden erkrankt sind, entspricht den Mendelschen Regeln.
(C) Beteiligung exogener Faktoren
(D) höhere Konkordanz eineiiger Zwillinge gegenüber zweieiigen Zwillingen
(E) graduelle Abstufung der Merkmalsausprägung

6.5 Bei multifaktoriellen Merkmalen gibt es oft einen kontinuierlichen Übergang vom Normalen zum Pathologischen,

weil

bei multifaktorieller Vererbung mit Schwellenwerteffekt die Anomalie erst bei Überschreitung des Schwellenwertes manifestiert wird.

6.6 Gegen multifaktorielle Vererbung spricht

(A) Beteiligung exogener Faktoren am Zustandekommen des Merkmals
(B) unterschiedliche Belastungsziffern von männlichen und weiblichen Probanden
(C) quantitative Abstufung des Merkmals
(D) unterschiedlich häufiges Betroffensein beider Geschlechter
(E) regelmäßiges Betroffensein eines Elternteils.

6.1 (B) 6.2 (C) 6.3 (D) 6.4 (B) 6.5 (B) 6.6 (E)

6.7 Folgendes gilt für eine genetische Erkrankung mit multifaktoriellem Erbgang (Vater 45, Mutter 30 Jahre):

(1) Das Risiko ist unabhängig von etwaig erkrankten Geschwistern
(2) das Risiko ist unabhängig von etwaig gesunden Geschwistern
(3) das Risiko ist erhöht, wenn ein Elternteil erkrankt ist
(4) das Risiko ist erhöht, wenn schon mehrere kranke Kinder vorhanden sind

(A) nur 1 ist richtig
(B) nur 2 und 3 sind richtig
(C) nur 3 und 4 sind richtig
(D) 1–4 = alle Aussagen sind falsch
(E) 1–4 = alle Aussagen sind richtig

H89 H85

6.8 Welche der folgenden Aussagen sind charakteristisch für Krankheiten mit multifaktorieller Vererbung?

(1) Geschwister eines Patienten sind seltener betroffen, als bei autosomal-rezessiver Vererbung.
(2) Wenn ein Elternteil eines Patienten ebenfalls betroffen ist, ist das Risiko für Geschwister größer als in Familien von Patienten mit gesunden Eltern.
(3) Bei Erbkrankheiten mit Geschlechtsunterschieden in der Häufigkeit der Ausprägung (z.B. Pylorusstenose) ist es für die Abschätzung des Wiederholungsrisikos bei Kindern von Bedeutung, ob Vater oder Mutter erkrankt sind oder waren.

(A) nur 1 ist richtig
(B) nur 2 ist richtig
(C) nur 1 und 2 sind richtig
(D) nur 1 und 3 sind richtig
(E) 1–3 = alle sind richtig

F91

6.9 Für welchen Erbgang sind die folgenden Befunde in bezug auf ein Merkmal typisch?

1. Es besteht ein relativ geringes Wiederholungsrisiko bei Geschwistern.
2. Das Wiederholungsrisiko ist größer, wenn bereits zwei Geschwister betroffen sind, als wenn nur eines vorher betroffen ist.
3. Verwandtenehen sind unter den Eltern der Betroffenen nur wenig vermehrt zu beobachten.
4. Eltern und Kinder von Betroffenen sind etwa gleich häufig betroffen wie Geschwister.

(A) autosomal-rezessiv
(B) autosomal-dominant
(C) multifaktoriell
(D) X-chromosomal-rezessiv
(E) X-chromosomal-dominant

H99 **!**

6.10 Für welchen Erbgang sind die folgenden Befunde (in Bezug auf ein Merkmal) typisch?

1. Es besteht nach der Geburt eines Merkmalsträgers ein Wiederholungsrisiko von weniger als 25% für die Geschwister.
2. Das Wiederholungsrisiko ist größer, wenn bereits zwei Geschwister Merkmalsträger sind, als wenn nur eines Merkmalsträger ist.

(A) autosomal-rezessiv
(B) autosomal-dominant
(C) multifaktoriell
(D) X-chromosomal-rezessiv
(E) X-chromosomal-dominant

6.7 (C) 6.8 (E) 6.9 (C) 6.10 (C)

6.11 Welche der folgenden Aussagen treffen für Diabetes mellitus zu?

(1) Genetische Faktoren spielen bei der Entstehung der Krankheit eine Rolle.
(2) Die Wahrscheinlichkeit, an Diabetes mellitus zu erkranken, steigt, wenn nahe Verwandte Diabetiker sind.
(3) Bei Vorhandensein eines diabetischen Elternteils beträgt das Erkrankungsrisiko für ein Kind etwa 10%.
(4) Kinder aus Ehen zwischen Diabetikern erkranken stets auch an Diabetes mellitus.

(A) nur 1 und 2 sind richtig
(B) nur 3 und 4 sind richtig
(C) nur 1, 2 und 3 sind richtig
(D) nur 2, 3 und 4 sind richtig
(E) 1–4 = alle sind richtig

F86

6.12 Umweltfaktoren sind am Zustandekommen des Diabetes mellitus beteiligt,

weil

eineiige Zwillinge mit Diabetes mellitus häufiger konkordant sind als zweieiige.

F86

6.13 Bei der Entstehung von Lippen-Kiefer-Gaumen-Spalten sind Erbfaktoren **ohne** Bedeutung,

weil

bei Lippen-Kiefer-Gaumen-Spalten die Aufspaltung in Geschwisterschaften mit einem betroffenen Elternteil nicht den Mendelschen Gesetzen entspricht.

6.14 Ein Mann mit operierter Lippen-Kiefer-Gaumen-Spalte fragt nach dem Risiko für seine Kinder, die gleiche Mißbildung zu bekommen. Die Schätzung des Risikos

(A) erfolgt nach den Mendelschen Gesetzen
(B) erfolgt aufgrund von empirischen Risikoziffern
(C) wird nach den theoretischen Aufspaltungsziffern der polygenen Vererbung berechnet
(D) ist nur möglich aufgrund des histologischen Befundes
(E) erfordert in jedem Fall eine Chromosomen-Analyse

H86

6.15 Bei weiblichen Neugeborenen ist die angeborene Hüftgelenksluxation häufiger als bei männlichen Neugeborenen,

weil

bei weiblichen Neugeborenen ein X-Chromosom entsprechend der Lyon-Hypothese inaktiviert vorliegt.

F83

6.16 Wenn gesunden Eltern bereits ein Kind mit Klumpfuß geboren wurde, ist Klumpfuß bei einem weiteren Kind zu erwarten

(A) in 50%
(B) in etwa 33%
(C) in 25%
(D) in 3–6%
(E) nicht häufiger als in der Allgemeinbevölkerung

F87

6.17 Bei welcher der unter (A)–(E) genannten multifaktoriell vererbten angeborenen Störungen findet sich der größte geschlechtsspezifische Häufigkeitsunterschied?

(A) Lippen-Kiefer-Gaumen-Spalte
(B) Pylorusstenose
(C) Klumpfuß
(D) angeborener Herzfehler
(E) Spina bifida

6.18 Die konnatale Pylorusstenose ist eine X-chromosomal vererbte Krankheit,

weil

die konnatale Pylorusstenose bei männlichen Neugeborenen wesentlich häufiger auftritt als bei weiblichen Neugeborenen.

F93 **!**

6.19 Bei welcher der folgenden Störungen spricht das gehäufte familiäre Auftreten **nicht** für multifaktorielle Vererbung?

(A) Klumpfuß
(B) Lippen-Kiefer-Gaumenspalte
(C) Akrozephalosyndaktylie
(D) Pylorusstenose
(E) Hüftgelenksdysplasie

6.11 (C) 6.12 (B) 6.13 (D) 6.14 (B) 6.15 (B) 6.16 (D) 6.17 (B) 6.18 (D) 6.19 (C)

H94

6.20 Welche Aussage über angeborene Herzfehlbildungen trifft **nicht** zu?

(A) 0,6 – 1 % der Neugeborenen weisen angeborene Herzfehlbildungen auf.
(B) Trisomien der Autosomen gehen häufig mit angeborenen Herzfehlern einher.
(C) Eine Masern-Infektion in der Frühschwangerschaft führt häufig zu angeborenen Herzfehlern.
(D) Eine Röteln-Infektion in der Frühschwangerschaft kann zu angeborenen Herzfehlern führen.
(E) Nach einem Kind mit isoliertem angeborenen Herzfehler beträgt das Wiederholungsrisiko für ein weiteres Kind bei sonst unbelasteter Familie 2 – 4 %.

F97 **!**

6.21 Welche Aussage trifft **nicht** zu?

Die folgenden Krankheitsbilder werden überwiegend multifaktoriell verursacht:

(A) Klumpfuß
(B) Osteogenesis imperfecta
(C) Pylorusstenose
(D) Lippen-Kiefer-Gaumenspalte
(E) Spina bifida

F95

6.22 Welche Aussage zum Neuralrohrdefekt trifft **nicht** zu?

(A) Der Neuralrohrdefekt ist ein Beispiel für multifaktorielle Vererbung.
(B) Exogene Faktoren wirken bei der Manifestation des Neuralrohrdefektes mit.
(C) Das empirische Wiederholungsrisiko für einen Neuralrohrdefekt nach der Geburt eines Kindes mit einem solchen Defekt in sonst unbelasteter Familie beträgt für jedes weitere Kind etwa 20 %.
(D) Ist in einer Familie schon ein Kind mit einem Neuralrohrdefekt geboren, so kann versucht werden, die Wahrscheinlichkeit des Auftretens eines Neuralrohrdefektes beim weiteren Kind durch frühzeitige Folsäuresubstitution bei der Schwangeren zu senken.
(E) Die Häufigkeit des Neuralrohrdefekts bei Neugeborenen ist regional unterschiedlich.

H95

6.23 Welche Aussage über angeborene Herzfehler trifft **nicht** zu? (Die Aussagen A–C gehen von einer multifaktoriellen Erbgrundlage aus.)

(A) Nach einem Kind mit angeborenem Herzfehler beträgt das Wiederholungsrisiko für ein nachfolgendes Geschwister 2 – 4 %.
(B) Wenn zwei Kinder eines gesunden Elternpaares in sonst unbelasteter Familie einen angeborenen Herzfehler haben, beträgt das empirische Wiederholungsrisiko für ein weiteres Kind der gleichen Eltern 5 – 10 %.
(C) Wenn ein Elternteil und ein Kind bereits einen angeborenen Herzfehler haben, beträgt das Wiederholungsrisiko für ein weiteres Kind 5 – 10 %.
(D) Mit einer Trisomie 21 geborene Kinder haben in etwa 40 % der Fälle angeborene Herzfehler.
(E) Mit einem Klinefelter-Syndrom geborene Kinder haben in etwa 30 % der Fälle angeborene Herzfehler.

Fragen aus Examen Herbst 2000

H00

6.24 Welche Aussage über die folgenden Krankheiten mit multifaktorieller Vererbung trifft **nicht** zu?

(A) Wenn bereits ein Kind an Lippen-Kiefer-Gaumenspalte erkrankt ist, liegt das Wiederholungsrisiko zwischen dem von Krankheiten mit autosomal-rezessiver Vererbung und dem von Krankheiten mit autosomal-dominanter Vererbung.
(B) Die Häufigkeit der multifaktoriell bedingten Neuralrohrdefekte ist in verschiedenen geographischen Regionen und in verschiedenen ethnischen Gruppen unterschiedlich.
(C) Beim Ventrikelseptumdefekt wird das Wiederholungsrisiko nach der Geburt eines betroffenen Kindes auf der Grundlage empirischer Risikoziffern bestimmt.
(D) Bei der Hüftgelenksluxation findet sich eine unterschiedliche Häufigkeit bei den Geschlechtern.
(E) Bei der Pylorusstenose findet sich eine unterschiedliche Häufigkeit bei Kindern betroffener Frauen gegenüber Kindern betroffener Männer.

6.20 (C) 6.21 (B) 6.22 (C) 6.23 (E) 6.24 (A)

7 Zwillinge in der humangenetischen Forschung

7.1 Eineiigkeit von Zwillingspaaren kann praktisch ausgeschlossen werden, wenn

(1) die Zwillinge verschiedengeschlechtlich sind
(2) die Größendifferenz mehr als 10 cm beträgt
(3) ein Blutgruppenmerkmal unterschiedlich ist
(4) eine dichorische Plazentation vorliegt

(A) nur 1 und 2 sind richtig
(B) nur 1 und 3 sind richtig
(C) nur 3 und 4 sind richtig
(D) nur 1, 2 und 3 sind richtig
(E) 1 – 4 = alle sind richtig

7.2 Welche Aussage trifft **nicht** zu?

Eineiigkeit von Zwillingen

(A) kann durch Ähnlichkeitsvergleich zahlreicher morphologischer Merkmale festgestellt werden
(B) kann in einem Teil der Fälle aus dem Eihautbefund diagnostiziert werden
(C) kann durch erfolgreiche Haut-Transplantation bewiesen werden
(D) ist durch eine Chromosomenanalyse beweisbar
(E) kann durch Untersuchung zahlreicher Blutgruppensysteme praktisch erwiesen werden

F88

7.3 Welche Aussage trifft **nicht** zu?

Untersuchungen an Zwillingen sind besonders geeignet zur Aufklärung

(A) des Vorliegens bestimmter Mendelscher Erbgänge
(B) des Vorliegens multifaktorieller Vererbung
(C) der Beteiligung von Erbanlagen an der Ausprägung eines Merkmals
(D) der Umweltfaktoren, die zu unterschiedlicher Manifestation eines Erbfaktors beitragen
(E) des Einflusses von Erbanlagen und Umwelt auf die Ausprägung psychischer Erkrankungen (z.B. Schizophrenie)

H85

7.4 Die Zwillingsmethode ist eine nützliche Methode in der Humangenetik, weil

(1) man durch Vergleich ein- und zweieiiger Zwillinge den genetischen Anteil an der Variabilität eines Merkmals abschätzen kann
(2) man die Einflüsse der Umwelt auf die Variabilität eines Merkmals durch Vergleich getrennt und gemeinsam aufgewachsener eineiiger Zwillinge feststellen kann
(3) man davon ausgehen kann, daß eineiige Zwillinge alle Gene gemeinsam haben, während zweieiige Zwillinge keine Gene gemeinsam haben
(4) der Einfluß von Umweltfaktoren durch die Analyse von Merkmalsunterschieden bei diskordanten eineiigen Zwillingen abgeschätzt werden kann

(A) nur 1 und 2 sind richtig
(B) nur 2 und 3 sind richtig
(C) nur 1, 2 und 4 sind richtig
(D) nur 1, 3 und 4 sind richtig
(E) 1 – 4 = alle sind richtig

H99 **!**

7.5 Wenn in einer Bevölkerung von 10 000 Zwillingsgeburten 3500 verschiedengeschlechtig sind, dann kann der Anteil eineiiger Zwillingsspaare geschätzt werden auf:

(A) 25%
(B) 30%
(C) 40%
(D) 65%
(E) Ohne Blutgruppenbestimmung ist keine sinnvolle Schätzung möglich.

H00 **!**

7.6 In der Bevölkerung I fanden sich unter 100 auslesefreien Zwillingspaaren 25 Pärchenzwillinge, in der Bevölkerung II 40 Pärchenzwillinge.

Wie hoch ist der Anteil an eineiigen Zwillingen in den beiden Bevölkerungen?

	Bevölkerung I	Bevölkerung II
(A)	75%	60%
(B)	50%	40%
(C)	50%	20%
(D)	25%	40%
(E)	Der Anteil der eineiigen Zwillinge ist mit diesen Angaben nicht zu berechnen.	

7.1 (B) 7.2 (D) 7.3 (A) 7.4 (C) 7.5 (B) 7.6 (C)

F89 !

7.7 In einem unausgelesenen Zwillingskollektiv errechnet sich die erwartete Häufigkeit von eineiigen Zwillingen wie folgt:

(A) Gesamthäufigkeit minus Hälfte der weiblichen und Hälfte der männlichen Zwillingspaare
(B) Gesamthäufigkeit minus Häufigkeit der Pärchenzwillinge
(C) Gesamthäufigkeit minus doppelte Häufigkeit der Pärchenzwillinge
(D) Häufigkeit der gleichgeschlechtlichen Zwillinge minus Hälfte der Häufigkeit der Pärchenzwillinge
(E) Häufigkeit der gleichgeschlechtlichen Zwillinge minus doppelte Häufigkeit der Pärchenzwillinge

H90 !

7.8 In einem auslesefreien Zwillingskollektiv sei die relative Häufigkeit der männlichen Zwillingspaare m, die der weiblichen Zwillingspaare f und die der gemischtgeschlechtlichen Zwillingspaare g.

Nach welcher der folgenden Gleichungen errechnet sich die erwartete relative Häufigkeit der eineiigen Zwillingspaare E?

(A) $E = m + f - 2g$
(B) $E = m + f - \frac{g}{2}$
(C) $E = 1 - 2g$
(D) $E = \frac{1-2}{g}$
(E) Keine der Gleichungen (A)–(D) ist richtig.

H91 H88

7.9 Welche Aussage über die Konkordanz im Auftreten eines nicht mendelnden Merkmals bei Zwillingspaaren trifft zu?

Für die Erblichkeit eines Merkmals spricht vor allem

(A) eine hohe Konkordanz bei eineiigen Zwillingen
(B) eine hohe Konkordanz bei zweieiigen Zwillingen
(C) eine niedrige Konkordanz bei zweieiigen Zwillingen
(D) eine deutlich höhere Konkordanz bei eineiigen im Vergleich zu zweieiigen Zwillingen
(E) eine gleichartig hohe Konkordanz bei eineiigen und zweieiigen Zwillingen

F83

7.10 Die Tabelle enthält Konkordanzen bei Zwillingen und Geschwistern für verschiedene Anomalien.

Welche der unten angegebenen Konstellationen ist typisch für multifaktorielle Vererbung?

	EZ	ZZ	Geschwister
(A)	10	8	9
(B)	20	13	10
(C)	40	25	30
(D)	75	10	8
(E)	86	78	75

F87

7.11 Welche Aussage trifft **nicht** zu?

Die folgenden Angaben bezeichnen den prozentualen Anteil abstammungsgleicher Gene bei verschiedenen Verwandtschaftsgraden:

(A) eineiige Zwillinge: 100%
(B) zweieiige Zwillinge: 66,7%
(C) Geschwister: 50%
(D) Halbgeschwister: 25%
(E) Vetter/Kusine I. Grades 12,5%

F95

7.12 Bei einem gleichgeschlechtlichen Zwillingspaar hat ein Kind eine Lippen-Kiefer-Gaumenspalte (LKG), das andere nicht. Das belegt eindeutig, daß

(A) die Zwillinge zweieiig sind
(B) Erbfaktoren keine Rolle bei der LKG spielen
(C) während der Schwangerschaft eine umweltbedingte Noxe wirksam wurde
(D) bei einem Zwilling postzygotisch eine Chromosomenanomalie aufgetreten ist
(E) Keine der Aussagen (A) – (D) trifft zu.

7.7 (C) 7.8 (C) 7.9 (D) 7.10 (D) 7.11 (B) 7.12 (E)

F96 !

7.13 Eineiigkeit von Zwillingspaaren kann praktisch ausgeschlossen werden, wenn

(1) die Zwillinge Unterschiede der Allele des HLA-Systems aufweisen
(2) das Geburtsgewicht um mehr als 500 g differiert
(3) ein Blutgruppenmerkmal unterschiedlich ist
(4) Amnion und Chorion doppelt vorhanden sind

(A) nur 1 und 2 sind richtig
(B) nur 1 und 3 sind richtig
(C) nur 3 und 4 sind richtig
(D) nur 1, 2 und 3 sind richtig
(E) 1 – 4 = alle sind richtig

H84

7.14 Eineiige Zwillinge können deutliche Unterschiede im Geburtsgewicht aufweisen,

weil

Besonderheiten der Plazentaentwicklung und Blutversorgung zu unterschiedlichem Geburtsgewicht bei eineiigen Zwillingen führen können.

H85

7.15 Ein Unterschied im Geburtsgewicht von 500 g bei Zwillingen schließt Eineiigkeit aus,

weil

eineiige Zwillinge stets im Geburtsgewicht übereinstimmen (± 100 g).

F90

7.16 Zwei eineiige Zwillingspaare heiraten untereinander. Die Kinder der beiden Paare gleichen einander

(A) wie Vettern und Basen
(B) wie Geschwister
(C) stärker als Geschwister
(D) wie eineiige Zwillinge
(E) wie Halbgeschwister

7.17 Welche der folgenden Aussagen trifft **nicht** zu?

(A) Zwillingsgeburten sind bei 40jährigen Müttern häufiger als bei 20jährigen Müttern
(B) Eineiige Zwillinge sind häufiger als zweieiige Zwillinge
(C) Pärchenzwillinge sind zweieiig
(D) Eineiige Zwillinge haben gleiche Blutgruppen
(E) Zwillingsgeburten können familiär gehäuft auftreten

7.18 Welche Aussagen über Zwillinge treffen zu?

(1) Zwillinge sind in der mitteleuropäischen Bevölkerung in der Mehrzahl eineiig.
(2) Etwa ein Drittel aller Zwillingsgeburten in der Bundesrepublik Deutschland sind eineiige Zwillinge.
(3) Die Häufigkeit von Zwillingsgeburten unter allen Geburten liegt in der Bundesrepublik Deutschland zwischen 1 : 80 und 1 : 120.
(4) Mit zunehmendem Alter der Mütter nimmt die Wahrscheinlichkeit für die Geburt eineiiger Zwillinge zu.
(5) Die Häufigkeit von Zwillingsgeburten und der Anteil eineiiger Zwillinge an den Zwillingsgeburten ist in verschiedenen Bevölkerungen unterschiedlich.

(A) nur 1 und 3 sind richtig
(B) nur 2 und 3 sind richtig
(C) nur 1, 4 und 5 sind richtig
(D) nur 2, 3 und 5 sind richtig
(E) nur 2, 3, 4 und 5 sind richtig

H87

7.19 Welche Aussage trifft **nicht** zu?

Die folgenden Faktoren beeinflussen die Häufigkeit von zweieiigen Zwillingen:

(A) das Alter der Mutter zum Zeitpunkt der Konzeption
(B) rassische Zugehörigkeit der Bevölkerung
(C) Anomalie der postzygotischen Zellteilung
(D) eine erbliche Disposition zu Zwillingsgeburten
(E) eine medikamentös ausgelöste Polyovulation

7.13 (B) 7.14 (A) 7.15 (E) 7.16 (B) 7.17 (B) 7.18 (D) 7.19 (C)

F99 !

7.20 Welche drei der folgenden Aussagen über Zwillinge treffen zu?

(1) Die Häufigkeit von Zwillingsgeburten in Deutschland beträgt etwa 1 : 80 bis 1 : 100.
(2) Etwa 2/3 der Zwillingspaare in Deutschland sind eineiig (EZ).
(3) Die Häufigkeit von Zwillingsgeburten nimmt im höheren Alter der Frauen zu.
(4) Monogen bedingte Merkmale treten bei eineiigen Zwillingen in der Regel konkordant auf.
(5) Durch Vergleich der Konkordanzraten bei EZ und ZZ kann man ermitteln, nach welchem Mendelschen Erbgang ein Merkmal vererbt wird.

(A) nur 1, 2 und 3 sind richtig
(B) nur 1, 2 und 5 sind richtig
(C) nur 1, 3 und 4 sind richtig
(D) nur 2, 4 und 5 sind richtig
(E) nur 3, 4 und 5 sind richtig

7.21 Die reziproke Hauttransplantation ermöglicht die Unterscheidung von eineiigen und zweieiigen Zwillingen,

weil

bei der reziproken Hauttransplantation indirekt eine große Zahl von Genloci auf ihre Übereinstimmung bei den Zwillingspartnern geprüft werden.

7.22 Empirische Erbprognoseziffern bei Schizophrenie kommen in der genetischen Beratung zur Anwendung,

weil

aufgrund der Ergebnisse der Zwillingsforschung eine starke Beteiligung exogener Faktoren am Zustandekommen von Schizophrenie anzunehmen ist.

8 Populationsgenetik

8.1 Was versteht man in der Genetik unter einer Population?

(A) eine Gruppe sich untereinander fortpflanzender Individuen in einem bestimmten geographischen Raum
(B) alle Bürger eines Staatswesens
(C) alle in einer bestimmten Region vorkommenden Lebewesen, die zu einer Spezies gehören
(D) die Gesamtheit aller Lebewesen, die zu einer Spezies gehören
(E) alle Angehörigen eines Volkes, soweit sie eine gemeinsame Sprache, Kultur und Geschichte haben

8.2 Nachkommen aus Ehen zwischen Angehörigen verschiedener Rassen sind gesundheitlich stark gefährdet,

weil

bei Nachkommen aus Ehen zwischen Angehörigen verschiedener Rassen an mehr Genorten als bei Ehen innerhalb einer Rassengemeinschaft verschiedene Allele zusammentreffen (erhöhte Heterozygotie).

!

8.3 Gegen Ehen zwischen Vetter und Base I. Grades bestehen genetische Bedenken,

weil

durch Ehen zwischen Verwandten die Häufigkeit von ungünstigen Genen in der Bevölkerung vermehrt werden kann.

H00 F93

8.4 In einer Population ist jeder 50. Mensch für ein bestimmtes Gen heterozygoter Genträger.

Wie hoch ist die Homozygotenhäufigkeit?

(A) 1 : 100
(B) 1 : 2 500
(C) 1 : 5 000
(D) 1 : 10 000
(E) 1 : 100 000

7.20 (C) 7.21 (A) 7.22 (B) 8.1 (A) 8.2 (D) 8.3 (C) 8.4 (D)

F84

8.5 Ein rezessives Erbleiden habe die Häufigkeit 1 : 10 000; die Genverteilung in der Bevölkerung unterliegt dem Hardy-Weinberg-Gesetz. Wie groß ist etwa die Häufigkeit der Heterozygoten?

(A) 1 : 25
(B) 1 : 50
(C) 1 : 100
(D) 1 : 500
(E) 1 : 1000

H99 **!**

8.6 Eines von 10 Individuen ist heterozygot für ein autosomal-rezessives Gen.

Wie groß ist nach dem Hardy-Weinberg-Gesetz die ungefähre Wahrscheinlichkeit für das Auftreten eines homozygot betroffenen Individuums?

(A) $(1/10)^2$
(B) $(1/10)^2 \cdot 1/4$
(C) $(1/20)^2 \cdot 2/3$
(D) $(1/20)^2 \cdot 1/4$
(E) $1/10 \cdot 2$

H86

8.7 Die Frequenz eines autosomalen Gens ist 0,01.

Welche der angegebenen Schätzungen der Häufigkeit der Heterozygoten ist bei Annahme eines Systems von zwei Allelen unter den Bedingungen, unter denen das Hardy-Weinberg-Gleichgewicht gilt, in bester Näherung zutreffend?

(A) 0,00001
(B) 0,0002
(C) 0,005
(D) 0,02
(E) 0,05

F97 H85

8.8 Eine autosomal-rezessiv erbliche Krankheit tritt mit der Häufigkeit von $^1/_{40000}$ auf. Wie groß ist die Häufigkeit p des normalen Allels und die Häufigkeit q des abnormen Allels in der Bevölkerung bei Panmixie?

(A) p = 0,960, q = 0,040
(B) p = 0,975, q = 0,025
(C) p = 0,980, q = 0,020
(D) p = 0,990, q = 0,010
(E) p = 0,995, q = 0,005

F92

8.9 Unter den Erwachsenen einer Bevölkerung finden sich 20% heterozygote Träger eines autosomalen Gens, das im homozygoten Zustand letal ist (Tod im frühen Kindesalter).

Wie häufig wird Homozygotie für dieses Gen bei Neugeborenen in etwa erwartet?

(A) 0,2%
(B) 1%
(C) 5%
(D) 10%
(E) 20%

H90

8.10 Die häufige Form der familiären Hypercholesterinämie (Typ IIa) wird durch Heterozygotie für ein autosomales Gen verursacht. Die Häufigkeit der Heterozygoten in der Bevölkerung beträgt etwa 1 : 500.

Wie groß ist die ungefähre Häufigkeit der Homozygoten mit schwerer Hypercholesterinämie (Typ IIa) in der Bevölkerung?

(A) 1 : 1000
(B) 1 : 25 000
(C) 1 : 125 000
(D) 1 : 250 000
(E) 1 : 1 000 000

H84

8.11 In einer Bevölkerung – für die die Voraussetzungen der Hardy-Weinberg-Regel erfüllt sind – tritt eine autosomal-rezessiv vererbte Krankheit mit einer Häufigkeit von 1 : 40 000 auf.

Welche der in der Tabelle angegebenen Werte treffen zu?

	Häufigkeit des Gens (Genfrequenz)	annähernde Häufigkeit der Heterozygoten	Häufigkeit der Paarung von Heterozygoten
(A)	1/400	1/200	1/10 000
(B)	1/200	1/100	1/10 000
(C)	1/200	1/50	1/10 000
(D)	1/100	1/50	1/20 000
(E)	1/50	1/25	1/40 000

8.5 (B) 8.6 (B) 8.7 (D) 8.8 (E) 8.9 (B) 8.10 (E) 8.11 (B)

H82 **!!**

8.12 Die Häufigkeit eines autosomal-rezessiven Erbleidens in der Bevölkerung ist 1:10000. Wie groß ist die Genhäufigkeit?

(A) 1 : 50
(B) 1 : 100
(C) 1 : 200
(D) 1 : 500
(E) 1 : 1000

8.13 Die Häufigkeit der klassischen Phenylketonurie beträgt bei Neugeborenen in der Bundesrepublik Deutschland ungefähr 1:10000. Wie hoch ist die Frequenz des Phenylketonurie-Gens in der Bevölkerung?

(A) 0,0001
(B) 0,001
(C) 0,01
(D) 0,02
(E) 0,05

F85

8.14 In einer Bevölkerung ist die Häufigkeit einer klinisch harmlosen Anomalie mit X-chromosomal-rezessiver Vererbung bei Frauen 0,01 Prozent.

Wie groß ist die zu erwartende Häufigkeit bei den Männern?

(A) 1 : 10000
(B) 1 : 1000
(C) 1 : 100
(D) 1 : 10
(E) Die zu erwartende Häufigkeit ist mit diesen Angaben nicht zu berechnen.

H82

8.15 Die Häufigkeit eines X-chromosomal-rezessiven Merkmals bei Männern betrage 5%.

Wie häufig ist das Merkmal bei Frauen?

(A) 5%
(B) 2,5%
(C) 1%
(D) 0,25%
(E) 0,01%

H92

8.16 Bei einer Bevölkerungsuntersuchung wird festgestellt, daß von 500 untersuchten Männern 40 einen Mangel der Glucose-6-phosphat-Dehydrogenase aufweisen.

Wie groß ist unter der Annahme eines genetischen Gleichgewichts die Häufigkeit von Frauen mit Homozygotie für das Glucose-6-phosphat-Dehydrogenase-Mangel-Gen in dieser Bevölkerung?

(A) 8,0%
(B) 6,4%
(C) 1,6%
(D) 0,64%
(E) 0,32%

H90

8.17 Farbenblindheit wird durch Allele an zwei unabhängigen X-chromosomalen Loci bedingt. Die Genwirkung der Allele ist rezessiv. In der deutschen Bevölkerung sind 8% der Männer farbenblind, und zwar sind 2% protanop und 6% deuteranop.

Wie groß ist der erwartete Anteil von farbenblinden Frauen?

(A) 0,12%
(B) 0,4%
(C) 0,64%
(D) 0,96%
(E) 1,2%

H95

8.18 Bei einem seltenen autosomal-rezessiven Erbleiden entspricht die Häufigkeit der Heterozygoten in der Bevölkerung

(A) der Häufigkeit des entsprechenden Gens (Allels) in der Bevölkerung
(B) etwa dem Doppelten der Häufigkeit des entsprechenden Gens (Allels) in der Bevölkerung
(C) etwa der Häufigkeit der Merkmalsträger
(D) etwa dem Doppelten der Häufigkeit der Merkmalsträger
(E) etwa der Hälfte der Häufigkeit des entsprechenden Gens (Allels) in der Bevölkerung

8.12 (B) 8.13 (C) 8.14 (C) 8.15 (D) 8.16 (D) 8.17 (B) 8.18 (B)

F91

8.19 Die Mukoviszidose wird in Mitteleuropa einmal auf ca. 2000 Kleinkinder beobachtet.

In welcher Größenordnung liegt die Heterozygotenfrequenz?

(A) 1 : 2500
(B) 1 : 1000
(C) 1 : 100
(D) 1 : 50
(E) 1 : 25

F86

8.20 Eine Voraussetzung für ein populationsgenetisches Gleichgewicht nach Hardy und Weinberg ist Panmixie,

weil

bei Abnahme der Häufigkeit von Blutsverwandtenehen Homozygote seltener auftreten.

H89

8.21 Unterschiede von Genhäufigkeiten zwischen Bevölkerungen (Rassen) können entstehen durch:

(1) Selektion
(2) zufallsbedingter genetischer Drift
(3) Wanderung
(4) Gründereffekt

(A) nur 1 und 4 sind richtig
(B) nur 2 und 3 sind richtig
(C) nur 1, 2 und 3 sind richtig
(D) nur 2, 3 und 4 sind richtig
(E) 1 – 4 = alle sind richtig

F87

8.22 Durch welchen der folgenden Faktoren wird das genetische Gleichgewicht einer Population **nicht** gestört?

(A) Gendrift
(B) Verminderung der Selektion
(C) Panmixie
(D) Erhöhung der Mutationsrate
(E) Migration

F83

8.23 Die Berechnung der Genfrequenz in einer Bevölkerung erfolgt vor allem für autosomal-rezessiv erbliche Merkmale nach der Hardy-Weinberg-Formel $p^2 + 2pq + q^2 = 1$.

Sie kann zu falschen Ergebnissen führen, wenn

(1) keine Panmixie vorliegt
(2) in der Bevölkerung kein Gleichgewicht zwischen Mutation und Selektion besteht
(3) in jüngster Zeit Wanderungsbewegungen stattgefunden haben
(4) q sehr klein ist
(5) die für das betreffende Allel homozygoten Individuen nicht zur Fortpflanzung gelangen

(A) nur 2 und 5 sind richtig
(B) nur 1, 2 und 3 sind richtig
(C) nur 1, 2 und 4 sind richtig
(D) nur 1, 2 und 5 sind richtig
(E) nur 1, 3 und 4 sind richtig

H89

8.24 Die Alkaptonurie ist eine Erbkrankheit, die von einem rezessiven Allel an einem autosomalen Genort abhängig ist. Die Krankheit hat eine Häufigkeit von 1 auf 1000000.

Wie lauten die Häufigkeiten für das normale Allel (p) und das defekte Allel (q)?

(A) p = 0,9995 q = 0,0005
(B) p = 0,999 q = 0,001
(C) p = 0,995 q = 0,005
(D) p = 0,99 q = 0,01
(E) p = 0,05 q = 0,05

8.25 Eine autosomal-rezessiv vererbte Krankheit kommt in der Bevölkerung in einer Häufigkeit von 1:10000 vor. Wie groß ist die Wahrscheinlichkeit, daß bei einer Verbindung beide Partner zufällig heterozygot für das betreffende Gen sind und damit an der Krankheit leidende Kinder haben können?

(A) 1 : 10000
(B) 1 : 2500
(C) 1 : 1000
(D) 1 : 100
(E) 1 : 50

8.19 (E) 8.20 (B) 8.21 (B) 8.22 (C) 8.23 (B) 8.24 (B) 8.25 (B)

F98

8.26 Phenylketonurie tritt in einer Bevölkerung mit einer Häufigkeit von 1 : 10 000 auf.

Wieviele Heterozygote für das Phenylketonurie verursachende Gen kommen bei Annahme des Hardy-Weinberg-Gleichgewichts auf einen Homozygoten?

(A) ca. 1000
(B) ca. 200
(C) ca. 100
(D) ca. 50
(E) ca. 20

H88

8.27 Eine autosomal-rezessiv vererbte Krankheit tritt mit einer Häufigkeit von 1 : 1 Million auf.

Wie viele Heterozygote kommen auf 1 Homozygoten, wenn ein genetisches Gleichgewicht angenommen werden kann?

(A) etwa 20
(B) etwa 200
(C) etwa 2000
(D) etwa 10 000
(E) etwa 20 000

8.28 Von 100 untersuchten Personen einer Population haben 36 die Blutgruppe M, 48 die Butgruppe MN und 16 die Blutgruppe N.

Wie lautet die Häufigkeitsverteilung der Allele M und N?

(A) M = 0,5 N = 0,5
(B) M = 0,6 N = 0,4
(C) M = 0,7 N = 0,3
(D) M = 0,8 N = 0,2
(E) M = 0,9 N = 0,1

F89

8.29 Ein Gen kommt in einer panmiktischen Bevölkerung in zwei allelen Formen A und a vor.

Bei welchem Anteil von A- und a-Allelen ist die Heterozygotenrate am höchsten?

(A) A = 0,9 a = 0,1
(B) A = 0,8 a = 0,2
(C) A = 0,7 a = 0,3
(D) A = 0,6 a = 0,4
(E) A = 0,5 a = 0,5

8.30 Wie kommt es zu der hohen Frequenz des Sichelzellengens in Malaria-verseuchten Gebieten?

(A) durch eine geringere Malaria-Morbidität der Homozygoten
(B) durch eine relative Malaria-Morbidität der Homozygoten
(C) durch relative Malaria-Resistenz der Heterozygoten
(D) durch pharmakogenetische Effekte
(E) durch mutagene Wirkung von Malaria-Toxinen

F83

8.31 Welche Aussage trifft **nicht** zu?

(A) Heterozygote für das HbS haben auch in Verbreitungsgebieten des HbS eine geringere Chance, das fortpflanzungsfähige Alter zu erreichen als normale Homozygoten.
(B) Das Gen für Sichelzellhämoglobin hat in einzelnen Bevölkerungen eine Häufigkeit von über 10%.
(C) Das Gen für HbS führt im homozygoten Zustand zu einer Verminderung der Fortpflanzungsfähigkeit und Lebenserwartung.
(D) Grundlage der Sichelzellenanämie ist eine Mutation des Gens der Beta-Kette des Hämoglobins.
(E) Es gibt am gleichen Genort wie HbS weitere Mutationen, die sich unterschiedlich ausdrücken (multiple Allele).

9 Stoffwechseldefekte und deren Folgen

F86

9.1 Welche der genannten Enzymdefekte haben bekannte pharmakogenetische Wirkung?

(1) Pseudocholinesterase-Mangel
(2) Galaktose-1-Phosphaturidyltransferase-Mangel
(3) Glucose-6-Phosphat-Dehydrogenase-Mangel
(4) Phenylalanin-Hydroxylase-Mangel

(A) nur 1 und 2 sind richtig
(B) nur 1 und 3 sind richtig
(C) nur 1 und 4 sind richtig
(D) nur 2 und 3 sind richtig
(E) nur 2 und 4 sind richtig

8.26 (B) 8.27 (C) 8.28 (B) 8.29 (E) 8.30 (C) 8.31 (A) 9.1 (B)

F91

9.2 Bei welchen Patienten sind pharmakogenetische Gesichtspunkte besonders zu beachten?

(1) Patienten, bei deren Verwandten Narkosezwischenfälle vorkamen
(2) Patienten aus tropischen Ländern oder Patienten mit entsprechender ethnischer Abstammung
(3) Patienten aus den Randstaaten des Mittelmeeres
(4) Patienten, in deren Familien hämolytische Krisen beobachtet wurden.

(A) nur 1, 2 und 3 sind richtig
(B) nur 1, 2 und 4 sind richtig
(C) nur 1, 3 und 4 sind richtig
(D) nur 2, 3 und 4 sind richtig
(E) 1 – 4 = alle sind richtig

H97

9.3 Welche Zuordnungen sind unter pharmakogenetischen Gesichtspunkten richtig?

(1) hämolytische Anämie – Glucose-6-phosphat-Dehydrogenase-Mangel
(2) maligne Hyperthermie – Halothannarkose
(3) verlängerte Wirkung von Suxamethonium – Pseudo-Cholinesterase-varianten

(A) nur 1 ist richtig
(B) nur 3 ist richtig
(C) nur 1 und 3 sind richtig
(D) nur 2 und 3 sind richtig
(E) 1 – 3 = alle sind richtig

F93 F85 !!

9.4 Welche der Zuordnungen ist/sind richtig?

(1) hämolytische Anämie – Glucose-6-phosphatdehydrogenase
(2) Albinismus – Tyrosinase
(3) postoperative Apnoe – Serumcholinesterase

(A) nur 1 ist richtig
(B) nur 3 ist richtig
(C) nur 1 und 3 sind richtig
(D) nur 2 und 3 sind richtig
(E) 1 – 3 = alle sind richtig

H99 !

9.5 Welcher der folgenden Arzneistoffe kann nach Anwendung in üblicher Dosierung bei Personen mit Serumcholinesterase-Mangel zu einem Atemstillstand führen?

(A) Chloroquin
(B) Isoniazid
(C) Succinylbischolin
(D) Sulfamethoxazol
(E) Tetracycline

H93 H85

9.6 Auf erblichen Strukturvarianten von Enzymen beruhende abnorme Reaktionen auf Medikamente sind bekannt bei

(1) Glucose-6-phosphat-Dehydrogenase
(2) Pseudocholinesterase
(3) Pyruvatkinase
(4) N-Acetyltransferase

(A) nur 1 und 2 sind richtig
(B) nur 1 und 4 sind richtig
(C) nur 2 und 4 sind richtig
(D) nur 1, 2 und 3 sind richtig
(E) nur 1, 2 und 4 sind richtig

F00

9.7 Bei Personen mit Glucose-6-phosphat-Dehydrogenase-Mangel kann Hämolyse auftreten nach Behandlung mit

(A) Isoniazid
(B) Oral-Penicillin
(C) Primaquin
(D) Succinylcholin
(E) Tetracyclinen

9.8 Vetter und Base I. Grades, die beide normal pigmentiert sind, haben insgesamt drei Kinder, die alle einen Albinismus haben.

Welcher der folgenden Faktoren erklärt, warum – entgegen der Erwartung – **alle** Kinder des Paares betroffen sind?

(A) Zufall
(B) hohe Penetranz
(C) verstärkte Expressivität
(D) Pseudodominanz
(E) Blutsverwandtschaft

9.2 (E) 9.3 (E) 9.4 (E) 9.5 (C) 9.6 (E) 9.7 (C) 9.8 (A)

9.9 Nicht an Albinismus erkrankte Eltern, die Vetter und Base sind, haben 2 Kinder mit rezessiv erblichem Albinismus. Wie hoch ist das Risiko für weitere Kinder, ebenfalls an Albinismus zu erkranken?

(A) 12,5%
(B) 25%
(C) 50%
(D) 75%
(E) 100%

H86

Ordnen Sie bitte den in Liste 1 genannten Erbleiden den für die Krankheitssymptome entscheidenden Entstehungsmechanismus aus Liste 2 zu.

Liste 1

9.10 Phenylketonurie

9.11 Albinismus

Liste 2

(A) Ausfall oder Defekt des Produktes eines Stoffwechselweges
(B) Anstau von Stoffwechselprodukten als Folge eines genetischen Stoffwechselblocks
(C) mangelnde Wirkung oder Steuerung durch Rezeptormangel oder Rezeptordefekt
(D) Transportproteindefekt
(E) Membrandefekt

F95

9.12 Die DNA-analytische Diagnostik der klassischen Phenylketonurie ist nur aus Leberzellen möglich,

weil

das bei der klassischen Phenylketonurie defekte Enzym Phenylalanin-Hydroxylase nur in Leberzellen nachweisbar ist.

H94

9.13 Ein Patient zeigt eine akute Hämolyse mit Anämie und Hämoglobinurie. Es wird ein Mangel an Glucose-6-Phosphat-Dehydrogenase (G-6-PDH) der Erythrozyten festgestellt. Welches der folgenden Agentien kommt **nicht** für die Auslösung der Hämolyse in Betracht?

(A) Penicillin
(B) Nitrofurantoin
(C) Primaquine
(D) Sulfonamide
(E) Fava-Bohnen

F98

9.14 Welche Aussage über die klassische Phenylketonurie (PKU) trifft **nicht** zu?

(A) Das Gen für die Phenylalaninhydroxylase ist lokalisiert worden.
(B) Alle Kinder einer Frau mit PKU sind Genträger mindestens eines Gens für PKU.
(C) Die Verwertbarkeit des Guthrie-Tests zum Neugeborenen-Screening setzt die Aufnahme von Eiweiß (Milch) vor der Blutentnahme voraus.
(D) Kranke ohne diätetische Behandlung zeigen eine schwere geistige Retardierung.
(E) Die Therapie besteht in vollständiger Entfernung des Phenylalanins aus der Kost.

F95

9.15 Die durch erbliche Stoffwechseldefekte verursachten Krankheitserscheinungen können durch Anstau eines in hoher Konzentration toxisch wirkenden Metaboliten „vor" dem Stoffwechselblock und/oder durch Mangel eines Stoffwechselprodukts „nach" dem Block bedingt sein.

Bei welcher der folgenden Anomalien werden die Krankheitserscheinungen bzw. Symptome hauptsächlich durch den Mangel eines Stoffwechselprodukts hervorgerufen?

(A) Galaktosämie
(B) Phenylketonurie
(C) Albinismus Typ I
(D) Hyperlipoproteinämie Typ IIa
(E) Virilisierung bei Mädchen mit adrenogenitalem Syndrom

9.9 (B) 9.10 (B) 9.11 (A) 9.12 (D) 9.13 (A) 9.14 (E) 9.15 (C)

F87

9.16 Bei Personen mit erblichen Varianten der Glucose-6-Phosphat-Dehydrogenase mit stark verminderter Enzymaktivität tritt Hämolyse auf nach Behandlung mit bzw. Verzehr von

(1) Antimalaria-Mitteln, z. B. Primaquin
(2) manchen Sulfonamiden
(3) Nitrofurantoin
(4) Favabohnen (Vicia fava)

(A) nur 1 und 2 sind richtig
(B) nur 1 und 4 sind richtig
(C) nur 2 und 3 sind richtig
(D) nur 1, 2 und 4 sind richtig
(E) 1–4 = alle sind richtig

F90 **!**

9.17 Welche der folgenden Aussagen trifft für den erblichen Glukose-6-Phosphat-Dehydrogenase-Mangel **nicht** zu?

(A) erhöhte Empfindlichkeit der Betroffenen gegen Primaquin
(B) Hämolyse nach Genuß bestimmter Hülsenfrüchte
(C) verlängerter Atemstillstand nach Gabe von Suxamethonium
(D) X-chromosomale Vererbung
(E) erhöhte Häufigkeit in Bevölkerung der Tropen

F92

9.18 Welche der folgenden Aussagen trifft für den erblichen Mangel der Serum-Cholinesterase **nicht** zu?

(A) X-chromosomale Vererbung
(B) erhöhte Empfindlichkeit gegen Succinyldicholin
(C) Gefahr von Narkosezwischenfällen
(D) Der Grad des Serumcholinesterasemangels kann mit Hilfe eines Testes bestimmt werden (Dibucainzahl)
(E) Häufigkeit weniger als 1 : 1000

H94

9.19 Welcher der folgenden Krankheiten liegt ein Rezeptordefekt zugrunde?

(A) Marfan-Syndrom
(B) adrenogenitales Syndrom
(C) testikuläre Feminisierung
(D) Phenylketonurie
(E) zystische Fibrose

F88

Ordnen Sie bitte den in Liste 1 genannten Erbleiden den zugehörigen Entstehungsmechanismus aus Liste 2 zu.

Liste 1

9.20 Testikuläre Feminisierung

9.21 Tay-Sachs-Krankheit

Liste 2

(A) Ausfall oder Defekt des Produktes eines Stoffwechselweges
(B) Anstau von Stoffwechselprodukten als Folge eines genetischen Stoffwechselblocks
(C) mangelnde Wirkung oder Steuerung durch Rezeptormangel oder Defekt
(D) Transportproteindefekt
(E) Membrandefekt

10 Genetische Diagnostik und Beratung

10.1 In welchen Fällen kann der Proband der einzige Kranke in einer gesunden Familie sein, obwohl eine Erbkrankheit vorliegt

(1) autosomal-rezessives Erbleiden
(2) dominante Neumutation
(3) X-chromosomal-rezessive Neumutation
(4) multifaktorielle Vererbung mit Schwellenwerteffekt

(A) nur 2 und 3 sind richtig
(B) nur 1, 2 und 3 sind richtig
(C) nur 1, 2 und 4 sind richtig
(D) nur 2, 3 und 4 sind richtig
(E) 1–4 = alle sind richtig

9.16 (E) 9.17 (C) 9.18 (A) 9.19 (C) 9.20 (C) 9.21 (B) 10.1 (E)

F89

10.2 Welche der nachfolgend genannten Erbleiden treten häufig als Folge einer Neumutation auf?

(1) Achondroplasie
(2) Akrozephalosyndaktylie
(3) Phenylketonurie
(4) Albinismus
(5) Sichelzellanämie

(A) nur 1 ist richtig
(B) nur 1 und 2 sind richtig
(C) nur 1, 2 und 4 sind richtig
(D) nur 2, 3 und 4 sind richtig
(E) 1 – 5 = alle sind richtig

10.3 Die Wahrscheinlichkeit, daß in einer Geschwisterreihe nach drei Knaben als viertes Kind wieder ein Knabe geboren wird, beträgt annähernd

(A) 1/16
(B) 1/8
(C) 1/4
(D) 1/2
(E) 3/4

10.4 Ein heterozygoter Mann mit einem abnormen Gen heiratet eine heterozygote Frau mit dem gleichen abnormen Gen. Wie hoch ist die Chance für jedes Kind, homozygot zu erkranken?

(A) 100%
(B) 75%
(C) 50%
(D) 25%
(E) 0%

10.5 Ein Patient mit progressiver Muskeldystrophie Typ Duchenne hat eine Schwester mit drei gesunden Söhnen und eine Schwester mit zwei gesunden Töchtern. Das Risiko, in einer weiteren Schwangerschaft einen Sohn mit progressiver Muskeldystrophie Typ Duchenne zu haben, ist für die beiden Schwestern gleich,

weil

beide Schwestern die gleiche a priori Wahrscheinlichkeit haben, Konduktorinnen für die progressive Muskeldystrophie zu sein.

F93 **!**

10.6 Welche der folgenden Aussagen über die noch kinderlose Schwester zweier Brüder mit progressiver Muskeldystrophie vom Typ Duchenne (DMD) trifft **nicht** zu?

(A) Durch eine Bestimmung der RFLPs in der Familie kann in vielen Fällen das Risiko für ein Kind – an DMD zu leiden – präzisiert werden.
(B) Die Wahrscheinlichkeit, in der ersten Schwangerschaft ein Kind mit DMD zu haben, beträgt 12,5%.
(C) Das Risiko für eine Tochter, Konduktorin für DMD zu sein, beträgt 12,5%.
(D) Die Wahrscheinlichkeit, Konduktorin für DMD zu sein, beträgt 50%.
(E) Falls ein Sohn mit DMD geboren wird, beträgt das Risiko für weitere Söhne 50%.

F86 **!**

10.7 Eine Frau, die aus der ersten Ehe zwei Söhne mit progressiver Muskeldystrophie vom Typ Duchenne hat, geht eine zweite Ehe ein.

Wie hoch ist das Risiko für einen Sohn aus der zweiten Ehe, an diesem Leiden zu erkranken?

(A) unter 1%
(B) 25%
(C) 50%
(D) Es ist davon abhängig, ob Brüder der Frau an progressiver Muskeldystrophie vom Typ Duchenne erkrankt sind.
(E) Es ist davon abhängig, ob progressive Muskeldystrophie vom Typ Duchenne in der Familie des 2. Ehemannes vorkommt.

F98

10.8 Die Sicherheit, mit der das Wiederholungsrisiko bei gesunden Eltern eines Kindes mit autosomal-dominanter Erkrankung angegeben werden kann, ist eingeschränkt,

weil

bei einem Elternteil ein Keimzellmosaik vorliegen kann.

10.2 (B) 10.3 (D) 10.4 (D) 10.5 (D) 10.6 (C) 10.7 (C) 10.8 (A)

F98 !

10.9 Es steht fest, daß die Schwester eines an Muskeldystrophie vom Typ Duchenne leidenden Mannes Konduktorin ist.

Sie möchte ihren Vetter heiraten und fragt nach dem Risiko für einen Sohn aus dieser Ehe, ebenfalls an Muskeldystrophie vom Typ Duchenne zu leiden.

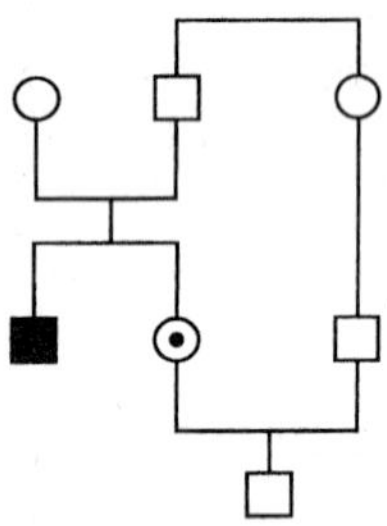

Das Risiko beträgt

(A) 12,5%
(B) 25%
(C) 50%
(D) 75%
(E) 100%

F95 !

10.10 Die im Stammbaum markierten Personen leiden an progressiver Muskeldystrophie vom Typ Duchenne (DMD).

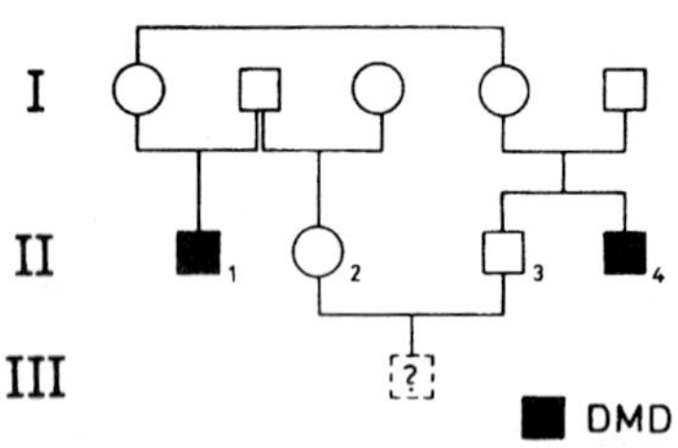

Wie groß ist das Risiko für einen Sohn des Paares II_2/II_3, an DMD zu erkranken?

(A) 2/3
(B) 1/2
(C) 1/4
(D) 1/8
(E) nicht höher als im Bevölkerungsdurchschnitt

H93 F89 !

10.11 Die Wahrscheinlichkeit, aufgrund der Abstammung an einer Muskeldystrophie vom Typ Duchenne (PMD) zu erkranken, beträgt für den erwarteten Sohn A:

(A) 0
(B) 1/6
(C) 1/8
(D) 1/12
(E) 1/16

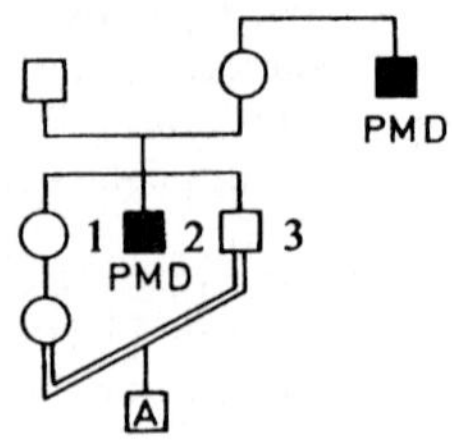

F85

10.12 Beim X-chromosomal-rezessiven Erbleiden ist die ausführliche Familienanamnese für eine genetische Beratung von größerer Bedeutung als beim autosomal-rezessiven Erbleiden,

weil

beim X-chromosomal-rezessiven Erbleiden zahlreiche männliche Nachkommen eines Merkmalsträgers heterozygot sind und ihre Töchter ein Krankheitsrisiko von 50% haben.

10.13 Bei angeborener Hüftluxation beträgt das Risiko für Geschwister eines Kranken 3–5%, gleichfalls betroffen zu sein. Wenn schon zwei Geschwister betroffen sind, ist das Risiko für ein weiteres

(A) gleichfalls 3–5%
(B) höher als 3–5%
(C) niedriger als 3–5%
(D) 25%
(E) vom Alter des Vaters abhängig

F87

10.14 Bei welchen Erkrankungen stützt sich die Abschätzung des Wiederholungsrisikos in erster Linie auf die empirische Erbprognose?

(1) Autosomal-rezessiv erbliche Krankheiten
(2) X-chromosomal erbliche Krankheiten
(3) Autosomal-dominant erbliche Krankheiten
(4) Multifaktoriell erbliche Krankheiten
(5) Freie Trisomie

(A) nur 1 und 4 sind richtig
(B) nur 2 und 4 sind richtig
(C) nur 2 und 5 sind richtig
(D) nur 4 und 5 sind richtig
(E) nur 3, 4 und 5 sind richtig

10.9 (C) 10.10 (E) 10.11 (C) 10.12 (C) 10.13 (B) 10.14 (D)

H87

10.15 Bei welchen der folgenden Krankheiten stützt sich die genetische Beratung vor allem auf die empirische Erbprognose?

(1) Zystische Fibrose (Mukoviszidose)
(2) Schizophrenie
(3) Lippen-Kiefer-Gaumenspalte
(4) Phenylketonurie
(5) Diabetes mellitus

(A) nur 2 und 5 sind richtig
(B) nur 3 und 4 sind richtig
(C) nur 2, 3 und 5 sind richtig
(D) nur 1, 2, 3 und 5 sind richtig
(E) 1 – 5 = alle sind richtig

F92

10.16 Söhne von Müttern mit hypertrophischer Pylorusstenose im Säuglingsalter haben ein höheres Risiko, an hypertrophischer Pylorusstenose zu leiden, als Söhne von Vätern mit hypertrophischer Pylorusstenose,

weil

die hypertrophische Pylorusstenose eine Krankheit mit X-chromosomaler Vererbung und generell leichterer Ausprägung beim weiblichen Geschlecht ist.

F93

10.17 Welche Aussage in Bezug auf Kinder einer Frau, die im Säuglingsalter eine Pylorusstenose hatte, treffen zu?

Das Risiko, an Pylorusstenose zu erkranken, ist

(1) höher, als wenn statt der Mutter der Vater betroffen wäre
(2) für Söhne höher als für Töchter
(3) für Töchter höher als für Söhne
(4) für beide Geschlechter gleich

(A) nur 1 ist richtig
(B) nur 2 ist richtig
(C) nur 1 und 2 sind richtig
(D) nur 1 und 3 sind richtig
(E) nur 1 und 4 sind richtig

F94

10.18 Das erste und zweite Kind eines gesunden Elternpaares haben eine Lippen-Kiefer-Gaumen-Spalte.

Das Betroffensein zweier Kinder in einer Familie hat für die genetische Beratung keine besondere Bedeutung,

weil

das Risiko für das Auftreten von Krankheiten mit Mendelscher Vererbung unabhängig von der Zahl der betroffenen Kinder ist.

F89

10.19 Wie hoch ist das Wiederholungsrisiko für die Geschwister eines Probanden mit einer doppelseitigen Lippen-Kiefer-Gaumen-Spalte, wenn dieser der einzige Betroffene in der Familie ist und die Lippen-Kiefer-Gaumen-Spalte nicht Teil eines Syndroms oder Folge einer Chromosomenanomalie ist?

(A) dem Bevölkerungsdurchschnitt entsprechend
(B) etwa 3 – 5%
(C) etwa 10 – 15%
(D) etwa 25%
(E) etwa 50%

F98 **!**

10.20 Die hypertrophische Pylorusstenose des Säuglings, eine multifaktoriell vererbte Anomalie, tritt bei männlichen Kindern ca. sieben mal so häufig auf wie bei weiblichen Kindern. Die Überlebenschancen sind gut.

Welche der folgenden Gruppen von Kindern hat das höchste Risiko für das Auftreten einer Pylorusstenose?

(A) Söhne betroffener Väter
(B) Töchter betroffener Väter
(C) Söhne betroffener Mütter
(D) Töchter betroffener Mütter
(E) Alle Gruppen haben ein annähernd gleiches Risiko.

10.15 (C) 10.16 (C) 10.17 (B) 10.18 (D) 10.19 (B) 10.20 (C)

H99 **!**

10.21 Nach der Geburt dreier gesunder Kinder ist das vierte Kind eines gesunden Ehepaars von einer Anenzephalie betroffen.

Welche Aussagen treffen zu?

(1) Das Wiederholungsrisiko für weitere Kinder beträgt 25%.
(2) Durch vorgeburtliche Chromosomenuntersuchung nach Chorionzottenbiopsie lässt sich in einer weiteren Schwangerschaft das Auftreten einer Anenzephalie diagnostizieren.
(3) In einer weiteren Schwangerschaft ist eine vorgeburtliche indirekte Genotypdiagnostik möglich, wenn von dem betroffenen Kind noch eine Blutprobe zur Verfügung steht.

(A) Keine der Aussagen 1 – 3 ist richtig.
(B) nur 1 ist richtig
(C) nur 2 ist richtig
(D) nur 1 und 2 sind richtig
(E) nur 2 und 3 sind richtig

F99

10.22 Für die Anenzephalie bzw. die Neuralrohrverschlußstörung gilt:

(1) Die Anenzephalie beruht in der Regel auf einer Mikrodeletion im Abschnitt 15 q11 – 13.
(2) Die Anenzephalie läßt sich durch vorgeburtliche Chromosomenuntersuchung nach Chorionzottenbiopsie diagnostizieren.
(3) Bei gesunden Eltern eines Kindes mit Anenzephalie liegt das Risiko für das Auftreten einer Neuralrohrverschlußstörung bei einem weiteren Kind unter 6%.

(A) nur 1 ist richtig
(B) nur 2 ist richtig
(C) nur 3 ist richtig
(D) nur 1 und 2 sind richtig
(E) nur 1 und 3 sind richtig

H85

10.23 In einer Familie leidet der Vater an einer autosomal-dominant vererblichen Skelettdysplasie.

Seine fünf Kinder sind alle ebenfalls von der Krankheit betroffen. Welche der folgenden Aussagen ist richtig?

(A) Die Verteilung bei den Kindern ist nicht mit den Mendelschen Vererbungsregeln vereinbar.
(B) Die Verteilung bei den Kindern ist eine hochsignifikante Abweichung von der Erwartung nach der Mendelschen Vererbung.
(C) Die Verteilung bei den Kindern ist bei $^1/_8$ aller Familien mit 5 Kindern und einem erkrankten Elternteil zu erwarten.
(D) Die Verteilung bei den Kindern ist bei $^1/_{32}$ aller Familien mit 5 Kindern und einem erkrankten Elternteil zu erwarten.
(E) Die Verteilung bei den Kindern ist nur möglich, wenn die Mutter an der gleichen Krankheit leidet.

H86

10.24 Vetter und Kusine I. Grades fragen nach dem Risiko für gemeinsame Kinder, von einer in der gemeinsamen Familie nicht beobachteten autosomal-rezessiv vererbten Krankheit betroffen zu sein.

(A) Das Risiko ist so hoch wie im Bevölkerungsdurchschnitt.
(B) Das Risiko ist gegenüber dem Bevölkerungsdurchschnitt erhöht.
(C) Das Risiko beträgt 25%.
(D) Das Risiko ist wegen der Verwandtschaft höher als 25%.
(E) Es besteht kein Risiko für das Auftreten der Krankheit.

H88

10.25 Ein Ehepaar möchte ein Neugeborenes adoptieren, das aus einer Inzestverbindung Vater/Tochter stammt. Die leiblichen Eltern sind gesund; in ihrer Familie sind keine Erbkrankheiten bekannt.

Für welche der folgenden Klassen von Anomalien hat das Kind ein erhöhtes Risiko?

(A) autosomal-rezessiv vererbte Krankheit
(B) chromosomale Strukturaberration
(C) chromosomale Trisomie
(D) autosomal-dominant vererbte Krankheit
(E) X-chromosomal-rezessiv vererbte Krankheit

10.21 (A) 10.22 (C) 10.23 (D) 10.24 (B) 10.25 (A)

H97 **!!**

10.26 Die zystische Fibrose (Mukoviszidose) hat in Europa eine Häufigkeit von etwa 1 : 2500. Mutationen im CFTR-Gen sind die Ursache der Krankheit. DF508 ist die in Europa häufigste Mutation dieses Gens.

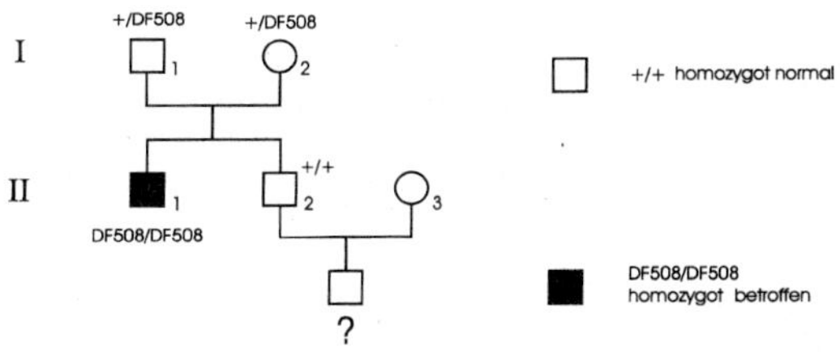

Wie hoch ist das Risiko der Kinder von II/2 und II/3, von zystischer Fibrose betroffen zu sein?

(A) geringer als 1 : 2500
(B) 1 : 2500
(C) 1 : 200
(D) 1 : 100
(E) 1 : 25

H90

10.27 Klinisch gesunde, nicht miteinander verwandte Eltern haben ein Kind mit Mukoviszidose (Zystischer Fibrose). In der Familie sind keine weiteren Kranken aufgetreten.

Welche Aussagen können in der genetischen Beratung gemacht werden?

(1) Das Wiederholungsrisiko für Mukoviszidose für weitere Kinder dieses Paares beträgt 25%.
(2) Es handelt sich wahrscheinlich um eine Neumutation in einer Keimzelle eines Elternteils.
(3) Zur genaueren Klärung des Wiederholungsrisikos sollten bei beiden Eltern Tests auf Heterozygotie durchgeführt werden.
(4) Eine pränatale Diagnose kann in der Mehrzahl der Fälle mittels DNA-Analyse erfolgen.

(A) nur 1 ist richtig
(B) nur 4 ist richtig
(C) nur 1 und 4 sind richtig
(D) nur 1, 2 und 4 sind richtig
(E) nur 1, 3 und 4 sind richtig

F86

10.28

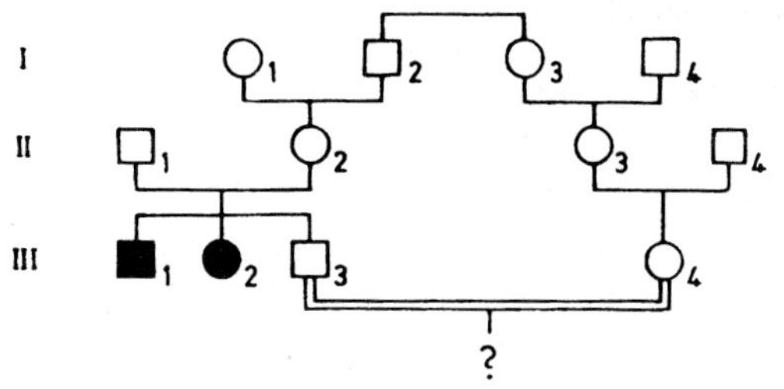

III1 und III2 leiden an Mukoviszidose (Zystische Fibrose).

Wie groß ist das errechnete Risiko für ein Kind von III3 und III4, an Mukoviszidose zu erkranken?

(A) nicht gegenüber dem Durchschnitt (ca. 1 : 2000) erhöht
(B) zwar erhöht, aber weniger als 2%
(C) erhöht, und zwar 2–3%
(D) stark erhöht, auf ca. 6%
(E) da zwei Geschwister von III3 betroffen sind, auf 25% erhöht

F00 **!**

10.29 Im Stammbaum bezeichnen a, b, c und d die urgroßelterlichen Allele an einem autosomalen Locus.

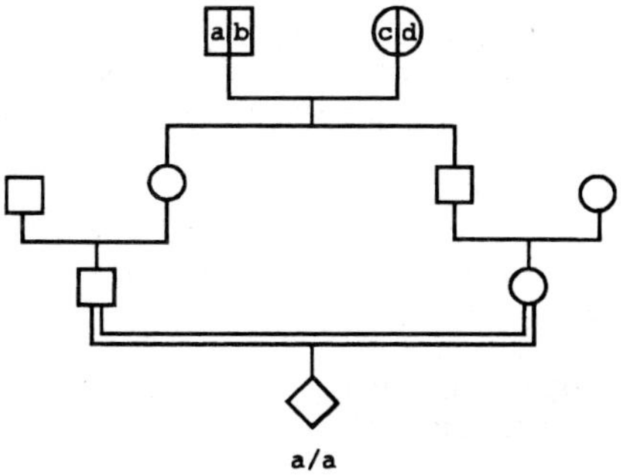

Wie groß ist die Wahrscheinlichkeit, dass ein Urenkel homozygot für das urgroßväterliche Allel a ist?

(A) 1/80
(B) 1/64
(C) 1/32
(D) 1/16
(E) 1/8

10.26 (A) 10.27 (C) 10.28 (B) 10.29 (B)

H87 !

10.30 Unter allen Familien mit zwei Kindern, in denen beide Eltern heterozygot für ein Mukoviszidose verursachendes Gen sind, ist der erwartete Anteil an Familien, in denen beide Kinder an Mukoviszidose erkrankt sind

(A) 1/25
(B) 1/16
(C) 1/8
(D) 1/4
(E) 1/2

H98 F93 F92 !!

10.31 Ein gesunder Mann, dessen Schwester an einer klassischen Phenylketonurie (PKU) leidet, fragt nach dem Risiko für sein erwartetes Kind, an diesem Leiden zu erkranken. Seine nicht mit ihm verwandte Frau ist ebenfalls gesund. In ihrer Familie ist keine PKU aufgetreten. Beide stammen aus einer Bevölkerung, in der die PKU mit einer Häufigkeit von etwa 1 : 10 000 vorkommt.

Das Risiko beträgt etwa

(A) 1/100
(B) 1/300
(C) 1/400
(D) 1/600
(E) 1/800

H90

10.32 Die im Stammbaum mit B gekennzeichnete Frau leidet an einer autosomal-rezessiv vererbten Krankheit, die in der Bevölkerung mit einer Häufigkeit von 1 : 1600 auftritt.

Wie groß ist die Wahrscheinlichkeit, daß ein Kind des Paares AB an der betreffenden Krankheit leidet?

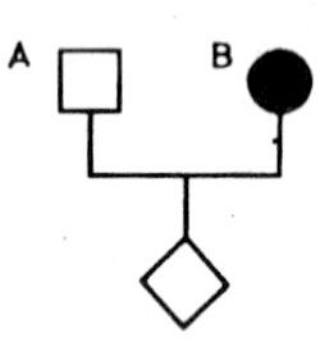

(A) weniger als 1%
(B) ca. 2,5%
(C) ca. 5%
(D) ca. 8%
(E) ca. 16%

H94

10.33 Eine autosomal-rezessiv vererbte Krankheit kommt in einer Bevölkerung mit einer Häufigkeit von 1 : 10 000 vor. Ein Ratsuchender aus dieser Bevölkerung hat zwei Geschwister, die an dieser Krankheit leiden. In der Familie seiner mit ihm nicht blutsverwandten Frau ist die Krankheit nicht aufgetreten.

Wie groß ist das Risiko für ein Kind des Paares, an der in Frage stehenden Krankheit zu leiden?

(A) 33%
(B) 12,5%
(C) ca. 2%
(D) ca. 0,3%
(E) nicht höher als im Bevölkerungsdurchschnitt

H94 !

10.34 Verwandtenehen sind häufg Anlaß zu genetischer Beratung. Ein Mann, dessen Schwester an einer seltenen autosomal-rezessiv vererbten Erkrankung leidet, möchte seine Cousine heiraten.

Wie groß ist das Risiko für Kinder aus dieser Verbindung, an der Krankheit der Schwester des Vaters zu leiden?

(A) ca. 1%
(B) ca. 4%
(C) ca. 10%
(D) ca. 15%
(E) ca. 25%

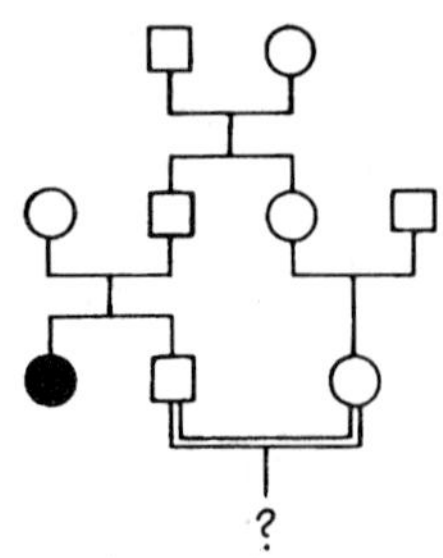

10.30 (B) 10.31 (B) 10.32 (B) 10.33 (D) 10.34 (B)

F98 !!

10.35 Ein Mann ist von einem sehr seltenen autosomal-rezessiven Erbleiden betroffen.

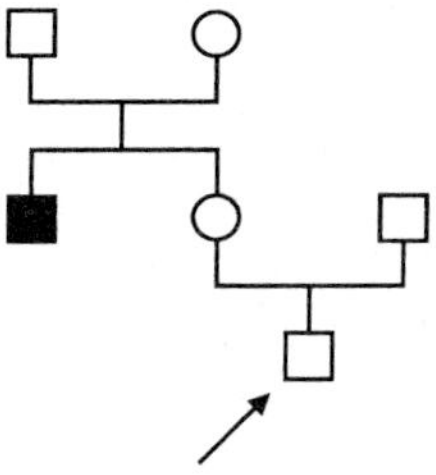

Wie hoch ist das Risiko für den Sohn seiner gesunden Schwester, für das gleiche Gen heterozygot zu sein?

(A) ca. 12,5%
(B) ca. 25%
(C) ca. 33,3%
(D) ca. 50%
(E) ca. 66,7%

H98 H84

10.36 Die Zystische Fibrose (Mukoviszidose) hat in Europa eine Häufigkeit von etwa 1:2500. Mutationen im CFTR-Gen (Cystic Fibrosis Transmembrane Regulator Gene) sind die Ursache der Krankheit. DF508 ist die in Europa häufigste Mutation.

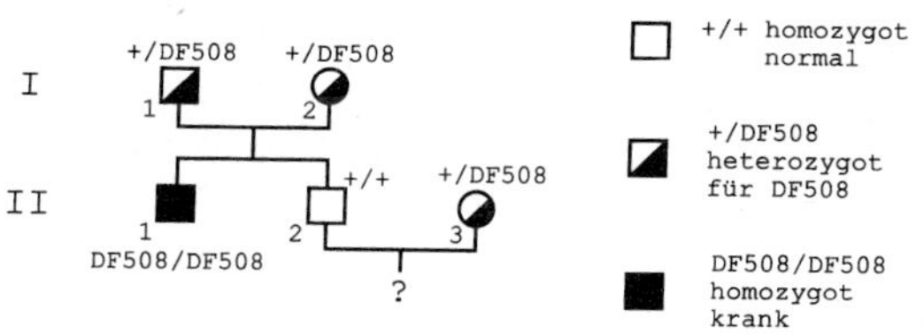

Wie hoch ist das Risiko der gemeinsamen Kinder von II/2 und II/3, an Zystischer Fibrose zu erkranken?

(A) kleiner als 1:10000
(B) etwa 1:5000
(C) etwa 1:2500
(D) etwa 1:250
(E) etwa 1:25

10.37 II1 und II2 leiden an einer autosomal-rezessiv vererbten Krankheit. II3 und II4 (die Ratsuchenden) sind gesund und nicht miteinander verwandt. In der Familie von II4 kommt die Krankheit nicht vor. In der Bevölkerung hat sie eine Häufigkeit von 1:40000, also eine Genfrequenz von 1:200.
Wie hoch ist das Risiko für ein Kind der Ratsuchenden, an der bei II1 und II2 vorliegenden Krankheit zu leiden?

(A) nicht höher als beim Durchschnitt der Bevölkerung
(B) 1/2000
(C) 1/600
(D) 1/25
(E) 1/16

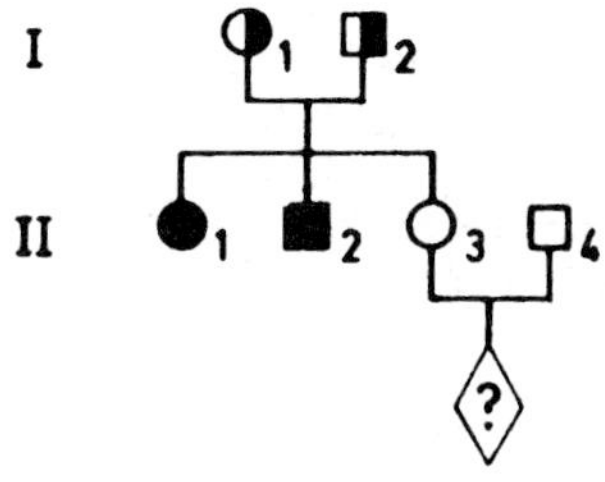

H87

10.38 Welche der untenstehenden Angaben über das genetische Risiko ist (sind) richtig?

	Zustand der Eltern	**Risiko für die Kinder**
(1)	Mutter ist deuteranop.	Alle Söhne werden deuteranop sein.
(2)	Vater leidet an Hämophilie A.	Alle Töchter werden Konduktorin der Hämophilie A sein.
(3)	Mutter ist Konduktorin der Progressiven Muskeldystrophie des Typs Duchenne.	Alle Söhne werden an Muskeldystrophie des Typs Duchenne erkranken.
(4)	Vater ist Träger einer balancierten Translokation 21q/21q.	Alle lebend geborenen Kinder werden am Down-Syndrom leiden.

(A) nur 2 ist richtig
(B) nur 2 und 4 sind richtig
(C) nur 1, 2 und 4 sind richtig
(D) nur 1, 3 und 4 sind richtig
(E) 1–4 = alle sind richtig

10.35 (C) 10.36 (A) 10.37 (C) 10.38 (C)

10.39 Welche Aussage trifft **nicht** zu?

Für die pränatale Diagnose mittels Amniozentese gilt:

(A) Bei der Chromosomenanalyse aus dem Fruchtwasser können durch Zwillingsschwangerschaften Fehlbeurteilungen auftreten.
(B) Die Häufigkeit nach dem Eingriff und evtl. als dessen Folge eintretender ungewollter Fehlgeburten beträgt annähernd 1%.
(C) Das Mortalitätsrisiko für die Gravida beträgt annähernd 1%.
(D) Die Anzüchtung mütterlicher Zellen kommt als Fehlerquelle in Betracht.
(E) Die Möglichkeit einer Verletzung des Feten ist gering.

F89

10.40 Nach Pränataldiagnostik kann die Geburt eines gesunden Kindes vorausgesagt werden,

weil

die fetale Chromosomenstammzahl heute nach Chromosomenpräparation aus Fruchtwasserzellen sicher bestimmt werden kann.

10.41 Eine Amniozentese zur pränatalen Diagnostik ist gut begründet, wenn

(1) eine Schwangere älter als 40 Jahre ist
(2) eine Schwangere schon ein Kind mit einer Myelomeningozele geboren hat
(3) ein Elternteil Träger einer balancierten Translokation des Chromosoms 21 ist
(4) eine Frau bereits ein Kind mit einer Trisomie 21 geboren hat

(A) nur 1, 2 und 3 sind richtig
(B) nur 1, 2 und 4 sind richtig
(C) nur 1, 3 und 4 sind richtig
(D) nur 2, 3 und 4 sind richtig
(E) 1–4 = alle sind richtig

10.42 Durch Amniozentese und Untersuchung von Fruchtwasser und/oder der Amnionzellen nach Kultur können bereits in der Frühschwangerschaft außer dem Geschlecht und dem Chromosomenstatus des Föten folgende Diagnosen gestellt werden

(1) das Alter der Schwangerschaft
(2) das Vorliegen von Schlußstörungen des Neuralrohres (Anencephalie, Spina bifida)
(3) das Vorliegen bestimmter Stoffwechselstörungen
(4) das Vorliegen von Lippen-Kiefer-Gaumen-Spalten, Extremitätenfehlbildungen oder eines angeborenen Herzfehlers

(A) nur 3 und 4 sind richtig
(B) nur 2 und 3 sind richtig
(C) nur 1 und 3 sind richtig
(D) nur 1 und 3 sind richtig
(E) nur 2, 3 und 4 sind richtig

F98

10.43 Welche Aussage trifft **nicht** zu?

Neuralrohrdefekte

(A) entstehen im 2. Trimenon der Schwangerschaft
(B) haben auch eine genetische Grundlage
(C) können durch exogene Faktoren ausgelöst werden
(D) werden unter der Einwirkung einiger Medikamente häufiger
(E) werden nach präkonzeptionell beginnender Gabe von Folsäure seltener beobachtet

F98

10.44 Welche Aussage trifft **nicht** zu?

Das α-Fetoprotein (AFP)

(A) ist ein frühes embryonales Protein
(B) wird im Serum von gesunden Erwachsenen nur in Spuren gefunden
(C) wird bei Vorliegen bestimmter Tumoren vermehrt gebildet
(D) ist im Serum einer Schwangeren erhöht, wenn beim Feten ein Down-Syndrom vorliegt
(E) ist im mütterlichen Serum und im Fruchtwasser erhöht, wenn ein offener Neuralrohrdefekt des Feten vorliegt

10.39 (C) 10.40 (D) 10.41 (E) 10.42 (B) 10.43 (A) 10.44 (D)

F97

10.45 Eine pränatale Diagnostik ist möglich bei:

(1) amaurotischer Idiotie (Tay-Sachs-Krankheit)
(2) zystischer Fibrose
(3) progressiver Muskeldystrophie, Typ Duchenne
(4) Sichelzellanämie
(5) Myasthenia gravis

(A) nur 1 und 4 sind richtig
(B) nur 2, 3 und 5 sind richtig
(C) nur 1, 2, 3 und 4 sind richtig
(D) nur 2, 3, 4 und 5 sind richtig
(E) 1 – 5 = alle sind richtig

F96

10.46 Molekulargenetische Untersuchungen im Rahmen der genetischen Beratung von Familien mit Muskeldystrophie Typ Duchenne sind möglich und sinnvoll,

weil

in etwa 60% der Fälle von Muskeldystrophie Typ Duchenne eine auf DNA-Ebene erkennbare Deletion im Gen vorliegt und in vielen Fällen eine sichere pränatale Diagnostik angeboten werden kann.

F97

10.47 Welche Aussagen über die **direkte** molekulargenetische Diagnostik treffen zu?

(1) Sie erfordert Kenntnis der Basenfolge des gesamten Gens.
(2) Wenn der familiäre Gendefekt bekannt ist, ist eine Familienuntersuchung nicht erforderlich.
(3) Sie erlaubt den Nachweis von Deletionen.

(A) nur 2 ist richtig
(B) nur 3 ist richtig
(C) nur 1 und 3 sind richtig
(D) nur 2 und 3 sind richtig
(E) 1 – 3 = alle sind richtig

F88 !!

10.48 Welche Aussage trifft **nicht** zu?

Die Amniozentese dient in verschiedener Hinsicht zur vorgeburtlichen Diagnostik, u.a. für die

(A) Diagnose von Störungen des Neuralrohrverschlusses
(B) Diagnose einer chromosomalen Translokation
(C) Geschlechtsdiagnose des zu erwartenden Kindes
(D) Feststellung einer Zwillingsschwangerschaft
(E) Diagnose von bestimmten rezessiven Stoffwechseldefekten

H91

10.49 Die frühe Chromosomendiagnostik nach Chorionzottenpunktion wird aus folgenden Gründen vielfach der Pränataldiagnostik nach Amnionzellkultur vorgezogen:

(A) Ein eventuell von den Eltern gewünschter Schwangerschaftsabbruch wegen kindlicher Chromosomenstörung kann weniger risikoreich durchgeführt werden.
(B) Eine frühe Geschlechtsdiagnostik bei einem heranwachsenden Kind ist generell wünschenswert.
(C) Die Chorionzottenpunktion ist weniger risikoreich als die Amniozentese.
(D) Die Chromosomen können qualitativ besser aus Mitosen von Chorionzellen als aus Mitosen von Amnionzellen dargestellt werden.
(E) Die Chromosomendarstellung führt nach Chorionzottenpunktion zu höherer diagnostischer Sicherheit.

F92

10.50 Bei welcher Voraussetzung ist eine Pränataldiagnostik mittels Chorionzottenpunktion **nicht** indiziert?

(A) Alter der Mutter über 38 Jahre
(B) vorausgegangenes Kind mit freier Trisomie 21
(C) vorausgegangenes Kind mit Spina bifida
(D) vorausgegangenes Kind mit Mukoviszidose
(E) Mutter Konduktorin für Muskeldystrophie vom Typ Duchenne

10.45 (C) 10.46 (A) 10.47 (D) 10.48 (D) 10.49 (A) 10.50 (C)

F94

10.51 Durch pränatale Diagnostik können festgestellt werden:

(1) numerische und strukturelle fetale Chromosomenaberrationen
(2) Virusinfekte des Feten
(3) bestimmte Stoffwechselstörungen, insbesondere Enzymdefekte
(4) Verschlußstörung des Neuralrohrs (Anenzephalie, Myelomeningozele)
(5) schwere Fehlbildungen des Feten

(A) nur 1 und 2 sind richtig
(B) nur 3 und 5 sind richtig
(C) nur 1, 2, 3 und 5 sind richtig
(D) nur 1, 3, 4 und 5 sind richtig
(E) 1 – 5 = alle sind richtig

F93

10.52 Bei welchem der folgenden Krankheitsbilder ist zur Sicherung der Diagnose eine Chromosomenanalyse **nicht** indiziert?

(A) Down-Syndrom
(B) Fra (x)-Syndrom
(C) Klinefelter-Syndrom
(D) Achondroplasie
(E) Katzenschrei-Syndrom

F93 **!**

10.53 Aus welchem Grund ist das Alter von Ratsuchenden, deren einer Elternteil an Chorea Huntington erkrankt ist, für die Abschätzung des Risikos für den Ratsuchenden, an Chorea Huntington zu erkranken, von Bedeutung?

(A) Die Häufigkeit von Mutationen nimmt mit dem Alter zu.
(B) Die Frequenz von Nondisjuctionen steigt mit dem Alter an.
(C) Die Chorea Huntington tritt regelmäßig vor dem 20. Lebensjahr auf.
(D) Innerhalb einer Familie variiert das Manifestationsalter kaum.
(E) Bis zum 50. Lebensjahr ist die Mehrzahl der Genträger manifest erkrankt.

H84 **!**

10.54 Der bisher gesunde Sohn eines Patienten mit Chorea Huntington fragt nach dem Risiko für seine Kinder, an Chorea Huntington zu erkranken.

Das Alter des Ratsuchenden ist für die Schätzung des Risikos von Bedeutung,

weil

die Chorea Huntington sich häufig erst im mittleren Lebensalter manifestiert.

H87

10.55 Bei einer genetischen Beratung von Geschwistern eines Patienten mit Chorea Huntington ist das Bayessche Prinzip anwendbar,

weil

bei der Chorea Huntington autosomal-dominante Vererbung mit spätem Krankheitsbeginn und altersabhängiger Wahrscheinlichkeit der Manifestation bekannt ist.

H89

10.56 Gesunde Eltern haben ein Kind mit einem autosomal-dominant vererbten Leiden, von dem vollständige Penetranz bekannt ist.

Wie hoch ist das Risiko, ein weiteres Kind mit diesem Leiden zu haben?

(A) Das Risiko entspricht der Neumutationsrate.
(B) 0%
(C) 3%
(D) 25%
(E) 50%

10.57 Bei Geschwistern eines Kindes mit einer autosomal-rezessiven erblichen Stoffwechselstörung ist vor der Ehe eine Chromosomenanalyse angezeigt,

weil

man durch eine Chromosomenanalyse nachweisen oder ausschließen kann, daß ein bestimmtes Gen heterozygot vorliegt.

10.51 (E) 10.52 (D) 10.53 (E) 10.54 (A) 10.55 (A) 10.56 (A) 10.57 (E)

H87

10.58 Bei einem Ehepaar mit Kinderwunsch endeten 3 aufeinanderfolgende Schwangerschaften mit einer Fehlgeburt im 2. bis 3. Monat.

Welche Maßnahmen sind zur Aufklärung der Ursache zu treffen?

(1) Familienanamnese
(2) gynäkologische Untersuchung
(3) Chromosomenanalyse bei der Frau
(4) Chromosomenanalyse beim Mann

(A) nur 1, 2 und 4 sind richtig
(B) nur 1, 2 und 3 sind richtig
(C) nur 1, 3 und 4 sind richtig
(D) nur 2, 3 und 4 sind richtig
(E) 1 – 4 = alle sind richtig

H94

10.59 Beim Auftreten habitueller Aborte in der Frühschwangerschaft ist eine Chromosomenanalyse bei den Ehepartnern indiziert,

weil

Chromosomenstörungen beim Feten als Ursache von Aborten häufig Neumutationen sind.

F87

10.60 Bei welcher Voraussetzung ist in der pränatalen Diagnostik **nicht** mit einem verwertbaren Ergebnis zu rechnen?

(A) Alter der Mutter über 35 Jahre
(B) vorangegangenes Kind mit Trisomie 21
(C) Epilepsie der Mutter
(D) vorausgegangenes Kind mit Spina bifida
(E) Mutter Konduktorin für Muskeldystrophie Typ Duchenne

F89

10.61 Ein Paar, beide 38 Jahre alt, kommt mit Kinderwunsch zur genetischen Beratung.

Sie sind hinzuweisen auf

(1) ein deutlich erhöhtes allgemeines Fehlbildungsrisiko beim Kind wegen des erhöhten mütterlichen Alters
(2) ein erhöhtes Risiko für eine numerische Chromosomenanomalie beim Kind wegen des mütterlichen Alters
(3) ein deutlich erhöhtes Risiko für eine Punktmutation wegen des mütterlichen Alters

(A) nur 2 ist richtig
(B) nur 3 ist richtig
(C) nur 1 und 2 sind richtig
(D) nur 2 und 3 sind richtig
(E) 1 – 3 = alle sind richtig

10.62 Die Untersuchung der Chromosomen für klinische Zwecke erfolgt im allgemeinen in der

(A) Prophase
(B) Metaphase
(C) Anaphase
(D) Telophase
(E) Interphase

10.63 Eine 38jährige Schwangere hat ein dreijähriges Kind mit „freier" Trisomie 21. Eine pränatale Chromosomendiagnostik ist nicht angezeigt,

weil

in dieser Altersgruppe die Häufigkeit der „freien" Trisomie 21 etwa dem Bevölkerungsdurchschnitt entspricht und damit unter dem Komplikationsrisiko der Amniozentese liegt.

F88

10.64 Durch Chromosomenanalysen bei einem mongoloiden Kind und seinen Eltern kann geklärt werden, welches Erkrankungsrisiko für weitere Geschwister besteht,

weil

das Erkrankungsrisiko für weitere Geschwister davon abhängig ist, ob bei dem erkrankten Kind eine freie Trisomie 21 oder eine Translokation des Chromosoms 21 vorliegt, und ob bei einem Elternteil eine balancierte Translokation des Chromosoms 21 gefunden wird.

10.58 (E) 10.59 (B) 10.60 (C) 10.61 (A) 10.62 (B) 10.63 (E) 10.64 (A)

F99 !!

10.65 Eine 27jährige Frau kommt in der 8. Schwangerschaftswoche zur genetischen Beratung. Ihr verstorbener Bruder hatte ein klinisch diagnostiziertes Down-Syndrom, Chromosomen wurden nicht untersucht. Sie hat keine weiteren Geschwister, ihr Vater ist verstorben.

Welche Maßnahme sollte zunächst durchgeführt werden?

(A) Chromosomenanalyse bei beiden Ehepartnern
(B) Chromosomenanalyse bei der Schwangeren
(C) pränatale Chromosomenuntersuchung nach Amniozentese
(D) pränatale Chromosomendiagnostik nach Chorionzottenpunktion
(E) sofortige Fetoskopie

F93

10.66 Nach der Geburt eines Kindes mit Down-Syndrom

(1) ist das Wiederholungsrisiko für weitere Kinder dieser Eltern nicht erhöht
(2) kann eine Entscheidung über die Höhe des Wiederholungsrisikos erst nach einer Chromosomenanalyse bei dem betroffenen Kind und/oder den Eltern getroffen werden
(3) beträgt das Wiederholungsrisiko bei einer Mutter unter 38 Jahren und bei freier Trisomie 21 etwa 1%
(4) kann das Wiederholungsrisiko je nach Chromosomenbefund beim Kind und bei den Eltern zwischen 1% und 100% liegen

(A) nur 2 und 4 sind richtig
(B) nur 3 und 4 sind richtig
(C) nur 1, 2 und 3 sind richtig
(D) nur 1, 2 und 4 sind richtig
(E) nur 2, 3 und 4 sind richtig

H88

10.67 Bei welchem der folgenden elterlichen Karyotypen besteht ein Risiko von 100% für das Auftreten von Down-Syndrom bei lebendgeborenen Kindern?

(A) 45,XX,–21,–21,t(21q;21q)
(B) 46,XX,–21,t(21q;21q)
(C) 45,XX,–14,–21,t(14q;21q)
(D) 47,XX,+21
(E) 46,XX/47,XX,+21

F99 !!

10.68 In welcher der folgenden Situationen besteht die geringste Wahrscheinlichkeit für die Geburt eines gesunden Kindes?

(A) Mutter hat eine „freie" Trisomie 21 (47,XX, + 21)
(B) Mutter ist Trägerin einer Translokation 21/22
(C) Vater ist Träger einer Translokation 21/21
(D) Mutter ist Trägerin einer Translokation 14/21
(E) Vater ist Träger einer Translokation 14/21

H86

10.69 Eine 27jährige Frau kommt in der 8. Schwangerschaftswoche zur genetischen Beratung. Der verstorbene Bruder des Ehemannes hatte ein klinisch diagnostiziertes Down-Syndrom, Chromosomen wurden nicht untersucht. Der Ehemann hat keine weiteren Geschwister, sein Vater ist verstorben.

Welche Maßnahmen sind indiziert?

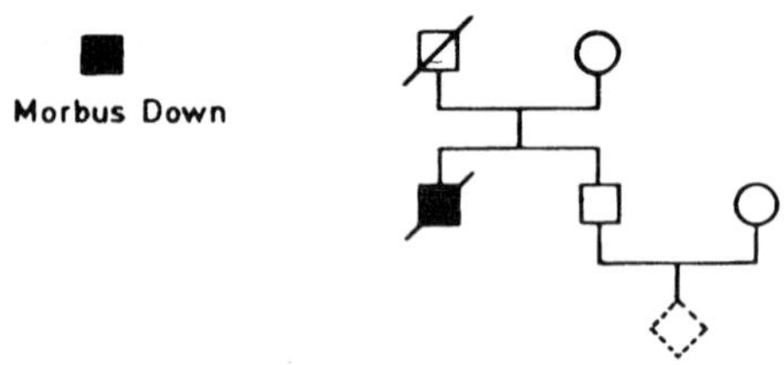

(A) Keine, weil das Down-Syndrom nicht erblich ist.
(B) Chromosomenanalyse beim Ehemann
(C) pränatale zytogenetische Untersuchung der Zellen des Fruchtwassers
(D) Chromosomenanalyse bei beiden Ehepartnern
(E) Chromosomenanalyse bei der Mutter des Ehemannes

10.65 (B) 10.66 (E) 10.67 (A) 10.68 (C) 10.69 (B)

10.70 Bei einer 25jährigen Frau wird eine Schwangerschaft festgestellt (8. Schwangerschaftswoche). Die Familienanamnese ergibt, daß ein älterer Bruder an Down-Syndrom leidet. Eine Chromosomenanalyse wurde bei ihm nicht durchgeführt.

Vor der Entscheidung über eine Amniozentese zur pränatalen Chromosomendiagnostik sollte eine Chromosomenanalyse beim Bruder der Schwangeren durchgeführt werden,

weil

in über 90% der Fälle von Down-Syndrom eine „freie" Trisomie 21 (Karyotyp 47,XX,+21 oder 47,XY,+21) vorliegt und damit für eine gesunde junge Schwangere ein erhöhtes Risiko für ein Kind mit Down-Syndrom praktisch ausgeschlossen ist.

F97 **!**

10.71 Eine 25jährige Schwangere in der 6. Woche der Schwangerschaft hat einen jüngeren, in der Familie lebenden und bisher nicht eingehend untersuchten Bruder mit vollständigen klinischen Zeichen des Down-Syndroms sowie drei weitere gesunde Geschwister.

Welche Untersuchung(en) ist (sind) im Rahmen der genetischen Beratung vordringlich?

(A) Amniozentese und zytogenetische Untersuchung der Amnionzellen
(B) Chorionzottenbiopsie und zytogenetische Untersuchung der Zellen aus den Chorionzotten
(C) umgehende Chromosomenanalyse beim Bruder mit Down-Syndrom
(D) Chromosomenanalyse bei den Eltern der Ratsuchenden
(E) Chromosomenanalyse bei allen Geschwistern

F91

10.72 Welche Aussage trifft **nicht** zu?

Die folgenden Karyotypen gehen mit klinischen Symptomen des Down-Syndroms einher:

(A) 45,XX,–14,–21,+t(14q;21q)
(B) 47,XX,+21
(C) 46,XY/47,XY,+21
(D) 46,XX,–21,+t(21q;21q)
(E) 46,XY,–15,+t(15q;21q)

F94

10.73 Wenn bei einem Kind mit Trisomie 21 eine Translokation eines Chromosoms 21 an ein Chromosom 14 gefunden wird,

(1) beträgt das Wiederholungsrisiko bei Geschwistern 33%
(2) kann eine Neumutation vorliegen (de novo-Ereignis)
(3) müssen bei den Eltern Chromosomenanalysen durchgeführt werden, ehe man etwas über das Wiederholungsrisiko sagen kann
(4) hängt das Wiederholungsrisiko für weitere Kinder davon ab, ob der Vater oder die Mutter Träger einer balancierten Translokation ist oder nicht
(5) ist bei normalem Chromosomenbefund der Eltern die Wiederholungsgefahr ähnlich hoch wie bei freier Trisomie

(A) nur 1 ist richtig
(B) nur 1 und 2 sind richtig
(C) nur 3 und 4 sind richtig
(D) nur 3, 4 und 5 sind richtig
(E) nur 2, 3, 4 und 5 sind richtig

H91

10.74 In drei Familien mit je einem Kind, das an einer Translokations-Trisomie 21 leidet, wurde bei einem Elternteil der folgende Chromosomenbefund erhoben:

Familie I: Vater ist Träger einer Translokation 21/21.
Familie II: Mutter ist Trägerin einer Translokation 14/21.
Familie III: Vater ist Träger einer Translokation 14/21.

Welche der folgenden Kombinationen gibt die Risiken für das Auftreten einer Translokations-Trisomie 21 für ein weiteres Kind in den drei Familien am besten wieder?

	Familie I	**Familie II**	**Familie III**
(A)	50%	20%	20%
(B)	50%	15%	5%
(C)	80%	10–15%	5%
(D)	100%	10–15%	unter 5%
(E)	100%	10–15%	20%

10.70 (A) 10.71 (C) 10.72 (A) 10.73 (E) 10.74 (D)

H89

10.75 Bei drei nicht miteinander verwandten Kindern mit Down-Syndrom wurde eine Translokationstrisomie 14/21 festgestellt.
Die Untersuchung der Eltern der Kinder ergab:
In Familie I ist der Vater Träger einer balancierten Translokation 14/21.
In Familie II ist die Mutter Trägerin einer balancierten Translokation 14/21.
In Familie III haben beide Eltern (Mutter 25 Jahre alt, Vater 28 Jahre alt) einen normalen Karyotyp.

In welcher Anordnung verteilt sich der zahlenmäßigen Höhe nach in diesen Familien das Risiko für weitere Kinder, eine Translokationstrisomie 14/21 zu haben?

	höchstes Risiko		**niedrigstes Risiko**
(A)	I >	II	> III
(B)	I >	III	> II
(C)	II >	III	> I
(D)	II >	I	> III
(E)	III >	II	> I

F00

10.76 Ein Elternteil eines Kindes mit Down-Syndrom hat eine balancierte Translokation eines Chromosoms 21 auf ein Chromosom 14. Das Risiko für ein weiteres Kind mit Translokations-Down-Syndrom ist

(A) größer, wenn die Mutter Translokationsträgerin ist
(B) größer, wenn der Vater Translokationsträger ist
(C) unabhängig davon, ob Vater oder Mutter Translokationsträger ist
(D) abhängig vom Alter der Mutter zum Zeitpunkt der Zeugung
(E) abhängig vom Alter des Vaters zum Zeitpunkt der Zeugung

F98 !!

10.77 Die Trägerin einer balancierten Translokation 21q:21q ist mit einem Mann mit normalem Karyotyp verheiratet.

Welcher Karyotyp ist bei den lebend geborenen Kindern des Paares zu erwarten?

(A) balancierte Translokation 21q:21q
(B) Translokationstrisomie 21
(C) freie Trisomie 21
(D) Monosomie 21
(E) normaler Karyotyp

F85

10.78 Eine 23jährige Schwangere (10. Schwangerschaftswoche) kommt in die Sprechstunde und berichtet, daß ihr Bruder „Mongolismus" habe. Eine Chromosomenuntersuchung wurde bei dem Patienten nicht durchgeführt.

Bei der Schwangeren ist in der 16. Schwangerschaftswoche eine Amniozentese zur pränatalen Chromosomendiagnostik unbedingt indiziert,

weil

alle nahen Verwandten von Patienten mit Down-Syndrom ein erhöhtes Risiko für das Auftreten der Chromosomenanomalie bei ihren Kindern haben.

F85

10.79 Eine phänotypisch unauffällige Frau besitzt in allen Zellen eine D/G Translokation 14/21; der Mann hat einen normalen Chromosomensatz von 46,XY.

Wie hoch ist in dieser Ehe das Risiko für ein Kind mit Down-Syndrom?

(A) ca. 1%
(B) ca. 10%
(C) ca. 30%
(D) ca. 50%
(E) ca. 95%

10.75 (D) 10.76 (A) 10.77 (B) 10.78 (E) 10.79 (B)

10.80 Welche der im folgenden genannten Indikationen zur pränatalen Diagnostik trifft **nicht** zu?

(A) Vorliegen einer balancierten Translokation 21/22 bei einem Elternteil
(B) Vorliegen von Mosaikmongolismus bei einem Elternteil
(C) Alter der Schwangeren über 40 Jahre
(D) Vorliegen einer balancierten Translokation 21/21 bei einem Elternteil
(E) Vorliegen einer balancierten Translokation D/G bei einem Elternteil

F90

10.81 Eine Frau ist Trägerin einer balancierten Robertsonschen Translokation 21q;21q. Ihr Mann hat einen normalen Karyotyp. Welche Karyotypen sind bei lebend geborenen Kindern dieses Paares zu erwarten?

(1) Translokationstrisomie 21
(2) balancierte Translokation 21q;21q
(3) Monosomie 21
(4) normaler Karyotyp

(A) nur 1 ist richtig
(B) nur 2 ist richtig
(C) nur 1 und 2 sind richtig
(D) nur 1, 2 und 3 sind richtig
(E) nur 1, 3 und 4 sind richtig

H90

10.82 In welchem Fall kann **nicht** mit der Geburt eines gesunden Kindes gerechnet werden?

(A) Der Vater hat ein Chromosomenmosaik 46,XY/47,XY,+21.
(B) Die Schwangere hat den Karyotyp 47,XXX.
(C) Einer der Eltern hat eine Chromosomentranslokation 13/13.
(D) Der Vater hat einen XYY-Chromosomensatz.
(E) Ein Elternteil hat eine balancierte Chromosomentranslokation 21/22.

F91 F83

10.83 In welchem Fall liegt ein 100%iges Erkrankungsrisiko für Neugeborene vor?

(A) Beide Eltern sind taub.
(B) Ein Elternteil ist 21/21-Translokationsträger.
(C) Beide Eltern leiden an einem Insulinmangeldiabetes.
(D) Der Vater leidet an Hämophilie A, die Mutter ist Konduktorin für Hämophilie A.
(E) Ein Elternteil leidet an einer Neurofibromatose.

F94

10.84 In welcher der folgenden Gruppen ist der erwartete Anteil von Heterozygoten für das entsprechende Gen bei gesunden Kindern bzw. Geschwistern am geringsten?

(A) Töchter von Vätern mit Hämophilie A
(B) Schwestern mit zwei Brüdern mit Hämophilie A
(C) Brüder mit zwei Schwestern mit zystischer Fibrose
(D) Söhne von Müttern mit Albinismus totalis
(E) Schwester mit zwei Brüdern mit klassischer Phenylketonurie

H97

10.85 In welcher der folgenden Konstellationen ist das Erkrankungsrisiko für jedes lebend geborene Kind praktisch 100%?

(1) Beide Eltern sind taubstumm.
(2) Ein Elternteil ist Träger einer Translokation 21/21.
(3) Beide Eltern leiden unter Diabetes Typ I.
(4) Der Vater ist Bluter, die Mutter ist Konduktorin für Hämophilie A.
(5) Beide Eltern haben Achondroplasie.

(A) nur 1 ist richtig
(B) nur 2 ist richtig
(C) nur 1 und 5 sind richtig
(D) nur 2 und 5 sind richtig
(E) nur 3 und 4 sind richtig

10.80 (D) 10.81 (A) 10.82 (C) 10.83 (B) 10.84 (B) 10.85 (B)

H98 F88

10.86 Bei welcher der folgenden Konstellationen ist der Anteil an heterozygoten Genträgern (für das die Krankheit verursachende Gen) am höchsten?

(A) Söhne von Blutern (Hämophilie A)
(B) Töchter von Männern mit Rotgrünblindheit
(C) Brüder von zwei an Zystischer Fibrose (Mukoviszidose) leidenden Schwestern
(D) Schwestern von zwei an Muskeldystrophie vom Typ Duchenne leidenden Brüdern
(E) Brüder einer Frau mit klassischer Phenylketonurie

H99

10.87 Ein Ehepaar sucht eine genetische Beratung auf, weil drei vorausgegangene Schwangerschaften mit einem Spontanabort endeten. Die Chromosomenanalyse ergab, dass die Frau in ihrem Blut zwei Zelllinien – 46, XX und 45, X – aufweist.

Welche ist die am ehesten zutreffende Beschreibung dieses Befundes?

(A) Mosaikbefund
(B) Triploidie
(C) Euploidie
(D) reine Monosomie
(E) reine Aneuploidie

!

10.88 Warum ist es für die genetische Beratung wichtig, daß bei jedem Kind mit Down-Syndrom eine Chromosomenanalyse durchgeführt wird?

(A) zur Feststellung, ob das überzählige Chromosom 21 vom Vater oder von der Mutter kommt
(B) zum Ausschluß eines chromosomalen Mosaiks (z. B. 46,XX/47,XX,+21)
(C) zur Feststellung, ob eine Non-disjunction in der Meiose I oder II erfolgte
(D) zum Ausschluß einer Translokationstrisomie 21 (z. B. 46,XY,t(14q;21q))
(E) zur Präzisierung der Entwicklungsprognose

10.89 Nach versehentlicher diagnostischer Röntgenstrahlenbelastung in der Frühschwangerschaft ist eine Amniozentese zur pränatalen Chromosomendiagnostik in der Regel nicht angezeigt,

weil

die Wahrscheinlichkeit für eine mit den heutigen Methoden feststellbare Chromosomenanomalie des Feten viel geringer ist, als das Risiko einer Schädigung durch die Untersuchung.

10.90 In den letzten hundert Jahren hat die Häufigkeit rezessiver Erbleiden in Europa und Nordamerika abgenommen. Die Ursache hierfür ist zu sehen in einer

(A) Abnahme der Vettern-Basen-Ehen
(B) frühzeitigen Behandlung genetischer Defekte
(C) Abnahme der Mutationsrate
(D) natürlichen Auslese
(E) besseren genetischen Beratung der Ehepaare

10.91 Eine Verbindung von Vetter und Base I. Grades bedingt ein gegenüber dem Bevölkerungsdurchschnitt erhöhtes Risiko der Kinder für das Auftreten von

(1) autosomal-dominant vererbten Krankheiten
(2) autosomal-rezessiv vererbten Krankheiten
(3) strukturellen Chromosomenaberrationen
(4) X-chromosomal-rezessiv vererbten Krankheiten bei Knaben

(A) nur 2 ist richtig
(B) nur 4 ist richtig
(C) nur 1 und 2 sind richtig
(D) nur 1 und 4 sind richtig
(E) nur 2 und 3 sind richtig

F87

10.92 Rückgang der Blutsverwandtenehen in der Bevölkerung hat eine Abnahme der Häufigkeit rezessiver Gene zur Folge,

weil

Homozygotie durch Blutsverwandtenehen begünstigt wird.

10.86 (B) 10.87 (A) 10.88 (D) 10.89 (A) 10.90 (A) 10.91 (A) 10.92 (D)

F88 **!**

10.93 In welcher der folgenden Situationen besteht für das Kind einer Frau aus der Ehe mit einem gesunden Mann das numerisch höchste Erkrankungsrisiko?

(A) Die taubstumme Frau hat zwei taubstumme Geschwister und stammt aus einer Ehe zwischen Vetter und Base ersten Grades.
(B) Die Frau ist klinisch unauffällige Trägerin einer Translokation 21/21.
(C) Die Frau hat bereits zwei Kinder mit Phenylketonurie.
(D) Die Frau leidet selbst an einer Trisomie 21 (47,XX,+21).
(E) Die Frau hat zwei Brüder und einen Onkel mütterlicherseits, die an Hämophilie A leiden.

H99

10.94 Was trifft **nicht** zu?

Beim sog. Fetalen Alkoholsyndrom treten auf:

(A) häufig Minderwuchs
(B) häufig geistige Retardierung
(C) häufig erhöhte Chromosomenbrüchigkeit
(D) häufig Mikrozephalie
(E) angeborene Herzfehler

Fragen aus Examen Herbst 2000

H00

10.95 Was kann **nicht** Ursache einer erhöhten Alphafetoproteinkonzentration (AFP) im Serum einer Schwangeren sein?

(A) Mehrlingsschwangerschaft
(B) offene Spina bifida
(C) Anenzephalie
(D) Trisomie 21 des Feten
(E) intrauteriner Fruchttod

H00

10.96 Die Abbildung zeigt das Ergebnis der DNA-Analyse einer Familie mit einer X-chromosomal vererbten rezessiven Erkrankung. Nachgewiesen wird ein Restriktionsfragment-Längenpolymorphismus (RFLP), der mit dem mutierten Gen kosegregiert.

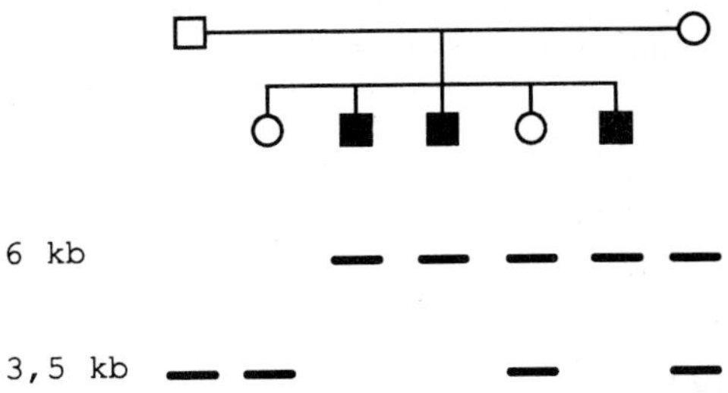

Wie groß ist die Wahrscheinlichkeit für die jüngste Tochter, Konduktorin zu sein?

(A) ca. 100%
(B) ca. 75%
(C) ca. 50%
(D) ca. 25%
(E) ca. 0%

H00

10.97 Welche Bezeichnung eines Stammbaum-Symbols trifft **nicht** zu?

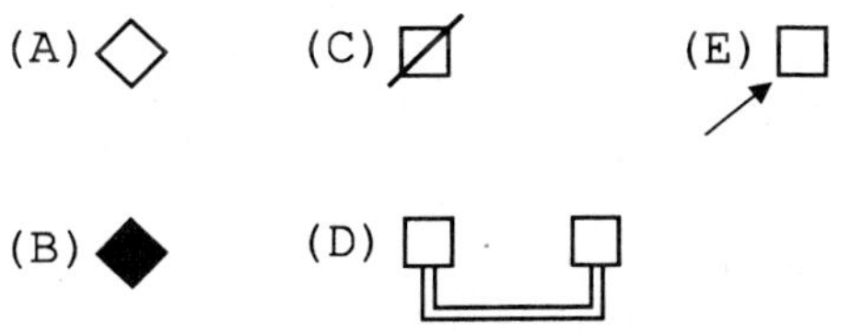

(A) lebende Kinder, Geschlecht unbekannt
(B) Abort
(C) heterozygotes bzw. genetisch balanciertes Familienmitglied
(D) Konsanguinität
(E) männlicher Proband

10.93 (B) 10.94 (C) 10.95 (D) 10.96 (A) 10.97 (C)

H00

10.98 Bei der Trisomie 21 treten Entwicklungsverzögerung, mongoloide Fazies und schräg nach außen oben verlaufende (mongoloide) Lidachse sehr häufig gemeinsam auf.

Welcher Begriff beschreibt einen derartigen Komplex zusammengehöriger Krankheitserscheinungen bzw. Symptome am besten?

(A) Deformation
(B) Disruption
(C) Malformation
(D) Sequenz
(E) Syndrom

11 Möglichkeiten des genetischen Abstammungsnachweises

11.1 Ein genetischer Polymorphismus liegt vor, wenn

(A) ein Merkmal in Individuen einer Familie unterschiedlich stark ausgeprägt ist
(B) an einem Genort in einer Bevölkerung zwei (oder mehrere) Allele vorhanden sind, deren selteneres eine Häufigkeit von mindestens 1% aufweist
(C) das Zusammenwirken mehrerer Gene zur Ausbildung eines Merkmals erforderlich ist
(D) ein Gen mehrere verschiedene Merkmale bedingt
(E) die gleiche Krankheit durch Defekte von Erbanlagen an verschiedenen Genorten bedingt sein kann

H87

11.2 Die Bestimmung der HLA-Typen ist für den Vaterschaftsnachweis gut verwertbar,

weil

die HLA-Loci auf dem X-Chromosom lokalisiert sind.

H89 F88

11.3 Bestimmungen der Faktoren im HLA-System sind auch für die Beurteilung einer fraglichen Vaterschaft sehr erfolgversprechend,

weil

beim HLA-System zahlreiche multiple Allele an verschiedenen Genloci einen hohen Grad von Polymorphismus in der Bevölkerung bedingen.

F90

11.4 Welche Aussagen treffen für die HLA-Merkmale zu?

(1) Ein Haplotyp umfaßt mehrere gekoppelte Genloci.
(2) An jedem HLA-Locus gibt es multiple Allele.
(3) Wegen des großen Polymorphismus ist das System für die Bestimmung der Abstammung sehr gut verwendbar.
(4) HLA-Merkmale zeigen enge Beziehung zu zahlreichen Krankheiten.
(5) Im HLA-System werden selten Rekombinationen beobachtet.

(A) nur 1 und 2 sind richtig
(B) nur 3 und 4 sind richtig
(C) nur 2, 3 und 4 sind richtig
(D) nur 1, 2, 3 und 5 sind richtig
(E) 1–5 = alle sind richtig

11.5 Bei strittiger Vaterschaft ist das wichtigste Beweismittel, das also in der Regel zuerst zu fordern ist,

(A) das Tragzeitgutachten
(B) die Blutgruppenuntersuchung
(C) die Untersuchung der Verträglichkeit im Rhesussystem
(D) die Untersuchung und der Vergleich der Finger- und Fußabdrücke
(E) der erbbiologische Ähnlichkeitsvergleich

10.98 (E) 11.1 (B) 11.2 (C) 11.3 (A) 11.4 (E) 11.5 (B)

F96

11.6 Welches der genannten HLA-Antigene ist mit dem höchsten relativen Risiko verbunden, an einer Spondylitis ankylosans (Morbus Bechterew) zu erkranken?

(A) HLA-A1
(B) HLA-B7
(C) HLA-B27
(D) HLA-DR3
(E) HLA-DQw5

11.7 Welche Aussage trifft **nicht** zu?

Die Gewebsantigene des HLA-Systems

(A) sind durch multiple Allele auf drei verschiedene Loci bestimmt
(B) können für die Beurteilung einer fraglichen Abstammung verwandt werden
(C) lassen Beziehungen zu verschiedenen Krankheiten erkennen
(D) sind für die Verträglichkeit von Bluttransfusionen wichtig
(E) haben Bedeutung für die Abstoßung bzw. das Angehen von Transplantaten

11.8 Die Papillarleistenmuster der Fingerbeeren, Handflächen und Fußballen sowie die Furchen der Handflächen

(1) haben keine Bedeutung für die medizinische und genetische Diagnostik
(2) gehören wie die Irisdiagnostik zur Erfahrungsmedizin und sind dieser in der Wertigkeit gleichzustellen
(3) können wesentlich zur Erkennung von Kindern mit Chromosomenanomalien beitragen
(4) können bei der Abstammungsbegutachtung („Vaterschaftsgutachten") verwendet werden
(5) sind bei eineiigen Zwillingen gleich

(A) nur 1 und 2 sind richtig
(B) nur 2 und 3 sind richtig
(C) nur 3 und 4 sind richtig
(D) nur 2, 3 und 4 sind richtig
(E) nur 3, 4 und 5 sind richtig

!

11.9 Das erste Kind eines Paares hat die Blutgruppe AB, das zweite die Blutgruppe 0. Die Paternität ist gesichert. Welche der folgenden Blutgruppen-Konstellationen haben die Eltern?

(A) Vater 0, Mutter A oder B
(B) Vater 0, Mutter AB
(C) Vater AB, Mutter A
(D) Vater A, Mutter B
(E) Die angegebene Blutgruppenkonstellation ist bei Geschwistern unmöglich

H84

11.10 Welche Aussage trifft **nicht** zu?

Ein Kind, dessen Mutter die Blutgruppe A_1 und dessen Vater die Blutgruppe A_2B hat, kann eine der folgenden Blutgruppen aufweisen:

(A) AB
(B) A_2
(C) 0
(D) A_1
(E) B

F85

11.11 Ein Großvater eines Probanden hat die Blutgruppe AB, die anderen Großeltern die Blutgruppe 0. Die Wahrscheinlichkeit, daß der Proband die Blutgruppe 0 hat, ist mit 50% höher als die für Blutgruppe A oder B,

weil

das Blutgruppengen 0 dominant über die Blutgruppengene A und B ist.

!

11.12 Bei welcher Blutgruppen-Konstellation eines beklagten Mannes und eines Kindes läßt sich der Mann als Vater in der Regel ausschließen, wenn die Mutter die Blutgruppe B hat?

Antwort	Mann	Kind
(A)	AB	A
(B)	B	0
(C)	A	0
(D)	0	A
(E)	0	0

11.6 (C) 11.7 (D) 11.8 (C) 11.9 (D) 11.10 (C) 11.11 (C) 11.12 (D)

H83 !

11.13 Mutter und Kind haben die Blutgruppe A.

Welche der folgenden Blutgruppen bei einem Mann erlaubt den Vaterschaftsausschluß?

(A) Blutgruppe 0
(B) Blutgruppe A
(C) Blutgruppe B
(D) Blutgruppe AB
(E) Keine der unter A–D genannten Blutgruppen eines Mannes erlaubt den Vaterschaftsausschluß.

!

11.14 Mutter und Kind haben die Blutgruppe 0.

Welche der folgenden Blutgruppen bei einem Mann erlaubt den Vaterschaftsausschluß?

(A) Blutgruppe 00
(B) Blutgruppe A0
(C) Blutgruppe B0
(D) Blutgruppe AB
(E) Keine der unter A–D genannten Blutgruppen eines Mannes erlaubt den Vaterschaftsausschluß.

F84 !

11.15 Eltern, die beide der Blutgruppe A angehören, können ein Kind mit der Blutgruppe 0 haben,

weil

das Blutgruppengen A dominant über das Blutgruppengen 0 ist.

11.16 Bei Eltern, die beide Blutgruppe B haben, beträgt die Wahrscheinlichkeit für ein Kind mit Blutgruppe B 50%,

weil

das Blutgruppengen B dominant über das Blutgruppengen 0 ist.

!

11.17 Eine Frau hat Blutgruppe B, ihr Vater und ihr Ehemann haben Blutgruppe 0. Aus dieser Ehe können Kinder hervorgehen mit der Blutgruppe

(A) nur B
(B) nur 0
(C) B oder 0
(D) AB oder B
(E) gelegentlich A

11.18 Die Eltern eines Mannes haben beide die Blutgruppe AB, er selbst hat die Blutgruppe A, seine Frau die Blutgruppe B. Welche der folgenden Blutgruppen kann (können) bei Kindern aus dieser Verbindung auftreten?

(1) A
(2) B
(3) AB
(4) 0

(A) nur 3 ist richtig
(B) nur 1 und 3 sind richtig
(C) nur 2 und 4 sind richtig
(D) nur 3 und 4 sind richtig
(E) nur 1, 2 und 3 sind richtig

H88

11.19 Ein nichteheliches Kind macht Erbansprüche gegenüber einem verstorbenen Mann geltend, weil dieser sein Vater sei. Die Eltern dieses Mannes können untersucht werden.

Bei welcher der folgenden Konstellationen ist ein Ausschluß dieses Mannes als Vater auf Grund der AB0-Blutgruppen möglich?

	Mutter	**Kind**	**Eltern des Mannes**
(A)	A	A	B, A
(B)	A	0	B, AB
(C)	A	0	AB, AB
(D)	AB	B	A, A
(E)	0	0	A, AB

11.13 (E) 11.14 (D) 11.15 (A) 11.16 (D) 11.17 (C) 11.18 (B) 11.19 (C)

H86 !

11.20 Bei welcher Blutgruppenkonstellation zwischen Spender und Empfänger wird es nach einer Bluttransfusion zu einem reinen Major-Zwischenfall kommen?

	Blutgruppe des Spenders	Empfängers
(A)	AB	0
(B)	0	B
(C)	A	AB
(D)	0	AB
(E)	0	0

F89

11.21 Für den Abstammungsnachweis sind neben dem AB0-System die folgenden Systeme und Verfahren verwendbar:

(1) Rhesus-System
(2) HLA-System
(3) Serumproteine
(4) Haptoglobinsystem
(5) Enzympolymorphismen

(A) nur 1 und 4 sind richtig
(B) nur 2 und 5 sind richtig
(C) nur 1, 2 und 4 sind richtig
(D) nur 1, 2, 3 und 4 sind richtig
(E) 1 – 5 = alle sind richtig

H99 H85

11.22 Ein Ehepaar mit den Blutgruppen Rhesus (D) positiv hat ein Kind mit der Blutgruppe Rhesus (d) negativ.

Wie ist dies zu erklären?

(A) Heterozygotie beider Eltern
(B) Neumutation beim Kind
(C) Die Vaterschaft des Mannes ist ausgeschlossen
(D) fehlerhafte Blutgruppenbestimmung
(E) Dominanz des Gens „Rhesus negativ“

H91

11.23 Bei einem Ehepaar und dessen Kind werden anläßlich einer Untersuchung für den Notfallausweis die folgenden Blutgruppen festgestellt:

Ehefrau A Rh-pos (CDe)
Ehemann B Rh-pos (CcDe)
Kind 0 rh-neg (Ccde)

Danach treten zunächst Zweifel an der Abstammung des Kindes auf.

Welche Aussage ist richtig?

(A) Der Befund entspricht der Segregation bei Mendelschem Erbgang.
(B) Es liegt ein Vaterschaftsausschluß im Rh-System vor.
(C) Es liegt ein Vaterschaftsausschluß im AB0-System vor.
(D) Eine Kindesvertauschung ist anzunehmen.
(E) Eine Rekombination (Crossing-over) im Rh-System ist wahrscheinlich.

H94

11.24 In einer Familie wurden folgende Blutgruppen festgestellt:

Mutter: A, Rh-positiv
Vater: B, Rh-positiv.
1. Kind: AB, rh-negativ
2. Kind: 0, Rh-positiv

(1) Für das 1. Kind ist die Vaterschaft durch die Rhesus-Blutgruppe ausgeschlossen
(2) Für das 2. Kind ist die Vaterschaft durch die AB0-Blutgruppe ausgeschlossen.
(3) Eine Mutation im Rhesus-Locus ist beim 1. Kind wahrscheinlich
(4) Eine Mutation im AB0-Locus ist beim 2. Kind wahrscheinlich

(A) Keine der Aussagen 1 – 4 ist richtig
(B) nur 2 ist richtig
(C) nur 3 ist richtig
(D) nur 1 und 3 sind richtig
(E) nur 2 und 4 sind richtig

H92 H88 F86

11.25 Ein Mann mit der Blutgruppe M kann nicht Vater eines Kindes mit der Blutgruppe N sein,

weil

das Blutgruppen-Gen M dominant über das Blutgruppen-Gen N ist.

11.20 (A) 11.21 (E) 11.22 (A) 11.23 (A) 11.24 (A) 11.25 (C)

F94

11.26 Im MN-System haben die beiden Homozygoten die Typen M und N, der Heterozygote hat MN. Im Hp-System haben die Homozygoten die Typen Hp 1 und Hp 2, der Heterozygote hat Hp 2 – 1.

Welcher der Männer (A) – (E) kann der Vater des Kindes sein?

Mutter: M, Hp 1-1
Kind: MN, Hp 2-1

(A) MN, Hp 1-1
(B) MN, Hp 2-2
(C) N, Hp 1-1
(D) M, Hp 2-1
(E) M, Hp 1-1

11.27 Das X-chromosomale Blutgruppen-Merkmal Xg(a+) verhält sich dominant über Xg(a–).

Bei welcher der 3 angegebenen elterlichen Konstellationen kann ausgeschlossen werden, daß das vorhandene X-Chromosom einer Xg(a+)-Turner-Patientin vom Vater stammt?

Elterntyp:

(1)	Mutter Xg(a+)	Vater Xg(a+)
(2)	Mutter Xg(a–)	Vater Xg(a–)
(3)	Mutter Xg(a–)	Vater Xg(a+)

(A) Keine der Konstellationen gestattet diese Feststellung.
(B) nur bei 1
(C) nur bei 2
(D) nur bei 1 und 2
(E) nur bei 1 und 3

11.26 (B) 11.27 (C)

Kommentare

1 Molekulare Grundlagen der Humangenetik

Frage 1.1: Lösung B

Lysosomen stehen in keiner Verbindung zur Regulation der Genaktivität. Ihre Aufgabe besteht darin, mit einem spezifischen Enzymapparat ausgestattet, makromolekulare Strukturen der Zelle zu verstoffwechseln.
Histone sind lediglich in eukaryoten Zellen vorhanden und dienen der Regulation der Genaktivität, indem sie am Aufwicklungsprozess der DNA beteiligt sind und bei bestimmten Signalen Abschnitte der DNA zur Transkription freigeben.

Frage 1.2: Lösung A

Bei der Proteinsynthese spielt die tRNA innerhalb der Transduktion des an Ribosomen angelagerten mRNA-Stranges die Rolle des Transportmoleküls für eine spezifische Aminosäure. Ein sog. Antikodon (ein Triplett genau der mRNA entsprechend) erkennt eine bestimmte Basensequenz des mRNA-Moleküls wieder und gibt daraufhin eine Aminosäure zur Proteinsynthese am Ribosom ab. Das freigewordene tRNA-Molekül steht nun erneut dem Transfer einer Aminosäure zur Verfügung.

F99 !

Frage 1.3: Lösung C

Neben den kodierenden Bereichen der Gene (Exons), die in der mRNA vorhanden sind, gibt es eine Vielzahl von nicht kodierenden Bereichen (Introns). Die Länge der Introns übertrifft die der Exons um ein Mehrfaches (Verhältnis ca.: 2–5:1). Die zunächst von der DNA angefertigte Kopie in Form der hnRNA wird durch Spleißen („splicing") in die für die Proteinproduktion verwendbare mRNA überführt. Dabei werden die Introns herausgeschnitten und die kodierenden Exons in der jeweiligen Reihenfolge zusammengesetzt. Der Beginn eines Gens wird durch einen Promotor bestimmt. Dieser hat eine initiierende Steuerfunktion inne. An diesen Stellen können Hormone oder andere regulatorische Substanzen binden. Nicht am Anfang eines Gens liegende Steuereinheiten nennt man „enhancer". Das Transkriptionsende des Gens wird durch einen so genannten Terminator markiert. Der unter (E) erwähnte Poly-A-Schwanz ist wichtig für die Stabilität der RNA.

H98

Frage 1.4: Lösung D

Die mRNA von Eukaryonten besitzt im Gegensatz zu der von Prokaryonten eine Reihe nicht kodierender Sequenzen (Introns). Diese primäre RNA wird durch Herausschneiden (splicing) der Introns und nach Zusammenfügung der kodierenden Segmente (Exons) zur reifen mRNA. Das 3′-Ende der RNA wird polyadenyliert. Der Beginn der Transkription (Übertragung der DNA-Information auf die RNA) wird durch einen Promotor gesteuert, der nur Bestandteil der DNA ist.

H92

Frage 1.5: Lösung A

Eine große Anzahl wissenschaftlicher Erkenntnisse über Zusammensetzung und Funktion des menschlichen Genoms wurde durch Analyse bakterieller Erbinformationen gewonnen. Trotzdem besteht eine Reihe markanter Unterschiede. Exons und Introns werden nur bei Eukaryonten gefunden.

H86

Frage 1.6: Lösung A

Außer den Strukturgenen, die die Information für die Bildung eines Proteinmoleküls besitzen, verfügt jede DNA über Gene, die keine Kodierungsaufgabe haben, jedoch für die Regulation der zellulären Genaktivität unbedingt notwendig sind (Operon-Theorie von Jacob und Monod).

F87

Frage 1.7: Lösung D

Siehe Kommentar zu Frage 1.6.

Frage 1.8: Lösung D

Männer besitzen in ihren autosomalen Zellen nur ein X-Chromosom. Da jedoch bei der Frau die Aktivität eines der beiden X-Chromosomen blockiert wird (Lyon-Hypothese), ist die Anzahl biologisch aktiver Proteinmoleküle, die von X-chromosomalen Genen codiert werden, bei beiden Geschlechtern gleich.

F84

Frage 1.9: Lösung C

Infolge der Reduktionsteilung (Meiose) besitzen Keimzellen nur einen einfachen Chromosomensatz. Dabei liegt die DNA jedoch immer in Doppelstrangform vor. Die Verteilung des ursprünglich doppelten Chromosomensatzes erfolgt dabei so, dass von zwei homologen Chromosomen – nach erfolgtem Crossing-over – ein Chromosom in die eine, das homologe Chromosom in die andere Tochterzelle aufgenommen wird.

F83

Frage 1.10: Lösung E

Ein Strukturgen ist dasjenige Gen in einem Operon, das die Synthese einer spezifischen Polypeptidkette determiniert. Seine Größe differiert je nach Größe des Genproduktes. Gene sind in den Chromosomen linear aneinandergereiht und können sowohl die Information für ein Genprodukt als auch für mehrere enthalten. Die DNA-Menge pro Gen kann also erheblich variieren.

H85

Frage 1.11: Lösung B

Neben dem Zellkern besitzen auch die Mitochondrien eukaryontischer Zellen DNA-Anteile. Die mitochondriale DNA unterscheidet sich stark von der des Zellkerns. Ihr Molekulargewicht ist wesentlich geringer, und die Basenzusammensetzung ist eine andere. Außerdem ist die DNA der Mitochondrien ringförmig. In einem Mitochondrium findet man ungefähr sechs DNA-Moleküle. Nur etwa ein Prozent des DNA-Gehaltes der somatischen Körperzelle befindet sich in den Mitochondrien.

Frage 1.12: Lösung A

Während der genetische Code wahrscheinlich universale Gültigkeit besitzt, unterscheidet sich die Regulation der Genaktivität bei Bakterien von der eukaryonter Zellen. Die Regulierung der Genaktivität bei Mikroorganismen erfolgt durch Regulator- und Operator-Gene. Die Erkenntnisse über derartige Regelvorgänge sind noch sehr unvollkommen. Bei der Regulation der Genaktivität eukaryonter Zellen spielen zusätzliche Hormone eine Rolle, die auf die Aktivität einzelner Gene auf unterschiedliche Weise Einfluss nehmen. Wegen der genetisch bedeutsamen Unterschiede von Bakterienzellen und menschlichen Zellen muss deshalb angenommen werden, dass die von Jacob und Monod aufgestellten Hypothesen nicht uneingeschränkt auf eukaryonte Zellen übertragen werden können. Zusätzlich spielen bei Eukaryonten so genannte Histone eine wichtige Rolle bei der Kontrolle der Genaktivität. Dabei handelt es sich um basische Proteine, um die die DNA-Doppelhelix gewunden ist. Andere Histone wiederum umklammern diese Grundstruktur. So entsteht der Eindruck von Perlen, die auf einer Kette aneinandergereiht sind. Das bei Mikroorganismen bedeutsame Regulator-Gen, das die Aktivität des Operator-Gens kontrolliert, ist nicht Teil des Operators.

F86

Frage 1.13: Lösung E

Die aufgrund von gentechnologischen Untersuchungen an Bakterien gewonnenen Erkenntnisse können aufgrund der Unterschiede der Zellstruktur nicht auf die Verhältnisse bei Eukaryonten übertragen werden. So beträgt beispielsweise der Gesamtgehalt an DNA pro Bakterienzelle etwa 0,002 – 0,06 pg, während der DNA-Gehalt eukaryonter Zellen bei 6,5 pg anzusiedeln ist. Außerdem verfügen eukaryonte Zellen über Histone, die in erheblichem Maße in die Gen-Replikation eingreifen und in Bakterienzellen nicht vorhanden sind.

F83

Frage 1.14: Lösung B

Der genetische Code wird als degeneriert bezeichnet, da mittels Triplett-Kodierung mit 4 verschiedenen Basen 4^3 (= 64) verschiedene Aminosäuren kodiert werden könnten. Im menschlichen Organismus kommen aber nur 20 Aminosäuren vor. Eine Aminosäure kann also von mehreren Tripletts kodiert werden (s. Kurzlehrbuch).

H88

Frage 1.15: Lösung A

In Zellen hochentwickelter Organismen ist die DNA-Menge weitaus größer als zur Kodierung der Genprodukte nötig wäre. Die Ursachen dafür sind vielfältig. Der Hauptgrund des DNA-Überschusses liegt darin, dass das Gen oder Cistron als genetische Funktionseinheit nicht an einem Stück auf dem DNA-Strang vorliegt, sondern durch zwischengeschaltete stumme DNA-Abschnitte aufgegliedert wird. Die DNA-Anteile, die das endgültige Genprodukt kodieren, heißen Exons und sind umgeben von nicht-kodierenden Abschnitten, die Introns genannt werden. Nach Transkription des gesamten DNA-Abschnittes werden die Introns herausgeschnitten und die zur Kodierung nötigen Exons wieder zusammengesetzt.
Nur 27% richtige Antworten; 39% entschieden sich für (C).

H88

Frage 1.16: Lösung D

Aufgrund von Untersuchungen an Bakterienzellen hat man erstmals Erkenntnisse über die Genregulation gewonnen. Ein grundlegendes Modell wurde von Jacob und Monod erstellt. Dieses lässt sich jedoch aufgrund der Unterschiede zwischen Bakterienzellen und den Zellen höherer Organismen nicht einfach übertragen.

H89

Frage 1.17: Lösung B

Molekulargenetische Erkenntnisse wurden in der Vergangenheit vielfach anhand von Untersuchungen an Bakterienzellen und -kulturen gewonnen. Trotz vieler Gemeinsamkeiten (Kodon, Triplett, Transkription, Translation), wurden deutliche Unterschiede im Genom entdeckt. Beim Eukaryontengenom liegen die Funktionseinheiten eines Gens nicht unmittelbar aneinandergereiht auf dem DNS-Strang vor. Vielmehr sind kodierende Sequenzen (Exons) in eine Matrix von nicht kodierenden Sequenzen (Introns) eingebettet.

H89

Frage 1.18: Lösung E

Durch Behandlung von DNA-Fragmenten mit verschiedenen Restriktionsendonukleasen können Restriktionskarten erstellt werden. Diese Methode kann bei der pränatalen Diagnostik zusammen mit der Analyse der Restriktionsfragment-Längenpolymorphismen erfolgreich eingesetzt werden. Alle genannten Erkrankungen können diagnostiziert werden.

F00 H99

Frage 1.19: Lösung E

Bei X chromosomal-rezessivem Erbgang werden die entsprechenden Gene in der Regel von weiblichen phänotypisch unauffälligen Personen (Konduktorinnen z.B. Hämophilie A) auf deren Nachkommen übertragen. Somit beträgt die Wahrscheinlichkeit für männliche Nachkommen, definitiv zu erkranken 50%. Mit der gleichen Wahrscheinlichkeit sind Töchter Konduktorinnen, da sie ein X-Chromosom von ihrer Mutter erhalten. Die RFLPs zeigen bei 6 kb eine Vererbung von der Mutter auf die Geschwister unter denen die drei männlichen erkrankt sind. Diese Übertragung liegt bei der ältesten Tochter nicht vor. Folglich wird sie nicht betroffen sein.

F94

Frage 1.20: Lösung E

Restriktionsfragment-Längenpolymorphismen (RLFPs) entstehen infolge der Variabilität von Nukleotidsequenzen in der menschlichen DNA. Schnittstellen für Restriktionsenzyme werden durch Punktmutationen verändert, was zur Entstehung neuer Nukleotidsequenzen führt. Im Gegensatz zur direkten Genotypendiagnostik, die ein RLFP innerhalb eines zu analysierenden Gens voraussetzt, kann bei der indirekten Genotypendiagnostik ein Gen mittels bestimmter Sonden, die ein RLFP erkennen, das an das zu suchende Gen gekoppelt ist – also nicht selbst integriert ist –, untersucht werden. Derartige RLFPs werden nach Mendel-Regeln, entsprechend den durch sie zu analysierenden Gendefekten, vererbt.

F95

Frage 1.21: Lösung D

Restriktionsendonukleasen (bakterielle Enzyme) können DNA an bestimmten Stellen, die durch spezifische Erkennungssequenzen bestimmt werden, zerschneiden. Diese Sequenzen sind meist vier oder sechs, selten acht Basenpaare groß. Durch das Schneiden wird die DNA in Restriktionsfragmente zerlegt, deren Anzahl und Größe von der Verteilung der Schnittstellen abhängt.
Die Fragmentlängen verändern sich, wenn durch Mutation bekannte Erkennungssequenzen wegfallen oder neue hinzutreten, oder wenn zwischen den üblichen Schnittstellen Insertionen oder Deletionen stattfinden. Dieser so genannte Restriktionsfragment-Längenpolymorphismus ermöglicht auch den Nachweis krankheitsauslösender Mutationen.
RFLPs sind an mehreren hundert Stellen des menschlichen Genoms beschrieben worden.

F91 !

Frage 1.22: Lösung C

Restriktionsenzyme schneiden an jeweils bestimmten Stellen, die durch die Folge von vier bis acht Basen der DNA charakterisiert werden. Dieser Mechanismus wird bei Basenänderung an einer Schnittstelle unterbrochen. Somit ist die Aussage, die aufgrund von Restriktionsfragment-Längenpolymorphismen (RFLP) gewonnen wird, abhängig von Rekombinationen innerhalb des Genoms.

H96 !

Frage 1.23: Lösung E

Bei Restriktionsendonukleasen handelt es sich um bakterielle Enzyme, die in der Lage sind, die DNA an bestimmten Erkennungssequenzen zu zerschneiden. Die Länge dieser Sequenzen beträgt 4 bis 8 Basenpaare. Mehrere hundert dieser Restriktionsendonukleasen sind bekannt. Durch Mutationen in Sequenzen homologer Chromosomen kommt es beim Zerschneiden zu unterschiedlich langen Teilstücken (Restriktionsfragmenten). Die Längenvariabilität dieser Restriktionsfragmente bezeichnet man als Restriktionsfragment-Längenpolymorphismus (RFLP). Der molekulare Auslöser dieser Veränderung kann eine einzelne Basenveränderung (Deletion, Insertion, Substitution) sein. Die Mutation wird kodominant weitervererbt und erreicht so in einer Population eine bestimmte Frequenz.

F92

Frage 1.24: Lösung E

Ein Restriktionsfragment-Längenpolymorphismus kann immer dann zur pränatalen Diagnostik herangezogen werden, wenn er innerhalb eines Gens liegt, das bei einer genetisch bedingten Erkrankung mutiert ist. Eine Familienuntersuchung ist zum Nachweis der Segregation der RFLP-Allele notwendig. Marker vereinfachen die Diagnostik erheblich.

F96

Frage 1.25: Lösung A

Die genaue Kenntnis der Gensequenz ermöglicht durch Applikation von Oligonukleotid-Sonden im Rahmen einer direkten Gendiagnostik den Nachweis und die Lokalisation von Mutationen. Auf diese Weise können Punktmutationen diagnostiziert werden. Das Verfahren nennt sich „southern blot"-Technik.
Bei der indirekten Diagnostik ist das zu untersuchende Gen nicht identifiziert. Es muss lediglich die ungefähre Lokalisation bekannt sein. Je näher die Marker am betreffenden Gen liegen, um so wahrscheinlicher werden Rekombinationen zwischen DNA-Marker und Krankheitsgen. Auf diese Weise lässt sich eine Voraussage bezüglich des entsprechenden Krankheitsrisikos festlegen. Die Einbeziehung mehrerer Familienmitglieder in die Analyse ist für die Korrektheit der Voraussage unerlässlich.

H93

Frage 1.26: Lösung D

Die 1988 entwickelte Methode der „Polymerase Chain Reaction" (PCR), hat der DNA-Analyse neue Möglichkeiten eröffnet. Polymerasen ermöglichen die Anfertigung von Kopien einzelner RNA- oder DNA-Stränge. Bei der PCR werden durch einen zyklischen Prozess mit Hilfe einer DNA-Polymerase identische Kopien eines spezifischen DNA-Abschnitts erzeugt. Dabei werden zwei Primer zum Einsatz gebracht, die eine simultane Synthese von Strang und Gegenstrang ermöglichen. Die Methode kann die Klonierung und Hybridisierung von DNA-Abschnitten ersetzen und somit Analysezeiten erheblich beschleunigen.

F99

Frage 1.27: Lösung D

Der erste Schritt in der Polymerase-Kettenreaktion besteht in der Denaturierung der doppelsträngigen DNA bei ca. 95 °C. Anschließend erfolgt eine Primer-Anlagerung an den DNA-Strang und an den komplementären Strang. Es werden also 2 Primer benötigt, die die nachfolgende Kettenreaktion bzw. Synthese initiieren. Mittels einer zusätzlich benötigten hitzestabilen Polymerase (gewonnen aus Thermophilus aquaticus, Taq) und den Mononukleotiden Adenosin, Cytidin, Guanosin und Thymidin wird die DNA kopiert und vervielfacht.

H99 **!**

Frage 1.28: Lösung E

Die Polymerase-Ketten-Reaktion (PCR) ist ein enzymatisches Verfahren zur exponentiellen Vermehrung bestimmter DNA-Abschnitte. Zunächst wird eine Denaturierung der DNA durchgeführt. Danach erfolgt eine Primer-Anlagerung an die DNA (Template). Diese Primer initiieren eine Kettenreaktion zur Neusynthese unter Verwendung von Nukleotiden und einer Polymerase.
Colchizin ist ein Zellgift, das eine Arretierung der Zellen in der Metaphase zur Chromosomendiagnostik ermöglicht.

F00

Frage 1.29: Lösung A

Die Polymerasekettenreaktion (Polymerase Chain Reaction, PCR) hat die DNA-Analyse revolutioniert. Mittels eines zyklischen Prozesses, der in drei Phasen abläuft (Denaturierung, Primer-Anlagerung, Synthese) kann ein spezifischer Abschnitt der DNA in kürzester Zeit multipliziert werden. Im Reaktionsansatz befindet sich die zu kopierende DNA („primer") sowie eine hitzestabile Polymerase und die zur Synthese notwendigen Mononukleotide A, C, G und T.
Da zwei „primer" gleichzeitig verwendet werden, können Strang und Gegenstrang simultan synthetisiert werden. So können Mutationen im Vergleich mit normalen Sequenzen leicht identifiziert werden.
Eine Synthese von Aminosäureketten ist mit dieser Methode nicht möglich.

H96 F91

Frage 1.30: Lösung E

Mitochondrien enthalten DNA. Die DNA liegt (ähnlich den Chromosomen von Bakterien) in nackter, doppelsträngiger, zirkulärer Form vor. Die DNA kodiert für 24 Gene der t-RNA und 13 der 76 Gene von Untereinheiten bestimmter Enzyme, die für die Energieerzeugung der Zelle benötigt werden. Die Vererbung erfolgt maternal. Der Spermienkopf enthält praktisch keine Mitochondrien. Somit werden Veränderungen der mt-DNA nur von Frauen an deren Kinder weitergegeben.

H99 !

Frage 1.31: Lösung C

Mitochondriale Gene sind die Ursache der zytoplasmatischen oder extranukleären Vererbung. Diese Gene werden nur von der Mutter auf die Kinder übertragen. Die Form der mitochondrialen DNA ist ringförmig. Im Wesentlichen werden Gene der t-RNA und einige Gene von enzymatischen Untereinheiten, die der Energieversorgung der Zelle dienen, vererbt.

F97 F90

Frage 1.32: Lösung D

Die m-RNA-Moleküle von Prokaryonten bestehen im Gegensatz zu denen eukaryonter Organismen aus einer kontinuierlich fortlaufenden Kette kodierender Sequenzen (Exons). Bei Eukaryonten sind nicht kodierende m-RNA-Abschnitte in die Kette eingefügt (Introns), die aus der primären RNA herausgeschnitten werden. Daraus entsteht nach Verknüpfung eine kodierende „reife" m-RNA. Dieser Vorgang wird als **splicing** bezeichnet. Die herausgeschnittenen Introns werden im Zellkern abgebaut.
Unter Capping versteht man das Anfügen bestimmter Sequenzen an das 5'-Ende der primären RNA (hnRNA = heterogen nukleär).
Transkription bezeichnet den Vorgang des Kopierens der DNA-Information auf eine hnRNA sowie deren Umwandlung in eine reife mRNA. Insofern ist das Capping ein Teil dieses Prozesses. Die Umwandlung der mRNA-Information in Proteine wird als Translation bezeichnet.

H89

Frage 1.33: Lösung B

Die Genkopplungsanalyse beruht auf der Erkenntnis, daß bestimmte Gene gekoppelt vererbt werden. Je näher zwei Gene eines Chromosoms benachbart sind, um so häufiger werden sie gekoppelt an die Nachkommen weitergegeben. Durch Crossing-over kann die Kopplung jedoch unterbrochen werden, deshalb ist Antwort (B) falsch.
Die Austauschhäufigkeit durch Crossing-over wird in Morgan angegeben. Ein Morgan entspricht einer Austauschfrequenz von 1%.
Ist nur die Lokalisation eines genetischen Defekts auf einem Chromosom bekannt, ohne dass der Defekt selbst bekannt ist, so gilt: Man muss die benachbarten Restriktionsfragment-Längenpolymorphismen untersuchen, die mit den zu analysierenden Genen gekoppelt sind (indirekte Genkartierung).

H92

Frage 1.34: Lösung A

Zur DNA-Analyse werden im Rahmen der pränatalen Diagnostik Zellkulturen aus Amnionzellen oder Chorionzotten verwendet. Die gesamte genetische Information ist in jeder Zelle vorhanden, so daß auch Zellen, die das zu untersuchende Gen vielleicht nicht exprimieren, für derartige Analysen geeignet sind.
Im Gegensatz zum direkten Nachweis eines Gendefekts kann bei unbekanntem Gendefekt ein indirekter Nachweis durch Analyse benachbarter, gekoppelte Restriktionsfragmentlängen-Polymorphismen (RFLP) erbracht werden, wobei die Möglichkeiten des Crossing overs ins Kalkül gezogen werden muß.

H97

Frage 1.35: Lösung D

Mikroskopische Untersuchungen sind, trotz der hohen Auflösung der Elektronenmikroskopie, nicht in der Lage eine Genkartierung zu ermöglichen. Die lichtmikroskopische Darstellung der Chromosomen in der Metaphase erlaubt eine Identifizierung und Kartierung in Form eines Karyogramms. Mittels Bandenfärbung ist eine Erkennung bestimmter chromosomaler Anomalien möglich (Triploidie, Trisomie, Deletion, Translokation etc.).
Das Prinzip der Genkopplungsanalyse beruht auf der Erkenntnis gekoppelter Vererbung bestimmter Gene, z. B. Glukose-6P-Dehydrogenase-Varianten und Deutanstörungen.
Mittels Fluoreszenz-in-situ-Hybridisierung (FISH) werden Gene durch Applikation markierten DNA-Sonden analysiert und durch Fluoreszenz sichtbar gemacht. Aufgrund der doppelläufigen Struktur der DNA ist es möglich, eine bekannte einzelsträngige Nukleotidsequenz einer komplementären DNA-Sequenz durch Hybridisierungstechnik zuzuordnen.

Kommentare aus Examen Herbst 2000

H00

Frage 1.36: Lösung B

Die Polymerasekettenreaktion (**P**olymerase **C**hain **R**eaction = PCR) ist eine Methode, mit der ein spezifischer Abschnitt der DNA in kürzester Zeit multipliziert werden kann. Im Reaktionsansatz befindet sich die zu kopierende DNA („Primer") sowie eine hitzestabile Polymerase und die zur Synthese notwendigen Mononukleotide A, C, G und T. Da zwei „Primer" gleichzeitig verwendet werden, können

Strang und Gegenstrang simultan synthetisiert werden. So können Mutationen im Vergleich mit normalen Sequenzen leicht identifiziert werden.
Eine Synthese oder Amplifikation von Aminosäureketten ist mit dieser Methode nicht möglich.

2 Mutationen beim Menschen und ihre Folgen für die Gesundheit

Frage 2.1: Lösung E

Alle aufgeführten Auswirkungen auf das Genprodukt sind infolge einer Basensubstitution möglich. Dabei hängt das Ausmaß der Veränderung entscheidend davon ab, ob etwa das aktive Zentrum betroffen ist oder aber nur irrelevante Strukturveränderungen im Enzymkomplex erfolgt sind.

F00

Frage 2.2: Lösung E

Ursächlich für die zystische Fibrose ist in den meisten Fällen eine Deletion von drei Basenpaaren bei der Mutation Delta F 508. Es sind jedoch circa 200 weitere Mutationen bekannt.
Die Deletion (Verlust) eines Basenpaares führt zur Verschiebung des Leserasters (frame-shift-Mutation). Durch Deletionen oder Insertionen (Einfügen eines Basenpaares) können, je nach Position der Mutation, Veränderungen am Genprodukt selbst hervorgerufen oder Stop- und Spleiss-Prozesse verändert werden. Ein Beispiel für eine Missense Mutation stellt die Sichelzellanämie dar. Ursache der Tay-Sachs-Erkrankung können sowohl ‚splice site" Mutationen als auch Insertionen sein. Punktmutationen im Intron können zudem dazu führen, dass Fehler beim Spleiss-Prozess eintreten. Beispiel: Tay-Sachs-Erkrankung. Hier führt ein Basenaustausch am Beginn des Introns 12 zu einem Spleissfehler.
Bei der Neurofibromatose Typ 1 ist ein Basenaustausch bekannt, der zu einem Stop-Codon führt (Nonsense-Mutation).

F98

Frage 2.3: Lösung D

Die so genannte „frame shift" Mutation bezeichnet einen Lesefehler der DNA nach Insertion oder Deletion einzelner Gene. Dadurch ändert sich die Basenreihenfolge bzw. Triplett-Kodierung. Die Folge ist ein gänzlich anderes Genprodukt. Ein Austausch führt lediglich zu einer Änderung der Information eines einzigen Tripletts.

F93

Frage 2.4: Lösung A

Die durch eine Mutation verursachte Methämoglobinämie wird dominant vererbt. Es existieren 5 verschiedene Arten: Zwei betreffen die α-Ketten, bei zwei weiteren sind die β-Ketten betroffen, eine weitere Variante ist das Hb Milwaukee 1 (auf molekularer Ebene noch nicht vollständig analysiert). Bei Defekt der α-Kette besteht von Geburt an eine Zyanose, ist die β-Kette betroffen, entsteht eine Zyanose erst ab dem 6. Lebensmonat, da das Hämoglobin erst dann zu einem größeren Anteil aus β-Ketten besteht. Nur heterozygote Träger dieser Anlage sind lebensfähig, der Anteil des Methämoglobins beträgt dann ca. 20–40%.
Fetales Hämoglobin (HbF) hat die Globinformel $\alpha_2\gamma_2$. Es hat gegenüber HbA eine erhöhte Sauerstoffaffinität. Nach der Geburt liegen im Blut 60–80% HbF vor, nach 5 Monaten nur noch 3–15%.

H91

Frage 2.5: Lösung D

Zu **(D):** Die zystische Fibrose, auch Mukoviszidose genannt, ist die häufigste autosomal-rezessiv vererbte Stoffwechselerkrankung mit einer Inzidenz von 5/10 000 in Europa.
Zu **(A):** Die α-Thalassämie, bei der eine Störung der α-Kettensynthese vorliegt, ist in Asien besonders häufig.
Zu **(B):** Die β-Thalassämie (Störung der β-Kettensynthese) tritt gehäuft im Mittelmeerraum auf.
Zu **(C):** Die Tay-Sachs-Krankheit kommt in der Allgemeinbevölkerung mit einer Frequenz von 0,4/10 000, bei Ashkenazi-Juden mit einer Frequenz von 5/10 000, die Heterozygotenfrequenz ist in dieser Volksgruppe mit ca. 1/30 sehr hoch.
Zu **(E):** Der Glucose-6-Phosphat-Dehydrogenasemangel kann (z. B. durch Zufuhr von Primaquin oder Favabohnen) zur Bildung von Methämoglobin oder zu Hämolyse führen. Vorkommen v. a. in Malariaendemiegebieten und bei Afro-Amerikanern.

H87

Frage 2.6: Lösung E

Wegen der relativen Fragilität kann die DNA leicht beschädigt werden. Trotzdem überstehen beispielsweise Bakterien viele Millionen von Replikationszyklen ohne jegliche Veränderung. Der Grund dafür liegt in der reparativen Wirkung von verschiedenen Enzymen, die bestimmte Schäden oder Defekte in einem DNA-Strang beheben können. Mehrere Arten von Schäden können auftreten:
- Strangbrüche können durch Spannungs- oder Scherkräfte verursacht werden.

- Durch örtliche pH-Veränderungen gehen zuweilen Purinbasen verloren.
- Chemikalien können Basen modifizieren.
- Röntgenstrahlen oder UV-Licht sind in der Lage, in einer Base chemische Veränderungen herbeizuführen.
- Nach UV-Bestrahlung beobachtet man häufig die Dimerisierung zweier benachbarter Thymin-Reste.

Durch unterschiedliche Reparaturmechanismen unter Beteiligung einer Vielzahl von Enzymen gelingt dennoch in der Regel eine exakte Informationsweitergabe.

F88

Frage 2.7: Lösung C

Es sind verschiedene Erkrankungen bekannt, die auf defekte Reparaturmechanismen zurückzuführen sind. Eine dieser Erkrankungen ist die Xeroderma pigmentosum. Derartig belastete Patienten sind gegenüber UV-Licht außerordentlich empfindlich. Sie neigen dazu, an Hautkrebs zu erkranken. Wahrscheinlich handelt es sich bei der Erkrankung um einen Defekt der Endonuklease, die normalerweise an der Exzisionsreparatur UV-induzierter Thymin-Dimere beteiligt ist. Weitere derartige Erkrankungen sind das Bloom-Syndrom, die Fanconi-Anämie und die Progerie, die alle zum Tode führen. Autosomal-rezessive Mutanten werden durch UV-Licht nicht erzeugt.

H91 **!**

Frage 2.8: Lösung A

Die Sichelzellenanämie beruht auf dem Austausch einer Aminosäure (Glu $\rightarrow$ Val) in Position 6 der β-Kette. Hierbei wird eine Schnittstelle für ein Restriktionsenzym beseitigt. Dies lässt sich bereits pränatal durch DNA-analytische Methoden feststellen. Die Erkrankung wird autosomal-rezessiv vererbt, nur homozygote Träger des HbS-Gens erkranken. Die Erkrankung kommt gehäuft bei Bewohnern von Malaria tropica-Endemiegebieten vor.

H98

Frage 2.9: Lösung A

Die Deletion eines Basenpaares führt zu einer Verschiebung des Leserasters. Wenn allerdings ein ganzes Basentriplett verlorengeht, so geht die dadurch kodierte Aminosäure im Genprodukt verloren. Durch Deletionen oder Insertionen sind, je nach Position, Stop oder Spleissprozesse betroffen. Ursache z.B. der Tay-Sachs-Erkrankung können sowohl Spleißmutationen als auch Insertionen sein. Eine Missense-Mutation ist Ursache der Sichelzellenanämie.

F99 **!**

Frage 2.10: Lösung A

Die Deletion von 3 Basenpaaren im Exon 10 bewirkt in Position 508 die Entfernung eines Phenylalaninrestes. Daraus resultiert eine Pankreasinsuffizienz. Beispiele für eine Duplikation oder Deletion stellen bestimmte Erkrankungen der Hämoglobinsynthese dar. So ist die Ausprägung des Lepore-Hämoglobins bei Thalassämie auf eine Deletion zurückzuführen. Eine Duplikation führt zur Bildung des Kongo-Hämoglobins (Anti-Lepore-Hämoglobin).
Ein Beispiel für eine „nonsense"-Mutation ist bei der Neurofibromatose I bekannt. Hier führt ein Basenaustausch zu einem Stop-Kodon. Dagegen werden sinnverändernde Mutationen als „missense"-Mutationen bezeichnet. Sie haben den Austausch einer Aminosäure zur Folge (Sichelzellenanämie, Glutamin durch Valin ersetzt).

H99 **!**

Frage 2.11: Lösung D

Die Konsequenz aus der beschriebenen Deletion von 3 Basenpaaren des Condons 508 ist der Verlust eines Phenylalanin-Restes. Dies führt zum Defekt eines Ionenkanals. Das Krankheitsbild ist durch eine Viscositätserhöhung der Sekrete aller exogenen Drüsen gekennzeichnet. Beim Marker-X-Syndrom ist wie bei der Chorea Huntington eine Trinukleotid-Vermehrung als Krankheitsursache entdeckt worden. Ursächlich für das Tay-Sachs-Syndrom ist in den meisten Fällen eine Insertion von 4 Basenpaaren, die zu einer Leserasterverschiebung führt. Die Folge ist ein falscher Einbau von Aminosäuren und ein Stop-Codon. Ein Basenaustausch am Beginn des Introns 12 blockiert beim gleichen Syndrom den Spleissvorgang. Bei der Neurofibromatose Typ I ist ein Basenaustausch bekannt, der zu einem Stop-Codon führt.

H91

Frage 2.12: Lösung B

Ursache für induzierte Genmutationen können chemische Noxen, ionisierende oder ultraviolette Strahlen sowie Viren sein. Dabei ist der Zeitpunkt der mutagenen Schädigung im Rahmen der Schwangerschaft von besonderer Wichtigkeit, weil unterschiedliche Organsysteme im Laufe der Embryogenese verschieden empfindlich reagieren.
Mutagen wirken Röteln-, Varizellen-, Masern-, Herpes-, Epstein-Barr- und SV-40-Viren.

H91

Frage 2.13: Lösung C

In bestimmten brasilianischen und indischen Regionen ist die natürliche Radioaktivität aufgrund thoriumhaltiger Monazitsalze stark erhöht. Trotzdem haben vergleichende Untersuchungen keine Hinweise auf eine erhöhte Häufigkeit von Neumutationen gegeben.
Die stärkste Exposition mit ionisierender Strahlung resultiert in Mitteleuropa aus natürlicher Strahlung (ca. 110 mrem/a). Die zivilisatorische Exposition liegt bei ca. 60 mrem/a; den Hauptbestandteil bilden Röntgenstrahlen zu medizinischen Zwecken (50 mrem/a), während die Kernenergie mit 1 mrem/a beteiligt ist.
Nur 26% richtige Antworten, 56% entschieden sich für Lösung (E).

F97

Frage 2.14: Lösung A

Unter Polygenie (Heterogenie) versteht man das Zusammenwirken mehrerer Gene bei der Entstehung eines genetisch bedingten Merkmals. Folge derartiger Vererbungsmodi sind Pylorusstenose, Klumpfuß und Hüftluxation. Unter multipler Allelie versteht man die Vielfalt bestimmter Allele an einem Genort. Das Auftreten verschiedener Allele kann auch zur Doppelheterozygotie führen (Compound-Heterozygotie). Dabei können durch unterschiedliche Mutationen zweier Allele Zustände auftreten, die einer Homozygotie entsprechen.

!

Frage 2.15: Lösung A

Wenn in einer Familie ein Kind an Achondroplasie (Vererbung autosomal-dominant) erkrankt ist und die Eltern merkmalsfrei sind, so ist dies mit hoher Wahrscheinlichkeit auf eine Neumutation zurückzuführen. Das Risiko für weitere Kinder aus dieser Ehe entspricht der Mutationsrate (1 : 100 000). Sporadische Fälle von Achondroplasie treten vornehmlich in Familien mit älteren Vätern auf. Bei einem 40-jährigen Mann beträgt die Mutationsrate das Zehnfache eines 20-jährigen.

H86

Frage 2.16: Lösung D

Die Achondroplasie (Chondrodystrophie) ist eine autosomal-dominant vererbte Anomalie. Tritt diese bei Kindern gesunder Eltern auf, so ist von einer Spontanmutation auszugehen. Das Risiko, ein weiteres Kind mit dieser Anomalie zu bekommen, ist äußerst gering. Spontanmutationen treten bei älteren Männern gehäuft auf.

Frage 2.17: Lösung A

Da die Achondroplasie einem autosomal-dominanten Erbgang folgt, reicht die heterozygote Anlage des mutierten Gens aus, um beim Träger den typischen Phänotyp hervorzurufen. Jedes zweite Kind eines Merkmalsträgers ist deshalb von der gleichen Anomalie betroffen.

Frage 2.18: Lösung D

Der Begriff Akroszephalosyndaktylie beschreibt die wesentlichen phänotypischen Merkmale, die auch unter dem Synonym Apert-Syndrom zusammengefasst werden. Bei Vätern mit höherem Lebensalter steigt die Mutationshäufigkeit.
Wegen des Selektionsdrucks sind Stammbäume, in denen dominante Erbleiden auftreten, relativ kurz. Die dominanten Gene lassen sich deshalb nur über wenige Generationen verfolgen. Der Grund für das immer wieder erneute Auftreten autosomal-dominanter Erbleiden sind Neumutationen. Bei dominanten Anomalien reicht die Mutation eines Allels aus, um das Krankheitsbild auszulösen. Neumutationen sind für das Auftreten autosomal-rezessiver Erbleiden weitaus weniger bedeutsam, da rezessive Anomalien sich nur im homozygoten Zustand manifestieren können.

F85

Frage 2.19: Lösung C

Autosomal-dominante Erbleiden treten sporadisch auf. Sie werden fast ausschließlich durch Neumutationen ausgelöst. Die Zahl der Spontanmutationen steigt, wie man nachweisen konnte, mit zunehmendem Alter der Männer. So ist die Mutationsrate für das dem Apert-Syndrom (Akrozephalosyndaktylie) zuzuordnenden Gen bei 40-jährigen Männern etwa zehnmal so hoch wie bei 20-jährigen. Ionisierende und nicht ionisierende Strahlen können die Mutationsrate noch erhöhen.

H86

Frage 2.20: Lösung B

Siehe Kommentar zu Frage 2.19.

F91

Frage 2.21: Lösung B

Spontanmutationen sind beim Apert-Syndrom (autosomal-dominanter Erbgang) ursächlich für Neuerkrankungen anzusehen. Diese Mutationen treten bei erhöhtem väterlichem Alter vermehrt auf. Die Mutationsrate ist bei 40-jährigen Männern etwa zehnmal höher als die 20-jähriger.

F96

Frage 2.22: Lösung C

Auslöser von Mutationen in Keimzellen können ionisierende Strahlung (z. B. Röntgenstrahlen), chemische Noxen, Zytostatika oder virale Infektionen sein. Auch das erhöhte Alter des Vaters kann für Mutationen der Keimzellen verantwortlich sein. UV-Bestrahlung der Haut kann zu genetischen Veränderungen in oberflächlichen Zellen der Haut führen. In der Folge können maligne Transformationen stattfinden. Eine Wirkung der UV-Strahlen auf die Keimzellen tritt jedoch nicht ein. Diagnostische Ultraschalluntersuchungen beeinträchtigen die Keimzellen nicht.

F95

Frage 2.23: Lösung A

Bei erhöhtem Alter des Vaters steigt das Risiko für autosomal-dominant vererbte Krankheiten wie Achondroplasie und Akrozephalosyndaktylie. Gesichert ist eine bei steigendem väterlichen Alter erhöhte Spontanmutationsrate. Insbesondere schwere, dominant vererbte Leiden, die sich (z. B. durch Tod oder Sterilität des Patienten) nicht weitervererben können, beruhen überwiegend auf solchen Spontanmutationen.

H95

Frage 2.24: Lösung D

Punktmutationen in Introns (nicht proteinkodierende DNA-Abschnitte) sind phänotypisch bedeutungslos. Treten sie jedoch in den kodierenden Exons auf, kann die Sequenz des Genprodukts katastrophal (Entstehung eines Stop-Kodons), geringfügig (Austausch einer Aminosäure) oder auch gar nicht verändert werden.

H94 !

Frage 2.25: Lösung A

Punktmutationen können vermutlich schon durch kleinste Strahlendosen erzeugt werden. Ihre biologische Auswirkung hängt ab von der – rein zufälligen – Lokalisation und reicht von Folgenlosigkeit (z. B. Austausch in Introns oder an der dritten Stelle bestimmter Triplets) bis zum völligen Verlust des Genprodukts (z. B. durch Neuentstehung eines Stop-Kodons).
Zu **(C):** Bei zufälliger Verteilung der Mutationen sind große Gene eher betroffen als kleine!

F96

Frage 2.26: Lösung C

Induzierte Mutationen entstehen infolge der Einwirkung ionisierender oder nicht ionisierender Strahlung auf das Genom. Auch Toxine können derartige Veränderungen hervorrufen. Viren, Schimmelpilze und Mykoplasmen können für Mutationen verantwortlich sein. Punktmutationen betreffen die Basensequenzen. Dabei führen Deletionen oder Insertionen, wenn sie nicht durch Reparaturmechanismen ausgeschaltet werden, zu Veränderungen des Genprodukts, wenn sie in Exons auftreten. In Introns bleiben sie häufig unerkannt. Bei einer Substitution wird nur eine Base bzw. ein Basenpaar ausgetauscht. Es kommt somit nicht zu einer Raster-Verschiebung („frame shift") wie bei einer Insertion oder Deletion.

F95

Frage 2.27: Lösung C

Durch Austausch einer einzigen Aminosäure in der β-Kette des Hämoglobins, bedingt durch eine Punktmutation, entsteht in den Erythrozyten des Homozygoten ganz überwiegend das sogenannte Sichelzellenhämoglobin (HbS). Dieses abnorme Hämoglobin bewirkt eine sichelartige Verformung der Erythrozyten in den Kapillaren. Die dadurch verschlechterte Durchblutung, kombiniert mit chronisch-hämolytischer Anämie, führt zu multiplen Organschäden und häufig schon im Jugendalter zum Tode.
Das autosomal kodominant vererbte Gen kommt fast ausschließlich bei dunkelhäutigen Menschen vor: Heterozygote genießen in Endemiegebieten der Malaria tropica einen Selektionsvorteil, da die Infektion bei ihnen erheblich milder abläuft.

F99

Frage 2.28: Lösung B

Die Thalassämien sind charakterisiert durch den jeweiligen Kettendefekt, der eine Fehlbildung des Hämoglobins verursacht. Je nach Lokalisation des Defektes werden sie nach α- oder β-Typen unterschieden (molekulargenetisch heterogen). Die Ausprägung des Krankheitsbildes ist davon abhängig, ob ein heterozygoter oder homozygoter Zustand vorliegt. Die Folge der Anomalie sind hämolytische Anämien. Es besteht ein Heterozygotenvorteil durch eine relative Malariaresistenz wie auch bei Sichelzellenanämie.

H95

Frage 2.29: Lösung A

Das menschliche Genom enthält zahlreiche „repetitive" Sequenzen, die sich aus vielfacher Wiederholung einer immer gleichen Basenabfolge zusammensetzen. In den letzten Jahren konnten einige Erbkrankheiten mit einer überdurchschnittlichen Häufung solcher Wiederholungen in Verbindung gebracht werden. Beispiele sind neben dem Fragile-X-Syndrom (CGG-Repeats auf dem X-Chromosom) die Chorea Huntington (CAG, Chromosom 4) und die Myotone Dystrophie (CTG, Chromosom 19).

F97 !

Frage 2.30: Lösung A

Der genetische Defekt beim Marker-X-Syndrom liegt in einer instabilen Trinukleotidsequenz auf dem langen Arm des X-Chromosoms. Hier zeigen sich 200- bis 2000fache Kopien einer Sequenz (CCG). Gesunde Personen verfügen lediglich über 10 bis 50 Kopien, Genträger dagegen über ca. 50 bis 200 Kopien.
Bei der Chorea Huntington liegen ebenfalls Trinukleotid-Vermehrungen der Sequenz CAG auf dem Chromosom 4 vor. Auch bei der myotonen Dystrophie kann ein derartiger Defekt nachgewiesen werden (CTG, Chromosom 19).
Die zystische Fibrose (Mukoviszidose) wird durch eine Mutation auf dem langen Arm des Chromosoms 7 hervorgerufen. Hierbei handelt es sich in den meisten Fällen um eine Deletion Delta F 508. Der Verlust betrifft drei Basen im Exon 10.
Die Muskeldystrophie Duchenne wird ausgelöst durch eine Deletion im Dystrophin-Gen, das auf dem kurzen Arm des X-Chromosoms lokalisiert ist.
Als Ursache von Hämophilien werden in der Hauptsache Deletionen auf dem X-Chromosom angesehen. Offenbar sind in der Regel längere Nukleotidsequenzen betroffen.

F00

Frage 2.31: Lösung B

Als Ursache der zystischen Fibrose (Mukoviszidose) wird in den meisten Fällen eine Deletion Delta F 508 gefunden. Es fehlen drei Basenpaare im Exon 10. Eine Expansion von Trinukleotiden liegt somit nicht vor. Dagegen kommt es in den anderen aufgeführten Fällen zur Amplifikation von drei Basenpaaren, von denen bei gesunden Individuen nur wenige Kopien vorhanden sind. Es besteht eine enge Korrelation zwischen der Anzahl der Kopien und dem Grad der Anomalie bzw. Erkrankung. Beim Martin-Bell-Syndrom (Fragiles-X-Syndrom, Marker-X-Syndrom) haben erkrankte Personen von einer bestimmten Trinukleotidsequenz 200–2000 Kopien, während Gesunde lediglich über 6–54 Kopien verfügen. Siehe auch Kommentar zu Frage 2.30.

F92

Frage 2.32: Lösung A

Die direkte Methode zur Bestimmung der Mutationsrate lässt sich beispielsweise für autosomal-dominante Neumutationen und Genom- beziehungsweise Chromosomenmutationen anwenden. Die indirekte Methode ist auf autosomal-dominante und X-chromosomal-rezessive Erbgänge anwendbar. Dabei wird ein Gleichgewicht zwischen Selektion und Mutation vorausgesetzt. Man bezieht die Wahrscheinlichkeit der geminderten Fortpflanzungsrate bei Genträgern defekter Gene und Neumutationen in die Berechnungen ein.
(37% richtige Antworten, schwere Frage.)

H88 !!

Frage 2.33: Lösung D

Sowohl bei X-chromosomal-rezessiven als auch dominanten Erbleiden treten sporadische Fälle auf, die auf Neumutationen zurückzuführen sind, wobei in der entsprechenden Elterngeneration kein Hinweis auf ein dominantes Erbleiden vorliegt. Die Bestimmung des Anteils derartiger Neumutationen, bezogen auf die Gesamtzahl der Neugeborenen, dient der Berechnung der Mutationsrate nach der so genannten direkten Methode:

$$\text{Mutationsrate} = \frac{\text{Zahl der Neumutationen}}{\text{Doppelte Anzahl aller Geborenen}}$$

Daraus folgt für die in der Frage angesprochene Situation:

$4/200\,000 = 1/50\,000.$

29% richtige Antworten. 62% hielten (E) für die korrekte Lösung.

F91

Frage 2.34: Lösung C

In die Berechnung der Mutationsrate geht die Zahl der Merkmalsträger (M), die Zahl der Geburten in einem bestimmten Zeitraum (Z) und die relative Fortpflanzung ein. Durch bestimmte Faktoren, wie Strahlenexposition und väterliches Alter kann die Mutationsrate erheblich beeinflusst werden.

F90

Frage 2.35: Lösung A

Syphilis wird auf den Fetus erst ab dem 5. Schwangerschaftsmonat diaplazentar übertragen. Alkoholabusus der Mutter im 1. Trimenon führt zum fetalen Alkoholsyndrom. Das Geburtsgewicht ist ebenso wie die Körperlänge vermindert. Es besteht eine

Mikrozephalie, verbunden mit Schwachsinn. Zusätzlich werden Epikanthus, kurze Lidspalten und Strabismus bei gleichzeitiger Ptosis beschrieben. Herzfehler und Gaumenspalten treten gehäuft auf. Viruserkrankungen verursachen vorwiegend Veränderungen der Chromosomenstruktur. Viren reproduzieren sich häufig mit der DNA.

Frage 2.36: Lösung A

Unter Monosomie versteht man das Fehlen eines Partners von homologen Chromosomen. Etwa jede 13. Fehlgeburt wird durch eine 45,X0-Monosomie verursacht. Andere Monosomien sterben intrauterin in einem sehr frühen Entwicklungsstadium, sodass es nicht zu einem erkennbaren Abort kommt.

H98 F97 H95

Frage 2.37: Lösung B

Der entsprechende Gendefekt ist auf dem langen Arm des Chromosoms 19 (19q) lokalisiert: Der Gendefekt besteht in einer Trinukleotid-Mutation (ebenso: Chorea Huntington, Fragiles-X-Syndrom). Innerhalb betroffener Familien kann eine generationsweise Verlängerung bestimmter Trinukleotidsequenzen zu einer Verstärkung des entsprechenden Krankheitsbildes führen (Antizipation).

3 Chromosomen des Menschen

Frage 3.1: Lösung D

Die Zahl der Barr-Körperchen, die in einem Zellkern darstellbar sind, entspricht der Zahl der X-Chromosomen minus 1. Am leichtesten gelingt der Nachweis der Chromatinverdichtung an Mundschleimhautabstrichen. Barr-Körperchen sind in ungefähr 40% der weiblichen Somazellen enthalten. In Haarwurzelepithelien kann das X-Chromatin in bis zu 90% der Zellkerne nachgewiesen werden.

H88

Frage 3.2: Lösung E

Nach der Lyon-Hypothese ist bei zwei vorhandenen X-Chromosomen eines inaktiviert. Das inaktivierte X-Chromosom kann bei ungefähr 40% der weiblichen Somazellen als kondensiertes Chromatinkörperchen (Barr-Körperchen) nachgewiesen werden. Die Anzahl der Barr-Körperchen in einer Zelle entspricht der Zahl der vorhandenen X-Chromosomen minus 1. Da der Phänotyp des betreffenden Patienten männlich ist, kommt als Antwort also nur (E) in Frage.

Frage 3.3: Lösung E

Als Untersuchungen zur Bestimmung des Kerngeschlechtes sind alle drei erwähnten Maßnahmen geeignet. In diese Aufzählung muss auch die Kerngeschlechtsdiagnostik mit Hilfe von Haarwurzelepithelzellen und Amnionzellen eingereiht werden. Dabei ist zu berücksichtigen, dass im Gegensatz zur Zahl der Barr-Körperchen (Zahl der X-Chromosomen minus 1) ein Y-Chromatin einem vorhandenen Y-Chromosom entspricht.

F99

Frage 3.4: Lösung C

Die Inaktivierung des zweiten X-Chromosoms erfolgt in jeweils einer Zelle in der frühen Embryonalentwicklung. Morphologisches Substrat der Inaktivierung ist das sogenannte Barr-Körperchen. Die Zahl der Barr-Körperchen beträgt immer soviel wie die Gesamtzahl der X-Chromosomen einer Zelle minus 1.

H85

Frage 3.5: Lösung B

Zu **(A):** Nach der Lyon-Hypothese liegt bei Frauen eines der beiden X-Chromosomen in inaktiver Form vor.
Zu **(B):** Das X-Chromosom enthält neben Faktoren zur Geschlechtsbestimmung auch geschlechtsgebundene Gene. Beispiele: Rot-Grün-Blindheit, Hämophilie A, Muskeldystrophie Duchenne.
Zu **(C):** Das inaktive X-Chromosom lässt sich während der Zellteilung in der mitotischen Prophase durch einen anderen Kondensationstyp und durch den späteren Replikationszeitpunkt in der S-Phase von den Autosomen und vom aktiven X-Chromosom unterscheiden.
Zu **(D):** Gesunde Männer haben den Karyotyp 46,XY, also nur ein X-Chromosom.
Zu **(E):** Das X-Chromosom ist wie jedes andere Chromosom anhand seiner Größe, Form und seines Bandenmusters von den anderen Chromosomen zu unterscheiden.

Frage 3.6: Lösung C

Das X-Chromosom gehört zur Gruppe der metazentrischen Chromosomen. Das Y-Chromosom ist ein akrozentrisches Chromosom. Diese Unterscheidung nach morphologischen Gesichtspunkten ist schon durch Anfärben der Kerne mit Orcein oder Giemsa möglich.

Frage 3.7: Lösung D

Der Mundschleimhautabstrich eignet sich nicht zur Darstellung des vollständigen Karyotyps. Nur zur Bestimmung des Kerngeschlechtes wird der Mundschleimhautabstrich verwendet.

F95

Frage 3.8: Lösung A

In jeder Zelle ist nur ein X-Chromosom aktiv; das oder ggf. die anderen werden in der zweiten Woche der Embryonalentwicklung größtenteils (nicht vollständig!) inaktiviert. Aus dieser „Lyonisierung" (benannt nach der Erstbeschreiberin) resultiert das sogenannte X-Chromatin, das im Zellzyklus später als das aktive X-Chromosom repliziert und als Barr-Körperchen lichtmikroskopisch sichtbar werden kann.

H97

Frage 3.9: Lösung D

Während in weiblichen Keimzellen beide X-Chromosomen aktiv sind, ist in weiblichen Somazellen die Aktivität eines X-Chromosoms immer supprimiert. Dieses inaktive X-Chromosom ist als Barr-Körperchen sichtbar zu machen. Die Inaktivierung kann sowohl das väterliche als auch das mütterliche X-Chromosom betreffen. Da männliche Personen nur ein X-Chromosom besitzen, ist eine Kompensation eines defekten X-chromosomalen Gens nicht möglich.

F98

Frage 3.10: Lösung E

Die Technik, mit der chemisch markierte DNA-Sonden direkt auf Chromosomenpräparate appliziert werden und durch Fluoreszenz sichtbar gemacht werden können, nennt man Fluoreszenz-in-situ-Hybridisierung (FISH). Durch die Verfeinerung des Verfahrens der DNA Markierung ist eine Reihe zusätzlicher Fragestellungen bei der Chromosomenanalyse zu beantworten. So ist es nunmehr möglich, bestimmte Gene auf Chromosomen zu lokalisieren beziehungsweise Translokationen oder Deletionen zu diagnostizieren. Insofern wurden durch Bandenfärbung nicht sichtbare Defekte einer genauen Diagnostik zugänglich. Auch die Chromosomendiagnostik am Interphasenzellkern konnte erheblich verbessert werden. Markerchromosomen waren zwar auch bereits mit der Bandendiagnostik identifizierbar, die spezifischen Charakteristika sind jedoch mittels FISH wesentlich detaillierter sichtbar zu machen (genetischer Fingerabdruck).

F97

Frage 3.11: Lösung E

Die Technik, mit der chemisch markierte DNA-Sonden direkt auf Chromosomenpräparate appliziert werden und durch Fluoreszenz sichtbar gemacht werden kann, nennt man Fluoreszenz-in-situ-Hybridisierung (FISH). Durch die Verfeinerung des Verfahrens der DNA-Markierung ist eine Reihe zusätzlicher Fragestellungen bei der Chromosomenanalyse zu beantworten. So ist es nunmehr möglich, bestimmte Gene auf Chromosomen zu lokalisieren. Auch die Chromosomendiagnostik am Interphasezellkern konnte erheblich verbessert werden.

H95 F91

Frage 3.12: Lösung B

Als morphologisches Zeichen der Inaktivierung des X-Chromosoms gilt das X-Chromatin (Barr-Körper). Es wird bei ca. 40% der weiblichen Somazellen (z. B. Mundschleimhaut) als dichte, randständige Kernsubstanz gefunden. Bei vorliegendem normalem weiblichen Phänotyp ist deshalb von einem Karyotyp 46,XX auszugehen. Bei (D) wäre nur bei ungefähr 20% der Zellen ein X-Chromatin zu finden.
48% der Prüfungskandidaten entschieden sich fälschlicherweise für Lösung (D).

Frage 3.13: Lösung D

Zur endgültigen Ausdifferenzierung eines funktionsfähigen Ovars sind zwei Bedingungen zu erfüllen:

1. Fehlen des sog. H-Y-Antigens (vom Y-chromosomalen Gen codiert).
2. Anwesenheit von zwei aktiven X-Chromosomen. Beide X-Chromosomen sind bis zur 2. oder 3. Woche aktiv. Dann wird eines der beiden inaktiviert. Bei Anlage nur eines X-Chromosoms ist die Turner-Symptomatik somit durch fehlende Aktivität eines zweiten X-Chromosoms erklärbar.

Frage 3.14: Lösung C

Die Aktivität eines Y-chromosomalen Gens ist für die Entwicklung der undifferenzierten Gonaden zu Hoden verantwortlich.

F83

Frage 3.15: Lösung E

Man spricht dann von einem Pseudohermaphroditismus masculinus, wenn die betreffende Person männliche Keimdrüsen besitzt, das äußere Genitale dagegen weiblich ist. Ursachen:

1. Testikuläre Feminisierung (fehlende Androgenrezeptoren)
2. Störung der Androgenbiosynthese
3. Störung der Steroidhormonsynthese auf früher Stufe
4. Gonadenagenesie

Nebennierenrinden-Hyperplasie führt dagegen zu verstärkter Virilisierung. Der Karyotyp beim Turner-Syndrom (X0) ist nicht männlich, man kann deshalb laut Definition nicht von einem Pseudohermaphroditismus sprechen.

F92

Frage 3.16: Lösung C

Das AGS führt nur beim weiblichen Organismus zu Fehlbildungen des äußeren Genitale durch die Wirkung der vermehrt gebildeten Androgene in der Nebennierenrinde. Eine Form des AGS kann in Risikofamilien durch Bestimmung der HLA-Typen pränatal diagnostiziert werden. Die HLA-Gene sind mit den Genen für die 21-Hydroxylase gekoppelt. Beide Gene sind auf dem kurzen Arm des Chromosom 6 lokalisiert.

H99 !!

Frage 3.17: Lösung B

Das Adrenogenitale Syndrom (AGS) entsteht durch einen autosomal-rezessiv vererbten Defekt der C-21-Hydroxylase. In der Folge wird Cortisol vermindert produziert. Gleichzeitig kommt es zu einer gesteigerten Freisetzung von ACTH. Dadurch wird eine Nebennierenrindenhypertrophie ausgelöst. Schließlich werden dadurch bedingt vermehrte Androgene produziert, die ihrerseits zu Virilisierungserscheinungen führen. Zusätzlich wird durch den Gendefekt die Aldosteronproduktion beeinträchtigt. Dies führt zum Salzverlustsyndrom.

Der Albinismus Typ I wird durch einen Defekt der Tyrosinase verursacht. Hierbei wird in der Folge die Melaninsynthese beeinträchtigt. Typ II bezeichnet den Tyrosinase-positiven Albinismus. Die Frage zielt hier nicht auf einen metabolischen Block, sondern auf einen Block der Hormonproduktion ab. Deshalb ist nur Antwort (B) richtig.

F97 H92

Frage 3.18: Lösung A

Das AGS geht mit einer gesteigerten Testosteronproduktion einher, die durch den C-21-Hydroxylasemangel verursacht wird. Deshalb werden besonders die weiblichen Patienten auffällig, bei denen sich Virilisierungserscheinungen zeigen. Bei der testikulären Feminisierung liegt ein männlicher Karyotyp vor. Der Defekt beruht auf einer Androgenresistenz infolge Rezeptordefekt (Tfm-Locus, X-chromosomal-rezessiv). Testes sind vorhanden. Beim Turner-Syndrom (45,X0) besteht kein intersexuelles Genitale. Das 47,XXX-Syndrom geht nicht mit äußerlichen Veränderungen einher. Das Klinefelter-Syndrom ist an das männliche Geschlecht gebunden.

F94

Frage 3.19: Lösung E

Die testikuläre Feminisierung beruht auf einer X-chromosomal bedingten Resistenz der Körperzellen gegenüber Androgenen. Es liegt ein normaler XY-Genotyp mit normalen Testosteronwerten vor. Äußerlich sind die betroffenen Personen weiblich. Man bezeichnet dies auch als Pseudohermaphroditismus masculinus. Die Gonaden sind männlich, die Vagina endet blind.

Frage 3.20: Lösung C

Siehe Kommentar zu Frage 3.19.

F92

Frage 3.21: Lösung E

Galaktosämie und Phenylketonurie sowie das AGS sind auf Enzymdefekte zurückzuführen, die autosomal-rezessiv vererbt werden. Die testikuläre Feminisierung beruht auf einem Rezeptordefekt. Es liegt eine Mutation des Tfm-Locus vor. Die Hypercholesterinämie (Lipoproteinämie IIA) wird autosomal-dominant vererbt (Häufigkeit 1:500). Es liegt ein LDL-Rezeptordefekt in der Zellmembran vor.

H97

Frage 3.22: Lösung C

Das Martin-Bell-Syndrom (Marker-X-Syndrom, fragiles-X-Syndrom) geht mit einer besonderen Brüchigkeit des X-Chromosoms einher. Bei betroffenen männlichen Personen besteht Hochwuchs bei gleichzeitig gemindertem IQ (im Gegensatz zum XYY- und XXY-Syndrom sowie der testikulären Feminisierung und dem AGS). Die verzögerte Sprachentwicklung ist ebenfalls pathognomonisch und für die anderen genannten Syndrome untypisch.

H97

Frage 3.23: Lösung C

Beim Marker-X-Syndrom handelt es sich um einen Defekt, der im Heterochromatin des X-Chromosoms lokalisiert ist. Ursächlich liegt eine vermehrte Kopienzahl des Trinukleotids CCG im nicht translatierten Bereich des Gens FMR-1 (fragile site mental retardation 1) vor.

K

H92 !

Frage 3.24: Lösung C

Zu Mosaiken kann es nur nach der Verschmelzung der Eizelle mit der männlichen Samenzelle, also postzygotisch kommen. Ursache ist eine postzygotische Non-Disjunktion. Meiotische Non-Disjunktionen führen zu numerischen Chromosomenaberrationen. Ob die Non-Disjunktion beim väterlichen oder mütterlichen Chromosom stattgefunden hat, lässt sich durch Marker-Chromosomen feststellen.

H93

Frage 3.25: Lösung E

Ausschlaggebend für die Eintragung des Geschlechts in das Geburtenbuch sollte die Anlage der sekundären Geschlechtsmerkmale sein. Dabei sind auch mögliche operative Korrekturen in Erwägung zu ziehen, da die Eintragung als Zwitter rechtlich nicht möglich ist.

Kommentare aus Examen Herbst 2000

H00

Frage 3.26: Lösung D

Die FISH (**F**luoreszenz-**i**n-**s**itu-**H**ybridisierung) ist ein molekulargenetisches Verfahren, bei dem chemisch markierte DNA-Sonden direkt auf Chromosomenpräparate appliziert und durch Fluoreszenz sichtbar gemacht werden. Die Hauptanwendungsgebiete der FISH- bzw. Sondentechnik sind die Diagnostik von Chromosomentranslokationen oder Mikrodeletionen sowie der Nachweis nummerischer Aberrationen, wie z.B. Trisomien.
Beim fragilen X-Syndrom gelangt die Polymerase-Kettenreaktion zum Nachweis der instabilen Trinukleotidsequenz zur Anwendung. Die direkte Gendiagnostik erlaubt im Falle der Muskeldystrophie Duchenne, die ursächliche Deletion am Exon 45 zu diagnostizieren. Der betroffene Gendefekt wird im Falle der Chorea Huntington mittels RFLPs (**R**estriktions**f**ragment-**L**ängen**p**olymorphismus) ermittelt. Der Gendefekt, der zur Mukoviszidose führt, ist bekannt und kann mittels Autoradiographie im Rahmen eines direkten Gentests nachgewiesen werden.

H00 !!

Frage 3.27: Lösung C

Die testikuläre Feminisierung hat ihre Ursache in einer x-chromosomal vermittelten Resistenz der Körperzellen gegenüber Androgenen. Der Genotyp ist 46,XY bei normalen Testosteronwerten. Betroffene sind äußerlich weiblich, es fehlen jedoch Uterus und Adnexe (C). Klitorishypertrophie und Virilisierungserscheinungen treffen für das adrenogenitale Syndrom zu (AGS) (B). Der Karyotyp 47,XXY bezeichnet das Klinefelter-Syndrom (E). Betroffene fallen durch ihre überdurchschnittliche Körpergröße auf. Die Hoden bleiben in der Pubertät unterentwickelt. Die Patienten neigen zu Gynäkomastie und haben regelmäßig eine relativ hohe Stimme.

4 Chromosomenaberrationen

Frage 4.1: Lösung A

Die unter (B) bis (E) aufgeführten Gründe beeinflussen die Häufigkeit der an Neugeborenen diagnostizierbaren Chromosomenanomalien. Dabei erhöhen balancierte Translokationen und fortgeschrittenes Alter der Mutter die Frequenz bei Geburt erkennbarer Anomalien, während natürliche Regulationsmechanismen, wie reduzierte Vitalität der Spermien mit Chromosomenaberrationen und Frühaborte für eine drastische Senkung (> 95%) der Häufigkeit verantwortlich sind.
Die Länge des Y-Chromosoms spielt in diesem Zusammenhang keine Rolle. Unterschiedliche Länge von Y-Chromosomen sind zumeist auf Verdopplung von inaktiven DNA-Abschnitten zurückzuführen, die im distalen Anteil der Langarmbande lokalisiert sind. Ein derartiges Chromosom lässt sich über viele Generationen als sog. „Marker" verfolgen. Es erlangt deshalb große Bedeutung bei Abstammungsnachweisen.

H98 F89

Frage 4.2: Lösung C

Treten in einer Familie mit merkmalsfreien Eltern gehäuft spontane Aborte auf, in denen Trisomien nachzuweisen sind, so besteht eine Indikation zur Chromosomenanalyse insbesondere dann, wenn das Alter der Eltern nicht erhöht ist. Ursache des Auftretens dieser Trisomien kann eine balancierte Trisomie bei einem phänotypisch unauffälligen Elternteil sein. Bei einer Translokation 21/21 beträgt das Wiederholungsrisiko 100%, da es in der Meiose zu Fehlverteilungen der Chromosomen in den Tochterzellen kommt. 50% der Zellen zeigen dann eine Trisomie 21. Die andere Hälfte stirbt ab, da eine Monosomie 21 nicht mit dem Leben vereinbar ist.

F92

Frage 4.3: Lösung C

Untersuchungen an Abortmaterial lassen in der Frühschwangerschaft bis zu 50% Chromosomenanomalien erkennen. Zusätzliche Autosomen zählen dabei zu den am häufigsten erhobenen Befunden. Allen voran steht in der Reihenfolge der Häufigkeit die Trisomie 16, die mit dem Leben nicht vereinbar ist. Frage 4.4 ist, wegen der deutlichen Diskrepanz zu den anderen aufgeführten Zahlenwerten, gut zu beantworten, während Frage 4.3 nur bei genauer Kenntnis des entsprechenden Zahlenwertes beantwortbar ist.

F92

Frage 4.4: Lösung E

Siehe Kommentar zu Frage 4.3.

F98

Frage 4.5: Lösung C

Die Folge von Non-Disjunktionen sind chromosomale Fehlverteilungen der Chromosomen in der Nachkommenschaft (numerische Chromosomenaberrationen). Es treten demnach Trisomien oder Monosomien auf. Ursache der Fehlverteilung der Chromosomen in der Meiose ist in erster Linie das Alter der Mutter. Während bei Männern im gesamten Lebensverlauf Meiosen in den Keimzellen auftreten, bleibt die weibliche Keimzelle bis zur Menopause im Diktyotän und ist somit erheblichen externen Einflüssen unterworfen. Eine Ausnahme der Regel stellt die X0-Monosomie dar, die wahrscheinlich auf einen postmeiotischen Chromosomenverlust zurückzuführen ist.

H89

Frage 4.6: Lösung E

Fehlverteilungen der Chromosomen innerhalb der Meiose und der Mitose können zu Monosomien oder Trisomien führen. Unter den Monosomien ist jedoch nur die X0-Monosomie mit dem Leben vereinbar (Turner-Syndrom).

F95

Frage 4.7: Lösung C

Deletion bedeutet Verlust eines zusammenhängenden DNA-Abschnitts aus einem Chromosom, wodurch der Deletionsträger für die betroffenen Gene homozygot wird. Liegt der Abschnitt innerhalb eines Gens, kann natürlich neben einem Aminosäurenausfall im Genprodukt auch eine Verschiebung des Ableserasters auftreten. Die Crossing-over-Häufigkeit wird jedoch bei einem strukturell veränderten Chromosom eher erniedrigt sein.

F95

Frage 4.8: Lösung A

Bei einer Translokation wird ein Chromosomenabschnitt auf einem anderen Chromosom fixiert. Kommt es hierbei zum Austausch von Chromosomenmaterial nicht homologer Chromosomen, bleibt die Gesamtmenge der Chromosomen gleich, weil lediglich einzelne Abschnitte vertauscht wurden.
Die Robertsonsche Translokation (zentrische Fusion) stellt eine Sonderform dar: Akrozentrische Chromosomen brechen am Zentromer auseinander, dann verschmelzen die langen Arme zweier Chromosomen, die kurzen Arme gehen verloren. Die Chromosomenzahl erscheint hierbei durch die Fusion um ein Chromosom vermindert. Da die kurzen Arme der Chromosomen meist genetisch unbedeutende Informationen tragen, geht deren Verlust nicht mit schweren Missbildungen einher.
Eine Translokation ist balanciert, solange keine wesentlichen Informationen verloren gehen. In der Meiose ist jedoch eine korrekte Aufteilung des Genoms nicht mehr möglich, es entstehen unbalancierte Keimzellen.

H00 H97

Frage 4.9: Lösung D

Das Phänomen, das die unterschiedliche Wirksamkeit eines Gens in Abhängigkeit von der elterlichen Herkunft beschreibt, wird als „genomisches Imprinting" bezeichnet. Die Wirksamkeit des betreffenden Gens kann in der Folgegeneration wieder rückgängig gemacht werden. Ursächlich dafür sind Methylierungsvorgänge der DNA in der Umgebung der betreffenden Gene.

F00

Frage 4.10: Lösung D

Als Ursache der Myotonen Dystrophie wurde eine Trinukleotidmutation entdeckt. Der Defekt wurde auf dem langen Arm des Chromosoms 19 lokalisiert. Es besteht eine enge Korrelation zwischen der Kopienzahl der Trinukleotidsequenz und der klinischen Ausprägung der Erkrankung. Häufig erhöht sich die Kopienzahl in der nächsten Generation. Die Nachkommen sind dann schwerer betroffen (Antizipation).
Genomisches Imprinting bezeichnet die Wirksamkeit von Genen in Abhängigkeit von ihrer elterlichen Herkunft. Dieses geschieht in beiden Geschlechtern und wird durch DNA-Methylierung erreicht. Wird ein phänisch gleiches Krankheitsbild durch unterschiedliche Gendefekte verursacht, so liegt eine sogenannte Heterogenie vor, z.B. Taubstummheit.

F95

Frage 4.11: Lösung B

Männer mit dem Karyotyp XYY sind äußerlich, abgesehen von einer überdurchschnittlichen Körpergröße, unauffällig. Typische Symptome sind v. a. verringerte psychische Stabilität und Emotionalität; eine Neigung zur Gewalttätigkeit wird immer wieder angegeben. Intelligenz und Fertilität sind nicht vermindert.
Ursache der mit einer Häufigkeit von 1 : 1000 auftretenden Anomalie ist die Non-Disjunktion des väterlichen Y-Chromosoms in der 2. Reifeteilung der Spermiogenese; eine Altersabhängigkeit konnte dafür nicht nachgewiesen werden.

H92

Frage 4.12: Lösung C

Die Achondroplasie wird autosomal-dominant vererbt. Träger dieser Fehlbildung sind nicht infertil. Aufgrund der Anomalie kommt es jedoch zu einer Beeinträchtigung der Fortpflanzungsrate betroffener Personen. Ursache des Neuauftretens autosomal-dominanter Erbkrankheiten sind Neumutationen.
Weibliche Betroffene mit Trisomie 21 sind fortpflanzungsfähig. Dies ist bei männlichen Erkrankten nicht bekannt.
(Nur 24% richtige Antworten, 67% entschieden sich für (B).)

H86

Frage 4.13: Lösung B

Von den genannten Karyotypen gehen lediglich die Typen 47,XXY und 47,XYY mit überdurchschnittlicher Körperhöhe einher. Die Chromosomenuntersuchung zeigt 6 G-Chromosomen. Das überzählige Chromosom muss demnach das Y-Chromosom sein. Das X-Chromosom gehört der C-Gruppe an.
Zu **(A):** Entspricht dem normalen männlichen Karyotyp.
Zu **(C):** Entspricht dem Karyotyp bei Klinefelter-Syndrom. Das überzählige X-Chromosom gehört allerdings nicht zur G-Gruppe.
Zu **(D):** Die Trisomie 21 geht nicht mit einer Körperhöhe von 192 cm einher.
Zu **(E):** Eine Trisomie 22 ist nicht mit dem Leben vereinbar. Es gibt also keine 19-jährigen mit Trisomie 22.

F92

Frage 4.14: Lösung C

Das Turner-Syndrom geht mit Minderwuchs einher. Patienten mit Klinefelter-Syndrom und XYY-Karyotyp fallen durch Hochwuchs auf. Trägerinnen mit XXX-Syndrom sind äußerlich unauffällig, leiden allerdings unter intellektueller Minderbegabung. Die Nachkommen haben erstaunlicherweise einen normalen Chromosomensatz.

F90

Frage 4.15: Lösung A

Im Gegensatz zu allen anderen genannten Anomalien gehört zum Klinefelter-Syndrom die überdurchschnittliche Körpergröße. Auch beim XYY-Syndrom ist die Körpergröße erhöht. Trisomien der Autosomen (21, 18) gehen dagegen immer mit einer körperlichen Unterentwicklung einher. Dies gilt auch für das Katzenschrei-Syndrom.
Dabei handelt es sich um eine Chromosomenaberration mit partiellem Verlust der kurzen Arme des Chromosoms 5 (46,XY,5p-). Das Syndrom ist nach dem charakteristischen Schreien der Kinder benannt. Daneben gehören weiter Augenabstand, Mikrognathie und Mikrozephalie zum Krankheitsbild. Außerdem sind die Kinder schwer psychomotorisch retardiert und leiden vermehrt an Herzfehlern.

H98

Frage 4.16: Lösung E

Die Abbildung gibt den Karyotyp 47,XXY (Klinefelter-Syndrom) wieder. Betroffene Personen fallen durch Hochwuchs auf. Neben Hypogonadismus und Gynäkomastie fallen Betroffene durch die Zeugungsunfähigkeit auf. Eine schwere Form der geistigen Retardierung liegt nicht vor. Die intellektuelle Entwicklung ist nur leicht beeinträchtigt.

H98 !

Frage 4.17: Lösung B

Autosomale Trisomien (Trisomie 13, Katzenschrei-Syndrom) gehen immer mit einer geistigen Behinderung einher. Stoffwechselerkrankungen können durch Überschuss an bestimmten Intermediärprodukten bzw. fehlenden Abbau toxischer Substanzen ebenfalls zu geistiger Retardierung führen. Das Martin-Bell-Syndrom (Fragiles X-Syndrom) wurde 1977 an Knaben mit geistiger Retardierung erstmals nachgewiesen. Dagegen geht die Mutation des Androgen-Rezeptor-Gens nicht mit geistiger Retardierung einher. Die Patienten besitzen einen männlichen Karyotyp und einen weiblichen Phänotyp mit blind endender Vagina.

F91

Frage 4.18: Lösung A

Chromosomale Trisomien entstehen durch Non-Disjunktion in der Meiose. Bei autosomalen Trisomien (Antwort (B) und (D)) kann die Ursache nicht ohne weiteres anhand des kindlichen Karyotyps erkannt werden. Verdopplungen der Y-Chromosomen sind eindeutig auf Anomalien in der Spermatogenese zurückzuführen. Dem Karyotyp 47,XYY liegt eine Non-Disjunktion der Meiose I zugrunde.

H89

Frage 4.19: Lösung C

Nach vollzogener normaler Meiose I und II befindet sich in einem Spermium lediglich ein X- oder Y-Chromosom. Non-Disjunktionen während der 1. Reifeteilung der Spermatogenese können zu den unter (A) und (B) erwähnten Konstellationen führen. Hat eine normale Meiose I stattgefunden, kann durch Non-Disjunktion in der Meiose II demnach nur eine Verdopplung eines Geschlechtschromosoms resultieren. Dies führt bei Befruchtung zum XXX-Syndrom.

F85

Frage 4.20: Lösung C

Der Verlust des kurzarmigen Anteils des Chromosoms Nummer 5 führt zur Ausbildung des sogenannten Katzenschrei-(Cri-du-Chat-)Syndroms. Trotz starker geistiger Retardierung erreichen betroffene Kinder nicht selten das Erwachsenenalter. Siehe auch Kommentar zu Frage 4.15.

F87

Frage 4.21: Lösung C

Es sind 45 Chromosomen vorhanden, das Y-Chromosom fehlt. Ein zweites X-Chromosom kann ebenfalls nicht nachgewiesen werden. Also handelt es sich um das Karyogramm eines Turner-Syndroms. Dies ist die einzige mit dem Leben vereinbare Monosomie. Beim Neugeborenen fällt ein niedriges Geburtsgewicht auf. Weitere Symptome sind Pterygium colli, Hand- und Fuß-Ödeme, tiefer Haaransatz, Cubitus valgus, sexueller Infantilismus und Strang-Gonaden. Die Intelligenz ist normal.

H87 **!**

Frage 4.22: Lösung E

Kinder mit einem Turner-Syndrom sind bei Geburt sehr klein. Es fällt die typische Flügelfellbildung auf (Pterygium colli). Ödeme an Händen und Füßen können diagnostiziert werden. Der relative Kleinwuchs bleibt auch im Erwachsenenalter bestehen. Bei weiblichem Phänotyp ist eine primäre Amenorrhoe vorhanden.

H89

Frage 4.23: Lösung C

Der Verlust des kurzen Arms eines X-Chromosoms ist bei einer Frau gleichzusetzen mit dem Verlust des ganzen X-Chromosoms. Derartige Frauen leiden an einem Turner-Syndrom. Ein Verlust des kurzen Armes ist bei Männern nicht mit dem Leben vereinbar. Die Deletion des langen Arms beim Mann führt zu den genannten Symptomen. Bei weiblichen Patienten liegt bei Verlust des langen Arms des X-Chromosoms eine Gonadendysgenesie ohne Turner-Symptomatik vor.

H85

Frage 4.24: Lösung B

Zu **(A):** Symptome: Mikrognathie, Beugekontraktur, Überlagerung der Finger, enges Becken, prominentes Okziput, so genannte Wiegenkufenfüße, schwere psychomotorische Retardierung, Trisomie 18.
Zu **(B):** Weitere Symptome: Cubitus valgus, Verkürzung des vierten Mittelhandknochens, hypoplastische Nägel, Pterygium colli, Karyotyp: 45,X0.
Zu **(C):** Weiter Augenabstand, weiße Flecken auf der Iris (Brushfield-Flecken), Epikanthus, flache Nasenwurzel, evertierte Lippen, große, vorstehende Zunge, kleine, runde Ohren, adhärentes Ohrläppchen, „Sandalenlücke", patschenartige Hände, eine einzige Beugefurche in der Handinnenfläche, Herzfehler, Duodenalstenose.
Zu **(D):** Symptome: Hoher, monotoner Schrei, der an Katzengeschrei erinnert, etwa eine Oktave höher, als ein normaler Säuglingsschrei. Partielle Monosomie 5p.
Zu **(E):** Symptome: Männliche Patienten mit Gynäkomastie, Hodenatrophie, Azoospermie, tiefer Haaransatz, Klinodaktylie, Körperlänge mehr als 10 cm über der Norm, großer Rumpf, lange Extremitäten. Karyotyp: 47,XXY.

F98 **!**

Frage 4.25: Lösung D

Der Karyotyp des Ullrich-Turner-Syndroms lautet: 45 X. Die Patienten fallen durch Minderwuchs, Flügelfellbildung und Ödeme an Händen und Füßen auf. Stranggonaden und Kleinwuchs gehören ebenfalls zum Erscheinungsbild. Der Karyotyp 47,XXY (E) beschreibt das Klinefelter-Syndrom. Die Beschreibung zu (C) passt zur testikulären Feminisierung. Die unter (B) genannten Symptome beschreiben das adrenogenitale Syndrom.

H97

Frage 4.26: Lösung E

Fehlbildungen des Herzens und der großen Gefäße sind eng verbunden mit Trisomien. Auch beim Ullrich-Turner-Syndrom treten neben den typischen Symptomen wie Strang-Gonaden, Amenorrhoe und Hypogonadismus gehäuft Herz- und Aortenfehler auf. Auch Nierenanomalien werden beobachtet. Beim XYY-Syndrom liegt ein eher unauffälliger Phänotyp vor, wobei die Körperlänge erhöht ist. Die Mehrzahl der Betroffenen ist fertil.

Frage 4.27: Lösung D

Die Häufigkeit einer Chromosomenfehlverteilung in der Meiose nimmt mit dem Alter der Frau zu. Jenseits des 35. Lebensjahres der Mutter steigt die Häufigkeit meiotischer Non-Disjunktionen steil an. Eine Geburt von Kindern mit Trisomien jenseits dieser Altersgrenze sind die Folge. Das Alter von Müttern, deren Kinder mit Turner-Syndrom geboren werden, ist jedoch nachweislich nicht erhöht. Diese Tatsache sowie das gehäufte Auftreten von Mosaiken, als auch der Verlust des väterlichen Gonosoms (in 77% der Fälle stammt das X-Chromosom von der Mutter) lassen darauf schließen, dass ein postmeiotischer Chromosomenverlust dem Krankheitsbild zugrunde liegt. Die Turner-Monosomie ist die einzige mit dem Leben vereinbare Monosomie; sie ist jedoch auch eine der häufigsten Chromosomenanomalien, die im Abortmaterial nachgewiesen werden kann.
Symptome bei weiblichen Neugeborenen sind Ödeme auf Hand- und Fußrücken, lockere Nackenhaut (Pterygium colli), tiefer Haaransatz, weit seitlich stehende Mamillen und ein systolisches Herzgeräusch. Später auftretende Symptome sind eine primäre Amenorrhoe und Minderwuchs.

F00 !

Frage 4.28: Lösung D

Der Chromosomensatz 45,X0 bezeichnet das Ullrich-Turner-Syndrom. Betroffene haben einen weiblichen Phänotyp und fallen durch die geschilderten Symptome auf. Weitere Merkmale stellen Ödeme auf dem Fußrücken, tiefer Haaransatz im Nacken und eine lockere Nackenhaut dar (Flügelfellbildung). Häufig wird auch ein systolisches Herzgeräusch entdeckt. Patienten mit Trisomie 21 haben die typischen Stigmata, es sind sowohl männliche als auch weibliche Personen betroffen, eine Amenorrhoe bei Frauen besteht nicht. Die geistige Entwicklung ist deutlich retardiert.
Personen mit Karyotyp 47,XXX sind phänotypisch unauffällig. Lediglich die geistige Entwicklung ist eingeschränkt. Auch hier ist eine primäre Amenorrhö nicht bekannt. Bei der kongenitalen Nebennierenhyperplasie (AGS) liegt ein Defekt der Aldosteronsynthese vor, während die primäre Androgenresistenz für die testikuläre Feminisierung verantwortlich ist. Es besteht keine geistige Retardierung.

H00

Frage 4.29: Lösung E

Neben multifaktorieller Vererbung werden Herzfehler im Rahmen anderer Syndrome gehäuft weitergegeben. So treten Isthmusstenosen gehäuft zusammen mit dem Turner-Syndrom auf. Das Marfan-Syndrom ist mit Mitralklappenfehler verbunden. Bei der Trisomie 21 werden gehäuft atrioventrikuläre und ventrikuläre Septumdefekte beobachtet.

F94

Frage 4.30: Lösung D

Siehe Kommentar zu Frage 4.27.

F97

Frage 4.31: Lösung E

Die Wahrscheinlichkeit nachweisbarer Chromosomenanomalien in Spontanaborten ist sehr hoch. Circa 50% dieser Anomalien machen Trisomien aus. Die häufigste Trisomie ist die des Chromosoms 16, gefolgt von der Trisomie 21. Die X0-Monosomie (Turner-Syndrom) ist zwar als einzige Monosomie mit dem Leben vereinbar, wird jedoch auch bei zu 20% der Spontanaborte diagnostiziert. Polyploidien machen etwa 15% der nachweisbaren Anomalien aus. Diese Selektion senkt somit die chromosomal bedingte Missbildungsrate bei Geburt auf lediglich 0,6%.

H98

Frage 4.32: Lösung B

Unter Spontanaborten sind Trisomien besonders häufig, da sie oft mit dem Leben nicht vereinbar sind. Lediglich gonosomale Trisomien (XXX, XXY etc.) sind im Obduktionsgut relativ selten. Die insgesamt zweithäufigste Fehlbildung ist die Monosomie X0. Etwa 99% der 45,X0 Monosomien sterben intrauterin ab. Bei ca. 5% findet man eine Triploidie. 47,XXX-Individuen sind phänotypisch unauffällig, fallen aber durch eine beeinträchtigte geistige Entwicklung auf.

H88

Frage 4.33: Lösung C

Das Alter der Mütter von Kindern mit einem Turner-Syndrom ist im Gegensatz zum mütterlichen Alter bei freier Trisomie nicht erhöht. Dagegen liegt beim XXX- oder XXY-Syndrom eine meiotische Non-Disjunktion bei der Mutter vor, die mit zunehmendem Alter der Mutter häufiger auftritt. Der Karyotyp XYY allerdings ist auf eine väterliche Non-Disjunktion zurückzuführen, die ebenfalls mit zunehmendem Alter der Väter an Häufigkeit zunimmt.

F92 H88

Frage 4.34: Lösung E

Bei dem in der Abbildung dargestellten Karyotyp ist eine Trisomie 18 (Edwards-Syndrom) nachweisbar. Die Gesamtzahl der Chromosomen beträgt 47. Das entsprechende Krankheitsbild, erstmals 1960 von Edwards beschrieben, tritt bei 1 von 8000 Neugeborenen auf. Mädchen sind häufiger betroffen als Knaben (Verteilung: 4 : 1). Neben den angegebenen Symptomen gelten Mikrognathie, Beugekontrakturen und Fingerüberlagerungen sowie Ohrmuscheldeformitäten (Faunenohren) als regelmäßig erkennbare Stigmata.

!

Frage 4.35: Lösung A

Mit Trisomie 13 geborene Kinder versterben zum größten Teil schon vor Ende des 1. Lebensmonats. Die Lebenserwartung bei Trisomie 18 geht nicht über den 2. Lebensmonat hinaus. Beim Turner-Syndrom (X0) sowie bei der Trisomie des Typs 47,XXX ist die Lebenserwartung nicht reduziert. 50% der mit Trisomie 21 geborenen Kinder sterben vor dem 10. Lebensjahr.

F96

Frage 4.36: Lösung B

Die beschriebenen gonosomalen Störungen führen nicht zu auffälligen Veränderungen beim Neugeborenen. Anders ist es bei autosomalen Anomalien. Die Trisomie 18 (Edwards-Syndrom) geht mit auffälligen Veränderungen einher (Missbildungen des Gesichts, der Extremitäten, Herzfehler). Auch bei der Trisomie 13 sind auffällige Merkmale nachweisbar (Mikrozephalie, Lippen-Kiefer-Gaumenspalten, Mikrophthalmie). Bei beiden Syndromen ist die Lebenserwartung erheblich eingeschränkt (weniger als ein Jahr).

H83

Frage 4.37: Lösung C

Der angegebene Karyotyp entspricht dem des Pätau-Syndroms. Aus der Angabe des Karyotyps ergibt sich folgendes: Chromosomenzahl 47, also ein überzähliges Chromosom! Geschlecht XX, also weiblich. + D: Überzahl eines Chromosoms der D-Gruppe. Dazu gehören die Chromosomen 13, 14 und 15. Sie sind aufgrund ihrer Größe und der Satelliten leicht von den anderen Chromosomen zu unterscheiden.

H83

Frage 4.38: Lösung E

Die Ursache des Klinefelter-Syndroms ist eine meiotische Non-Disjunktion. In $^1/_3$ der Fälle stammt das überzählige X-Chromosom vom Vater. Der Nachweis erfolgt über die Darstellung von Barr-Körperchen im Mundschleimhautabstrich.

F88

Frage 4.39: Lösung E

Ein Beispiel ist die Trisomie 21, die mit den Symptomen (1) und (2) einhergeht. Zusätzlich liegen Dysmorphiezeichen vor in Form von kraniofazialen Dysmorphien (kleiner Schädel, flaches Okziput, kurzer, breiter Hals, Lidachsenabweichung etc.). Häufig treten Anomalien im Beckenbereich auf. Fehlbildungen innerer Organe, wie Herzfehler, Duodenalstenose, Pancreas anulare etc. treten gehäuft auf. Ähnlich vielfältig sind die Zeichen der Trisomie 18 und 13. Die genannten Kriterien stützen bei Geburt den Verdacht auf eine autosomale Anomalie.

H94

Frage 4.40: Lösung A

Der unter (A) beschriebene Karyotyp entspricht dem einer sog. Robertson-Translokation. Es handelt sich um eine balancierte Translokation der Chromosomen 21, die nicht mit einem Verlust von genetisch aktivem Material einhergeht. Die langarmigen Anteile der beiden akrozentrischen Chromosomen verschmelzen miteinander, während die kurzarmigen Anteile in der Meiose verloren gehen. Träger einer solchen Translokation sind phänotypisch unauffällig. Da durch das Verkleben der Chromosomenanteile jedoch keine paritätische Aufteilung auf die Tochterzellen erfolgen kann, werden 50% dieser Zellen beide Chromosomen erhalten. Die anderen 50% besitzen dann folglich kein Chromosom 21. Sollte es zu einer Befruchtung kommen, entsteht im ersten Falle immer eine Trisomie 21. Da eine Zygote mit nur einem Chromosom 21 nicht lebensfähig ist, sind alle lebendgeborenen Kinder mongoloid.

Frage 4.41: Lösung A

Siehe Kommentar zu Frage 4.40.

F96 !

Frage 4.42: Lösung B

Mehr als 90% der angeborenen Herzfehler haben eine multifaktorielle Ursache. Insgesamt beträgt deren Häufigkeit weniger als 1%. Bei einigen monogen verursachten Erkrankungen treten Herzfehler im Rahmen der Ausprägung des jeweiligen Defektes als Begleitsymptom auf. Von den genannten Syndromen treten lediglich bei der Trisomie 21 gehäuft Herzfehler auf. Daneben werden auch bei anderen Trisomien (18, 13) Herzfehlbildungen beobachtet. Bei gonosomalen Anomalien werden Herzfehler sehr selten beobachtet.

H86

Frage 4.43: Lösung D

Die Analyse des Karyogramms zeigt das dreifache Vorhandensein des Chromosoms 21. Es liegt also eine Trisomie 21 vor. Charakteristisch für diese Anomalie sind schräg gestellte Lidachsen (Mongolismus), die so genannte Vier-Finger-Furche, patschenartige Hände, Brushfield-Spots auf der Iris und die Sandalenfurche. Neben Herzfehlern tritt als innere Organmissbildung häufig eine Duodenalstenose auf. Nur weibliche Träger der Trisomie 21 scheinen fertil zu sein. 50% ihrer Kinder werden ebenfalls mongoloid sein.

H87

Frage 4.44: Lösung B

Das Chromosom 13 ist im dargestellten Karyogramm dreifach vorhanden. Es liegt also eine Trisomie 13 vor, die auch als Pätau-Syndrom bezeichnet wird. Der Karyotyp lautet: 47,XX, +13. Charakteristisch sind die Missbildungen des Schädels: Lippen-Kiefer-Gaumen-Spalte, Mikrozephalie, Mikrophthalmie, Ohr-Missbildungen vor allem am Herz und Gaumen. Außerdem sind die Kinder hochgradig geistig behindert.

F93

Frage 4.45: Lösung D

Die Gesamtchromosomenzahl beträgt in diesem Fall 46, wobei das vorhandene Y-Chromosom zeigt, dass es sich um einen männlichen Patienten handelt. Auffällig ist am Chromosom 14, das normalerweise ein akrozentrisches Chromosom ist, ein unpaarig kurzer Arm. Die häufigste Translokation auf das Chromosom 14 ist die des langen Armes des Chromosoms 21. Dabei handelt es sich um eine sogenannte Robertson-Translokation, wobei die kurzarmigen Anteile beider Chromosomen verloren gegangen sind. Wahrscheinlich ist einer der Eltern Träger einer balancierten Translokation, wobei diese Personen dann nur 45 Chromosomen besitzen.
(18% richtige Antworten; schwierige Frage.)

Frage 4.46: Lösung A

Das durchschnittliche Alter von Müttern, deren Kinder mit einer Trisomie geboren werden, ist signifikant erhöht. Häufig sind diese Frauen älter als 30 Jahre, besonders oft über 40 Jahre alt. Non-Disjunktions, die für das Auftreten von Trisomien verantwortlich sind, scheinen erst nach dem 30. Lebensjahr der Mutter zuzunehmen. Mit dem 35. Lebensjahr steigt die Häufigkeit exponentiell an. Bei 30-jährigen Frauen beträgt die Wahrscheinlichkeit, ein Kind mit Trisomie 21 zu gebären, etwa 1 : 1000. Sie steigt bei einer 40-jährigen auf 1 : 100, also auf das Zehnfache an.

H82 **!**

Frage 4.47: Lösung C

Siehe Kommentar zu Frage 4.46.

H88

Frage 4.48: Lösung C

Innerhalb der Gruppe der strukturellen Chromosomenaberrationen unterscheidet man zwischen balancierten und unbalancierten Zuständen. Sie können durch Deletion, Ringbildung, Duplikation und Bildung von Isochromosomen entstehen. Einen Sonderfall stellt die Robertson-Translokation dar, bei der sich zwei akrozentrische Chromosomen vereinigen (Nr. 13, 14, 15, 21, 22). Der kurze Arm geht dabei ohne Folgen für den Träger der Anomalie verloren. Der Genotyp lautet im speziellen Fall: 45,XX, −14, −21, +t(14q 21q).
Balancierte Chromosomenaberrationen treten häufig als Folge von Neumutationen auf und können über mehrere Generationen unerkannt weitervererbt werden. Nach Erkennen einer solchen Aberration sollte eine umfangreiche Familienuntersuchung und gezielte Familienberatung im Hinblick auf eine zukünftige Schwangerschaftsplanung erfolgen. Während der Meiose kann es zu unbalancierten Konstellationen kommen (Risiko 10%, wenn Mutter Translokationsträger ist).

F83

Frage 4.49: Lösung B

Wie der Darstellung unschwer zu entnehmen ist, stammen die Chromosomen A und C vom Vater des Kindes, das an Trisomie 21 leidet. Es hat also eine meiotische Non-Disjunktion beim Vater stattgefunden. Eine Non-Disjunktion in einer somatischen Mitose beim Vater scheidet aus, da nur Anomalien der Geschlechtszellen weitervererbt werden können. Hätte sich die Non-Disjunktion in der Meiose II des Vaters ereignet, besäße das Kind entweder 2 Chromosomen der Form A oder 2 der Form

C. Dies ergibt sich aus dem Verlauf der Meiose (s. Kurzlehrbuch).

F85 !!

Frage 4.50: Lösung C

Die mit Trisomie 21 einhergehenden schräg gestellten Lidachsen sind für die Bezeichnung Mongolismus verantwortlich. Von den Organmissbildungen sind die Herzfehler am häufigsten. Nicht immer vorhanden, aber charakteristisch, ist die Vier-Finger-Furche.

Frage 4.51: Lösung B

Da Trisomien mit zunehmendem mütterlichen Alter gehäuft auftreten, stehen Kinder mit dieser chromosomalen Anomalie meist am Ende einer Geschwisterreihe. Die häufigste Trisomie betrifft das Chromosom 21 (Down-Syndrom) mit einer Frequenz von 1,5 : 1000. Seltener wird eine Trisomie 18 (Edwards-Syndrom) beschrieben (1 : 8000). Das Pätau-Syndrom (Trisomie 13) tritt bei 10 000 Geburten etwa einmal auf. Andere autosomale Trisomien lassen sich bei lebend geborenen Kindern praktisch nie nachweisen.

F99 !!

Frage 4.52: Lösung B

Polydaktylie wird bei verschiedenen genetisch bedingten Krankheitsbildern beobachtet. Im Zusammenhang mit dem Down-Syndrom tritt das Symptom jedoch nicht auf. Die übrigen aufgelisteten Merkmale charakterisieren die häufigsten Fehlbildungen, die bei der Trisomie 21 beobachtet werden. Bei der Trisomie 13 (Pätau-Syndrom) wird regelmäßig eine Hexadaktylie diagnostiziert, die mit Lippen-Kiefer-Gaumenspalte und Mikrophthalmie einhergeht.

H83

Frage 4.53: Lösung C

Die Häufigkeit von chromosomalen Trisomien ist nicht von der Zahl der Schwangerschaften einer Frau abhängig. Trisomien werden durch meiotische Non-Disjunktionen verursacht. Diese treten mit zunehmendem Alter der Mütter gehäuft auf. Der Grund dafür ist wahrscheinlich darin zu sehen, dass zwischen Meiose I und Meiose II die Oozyte Alterungsprozessen und unterschiedlichen Umwelteinflüssen ausgesetzt ist.
Allerdings, so zeigen neuere Untersuchungen, finden auch beim Mann im höheren Alter gehäuft Non-Disjunktionen statt.

F00 !

Frage 4.54: Lösung D

Das so genannte Philadelphia Chromosom wird in 80–90% der Zellen bei chronisch myeloischer Leukämie beobachtet. Man spricht deshalb auch von einem Marker Chromosom für die Erkrankung. Ursächlich liegt eine Translokation eines Teils des langen Arms des Chromosoms 9 auf das Chromosom 22 vor. Die Läsion geht mit dem entsprechenden Verlust vom langen Arm des Chromosoms 22 einher. Patienten mit Trisomie 8 sind nicht lebensfähig. Lediglich bei Mosaiken ist ein Überleben möglich. Im Rahmen myeloischer Leukämien können Genomveränderungen auftreten, die mit einer Trisomie 8 der betroffenen Zellen einhergehen. Auch eine Isochromosom-Bildung (17q) wird bei der CML beobachtet.

F87

Frage 4.55: Lösung A

Eine perizentrische Inversion liegt dann vor, wenn ein Chromosomenbruchstück sich:

1. um 180° dreht (Inversion) und
2. auf der gegenüberliegenden Seite des Zentromers in das Chromosom eingegliedert wird (perizentrisch).

Eine Eingliederung auf der gleichen Seite bezeichnet man als parazentrisch. Durch Inversion verändert sich die Chromosomenlänge nicht, allerdings ist die Reihenfolge der Basen verändert.

F90

Frage 4.56: Lösung D

Die genannten Erkrankungen sind bis auf die Fallot-Tetralogie erblich bedingt. Bei derartigen Erkrankungen kann anhand von chromosomalen Polymorphismen, die über Generationen weitervererbt werden, ein Abstammungsnachweis erbracht werden, da die Polymorphismen einen Marker-Charakter besitzen.

F99 !

Frage 4.57: Lösung C

Das klassische Beispiel eines Tumormarkers stellt das bei chronisch myeloischer Leukämie (CML) auftretende Philadelphia-Chromosom dar. Es resultiert aus einer balancierten Translokation (9;22), wobei eine Verlagerung eines Proto-Onkogens von 9q nach 22q erfolgt. Erst durch diese translokationsbedingte Aktivierung des Proto-Onkogens (c-abl) durch Kontakt zur dort lokalisierten DNA-Sequenz (bcr = „breakpoint cluster region") entsteht ein neues Fusionsgen (bcr–abl), dessen Transkription und Translation zur Bildung eines neuen Proteins führt.

Beim Retinoblastom liegt ein Mikrodeletionssyndrom vor (13q14). Bei der Polyposis coli liegt ein bekannter autosomal dominanter Gendefekt auf dem langen Arm des Chromosoms 5 vor. Homozygote Genträger sterben in den ersten zehn Jahren durch maligne Entartung der Polypen. Bei der Neurofibromatose Typ 1 ist eine Punktmutation bekannt, die zu einer „nonsense"-Mutation führt (Stop-Kodon).

Frage 4.58: Lösung D

An allen menschlichen Chromosomen sind bisher erfolgreiche Studien mit unterschiedlichen Methoden zur Lokalisation von Genen unternommen worden. So konnten zahlreiche Enzyme bestimmten Loci zugeordnet werden. Auf den Chromosomen 1, 6, 12 und 15 sowie dem X-Chromosom sind zahlreiche bekannte Gene kartiert.
Die praktisch vollständige Entschlüsselung des genetischen Codes wird häufig großen Einfluss auf die Diagnostik genetisch bedingter Anomalien und Krankheiten haben, deren Umfang wir noch nicht überschauen können. Auch politische und ethische Erwägungen werden dabei zu berücksichtigen sein.

H95

Frage 4.59: Lösung E

Siehe Kommentar zu Frage 4.58.

Frage 4.60: Lösung A

Die Patientin mit dem Karyotyp 47,XX, +13 leidet am Pätau-Syndrom, neben Edwards-(Trisomie 18) und Down-(Trisomie 21)-Syndrom die einzige autosomale Trisomie, die wenigstens kurzfristig mit dem Leben vereinbar ist. Die Lebenserwartung des schwer fehlgebildeten und geistig retardierten Kindes beträgt in der Regel kaum 6 Monate.

F00 **!**

Frage 4.61: Lösung C

Das Cri-du-chat-Syndrom beruht auf dem Verlust des kurzen Arms von Chromosom 5 (46,XX (oder X4) ,5 p-). Der charakteristische Ton, den die Kinder von sich geben, führte zur Namensgebung. Darüber hinaus sind ein weiter Augenabstand, Mikrognathie, Mikrozephalie und geistige Retardierung Symptome dieser Chromosomenaberration.
Das Martin-Bell-Syndrom (Marker-X-Syndrom, Fragiles-X-Syndrom) ist gekennzeichnet durch eine instabile Trinukleotidsequenz auf dem langen Arm des X-Chromosoms. Bei Erkrankten zeigen sich 200–2000 Kopien einer Sequenz (CCG), von der bei Gesunden lediglich 6–54 Kopien vorhanden sind. Phänotypisch unauffällige Genträger besitzen circa 50 bis 200 Kopien. Weitere Beispiele für derart amplifizierte oder repetitive Sequenzen stellen die myotone Dystrophie und die Chorea Huntington dar. Das Martin-Bell-Syndrom ist gekennzeichnet durch geistige Retardierung, Hyperaktivität und häufig auch Hochwuchs.
Bei den übrigen Krankheitsbildern handelt es sich um Trisomien.

H98

Frage 4.62: Lösung D

Bei 100% Penetranz eines autosomal-dominanten Leidens beträgt die Wahrscheinlichkeit des Auftretens der Erkrankung bei Vererbung des defizienten Gens 100%. Handelt es sich um einen polymorphen Lokus mit einer gewissen Distanz zwischen den Allelen, so nimmt die Erkrankungswahrscheinlichkeit mit der Distanz der Allele ab. Folglich beträgt die Wahrscheinlichkeit des Auftretens des Defektes weniger als 100%. Im vorliegenden Fall beträgt sie 100% –3% = 97%.

H87 **!**

Frage 4.63: Lösung E

Normalerweise trennen und kombinieren sich Gene, die in verschiedenen Autosomen gelagert sind, unabhängig voneinander. Dieser Vorgang richtet sich nach den Mendel-Regeln. Gene, die auf einem Chromosom liegen, werden zusammen übertragen, es besteht eine Genkopplung. Diese Kopplung wird nur durch ein Crossing-over unterbrochen. Die Häufigkeit eines derartigen Genaustausches hängt vom Abstand der Gene auf dem entsprechenden Chromosom ab. Kopplung und Crossing-over sind beim Menschen am einfachsten im X-Chromosom feststellbar. Der Grund dafür liegt im X-chromosomal-rezessiven Erbgang, der eine Lokalisation einzelner Gene auf dem X-Chromosom zulässt. Durch Kopplungsanalyse sind bestimmte Genträger in einer Familie im Rahmen der genetischen Beratung identifizierbar.
Unterschiedliche Genkopplung weist auf die Tatsache hin, dass für eine Erkrankung oder Anomalie mehrere Gene verantwortlich sind. Dies bezeichnet man als Heterogenie. Beispiel: autosomal-rezessive Taubstummheit.
(56% richtige Antworten; 17% entschieden sich für (C), 14% für (D).)

F88

Frage 4.64: Lösung A

Für die Berechnung des Wiederholungsrisikos ist die Assoziation des Enzyms mit dem HLA-Genlocus unerheblich, da der Defekt autosomal-rezessiv vererbt wird. Das Risiko kann entsprechend den Mendel-Regeln errechnet werden. Aufgrund der Kopp-

lung zwischen HLA und C-21-Hydroxylase können allerdings Genträger in der Familie eines Erkrankten identifiziert werden. Eine hohe Assoziation besteht mit dem Genort HLA-B5.
(44% richtig, 31% (E), 21% (D))

F97

Frage 4.65: Lösung A

In allen Zellen ist die genetische Information, die zur Entstehung entarteter Zellen führt, enthalten. Die dafür kodierenden Gene erfüllen normale Regulationsaufgaben. In diesem Zustand werden die Gene als Protoonkogene bezeichnet. Erst durch Mutation wird aus dem Protoonkogen ein Onkogen, das letztlich für die Tumorentstehung verantwortlich ist. Auslöser der Aktivierung von Protoonkogenen sind häufig chromosomale Translokationen. Onkogene können allerdings auch durch Einverleibung von Viren aktiviert werden. Auf diese Weise kann es durch Infektion zur Bildung bösartiger Tumoren kommen.

H96 F94 !

Frage 4.66: Lösung B

Onkogene sind Gene, die für eine Krebsentstehung verantwortlich sind. Die Gene, aus denen sie durch Mutation hervorgehen, nennt man Protoonkogene. Ursachen für die Mutation können die Einwirkung ionisierender Strahlung, chemischer Noxen oder Viren sein. Zusätzlich ist eine Karzinomentstehung durch Mutationen an Tumorsuppressorgenen möglich. Tumorsuppressorgene verhindern den Übergang einer Zelle vom benignen in den malignen Zustand. Schon Punktmutationen derartiger Gene können zur Fehlfunktion und damit zur Tumorentstehung führen (z.B. Retinoblastom).

H94 !

Frage 4.67: Lösung C

Onkogene können Zellen zu maligner Transformation veranlassen und werden normalerweise im menschlichen Genom nicht abgelesen. Durch Insertion viraler (nicht: bakterieller!) DNA oder Translokation können solche Gene aktiviert werden, was zur Tumorbildung führt. Vererbbar wie jedes andere Gen, können Onkogene zur familiären Häufung von Tumorkrankheiten führen.

Kommentare aus Examen Herbst 2000

H00

Frage 4.68: Lösung C

In der Regel ist die Ursache einer Trisomie 21 eine freie Trisomie (C). Fehlverteilungen des Chromosoms 21 treten mit zunehmendem Alter der Mütter gehäuft auf (B). Die mentale Retardierung steht neben den körperlichen Stigmata im Mittelpunkt (D). Nicht selten werden auch innere Fehlbildungen wie Herzfehler entdeckt (E). Trotzdem ist die Lebenserwartung in den letzten Jahrzehnten erheblich gestiegen.

5 Formale Genetik (Mendel-Erbgänge)

!!

Frage 5.1: Lösung C

Hat der Vater die Blutgruppe A, entspricht dies dem Genotyp AA, oder aufgrund der Dominanz von A bezüglich 0 auch A0. Die Allele A und B verhalten sich kodominant. Deshalb entspricht die Blutgruppe der Mutter (AB) nur dem Genotyp AB. Daraus ergibt sich folgendes Vererbungsschema:

1. Vater A0, Mutter AB:

	A	B
A	AA	AB
0	A0	B0

2. Vater AA, Mutter AB:

	A	B
A	AA	AB
A	AA	AB

Die Kinder können also nur folgende Blutgruppen besitzen: A (A0 oder AA), B (B0) oder AB.

H90 F85 !!

Frage 5.2: Lösung C

Nach folgendem Vererbungsschema:

1. Vater AB, Mutter 00:

	0	0
A	A0	A0
B	B0	B0

2. Vater MN, Mutter MM:

	M	M
M	MM	MM
N	MN	MN

ist die Wahrscheinlichkeit, ein Kind mit Blutgruppe B zu bekommen, 0,5. Mit der gleichen Wahrscheinlichkeit wird an ein Kind die Blutgruppe MN vererbt. Da beide Blutgruppen unabhängig voneinander auftreten können, beträgt die Wahrscheinlichkeit für ihr gleichzeitiges Auftreten $0{,}5 \times 0{,}5 = 0{,}25$.

!!

Frage 5.3: Lösung C

Wenn beide Eltern die Blutgruppe MN besitzen, so ist die Wahrscheinlichkeit für ein Kind, die gleiche Blutgruppe zu haben, 0,5. Da zweieiige Zwillinge unterschiedliche Blutgruppen besitzen können, beträgt die Wahrscheinlichkeit für beide, die Gruppe MN zu haben, $0{,}5 \times 0{,}5 = 0{,}25$.

H95

Frage 5.4: Lösung D

Das Merkmal A_1 setzt sich phänotypisch gegenüber den Merkmalen A_2 und 0 durch und ist somit dominant. A_2 dominiert gegenüber 0 und ist rezessiv gegenüber A_1. Kodominanz, d. h. Ausprägung beider genetischen Merkmale, tritt zwischen A_1 und B sowie zwischen A_2 und B auf. Aussage (4) ist sehr unglücklich formuliert, aufgrund der Aussagekombination aber problemlos zu bejahen.

H94

Frage 5.5: Lösung C

Schon aus der Schreibweise lässt sich die Kodominanz (= Ausbildung beider Allele im Phänotyp) der Merkmale A und B bzw. M und N ersehen; das Allel 0 ist gegenüber A und B rezessiv. Im Rhesussystem (Cc, Dd (= Hauptfaktor), Ee) ist je eines der beiden Allele rezessiv (D = „Rhesus positiv" dominiert über d = „Rhesus negativ").

F90 !

Frage 5.6: Lösung A

Der Vater hat die Blutgruppe M (= MM), die Mutter N (NN). Daraus ergibt sich, dass jedes ihrer Kinder die Blutgruppe MN besitzen muss; das heißt, für jedes Kind beträgt die Wahrscheinlichkeit 1, die Blutgruppe MN zu haben.

F91

Frage 5.7: Lösung A

Die Gene des Rhesus-Blutgruppensystems liegen auf Chromosom 1. Das Allel D ist dominant gegenüber Allel d. Haben Eltern die Blutgruppe Rhesus positiv, so können sie bezüglich des Allels D homozygot (DD) oder heterozygot (Dd) sein. Nur bei heterozygoten Eltern kann ein Kind Rhesus negativ (dd) sein.

Frage 5.8: Lösung C

Jedes zweite Kind hat die Blutgruppe MN, wenn die Eltern ebenfalls diese Blutgruppe besitzen. Da zweieiige Zwillinge unterschiedliche Blutgruppen haben können, beträgt die Wahrscheinlichkeit des gemeinsamen Auftretens dieser Blutgruppe $0{,}5 \times 0{,}5 = 0{,}25$ oder 1/4.
Da eineiige im Gegensatz zu zweieiigen Zwillingen grundsätzlich das gleiche Genom und damit die gleiche Blutgruppenzugehörigkeit aufweisen, wäre in einem solchen Fall die Wahrscheinlichkeit 0,5 = 1/2.

F86

Frage 5.9: Lösung A

Zu **(A):** Die Erfassung der Nachkommen über befallene Eltern führt nicht zu Abweichungen von den erwarteten Mendel-Aufspaltungszahlen bei monogenen Erbgängen.
Zu **(B):** Die Spätmanifestation einer Erkrankung im Alter kann dagegen zu statistischen Abweichungen führen.
Zu **(C):** Untersucht man nur Stammbäume mit mehreren Kranken, so kann der Eindruck entstehen, die Krankheit sei häufiger, als aufgrund der Vererbungsregeln zu erwarten.
Zu **(D):** Bei unvollständiger Penetranz z. B. der Syndaktylie tritt das Krankheitsbild nicht in jeder Generation auf, obwohl es autosomal-dominant vererbt wird.
Zu **(E):** Erfasst man Familien mit einem erkrankten Kind, so liegt der Prozentsatz erkrankter Personen deutlich höher als der Erwartungswert, da die Eltern erkrankter Kinder häufig von einer weiteren Konzeption absehen. Mit zunehmender Kinderzahl in der Familie nähert sich der Prozentsatz kranker Kinder dem Erwartungswert.

Frage 5.10: Lösung D

Alle Aussagen bis auf (D) entsprechen autosomal-dominanten Erbgängen. Bei dieser Form der Vererbung verstärkt sich das Krankheitsbild nicht von Generation zu Generation, es sei denn, es tritt ein homozygoter Zustand bei einem der Nachkommen auf, was jedoch aufgrund des Selektionsdruckes äußerst selten vorkommt.

Frage 5.11: Lösung D

Der wahrscheinlichste Grund für das Auftreten eines autosomal-dominanten Erbleidens bei unbelasteten Eltern ist die Neumutation.

Frage 5.12: Lösung A

Der abgebildete Stammbaum ist typisch für autosomal-dominante Vererbung. Nimmt man an, dass der Großvater (1. Generation) heterozygot erkrankt war, die Großmutter gesund, somit nicht Trägerin des dominanten Gens war, so ist die Wahrscheinlichkeit für jedes Kind (unabhängig vom Geschlecht) das kranke Gen geerbt zu haben 0,5. Mit der gleichen Wahrscheinlichkeit vererben diese Kinder das Gen und damit die Krankheit auf die folgende Generation. Das häufige Auftreten einer Erkrankung spricht für einen dominanten Erbgang. Wenn beide Geschlechter gleich betroffen sind, ist autosomale Vererbung anzunehmen.

Frage 5.13: Lösung E

Verminderung sowohl der körperlichen als auch seelischen Leistungsfähigkeit sowie der Grad der Unfruchtbarkeit oder sogar Letalität von Personen, die von autosomal-dominanten Erbleiden betroffen sind, sind für die Selektion und das dadurch relativ seltene Auftreten dieser Erbleiden verantwortlich. Dass trotzdem immer wieder sporadisch Krankheitsfälle mit schweren autosomal-dominant vererbten Anomalien auftreten, wird durch Neumutationen bedingt.

H85

Frage 5.14: Lösung B

Charakteristisch für autosomal-dominante Erbgänge ist die Erkrankung heterozygoter Genträger. Wegen des Selektionsdrucks kommen homozygote Formen selten vor. Sind nur Homozygote erkrankt, so spricht dies für einen rezessiven Erbgang.

F90

Frage 5.15: Lösung D

Bei einer autosomal-dominant vererbten Krankheit besteht für die Nachkommen eines heterozygot Kranken ein Risiko von 50% manifest zu erkranken, wenn die Penetranz 100% beträgt. Bei einer Penetranz von 80% beläuft sich das entsprechende Risiko auf 40% (80% × 0,5%).

F84

Frage 5.16: Lösung C

	A	a
a	aA	aa
a	aA	aa

A sei das dominante Allel bei autosomal-dominantem Erbgang: Wie aus der Tabelle zu entnehmen ist, sind 50% der Kinder aus einer Ehe eines Gesunden (aa) mit einem Merkmalsträger (Aa) gesund. Es ist also durchaus verständlich, daß gelegentlich alle Kinder eines betroffenen Elternteils merkmalsfrei sind.
Sind beide Elternteile homozygote Merkmalsträger, so werden alle Nachkommen ebenfalls erkrankt sein.

H92

Frage 5.17: Lösung D

Der Vater, der an der autosomal-dominanten Skelettdysplasie erkrankt ist, ist wahrscheinlich heterozygoter Genträger und überträgt das defekte Gen auf die Hälfte seiner Nachkommen. Die Wahrscheinlichkeit, dass alle Kinder an dieser Erkrankung leiden, beträgt $(1/2)^5 = 1/32$.

F99

Frage 5.18: Lösung A

Die Achondroplasie wird autosomal-dominant vererbt. Die übrigen aufgelisteten Krankheitsbilder sind nicht auf die Mutation eines einzelnen Gens zurückzuführen. Die Voraussage eines Wiederholungsrisikos ist deshalb nicht aus den Mendel-Regeln ableitbar. Für sie gelten vielmehr empirische Prognoseziffern. Ursache neu auftretender autosomal-dominanter Erbleiden sind in der Regel Neumutationen.

H91

Frage 5.19: Lösung D

Das Verhältnis von gesunden zu betroffenen Kindern beträgt bei einer derartigen Konstellation und autosomal-dominantem Erbgang 1 : 1. Die unter (D) genannte Relation trifft auf autosomal-rezessive Erbgänge zu. Besonders schwere Formen treten unter Kindern heterozygoter Genträger bei autosomal-dominantem Erbgang auf. Dann beträgt das Verhältnis krank zu gesund 3 : 1, wobei $^1/_4$ der Kinder wegen der Homozygotie die schwerste Ausprägung der Anomalie aufweisen.

F96

Frage 5.20: Lösung D

Zu **(A):** multifaktoriell.
Zu **(B)** und **(C):** autosomal-rezessive Stoffwechselerkrankungen.
Zu **(E):** X-chromosomal-rezessiv.
Zu **(D):** Die familiäre Hypercholesterinämie wird autosomal-dominant vererbt. Die Häufigkeit der Erkrankung beträgt 1:500. Ursache der Erkrankung ist ein Rezeptordefekt an der Zelloberfläche. Heterozygote Genträger besitzen nur die Hälfte der LDL-Rezeptoren („low density lipoprotein"), während bei Homozygotie keine Rezeptoren vorhanden sind. Das enstprechende Gen ist auf Chromosom 19 lokalisiert.

H97

Frage 5.21: Lösung A

Die Hypercholesterinämie IIa ist die häufigste autosomal-dominante Anomalie mit einer Frequenz von 1:500. Ursache ist ein **Rezeptorfehler** der Zelloberfläche. Der Defekt verhindert die Aufnahme des LDL-Cholesterin (low density lipoprotein) in die Zelle. Folglich kann die Cholesterin-Biosynthese nicht gehemmt werden. Heterozygote Genträger verfügen nur über die Hälfte der notwendigen Rezeptoren. Die übrigen genannten Erkrankungen sind auf Enzymdefekte zurückzuführen und autosomal-rezessiv erblich.

H97

Frage 5.22: Lösung A

Die Muskeldystrophien Typ Becker und Duchenne werden X-chromosomal-rezessiv vererbt. Die Krankheitsbilder sind ähnlich bei etwas langsamerem und gutartigerem Verlauf beim Typ Becker. Ursächlich liegen Defekte des Dystrophin-Gens zugrunde, das beim Typ Duchenne vollständig fehlt, während beim Typ Becker eine Restfunktion erhalten bleibt.

H94

Frage 5.23: Lösung A

Zu **(A):** Defekt eines Tumor-Suppressorgens; autosomal-dominant vererbt
Zu **(B):** genaue Pathogenese unbekannt, Ausbruch nach dem 30. LJ, autosomal-dominant
Zu **(C):** muskulärer Strukturdefekt, X-chromosomal-rezessiv
Zu **(D):** Ca^{++}-Stoffwechsel-Defekt, X-chromosomal-dominant
Zu **(E):** multifaktoriell, Mädchen öfter betroffen

F97

Frage 5.24: Lösung C

„Café-au-lait-Flecken" treten üblicherweise bei der Neurofibromatose I (Recklinghausen) auf und sind pathognomonisch für die Erkrankung. Der genetische Defekt wird autosomal-dominant vererbt und ist auf der Zentromerregion des Chromosoms 17 lokalisiert. Bekannt sind bisher acht verschiedene Typen. Die Patienten leiden unter einer Vielzahl kutaner und subkutaner Fibrome. Das Risiko zur Bildung von Astrozytomen, Gliomen und Meningeomen ist erhöht.

Frage 5.25: Lösung C

Die Häufigkeit eines phänotypischen Merkmals bei vorhandenem Gen wird durch den Begriff der Penetranz ausgedrückt. Jedoch auch bei vollständiger Penetranz (100%) – jeder Genträger ist betroffen – kann das Ausmaß der Ausprägung des Merkmals unterschiedlich sein. Die Symptomatik eines dominanten Erbleidens kann leicht oder schwer sein. Die Expressivität kann also unterschiedliche Grade annehmen.

H99

Frage 5.26: Lösung B

Aufgrund des relativ hohen Selektionsdrucks gegen das entsprechende Gen kommt es bei autosomal-dominanten Krankheiten selten zur Weitergabe des defekten Gens. Die Stammbäume sind dann entsprechend kurz. Dominante Erbleiden treten deshalb häufig durch Neumutationen auf. Eine Ausnahme stellt dabei die Chorea Huntington dar, da diese Erkrankung sich erst im Alter von etwa 40 Jahren manifestiert und dabei die Familienplanung bereits abgeschlossen ist.

H99 **!**

Frage 5.27: Lösung B

Die Chorea Huntington wird autosomal-dominant vererbt. Die Erkrankung wird in der Regel erst nach dem 20. oder 30. Lebensjahr manifest, wodurch die Fortpflanzung quasi unbehindert ist. Die Penetranz ist 100%, was bedeutet, dass bei Erreichen eines bestimmten Alters alle Genträger manifest erkranken werden. Die Erkrankung gehört nicht zu den Gangliosidosen, die ihrerseits autosomal-rezessiv vererbt werden (z.B. Tay-Sachs).

H92

Frage 5.28: Lösung D

Die genannten Erkrankungen gehen bis auf die Chorea Huntington mit einer erheblichen körperlichen Beeinträchtigung einher. Die Fortpflanzungswahrscheinlichkeit wird dadurch erniedrigt. Bei der Chorea Huntington erfolgt eine Ausprägung der Symptome meist erst nach dem 40. Lebensjahr und hat somit keinen Einfluß auf das Fortpflanzungsverhalten Betroffener.

H95

Frage 5.29: Lösung B

Die Chorea Huntington folgt dem autosomal-dominanten Erbgang monogener Leiden. Da sich die Krankheit üblicherweise erst nach dem 30. Lebensjahr zeigt, ist Vererbung ungehindert möglich; Neumutationen haben nur geringe Bedeutung. Der Gendefekt besteht in einer erhöhten Zahl von CAG-Repeats (40–100 statt normalerweise 10–34) auf dem kurzen Arm des Chromosoms 4. Die genaue Pathogenese ist noch unbekannt, eine kausale Therapie besteht nicht.

F90

Frage 5.30: Lösung D

Erst im Alter von ca. 40 Jahren gelangt die autosomal-dominant vererbte Chorea Huntington zur vollen Ausprägung. Wenn der ältere der beiden Söhne noch nicht erkrankt ist, so ist die Wahrscheinlichkeit für seine Nachkommen geringer, an der Erkrankung zu leiden, als für die Nachkommen des Bruders. Da dieser 11 Jahre jünger ist, muss die Erkrankung sich noch nicht manifestiert haben.
(44% richtige Antworten; 20% wählten (A) als richtige Lösung.)

H99

Frage 5.31: Lösung E

I/2 und I/3 sind manifest erkrankt. Sie vererben das defekte Gen an 50% ihrer Nachfahren, die dann ebenfalls betroffen sind. Die Hälfte der Geschwister sind nicht Genträger und damit auch nicht erkrankt. Folglich können sie das Gen nicht an ihre Nachfahren weitergeben. Die Kinder von II/3 und II/5 werden das Gen/Allel also nicht erben. II/4 trägt das Marker-Allel (1–3), ist aber erst 16 Jahre alt und somit noch nicht erkrankt, da die Krankheit erst in der zweiten Lebenshälfte zum Ausbruch kommt. Alle betroffenen Personen besitzen im Stammbaum das Marker-Allel 1. Alle gesunden Personen besitzen das Allel 2.

F90

Frage 5.32: Lösung D

Das Retinoblastom, ein bösartiger Tumor des Auges, tritt bei Säuglingen und Kleinkindern auf. Es beruht zuweilen, bei doppelseitigem Auftreten, auf einem dominanten Gen. Für überlebende Patienten besteht bei familiärer Belastung ein erhöhtes Risiko auch für andere maligne Tumoren. Bei einseitigem Auftreten des Tumors liegt eine Vererbung in der Regel nicht vor. Es werden somatische Mutationen angenommen. Bei einem Viertel lässt sich eine **Deletion am langen Arm des Chromosom 13** nachweisen. Bei sporadischem doppelseitigem Retinoblastom ist das Lebensalter des Vaters regelmäßig erhöht.

H99 **!**

Frage 5.33: Lösung B

Der familiären Form des Retinoblastoms liegt ein Gendefekt zugrunde, der auf einer mikroskopisch erkennbaren Deletion auf dem langen Arm des Chromosoms 13 (13q14) beruht). Bei homozygotem Auftreten des Tumorsuppressor-Gen-Defekts kommt es zur Transformation der Retinazelle und damit zum Ausbruch des Retinoblastoms.

H85

Frage 5.34: Lösung A

Die Achondroplasie ist eine Erkrankung, die autosomal-dominant übertragen wird. Dies bedeutet, dass alle Merkmalsträger auch tatsächlich erkranken. Von den Kindern der Merkmalsträger werden folglich – unabhängig vom Geschlecht – 50% ebenfalls Merkmalsträger und damit Träger der Anomalie sein. Autosomal-dominante Erbleiden sind selten. Ihre Genhäufigkeit beträgt 12:7000. Wenn in einer bislang unbelasteten Familie ein dominantes Merkmal auftritt, handelt es sich in der Regel um eine Neumutation.

F98 **!**

Frage 5.35: Lösung A

Spontanmutationen treten mit zunehmendem väterlichen Alter gehäuft auf. Derartige Defekte führen häufig zu autosomal-dominanten Erbleiden wie bei der hier angesprochenen Achondroplasie oder dem Apert-Syndrom. Ein Erbleiden mit verminderter Penetranz hätte sich bereits beim Vater bemerkbar gemacht. Die Chorea Huntington manifestiert sich auf diese Weise ab dem 40. Lebensjahr.

H82

Frage 5.36: Lösung C

Man muss bei diesem Beispiel davon ausgehen, dass der Großvater mütterlicherseits die gleiche Handmissbildung besaß wie seine Enkel. Die Anamnese spricht für einen Typ der Syndaktylie, der im Erbgang ab und zu eine Generation überspringt.

H82

Frage 5.37: Lösung E

Das Auftreten nachteiliger Gene wird durch Kreuzung verschiedener Rassen vermindert. Je näher die Verwandtschaft, um so häufiger treten autosomal-rezessive Erbleiden auf. *Beispiel:* Inzuchtgebiete.

H85

Frage 5.38: Lösung C

Typisch für einen autosomal-rezessiven Erbgang ist das Aufspaltungsverhältnis unter Kindern erscheinungsfreier Eltern. $^1/_4$ der Kinder ist erkrankt, da sich die Krankheit nur im homozygoten Zustand manifestiert. $^2/_4$ besitzen das kranke Gen, sind jedoch wie ihre Eltern aufgrund der Rezessivität phänotypisch gesund. $^1/_4$ der Kinder ist homozygot gesund.

F00

Frage 5.39: Lösung B

Das Auftreten von genetisch bedingten Erkrankungen durch Verwandtenehen ist in der vorliegenden Konstellation in erster Linie bei autosomal rezessiven Erbleiden zu erwarten. Dominante Erbleiden führen durch die Schwere der resultierenden Erkrankung häufig zu einer Reduktion des Fortpflanzungsverhaltens trotz bestehender Fertilität. Das Auftreten ist in der Regel durch Neumutationen bestimmt.
Genomisches Imprinting bezeichnet die Wirksamkeit von Genen in Abhängigkeit von ihrer elterlichen Herkunft.

Frage 5.40: Lösung C

Tritt ein Merkmal in mehreren aufeinanderfolgenden Generationen auf, so liegt mit hoher Wahrscheinlichkeit kein autosomal-rezessiver Erbgang vor. Dieser Vererbungsmodus ist eher typisch für autosomal-dominante oder X-chromosomale Vererbung.

F97

Frage 5.41: Lösung B

Das Auftreten von Erkrankungen in der Elterngeneration wie in den Folgegenerationen spricht gegen einen autosomal-rezessiven Erbgang. Besonders häufig sind dagegen Verwandtenehen zwischen Eltern Betroffener zu beobachten. Durch die Ähnlichkeit des Erbgutes ist in diesen Fällen mit einem gehäuften Auftreten rezessiver Gene im homozygoten Zustand zu rechnen. Eine ungleiche Verteilung unter den Geschlechtern spricht für einen autosomal-rezessiven Erbgang.

H90

Frage 5.42: Lösung A

Die erste Aussage weist auf einen autosomalen Erbgang hin. Bei dominanter Vererbung sind die Eltern im Gegensatz zur rezessiven Vererbung – wenn Neumutationen ausgeschlossen sind – immer betroffen. Die Homozygotenhäufigkeit nimmt bei autosomal-rezessiver Vererbung in Verwandtenehen deutlich zu.

F89

Frage 5.43: Lösung A

Autosomal-rezessive Erbleiden gelangen nur im homozygoten Zustand zur Ausprägung. Heterozygote Genträger autosomal-rezessiver Gene sind in der Regel symptomfrei. Bei bekanntem Enzymdefekt kann jedoch durch Bestimmung der Enzymaktivität ein heterozygoter Genträger identifiziert werden.

H89

Frage 5.44: Lösung B

Zu **(A):** Es sind nur Männer erkrankt. Die Mutter ist merkmalsfrei. Dies weist auf eine X-chromosomal-rezessive Übertragung hin.
Zu **(B):** Sowohl männliche als auch weibliche Nachkommen von phänotypisch gesunden Eltern sind erkrankt. Dies spricht für autosomal-rezessiven Erbgang.
Zu **(C):** Hier liegt ein autosomal-dominanter Erbgang vor.
Zu **(D):** Das Alter des Vaters ist erhöht. Dies ist mit einer erhöhten Frequenz von Chromosomenbrüchen verbunden. Diese führen häufig zu autosomal-dominanten Erbleiden wie Achondroplasie. Die Eltern der Merkmalsträger sind häufig merkmalsfrei. Ursächlich liegt dem Leiden eine Neumutation zugrunde.
Zu **(E):** Das Alter der Mutter ist in diesem Fall erhöht, was mit einer gehäuften Anzahl von Trisomien in der Nachkommenschaft einhergeht.

H89

Frage 5.45: Lösung D

Siehe Kommentar zu Frage 5.44.
(46% richtige Antworten. 34% wählten C.)

!

Frage 5.46: Lösung E

Geht man einmal vom klassischen Beispiel einer autosomal-rezessiven Erbkrankheit der Phenylketonurie aus, so erkennt man wie groß der Zeitraum ist, in dem sich die Genhäufigkeit deutlich erhöht. Bei einem momentanen Erkrankungsrisiko von 1:10000 beträgt die Genhäufigkeit 1:100

($= \sqrt{\frac{1}{10000}}$). Sollten alle homozygot Erkrankten erfolgreich behandelt werden und sich ebenso vermehren wie gesunde Personen, so erhöht sich die Genfrequenz erst in 18 Generationen von 0,010 auf 0,012. Homozygot erkrankte Personen kommen dann mit einer Frequenz von 1,4 : 10 000 vor. Aufgrund der heute durchgeführten genetischen Beratung und der reduzierten Fertilität von Phenylketonuriekranken ist jedoch anzunehmen, dass die Genhäufigkeit noch langsamer ansteigt, sich möglicherweise auf einem höheren Niveau einspielt oder sogar abnehmen wird.

Frage 5.47: Lösung C

Sind beide Elternteile heterozygote Träger eines autosomal-rezessiven Erbleidens, so wird das erste Kind mit einer Wahrscheinlichkeit von 25% homozygot erkranken. Sind die ersten drei Kinder schon erkrankt, so nimmt die Erkrankungswahrscheinlichkeit für das nächste Kind keineswegs ab. Sie ist von der Zahl der bereits erkrankten Kinder unabhängig.

!

Frage 5.48: Lösung C

Ist ein Elternteil erkrankt (also homozygoter Träger) und der andere heterozygoter Träger einer autosomal-rezessiven Erbkrankheit, so gibt der erste eines seiner kranken Gene mit der Wahrscheinlichkeit 1 an seine Nachkommen weiter. Der zweite gibt das gleiche Merkmal an die Hälfte der Nachkommenschaft ab. Daraus ergibt sich ein Erkrankungsrisiko von $1 \times 0{,}5 = 0{,}5 = 50\%$ für die Kinder dieser Eltern.

F99 **!!**

Frage 5.49: Lösung C

Die Phenylketonurie wird wie die meisten durch Enzymdefekte verursachten Erkrankungen autosomal-rezessiv vererbt. Unter Geschwistern von Genträgern befinden sich 50% Genträger. Diese übertragen das Gen dann mit einer Wahrscheinlichkeit von 50% an die Nachkommen. Das Gesamtrisiko (die Frau ist ja mit Sicherheit Genträgerin) beträgt demnach $(1/2 \times 1/2) \times 1/2 = 1/8 = 12{,}5\%$.

H85

Frage 5.50: Lösung D

Da II(1) und II(2) homozygot krank sind, müssen deren Eltern I(1) und I(2) heterozygote Genträger sein. II(3) ist erscheinungsfrei. Unter den gesunden Nachkommen heterozygoter Genträger sind $^2/_3$ ebenfalls heterozygot.
Geschwister besitzen 50% der Gene gemeinsam. I(3) gibt das erworbene Gen unter dieser Bedingung mit einer Wahrscheinlichkeit von 0,5 an II(4) ab. Die Gesamtwahrscheinlichkeit, dass II(4) ebenfalls heterozygot ist, beträgt demnach: $0{,}5 \times 0{,}5 = 0{,}25$. Mit der gleichen Wahrscheinlichkeit besitzt II(5) das defekte Gen, und gibt es in diesem Falle mit der Wahrscheinlichkeit von 50% an II(1) weiter. Diese ist deshalb mit einer Gewissheit von 0,125 ($0{,}5 \times 0{,}25$) heterozygote Genträgerin.

F96 **!**

Frage 5.51: Lösung B

Die Übertragung des Mukoviszidose-Gens erfolgt autosomal-rezessiv. Die betreffende Frau ist folglich Genträgerin und gibt das Allel an die Hälfte der Nachkommen weiter, wie ihr verstorbener Ehemann. Da Geschwister untereinander ebenfalls 50% der Gene gemeinsam haben, hat der Bruder des Verstorbenen das defekte Gen mit einer Wahrscheinlichkeit von 50% und gibt es mit gleicher Wahrscheinlichkeit weiter. Das Risiko, ein krankes Kind zu bekommen, beträgt demnach: $(1/2 \times 1/2) \times 1/2 = 1/8$.

!

Frage 5.52: Lösung A

Die Eltern von III_1 und III_2 sind heterozygot gesund. Ungeachtet der Tatsache, dass zwei ihrer Kinder schon an Phenylketonurie erkrankt sind, beträgt die Erkrankungswahrscheinlichkeit für das nächste Kind 25%.

H89

Frage 5.53: Lösung D

Unter den gesunden Kindern heterozygoter Genträger sind statistisch $^2/_3$ ebenfalls heterozygot für das betreffende Gen bei autosomal-rezessiver Vererbung. Der zweite Teil des Satzes ist richtig.

F85 **!**

Frage 5.54: Lösung C

Die Mukopolysaccharidose Typ I (Pfaundler-Hurler) wird autosomal-rezessiv vererbt. Betroffene Personen erkranken deshalb nur im homozygoten Zustand. Da III_1 erkrankt ist, müssen beide Elternteile heterozygote Genträger sein. Bei dieser Konstellation sind statistisch 25% der Kinder homozygot krank. 50% werden heterozygote Genträger sein, während 25% homozygot gesund sein werden.

F91

Frage 5.55: Lösung B

Der Urgroßvater (I) überträgt das Allel a mit einer Wahrscheinlichkeit von 1/2 an seine Kinder (II). Mit gleicher Wahrscheinlichkeit erfolgt die Übertragung auf die nächsten beiden Generationen (III und IV). Beide Vererbungen erfolgen unabhängig voneinander, sodass das Risiko des homozygoten Auftretens bei IV $(1/2 \times 1/2 \times 1/2)^2 = 1/64$ beträgt.

F96

Frage 5.56: Lösung E

Treten in einer Familie autosomal-rezessive Merkmale oder Erkrankungen auf, so ist davon auszugehen, dass die Eltern betroffener Merkmalsträger heterozygote Genträger sind. Die Wahrscheinlichkeit bei einer derartigen Konstellation homozygote (kranke) Kinder zu bekommen, beträgt für beide Familien 25%. Erfasst man die Familien über die Zahl der erkrankten Nachkommen, so kann das statistische Risiko durchaus von den tatsächlichen Verhältnissen abweichen.

H91 !

Frage 5.57: Lösung D

Unter den Kindern heterozygoter Genträger einer autosomal-rezessiven Erbkrankheit sind 25% homozygot krank, 75% sind gesund. Von diesen 75% sind 2/3 heterozygot und 1/3 homozygot gesund.

H99 !

Frage 5.58: Lösung D

Die Tay-Sachs-Erkrankung (infantile amaurotische Idiotie) wird autosomal-rezessiv vererbt und beruht auf einen Mangel an N-Azetyl-Hexosaminidase A. Die Erkrankung gehört in den Formenkreis der Gangliosidosen. Die Tatsache, dass die Schwester des Ratsuchenden erkrankt ist (homozygot), weist auf eine heterozygote Konstellation der Eltern hin. 50% der Nachfahren heterozygoter Genträger erhalten dieses Gen und geben es mit der gleichen Wahrscheinlichkeit weiter. Unter den Gesunden befinden sich 2/3 heterzygote Genträger. Daraus resultiert eine Wahrscheinlichkeit von $2/3 \times 1/2 = 1/3$ für die Nachkommen des Ratsuchenden, da die gesunde Frau nicht aus einer häufig betroffenen Volksgruppe stammt und dieses Risiko somit zu vernachlässigen ist.

F95 !

Frage 5.59: Lösung D

Ein Kind erkrankt an einer autosomal-rezessiv erblichen Erkrankung, wenn es von beiden Eltern das Krankheitsgen erhält. Ein erkrankter Elternteil vererbt dieses Gen immer, ein heterozygoter Träger in 50% der Fälle.

F83

Frage 5.60: Lösung A

Die Mukoviszidose ist ein autosomal-rezessiv vererbtes Leiden. Sie wird deshalb nur im homozygoten Zustand manifest. Sind beide Eltern rezessiv für das kranke Gen, so ist zu erwarten, dass 25% der Kinder dieses Ehepaares an Mukoviszidose erkranken. Ist allerdings schon das 1. oder 2. Kind eines solchen Ehepaares manifest erkrankt, werden die Eltern aufgrund der Schwere des Krankheitsbildes von einer weiteren Konzeption absehen. Es ist darum nicht erstaunlich, wenn in diesen Familien der Manifestationsgrad mehr als 50% beträgt. Mit zunehmender Kinderzahl nähert sich der Prozentanteil erkrankter Kinder dem Erwartungswert von 25%.

F87

Frage 5.61: Lösung B

Die Mukoviszidose (zystische Fibrose) ist die häufigste erbliche Stoffwechselerkrankung. Sie wird autosomal-rezessiv vererbt. Ursächlich liegt der Erkrankung eine Produktion von zähem Schleim durch exokrine Drüsen (Bronchialdrüsen, Pankreas) zugrunde. Die Erkrankung endet – trotz gesteigerter Lebenserwartung in den letzten Jahren – stets letal. Nur circa 25% der Patienten sind älter als 18 Jahre. Die Häufigkeit der Erkrankung liegt bei 5 : 10 000 (54% richtig Antworten), die der Phenylketonurie beträgt 1 : 10 000.
(38% haben diese Antwort gewählt.)

H97

Frage 5.62: Lösung C

Die pränatale Diagnostik der Mukoviszidose ist erst durch die fetale DNA-Diagnostik möglich geworden. Die Banden-Technik kann eine Genlokalisation nicht ermöglichen. Ursächlich für die Erkrankung ist ein Defekt im Gen für den Chlorid-Ionenkanal (CFTR-Gen: cystic fibrosis transmembrane conductance regulator gene) auf dem langen Arm des Chromosoms 7.

H86

Frage 5.63: Lösung D

A sei das dominante und a das rezessive (kranke) Gen, so ergibt sich folgendes Vererbungsschema:

	A	a
A	AA	Aa
a	aA	aa

$^3/_4$ der Kinder einer derartigen Ehe werden erscheinungsfrei sein (AA, Aa, aA). Von den Gesunden sind

2 (also $^2/_3$ der Gesunden) erscheinungsfreie heterozygote Genträger. Demnach ist die erste Aussage falsch. Hätte man im ersten Satz das Wort „gesundes" weggelassen, wäre die Aussage korrekt.

!

Frage 5.64: Lösung E

Rezessive Erbfehler äußern sich praktisch alle in Form von Stoffwechselerkrankungen. Die häufigste Krankheit dieser Art ist die Mukoviszidose. Bekannte Enzymdefekte liegen bei der Phenylketonurie (Phenylalanin-Hydroxylase-Mangel) und der Tay-Sachs-Krankheit (N-Acetyl-Hexosaminidase-Mangel) vor.
Muskeldystrophie (Duchenne), Hämophilie A und Rot-Grün-Blindheit unterliegen *X-chromosomal-rezessivem* Erbgang. Bei der Vitamin-D-resistenten Rachitis handelt es sich um eine Anomalie, die *X-chromosomal-dominant* vererbt wird.

!

Frage 5.65: Lösung B

Siehe Kommentar zu Frage 5.64.

F00

Frage 5.66: Lösung E

Die zystische Form ist die häufigste autosomal-rezessiv vererbte Stoffwechselerkrankung überhaupt. Die Häufigkeit beträgt 1 : 2000. Hervorgerufen wird die Erkrankung durch eine Mutation auf dem langen Arm des Chromosoms 7. Es resultiert ein Defekt eines Gens, das für einen Ionenkanal codiert. Die Krankheitssymptome gehen mit einer generalisierten Erhöhung der Viskosität der Sekrete aller exokrinen Drüsen des Körpers einher. Eines der frühesten Zeichen beim Neugeborenen ist der Mekoniumileus. Die Pränataldiagnose ist mittels Chorionzottenbiopsie oder Haplotypendiagnostik der Eltern möglich.

Frage 5.67: Lösung E

Die häufigste Mutation im Gen für den Chlorid-Ionenkanal (CTFR-Gen, Chromosom 7) ist die Delta-F-508 Deletion, bei der ein Phenylalanin-Rest entfernt wurde. Der Tausch von Arginin gegen Histidin in Position 117 (R 117 H) beeinträchtigt die Pankreasfunktion nicht. Werden beide vorgenannten Defekte bei einem Mukoviszidose-Patienten nachgewiesen, liegt ein homozygoter Defekt vor = Compound Heterozygotie.

F00 !

Frage 5.68: Lösung B

Bei der zystischen Fibrose (Mukoviszidose) stellt die Delta-F-508 Deletion die häufigste Mutation des Gens auf Chromosom 7 als Erkrankungsursache dar. Seltener verursachen andere Allele die Erkrankung. Insgesamt sind ca. 200 Mutationen bekannt. Werden zwei verschiedene Mutationen bei einem Patienten beobachtet, so liegt ein homozygoter Defekt vor. Da in einem solchen Fall zwei verschiedene Loci betroffen sind, wird hierbei von einer „Compound-Heterozygotie" gesprochen.

F97 H95 !

Frage 5.69: Lösung C

Die zystische Fibrose (= Mukoviszidose) ist mit einer Häufigkeit von 1 : 2000 Geburten die wichtigste monogene Erbkrankheit in Europa. Der Defekt in einem für einen epithelialen Chloridkanal kodierenden Gen auf Chromosom 7 wurde in den letzten Jahren entschlüsselt und ist somit direkter und indirekter genetischer Diagnostik zugänglich.
Die nur beim Homozygoten auftretende Erkrankung ist gekennzeichnet durch Verdickung verschiedenster Körpersekrete, insbesondere im Bronchial- und Verdauungstrakt. 10% der Neugeborenen fallen durch einen Mekoniumileus auf; spätere Manifestationen sind Reizhusten, Bronchiektasien und Lungenfibrose, fibrotische Pankreasinsuffizienz und Leberzirrhose. Der erhöhte **Chloridgehalt im Schweiß des Erkrankten** kann zur Diagnosestellung genutzt werden.

H84

Frage 5.70: Lösung C

Die Tay-Sachs-Erkrankung wird autosomal-rezessiv vererbt. Sie ist deshalb in Inzuchtgebieten häufiger anzutreffen. Besonders häufig tritt sie bei Ashkenazi-Juden auf. Die Ursache der Erkrankung liegt in der stark verminderten Aktivität der N-Acetyl-Hexosaminidase-A. Der Enzymdefekt kann somit schon beim Feten festgestellt werden. Obwohl heterozygote Genträger meistens symptomfrei sind, ist ein Screening möglich. Dabei wird in der Regel eine Aktivitätsminderung des Enzyms um etwa 50% festgestellt.

F88

Frage 5.71: Lösung E

Die Tay-Sachs-Erkrankung geht einher mit einem Defekt der N-Acetyl-Hexosaminidase-A. Die Krankheit wird auch als infantile amaurotische Idiotie beschrieben. Dadurch sind die Symptome, die durch Anreicherung des Gangliosids GM2 im ZNS verursacht werden, erfasst. Der Enzymdefekt ist bei einer Fruchtwasseranalyse praenatal diagnostizierbar.

F84

Frage 5.72: Lösung C

Stoffwechseldefekte werden, wie oben erwähnt, meistens autosomal-rezessiv vererbt (Phenylketonurie, Albinismus, Mukoviszidose). Der Veitstanz wird dagegen autosomal-dominant übertragen, die Hämophilie A X-chromosomal-rezessiv.

Frage 5.73: Lösung A

Die Ursache der Phenylketonurie liegt in einem erblich (autosomal rezessiv) bedingten Mangel an Phenylalaninhydroxylase. Dadurch wird die Umwandlung von Phenylalanin zu Tyrosin verhindert. Das sich anreichernde Phenylalanin führt im Gehirn des Neugeborenen zu Myelinisierungsstörungen. Die Therapie besteht in phenylalaninarmer Kost. Als Screening-Methode gilt der Guthrie-Test, mit dem man ab dem 4.–7. Tag die Phenylalaninkonzentration im Blut des Säuglings bestimmen kann.

H99

Frage 5.74: Lösung C

Primär liegt der Erkrankung ein Enzymdefekt der Phenylalanin-Hydroxylase zugrunde. Dieses Enzym katalysiert die Bildung von Tyrosin aus Phenylalanin. Es resultiert eine Kumulation von Phenylalanin und den Abbauprodukten Phenylessigsäure und Phenylbrenztraubensäure. Die Phenylessigsäure verbreitet bei Ausscheidung über den Urin einen pferdestallähnlichen Geruch. Die Ablagerungen der Metaboliten führt zu Hirnschädigungen, wobei der pathogenetische Mechanismus der Schädigung noch nicht geklärt ist. Bei Erkennung der Erkrankung ab dem 4. Lebenstag kann durch phenylalaninarme Kost die Hirnschädigung vermieden werden.

Frage 5.75: Lösung E

Typisch für Familien, in denen eine erbliche Krankheit mit einem autosomal-rezessiven Erbgang auftritt, ist die leere Familienanamnese bezüglich dieses Leidens, da rezessive Gene nur im homozygoten Zustand zur Ausprägung gelangen können.

H92

Frage 5.76: Lösung B

Unter gesunden Geschwistern homozygot kranker Personen befinden sich bei autosomal-rezessiver Vererbung 2/3 Genträger. Diese übertragen das Gen jeweils mit einer Wahrscheinlichkeit von 1/2 auf die nächste Generation. X hat somit die Wahrscheinlichkeit $(2/3 \times 1/2 \times 1/2) \times (2/3 \times 1/2) = 1/18$, ebenfalls homozygot für das betreffende Gen zu werden.

Frage 5.77: Lösung C

Während der verstorbene Bruder homozygot erkrankt ist, ist die Frau phänotypisch gesund. Unter phänotypisch Gesunden sind mit hoher Wahrscheinlichkeit 2/3 heterozygote Träger des rezessiven Gens. An die Kinder dieser Heterozygoten wird das abnorme Gen in 50% der Fälle vererbt. Die Wahrscheinlichkeit, mit der die Kinder das rezessive Gen erben, beträgt dann unter der Voraussetzung der Heterozygotie der Mutter: $2/3 \times 1/2 = 2/6$. Der Vetter mütterlicherseits besitzt das rezessive Gen mit 25 prozentiger Wahrscheinlichkeit und gibt es dann an 50% seiner Nachkommen weiter. Daraus lässt sich die Wahrscheinlichkeit ableiten, mit der ein Kind aus dieser Ehe homozygot erkrankt:

$$2/6 \times (1/4 \times 1/2) = \frac{2}{48} = \frac{1}{24}$$

H82

Frage 5.78: Lösung C

Die Eltern von II/2, II/3, II/4 und II/5 sind mit Sicherheit heterozygote Genträger. Unter den gesunden Geschwistern homozygot erkrankter Personen sind bei autosomal rezessivem Erbgang 2/3 heterozygote Genträger. Dieses Risiko gilt für II/2 und II/5. Da II/1 mit höchster Wahrscheinlichkeit (durchschnittliches Bevölkerungsrisiko) nicht Genträger ist, ist das Risiko für III/1, homozygot zu erkranken, äußerst gering. II/5 dagegen heiratete seine Base 1. Grades (II/6). Da Vetter und Base durchschnittlich 1/8 ihrer Gene gemeinsam besitzen, ist das Risiko des Homozygotwerdens für Kinder aus Ehe B entsprechend höher als im Fall A.

F92

Frage 5.79: Lösung C

II1 ist mit Sicherheit heterozygoter Genträger. Das Risiko für II2, heterozygote Genträgerin zu sein beträgt: $1/50 \times 2 = 2/50$. Daraus leitet sich das Risiko für deren Kinder ab: $(2/50 \times 1/2) \times (1 \times 1/2) = 1/100$.

Frage 5.80: Lösung B

Die Wahrscheinlichkeit, dass das Leiden auftritt, ist bei Vettern-Basen-Ehen erhöht. Der Grund dafür ist die erhöhte Wahrscheinlichkeit des Zusammentreffens gesunder, aber bezüglich des gleichen Gens heterozygoter Träger. Die Frequenz, mit der die Krankheit jedoch in diesen Ehen beobachtet wird, entspricht den Wahrscheinlichkeitsregeln.

H84

Frage 5.81: Lösung A

Die Mukoviszidose ist eine autosomal-rezessiv vererbbare Krankheit. Sie wird in den häufigsten Fällen durch eine Mutation auf dem langen Arm von Chromosom 7 hervorgerufen. Dabei handelt es sich meist um eine Deletion Delta F508. Sind Kinder eines gesunden Paares erkrankt, so müssen beide Elternteile heterozygot für das Mukoviszidose-Gen sein. Das Risiko für diese Eltern, Kinder zu bekommen, die an Mukoviszidose erkrankt sind, beträgt 25% (0,5 × 0,5). Bezogen auf die Frage: Es ist rein zufällig, daß alle Kinder bislang an Mukoviszidose erkrankt sind.

H84

Frage 5.82: Lösung E

Da beide Elternteile heterozygot für das Mukoviszidose-Gen sind, beträgt die Wahrscheinlichkeit, dass ihr Kind homozygot erkrankt 1/4. Gleiches gilt für das Phenylketonurie-Gen. Da beide Erkrankungen nicht gekoppelt sind, errechnet sich die Wahrscheinlichkeit des gemeinsamen Auftretens bei einem Kind wie folgt: Wahrscheinlichkeit des homozygoten Auftretens der Mukoviszidose Pm = 1/4. Wahrscheinlichkeit des homozygoten Auftretens der Phenylketonurie Pp = 1/4. Wahrscheinlichkeit des gemeinsamen Auftretens unabhängiger Ereignisse: Pm × Pp = 1/4 × 1/4 = 1/16.
Die Wahrscheinlichkeit heterozygoter Träger für eine der beiden Erkrankungen zu sein beträgt – bei heterozygoten Eltern – 1/2. Entsprechend der oben angeführten Überlegungen folgt, dass das Kind mit einer Wahrscheinlichkeit von 1/2 × 1/2 = 1/4 heterozygoter Träger beider Gene ist.

!!

Frage 5.83: Lösung A

X-chromosomal-rezessive Merkmale manifestieren sich gewöhnlich nur beim männlichen Geschlecht. Weibliche heterozygote Genträgerinnen sind phänotypisch gesund, spielen jedoch als Konduktorinnen eine große Rolle. Da der Vater sein Y-Chromosom auf den Sohn überträgt, ist eine Übertragung eines X-chromosomalen Erbleidens vom Vater auf den Sohn ausgeschlossen.

F92

Frage 5.84: Lösung B

Da X-Chromosomen nie vom Vater auf den Sohn übertragen werden, ist eine Genübertragung von I2 auf II2 nicht möglich. Bei der Konstellation III müssten bei X-chromosomalem Erbgang alle Nachkommen erkranken.
(39% richtige Antworten.)

F95

Frage 5.85: Lösung A

Töchter kranker Väter geben als gesunde Überträgerinnen das Krankheitsgen an ihre Söhne weiter: die klassischen Zeichen des X-chromosomal-rezessiven Erbgangs, wie er für die Hämophilie A zutrifft.

Frage 5.86: Lösung A

Der Erbgang ist X-chromosomal rezessiv. I_2 und I_4 sind mit einer Wahrscheinlichkeit von 1/2 Konduktorinnen und übertragen das entsprechende Gen mit gleicher Wahrscheinlichkeit auf II_2, wobei II_1 bereits als Bluter ausgewiesen ist. II_1 überträgt das kranke X-Chromosom an alle Töchter. Deshalb ist das Risiko, Bluter zu sein, bei dieser Konstellation für weibliche und männliche Nachfahren gleich:
$1/2 \times 1/2 \times 1/2 = 1/8$.

F91

Frage 5.87: Lösung A

Siehe Kommentar zu Frage 5.86.

H90

Frage 5.88: Lösung D

Bei heterozygot erkrankten Frauen zeigt sich die Manifestation einer X-chromosomal-rezessiven Erkrankung stets in geringerem Ausmaß als bei hemizygot erkrankten Männern. Dies wird durch die Lyon-Hypothese erklärt: Ein Teil der anomalen X-Chromosomen wird inaktiviert.

F94

Frage 5.89: Lösung C

Das fragile X-Syndrom (Martin-Bell-Syndrom) wird X-chromosomal-rezessiv vererbt. Betroffene fallen durch geistige Retardierung auf. Nach der Trisomie 21 ist das Syndrom die häufigste chromosomale Ursache für geistige Retardierung. Äußerlich fallen Betroffene durch ein längliches Gesicht, Progenie, relativ großen Kopfumfang und wegen ihrer körperlichen Übergröße im Kleinkindesalter auf. Analog zu Testesvergrößerungen bei männlichen Betroffenen wurden bei heterozygoten Frauen große Ovarien diagnostiziert.

F90

Frage 5.90: Lösung B

Das Marker-X-Syndrom stellt einen chromosomalen Defekt verbunden mit einer spezifischen Chromosomenbrüchigkeit am X-Chromosom dar. Folglich sind betroffene Männer, da sie nur ein X-Chromosom besitzen, stärker belastet als Konduktorinnen.

F90

Frage 5.91: Lösung B

Bei genetisch bedingten Erkrankungen mit variabler Expressivität können Nachkommen eine geringere Ausprägung der Erkrankung aufweisen, obwohl volle Penetranz besteht.
Hat ein homozygot (autosomal-rezessiv) Kranker einen gesunden heterozygoten Partner, so ergibt sich ein Risiko für die Nachkommen von 50%, manifest zu erkranken. Dies entspricht der Wahrscheinlichkeit bei autosomal-dominantem Erbgang. Man spricht deshalb auch von Pseudodominanz. Der Vererbungsmodus setzt voraus, dass homozygot Kranke das Fortpflanzungsalter erreichen können. Bei X-chromosomal-dominanter Vererbung sind betroffene Frauen stets leichter erkrankt als Männer.

F94

Frage 5.92: Lösung B

Bei X-chromosomaler Vererbung ist eine Übertragung der Anomalie von Vätern auf Söhne ausgeschlossen, somit kann eine Neumutation bei I2 nicht Ursache der Erkrankung bei II3 und II4 sein. Das Risiko für III2 und III1, DMD-Überträgerin zu sein ist abhängig vom Risiko für II2 Überträgerin zu sein. Da II3 und II4 erkrankt sind, ist II2 mit der Wahrscheinlichkeit von 0,5 Konduktorin und gibt das entsprechende Gen mit gleicher Wahrscheinlichkeit an die Nachkommen weiter.

H94

Frage 5.93: Lösung E

Die Muskeldystrophie Typ Duchenne folgt dem X-chromosomal-rezessiven Erbgang. Die Schwestern II/2 und II/3 haben beide bereits einen kranken Sohn, sind also mit Sicherheit heterozygote Überträgerinnen. Falls ihre jeweiligen Partner aus unbelasteten Familien stammen, ist das genetische Risiko für die zukünftigen Kinder beider Frauen identisch (für Söhne mit 50% aber wesentlich höher als für Töchter).

F95

Frage 5.94: Lösung C

Die monogenen, X-chromosomal vererbten Formen progressiver Muskeldystrophie (Typ Duchenne und Typ Becker) beruhen auf Mutationen des Dystrophin-Gens, die zu Veränderungen (BMD, Punktmutation) bzw. Fehlen (DMD, Rasterverschiebung) dieses Muskelproteins führen. Das Krankheitsgen lässt sich pränatal direkt und indirekt nachweisen; heterozygote Überträgerinen können durch die beschriebene CPK-Erhöhung sowie, noch sicherer, durch mosaikartige Defekte in einer Muskelbiopsie erkannt werden.

H99

Frage 5.95: Lösung B

Die beiden Muskeldystrophien werden durch Deletionen in X-chromosomalen Dystrophin-Gen verursacht. Entscheidend für den Verlauf der eher benigneren Form (Typ Becker) ist die Tatsache, dass hierbei das sog. Leseraster nicht verschoben wird (in frame). Somit kann im Gegensatz zur schwereren Verlaufsform (Typ Duchenne) das codierte Genprodukt – wenn auch qualitativ eingeschränkt – noch gebildet werden. Bei der Verschiebung des Leserasters (out of frame) gelingt dies nicht mehr. Das Krankheitsbild ist dann entsprechend deutlicher ausgeprägt.

F86

Frage 5.96: Lösung D

Zu **(A):** X-chromosomal-rezessiver Erbgang.
Zu **(B):** Androgenresistenz durch Rezeptordefekt (Deletion des Tfm-Locus), X-chromosomal-rezessiver Erbgang.
Zu **(C):** X-chromosomal-rezessiver Erbgang.
Zu **(D): autosomal-rezessiver Enzymdefekt** (C-21-Hydroxylase).
Zu **(E):** X-chromosomal-rezessiver Erbgang.

F92

Frage 5.97: Lösung A

Die zystische Fibrose oder Mukoviszidose wird autosomal-rezessiv vererbt und ist die häufigste autosomal-rezessiv vererbte Erkrankung. Die Chorea Huntington folgt autosomal-dominantem Erbgang.

F84

Frage 5.98: Lösung C

Zu **(1):** Beim Turner-Syndrom nimmt man einen postmeiotischen Verlust eines X- oder Y-Chromosoms an. Das vorhandene X-Chromosom kann sowohl vom Vater als auch von der Mutter stammen.
Zu **(4):** Die Ursache der XYY-Symptomatik liegt in einer meiotischen Non-Disjunktion während der Spermiogenese. Das X-Chromosom stammt immer von der Mutter.
Zu **(5):** Dem Klinefelter-Syndrom liegt ebenfalls eine meiotische Non-Disjunktion zugrunde. In etwa 1/3 der Fälle stammt das überzählige X-Chromosom vom Vater.

Frage 5.99: Lösung D

Glukose-6-Dehydrogenase-Mangel wird **X-chromosomal-rezessiv** vererbt. Heiratet ein hemizygot befallener Mann eine bezüglich dieser Krankheit homozygot gesunde Frau, dann sind sämtliche Töchter Träger des rezessiven Gens. Allein die Söhne besitzen das mutierte Gen nicht, da ihr X-Chromosom von der Mutter stammt.

F88 !

Frage 5.100: Lösung C

Leidet der Vater einer Rat suchenden Frau an Hämophilie A, so gibt er das abnorme Gen mit dem X-Chromosom an alle Töchter weiter, die dann folglich Konduktorinnen sind. Kinder von Konduktorinnen erben mit einer Wahrscheinlichkeit von 50% das defekte Gen. Dies bedeutet, dass 50% der weiblichen Nachkommen Konduktorinnen sind und 50% der männlichen Nachkommen erkranken werden. (84% richtige Antworten.)

H89 !

Frage 5.101: Lösung C

Beide Großmütter müssen Trägerinnen des für die Bluterkrankheit verantwortlichen Gens gewesen sein. Eine Neumutation ist praktisch ausgeschlossen, da jeweils beide Söhne an Hämophilie A erkrankt sind. Die beiden Rat suchenden Frauen tragen jeweils ein 25-prozentiges Risiko, das mutierte Gen von ihrer Großmutter geerbt zu haben ($0{,}5 \times 0{,}5 = 0{,}25$). Wenn ihre Mutter Konduktorin gewesen ist, müsste Frau B statistisch gesehen 2 kranke und 2 gesunde Brüder haben. Da aber alle Brüder gesund sind, ist die Wahrscheinlichkeit, dass ihre Mutter Trägerin ist, kleiner als 50%. Somit beträgt das Risiko für Frau B, Konduktorin zu sein, weniger als 25%. Frau A hat keine gesunden Brüder. Sie hat deshalb ein 25-prozentiges Risiko, Trägerin zu sein.

F84

Frage 5.102: Lösung B

Die Hämophilie A wird X-chromosomal-rezessiv vererbt. Somit sind alle Töchter von Vätern mit Hämophilie A heterozygote Konduktorinnen. Sind zwei Brüder einer gesunden Schwester erkrankt, so stammt deren krankes X-Chromosom von der phänotypisch gesunden Mutter. Töchter von Müttern mit Hämophilie A sind in 50% der Fälle ebenfalls Konduktorinnen.
Bei autosomal-rezessiven Erbleiden kann man bei Wahrscheinlichkeitsberechnungen das Geschlecht außer Acht lassen. Das Verhältnis gesunder zu kranken Kindern beträgt dabei 3:1, wenn die Eltern beide heterozygote Genträger sind. Von den Gesunden sind folglich 66% (nämlich 2 Kinder) heterozygot. Söhne von Müttern mit Albinismus (homozygoter Zustand) sind alle heterozygote Genträger.

F88 !

Frage 5.103: Lösung B

Die Tochter von I hat das X-chromosomale Merkmal mit Sicherheit geerbt. An Söhne können X-chromosomale Gene nicht vom Vater übertragen werden. Von II nach IV wird das Merkmal mit der Wahrscheinlichkeit $0{,}5 \times 0{,}5$ übertragen. Das Risiko für IV, die Hämophilie geerbt zu haben, beträgt deshalb 1/4.

F85

Frage 5.104: Lösung D

Die Hämophilie A wird X-chromosomal-rezessiv vererbt. Die gesunde Schwester eines Hämophiliekranken ist zu 50% Konduktorin, da deren Mutter Konduktorin gewesen sein muss. Das Risiko für Töchter (A_2 und B_1) einer Konduktorin, ebenfalls Konduktorin zu sein, beträgt gleichfalls 50%. Söhne bekommen ihr X-Chromosom immer von ihrer Mutter. Deshalb spielt die verwandtschaftliche Beziehung in der Verbindung A, was die Hämophilie angeht, keine Rolle.

F84

Frage 5.105: Lösung B

Da zwei Söhne der einen Mutter (B) an Hämophilie A erkrankt sind, ist es sicher, daß diese das kranke Gen von ihr geerbt haben. Bei X-chromosomaler Vererbung kann die Krankheit nicht vom Vater auf den Sohn übertragen werden. Ist B also Konduktorin, so ist deren Schwester (A) mit der Wahrscheinlichkeit von 0,5 ebenfalls Konduktorin. Bei einer Ehe der Kinder von A und B ist folglich die Wahrscheinlichkeit des Auftretens von Hämophilie A bei deren Kindern erhöht. Homozygotie spielt in diesem Falle jedoch keine Rolle, da nur die Tochter von A Genträgerin sein kann. Der Sohn von B ist, wie man sieht, erscheinungsfrei und kann aus diesem Grunde auch nicht Genträger sein.

H84

Frage 5.106: Lösung B

Sowohl die erste als auch die zweite Aussage ist richtig. Die zweite Aussage ist allerdings eine generelle Begründung für das Risiko des Auftretens von Erbleiden in Verwandtenehen, und bezieht sich in erster Linie auf den Erbgang autosomal-rezessiver Erkrankungen.
Die Hämophilie A wird dagegen X-chromosomal-rezessiv vererbt. Deshalb sind merkmalsfreie Männer auch niemals Genträger. Sie tragen in diesem Beispiel daher auch nicht dazu bei, das Risiko des Rat suchenden Ehepaares gegenüber dem Bevölkerungsdurchschnitt zu erhöhen, an Hämophilie erkrankte Söhne zu bekommen. Der Grund für das

erhöhte Risiko liegt hier einzig und allein in der Möglichkeit, dass die Rat suchende Ehefrau Konduktorin ist. 50% der Töchter von Konduktorinnen sind selbst Überträger der Hämophilie A.

H95 H83 !

Frage 5.107: Lösung D

Sowohl die Hämophilie A als auch die Hämophilie B werden X-chromosomal-rezessiv übertragen. Daraus ergibt sich, dass erkrankte Männer ihr X-Chromosom an 50% ihrer Nachkommen zusammen mit der Anomalie übertragen. Dies bedeutet, dass alle männlichen Nachkommen gesund sind; alle weiblichen dagegen Merkmalsträger. Ein gesunder Mann kann niemals Überträger der Krankheit sein. Die Kinder des Paares II sind folglich nicht gefährdet, an Hämophilie A zu erkranken. Das Risiko das Hämophilie-B-Gen zu besitzen beträgt für II_1 allerdings $0{,}5 \times 0{,}5 = 25\%$.

Frage 5.108: Lösung D

Entsprechend der Faktor-VIII-Aktivität gibt es unterschiedliche Schweregrade der Erkrankung innerhalb der Bevölkerung. Erkrankte Familienmitglieder sind jedoch immer gleichschwer betroffen. Ursache von Hämophilien sind überwiegend Deletionen auf dem X-Chromosom, wodurch es zum Defekt des Gerinnungsfaktors VIII (Hämophilie A) oder IX (Hämophilie B) kommt.

Frage 5.109: Lösung C

Die Wahrscheinlichkeit, dass eine Frau an Hämophilie erkrankt, ist äußerst gering, da Homozygotie sehr selten ist. Der Vater der Frau müsste selbst erkrankt sein und die Mutter zusätzlich Überträgerin. Aussage 2 ist falsch.

F92 !

Frage 5.110: Lösung B

Die Hämophilie B wird X-chromosomal-rezessiv übertragen. Erkrankte Männer können das Gen nicht an ihre Söhne weitergeben. Alle Töchter sind dagegen Überträger. Das Risiko für Nachkommen von III1 und II4 lässt sich also aus der Wahrscheinlichkeit berechnen, dass III1 Konduktorin ist: $(1/2 \times 1/2) = 1/4$. Sie wiederum überträgt das Gen mit einer Wahrscheinlichkeit von 50% auf ihr Nachkommen: $1/4 \times 1/2 = 1/8$.
Für Töchter ist das Risiko zu erkranken von der Wahrscheinlichkeit von III1, heterozygot zu sein, abhängig, da II4 sein krankes Gen immer an die Töchter weitergibt.

Frage 5.111: Lösung B

Beim X-chromosomal-rezessiven Erbgang entspricht die Genfrequenz des mutierten Gens der Häufigkeit mit der die Krankheit (hier Deuteroanomalie) bei Männern beobachtet wird. Gleichgroß muss die Zahl der heterozygoten Konduktorinnen sein. Wenn in beiden Gruppen jeweils 5% Genträger sind, so sind in der Gesamtbevölkerung ebenfalls 5% Genträger. Homozygot erkrankte Frauen erhöhen die Häufigkeit nur unwesentlich (empirisch 0,5%) wegen der Seltenheit des Aufeinandertreffens heterozygoter Ehepartner.

H88 !

Frage 5.112: Lösung D

Die Deuteroanomalie wird X-chromosomal-rezessiv vererbt. Dies bedeutet, dass bei gesunden Eltern nur männliche Nachkommen das Merkmal tragen können, wenn sie das anomale Gen von der Mutter erhalten. Da II_3 normal farbsichtig und männlich ist, kann er nicht Genträger sein. II_1 ist allerdings Schwester eines Genträgers und hat die Genanomalie folglich von I_1 geerbt. Andernfalls könnte III_1 nicht farbenblind sein. Demnach hat III_2 eine 50-prozentige Wahrscheinlichkeit, Genträgerin zu sein. Sie gibt das entsprechende Gen an 50% ihrer Nachkommen weiter. Das Risiko für einen Sohn beträgt also $0{,}5 \times 0{,}5 = 0{,}25$.

H94 F89 !

Frage 5.113: Lösung C

Beide Farbsehstörungen werden X-chromosomal-rezessiv vererbt. Bei dieser Art der Vererbung sind Söhne eines betroffenen Mannes immer merkmalsfrei, da ihr X-Chromosom von der Mutter stammt. Alle Töchter sind allerdings Konduktorinnen. Weil jedoch im speziellen Fall auch die Mutter Merkmalsträgerin ist (also homozygot ist), überträgt sie das Gen auf alle Nachkommen. Die Söhne besitzen dann alle eine Deuteranopie. Töchter sind wiederum Konduktorinnen.

H92 !

Frage 5.114: Lösung C

Da II3 und II4 erkrankt sind, muss bei X-chromosomal-rezessivem Erbgang I1 Konduktorin sein. II2 ist demnach mit der Wahrscheinlichkeit von 50% ebenfalls Konduktorin und überträgt das Gen mit gleicher Wahrscheinlichkeit auf III1. Das Risiko für ein Kind aus der Beziehung III1 und II4 beträgt für weibliche wie für männliche Nachkommen $1/2 \times 1/2 \times 1/2 = 1/8$. Das Risiko ist für beide Geschlechter gleich, da II4 sein X-Chromosom an alle Töchter weitergibt.

Frage 5.115: Lösung A

Männliche Nachkommen eines Mannes, der an einer X-chromosomalen Erbkrankheit leidet, sind alle gesund, da sie ihr X-Chromosom von der Mutter bekommen haben. Ist der Sohn eines solchen Mannes von gleichem Leiden befallen wie der Vater, so ist wahrscheinlich seine Mutter Konduktorin.

!

Frage 5.116: Lösung C

Das Risiko der Nachkommen erklärt sich dadurch, dass der Ehemann hemizygot erkrankt, die Frau heterozygot gesund ist. Sie überträgt das anomale X-chromosomale Gen auf die Hälfte ihrer Söhne, die dann hemizygot erkranken. Die Töchter erhalten das aberrierte Gen immer mit dem X-Chromosom das Vaters, wobei gleichzeitig jede Zweite auch das rezessive Gen von der Mutter erhält und so homozygot erkrankt.

H84 !

Frage 5.117: Lösung A

Zu **(A)** und **(B):** Sowohl die Rot-Grün-Blindheit als auch die Hämophilie A werden X-chromosomal-rezessiv vererbt. Folglich sind alle Töchter erkrankter Männer heterozygote Genträger. Söhne betroffener Männer sind dagegen gesund, da ihr X-Chromosom von der Mutter stammt.
Zu **(C):** Die Mukoviszidose wird geschlechtsunabhängig (autosomal-rezessiv) übertragen. Brüder von Schwestern mit dieser Erkrankung sind mit einer Wahrscheinlichkeit von 50% heterozygote Genträger.
Zu **(D):** Ein X-chromosomal-rezessiver Erbgang liegt bei der Muskeldystrophie vom Typ Duchenne vor. Da im vorliegenden Falle die Brüder erkrankt sind, ist deren Mutter heterozygote Genträgerin. Sie überträgt das kranke Gen an 50% ihrer Töchter, die somit heterozygote Genträger werden.

F98 !

Frage 5.118: Lösung A

Das Gen, das die Deuteranomalie codiert, wird X-chromosomal-rezessiv vererbt. Väter übertragen das defekte Gen nie auf ihre Söhne, da diese das Y-Chromosom von ihrem Vater erben. Als Konduktorinnen übertragen Mütter das Gen auf 50% der Nachfahren. Da weibliche Nachfahren zwei X-Chromosomen besitzen, ist das Farbsehvermögen auch im heterozygoten Zustand nicht beeinträchtigt (Lyon-Hypothese).

F97 !

Frage 5.119: Lösung C

Deuteranomalien werden X-chromosomal-rezessiv vererbt. Betroffen sind deshalb Männer, deren Mütter das Gen auf die Söhne übertragen. Die Möglichkeit, dass II/1 Genträger ist, läßt sich ausschließen, da er nicht deuteranop ist. Die Frau selbst ist mit einer Wahrscheinlichkeit von 50% Genträgerin, da ihr Bruder erkrankt ist und sein anomales Gen von seiner Mutter erhalten hat. Die Rat suchende Frau überträgt das betreffende Gen wiederum zu 50% auf ihre männlichen Nachkommen. Daraus resultiert eine Gesamtwahrscheinlichkeit von $0{,}5 \times 0{,}5 = 0{,}25 = 25\%$ für männliche Nachkommen, deuteranop zu sein. Weibliche Nachkommen werden nicht unter der Farbsehschwäche leiden, da sie nur im homozygoten Zustand erkranken. Da II/1 nicht deuteranop ist, können seine Töchter lediglich Überträger sein. Insofern gilt die Antwort (C) nur für männliche Nachkommen.

H86

Frage 5.120: Lösung C

Die Deuteranopie wird X-chromosomal-rezessiv vererbt. Da betroffene Männer die Anomalie mit ihrem X-Chromosom an alle Töchter weitergeben, muss die Tochter des deuteranopen Onkels Konduktorin sein. Daraus folgt, dass das Paar 50% kranke Töchter haben wird. Ein Sohn, der sein X-Chromosom immer von der Mutter erhält, wird ebenfalls mit einer Wahrscheinlichkeit von 50% das mit der Anomalie behaftete Gen besitzen und damit farbenblind sein.

H90 !

Frage 5.121: Lösung B

Die X-chromosomal-rezessiv vererbte Deuteranomalie wird nie vom betroffenen Vater auf dessen Söhne weitergegeben. III_2 kann also nicht Genträger sein. II_2 ist mit einer Wahrscheinlichkeit von 50% Konduktorin und gibt das Gen mit gleicher Wahrscheinlichkeit an III_1 weiter. Folglich existiert in der nächsten Generation nur maximal ein anomales X-Chromosom. Weibliche Nachkommen können nicht erkranken. Die Gesamtwahrscheinlichkeit für ein Kind des Paares III_1 und III_2 beträgt deshalb $1/2 \times 1/2 \times 1/2 \times 1/2 = 1/16$.

F97 !

Frage 5.122: Lösung D

Da sowohl ein Bruder der Rat suchenden Frau als auch deren Söhne an der Muskeldystrophie leiden, ist sie selbst Konduktorin und gibt das entsprechende Gen mit dem X-Chromosom an 50% der Nachkommen weiter. Dies bedeutet, daß 50% der männlichen Nachkommen an der Krankheit leiden werden und 50% der Töchter Konduktorinnen sein werden. Der genetische Defekt kann mittels indirekter Genotypendiagnostik erkannt werden. Er ist auf dem kurzen Arm des X-Chromosoms lokalisiert. Das entsprechend kodierte Protein heißt Dystrophin. Bei Patienten mit Muskeldystrophie Duchenne fehlt dieses Protein vollständig. Man geht davon aus, dass ca. 1/3 der Erkrankungen Folge von Neumutationen sind.

!

Frage 5.123: Lösung C

I/2 hat aus seiner früheren Ehe einen Sohn mit Muskeldystrophie, kann aber das entsprechende Gen nicht an seinen Sohn vererbt haben, da er sein X-Chromosom nicht an männliche Nachkommen weitergeben kann. Er gibt das Y-Chromosom weiter. Seine Frau I/3 muß heterozygote Genträgerin für das Phenylketonuriegen sein, da nur bei heterozygoten oder homozygoten (erkrankten) Eltern die Nachfahren erkranken können. Das Risiko für Söhne aus der Beziehung, an Muskeldystrophie zu erkranken, entspricht dem allgemeinen Risiko in der Bevölkerung. Da I/3 heterozygot für das Phenylketonuriegen ist, ist folglich das entsprechende Risiko erhöht: Die allgemeine Genhäufigkeit ist 1/100 (die Genfrequenz leitet sich aus der Quadratwurzel der Häufigkeit der Erkrankungen in der Bevölkerung ab), die Heterozygotenfrequenz beträgt demnach 2/100. Die Eltern übertragen das Gen jeweils mit einer Wahrscheinlichkeit von 0,5 an die Nachfahren. $(1/2 \times 2/100) \times (1/2 \times 1) = 1/100 \times 1/2 = 1/200$.

H92

Frage 5.124: Lösung A

Zu **(A):** Nur Männer sind betroffen, wobei Frauen als Überträger der Erkrankung dienen, was für X-chromosomale Vererbung spricht.
Zu **(B):** Bei phänotypisch gesunden Eltern sind Kinder unabhängig vom Geschlecht betroffen. Dies spricht für autosomal-rezessiven Erbgang.
Zu **(C):** Hier spricht der Erbgang für autosomal-dominante Vererbung.
Zu **(D):** Es liegt ein erhöhtes Alter der Mutter vor. Es ist mit einer Häufung von Trisomien zu rechnen.
Zu **(E):** Bei erhöhtem väterlichen Alter treten gehäuft Spontanmutationen auf. Das Auftreten von autosomal-dominanten Fehlbildungen wird wahrscheinlicher.

H82

Frage 5.125: Lösung D

Die Mutter der erwähnten Frau ist mit Sicherheit Konduktorin, da beide Brüder erkrankt sind. Mit 50%iger Wahrscheinlichkeit ist die Frau selbst auch Konduktorin. Sie gibt dann das kranke Gen an 50% ihrer Nachkommen weiter. Das Risiko für ein Kind, Genträger zu sein, beträgt deshalb $1/2 \times 1/2 = 0{,}25 = 25\%$. Die Wahrscheinlichkeit, in der ersten Schwangerschaft ein Kind mit dieser Erkrankung zu bekommen, ergibt sich aus der Wahrscheinlichkeit von 25% und der Möglichkeit, einen Sohn zu bekommen. Daraus ergibt sich das Risiko von $0{,}25 \times 0{,}5 = 0{,}125$. Das Risiko eine Tochter zu bekommen, die Konduktorin ist, beträgt 25%.

H90

Frage 5.126: Lösung E

Typisch ist in diesem Stammbaum die Erkrankung eines männlichen Nachkommen bei einer Übertragung des genetischen Defektes mit dem X-Chromosom der Mutter. Offensichtlich sind I_2 und II_2 Konduktorinnen. Die Wahscheinlichkeit, Konduktorin zu sein, beträgt für I_3 50%. Folglich ist das Risiko für ein Kind von II_3, an Muskeldystrophie zu erkranken, höher als der Bevölkerungsdurchschnitt. Der Nachweis der erhöhten Aktivität der Kreatinphosphokinase im Serum ermöglicht eine Ermittlung von heterozygoten Konduktorinnen. Im Falle einer Schwangerschaft kann durch pränatale Geschlechtsdiagnostik das Risiko für einen Nachkommen präzisiert werden.

H91 F83

Frage 5.127: Lösung A

Die Muskeldystrophie vom Typ Duchenne wird X-chromosomal-rezessiv vererbt. Da in der III. Generation sowohl III_1 als auch III_2 erkrankt sind, ist es sicher, dass deren Mutter (II_2) Konduktorin des Leidens ist. Ihre Söhne können das kranke Gen nicht von ihrem Vater (II_1) bekommen haben, da Väter nur das Y-Chromosom an deren Söhne weitergeben. Aufgrund der Tatsache, dass I_1 ebenfalls an PMD leidet, ist es wahrscheinlich, dass II_2 das PMD-Gen von ihrer Mutter bekommen hat. Da II_3 bisher nur gesunde Söhne hat, ist es unwahrscheinlich, dass sie Konduktorin ist.

F99

Frage 5.128: Lösung C

Die Muskeldystrophien Typ Duchenne und Becker werden X-chromosomal-rezessiv vererbt. Ursächlich liegt den Erkrankungen eine Deletion im Dystrophin-Gen zugrunde. Kommt es durch die Deletion zu einer Rasterverschiebung („out of frame"), resultiert die Muskeldystrophie Duchenne bei fehlender Produktion des notwendigen Proteins. Bleibt dagegen das Leseraster erhalten („in frame"), entsteht ein defektes Gen mit noch erhaltener Restfunktion. Der Krankheitsverlauf ist dann benigner (Typ Becker).

Frage 5.129: Lösung C

Beide Anomalien folgen einem X-chromosomal-rezessiven Erbgang. Söhne können ihr X-Chromosom nur von der Mutter bekommen haben, die Konduktorin für beide Krankheiten sein muss. Im Falle des ersten Sohnes lagen beide für die Anomalien verantwortlichen Gene auf einem der beiden X-Chromosomen der Mutter. Was den zweiten Sohn angeht, so muss in der weiblichen Eizelle ein Crossing-over stattgefunden haben (während der Meiose), das zu einer Verlagerung eines der beiden rezessiven Gene auf das bis dahin normale X-Chromosom geführt hat.

H83

Frage 5.130: Lösung C

Ein Beispiel für die geschlechtsgebundene Vererbung ist die X-chromosomal-dominant erbliche Vitamin-D-resistente Rachitis. Da weibliche Merkmalsträger zwei X-Chromosomen besitzen, sind sie weitaus weniger von den Folgen der Krankheit betroffen als männliche Merkmalsträger. Aufgrund des Erbgangs ergibt sich, dass Männer das anomale Gen an alle Töchter weitergeben, jedoch nie an ihre Söhne. Weibliche heterozygote Merkmalsträger übertragen das für die Krankheit verantwortliche Gen an 50% der Nachkommen. Männer sind, wenn sie das kranke Gen besitzen, alle im gleichen Ausmaß von der Erkrankung betroffen. Bei Frauen, die ein und derselben Familie angehören, kann die Ausprägung sehr stark differieren, in Abhängigkeit von der Funktion des normalen Allels auf dem zweiten X-Chromosom.

F86

Frage 5.131: Lösung D

Siehe Kommentar zu Frage 5.130.

H95

Frage 5.132: Lösung E

Siehe Kommentar zu Frage 5.130.

H87

Frage 5.133: Lösung A

Siehe Kommentar zu Frage 5.130.

Frage 5.134: Lösung B

Mit einer Wahrscheinlichkeit von 50% sind Kinder, von denen ein Elternteil an Vitamin-D-resistenter Rachitis erkrankt ist, wegen der Dominanz des dafür verantwortlichen Gens, ebenfalls erkrankt. Das gleiche gilt im Falle der Achondroplasie. Das Risiko für Kinder aus einer Ehe, in der die Ehepartner jeweils eine der beiden Anomalien aufweisen, beide Krankheiten zu erben, beträgt demnach $0{,}5 \times 0{,}5 = 0{,}25$.

F85

Frage 5.135: Lösung A

Die Achondroplasie ist eine autosomal-dominant erbliche Erkrankung. X-chromosomal-dominant wird die Vitamin-D-resistente Rachitis vererbt, was bedeutet, dass Söhne eines erkrankten Mannes immer gesund sind. Männer geben bekanntlich ihr X-Chromosom nur an Töchter ab, die bei X-chromosomal-dominantem Erbgang alle erkranken.

H83

Frage 5.136: Lösung A

Unter geschlechtsbegrenzten Anomalien versteht man, im Gegensatz zu den geschlechtsgebundenen Anomalien (siehe Aussage (D)), diejenigen, die autosomal vererbt werden, sich allerdings vorwiegend bei einem Geschlecht manifestieren. Beispiele: Pylorusstenose, Hüftgelenkluxation.

F85

Frage 5.137: Lösung D

Zu **(3):** Beispiel: Mukopolysaccharidose Typ I – autosomal-rezessiv
Mukopolysaccharidose Typ II – X-chromosomal-rezessiv.
Zu **(4):** Das hier angesprochene Phänomen wird als Geschlechtsbegrenzung bezeichnet. Von Geschlechtsbegrenzung spricht man im Zusammenhang von multifaktoriell bedingten Anomalien.

F89

Frage 5.138: Lösung A

Heterogenie bedeutet, dass ein phänotpyisch gleiches Merkmal durch verschiedene Gene hervorgerufen werden kann. Ein genetischer Beweis für Heterogenie eines Erbleidens ergibt sich durch den Nachweis unterschiedlicher Erbgänge, wie im Fall der Mukopolysaccharidosen. Der Typ Hunter wird X-chromosomal-rezessiv vererbt, während der Typ Hurler einem autosomal-rezessiven Erbgang folgt. Ein weiterer Beweis kann durch Genkopplungsuntersuchungen angetreten werden (Elliptozytose). Sind darüber hinaus beide Eltern für ein autosomal-rezessives Gen homozygot und alle Kinder gesund, liegt ebenfalls Heterogenie vor (Taubstummheit).

F86

Frage 5.139: Lösung C

Siehe Kommentar zu Frage 5.138.

H86

Frage 5.140: Lösung A

Siehe Kommentar zu Frage 5.138.

F87

Frage 5.141: Lösung B

Der genetische Polymorphismus wird durch die Zahl der verschiedenen Allele an einem Genort bestimmt. Beispiele dafür stellen die Blutgruppenantigene oder die Histokompatibilitätsantigene (HLA-System) dar. Das HLA-System wird gerade wegen seines hohen Polymorphismus zur Bestimmung des genetischen Abstammungsnachweises herangezogen.
Zu **(A):** Penetranz
Zu **(C):** Multifaktorielle Vererbung
Zu **(D):** Pleiotropie
Zu **(E):** Heterogenie
(Nur 41% hielten (B) für die richtige Antwort. 31% entschieden sich für (D).)

H87

Frage 5.142: Lösung A

Von Heterogenie spricht man, wenn das gleiche phänotypische Merkmal bei verschiedenen Individuen durch unterschiedliche Gene verursacht werden kann. Das klassische Beispiel ist die autosomal-rezessive Taubstummheit. Wenn aus der Ehe taubstummer Partner gesunde Kinder hervorgehen, so ist dies auf zwei unabhängige Genmutationen zurückzuführen. Im Gegensatz zu den Eltern sind die Kinder nun heterozygot für beide Gene und deshalb erscheinungsfrei.

H85

Frage 5.143: Lösung A

Siehe Kommentar zu Frage 5.142.

H98 H88

Frage 5.144: Lösung D

Die Taubstummheit wird autosomal-rezessiv vererbt. Es liegt Heterogenie vor. Dies bedeutet, dass die Eltern aufgrund unterschiedlicher genetischer Konstellationen taubstumm sind. In der Folge können die Eltern hörgesunde Kinder bekommen. Die Kinder sind dann jedoch heterozygote Genträger für beide Formen der Taubstummheit. Unter den gesunden Geschwistern betroffener Personen sind bei autosomal-rezessivem Erbgang 2/3 heterozygote Genträger.

F86

Frage 5.145: Lösung E

Das klassische Beispiel für Pleiotropie ist das Marfan-Syndrom. Verantwortlich für das Krankheitsbild ist ein Bindegewebsschaden, der durch ein defektes Protein hervorgerufen wird. Daraus erklären sich die Veränderungen an verschiedenen Organen. Das Leiden ist autosomal-dominant erblich.

Frage 5.146: Lösung C

Unter dem Begriff der Pleiotropie versteht man die Verantwortlichkeit eines Gens für verschiedene Merkmale. Beispiel: Marfan-Syndrom. Das Krankheitsbild wird autosomal-dominant vererbt. Ein Gen bewirkt Anomalien an unterschiedlichen Organsystemen: Hochwuchs, Linsenluxation, Trichterbrust, Skoliose, Hypermobilität der Gelenke, Aorteninsuffizienz.

H94

Frage 5.147: Lösung D

Rekombination bedeutet Austausch sich entsprechender DNA-Abschnitte zwischen homologen Chromosomen. Dabei können sowohl mehrere Abschnitte pro Chromosomenpaarung übertragen werden als auch jeder Abschnitt mehrere Gene enthalten. Je dichter zwei Gene aneinanderliegen, desto wahrscheinlicher ist es, dass sie gemeinsam ausgetauscht werden (Kopplung).

F93

Frage 5.148: Lösung B

Je näher zwei Gene auf einem Chromosom beieinander liegen, um so häufiger werden sie gekoppelt vererbt. Deshalb ist die Antwort (4) falsch. Durch Crossing-over beziehungsweise Rekombinationen kann die Koppelung unterbrochen werden, wodurch die Aussagekraft der Kopplungsanalyse eingeschränkt werden muss.

Kommentare aus Examen Herbst 2000

H00

Frage 5.149: Lösung C

Der für die Chorea Huntington ursächliche Gendefekt besteht in einer erhöhten Anzahl von CAG-Repeats (40–100 statt 10–34) auf dem kurzen Arm des Chromosoms 4. Eine entsprechende Suche nach diesen Trinukleotid-repeat-Verlängerungen ist deshalb indiziert.

H00

Frage 5.150: Lösung B

Bei der zystischen Fibrose (Mukoviszidose) stellt die Delta-F-508-Deletion die häufigste Mutation des Gens auf Chromosom 7 als Erkrankungsursache dar. Seltener verursachen andere Allele die Erkrankung. Insgesamt sind ca. 200 Mutationen bekannt. Werden zwei verschiedene Mutationen bei einem Patienten beobachtet, so liegt ein homozygoter Defekt vor. Da in einem solchen Fall zwei verschiedene Loci betroffen sind, wird hierbei von einer „Compound-Heterozygotie" gesprochen.

H00

Frage 5.151: Lösung A

Sind beide Söhne gesunder Eltern von einem schweren genetisch bedingten Leiden betroffen, können unterschiedliche Gründe hierfür verantwortlich sein. Einerseits kann ein autosomales Leiden vorliegen, das in der Elterngeneration eine geringe oder unvollständige Penetranz aufweist. Ein Beispiel stellt die Chorea Huntington dar, die sich häufig erst nach dem 40. Lebensjahr in der Elterngeneration manifestiert. Sind beide Elternteile von einem autosomal-rezessiv vererbten Defekt betroffen, können 25% der Nachkommen homozygote Genträger sein und damit erkranken (z. B. Mukoviszidose). Auch X-chromosomale Erbgänge sind für derartige Konstellationen verantwortlich (z. B. Hämophilie).

H00

Frage 5.152: Lösung A

Die normale geistige Entwicklung ist hier das wichtigste genannte Symptom. Damit fallen die Lösungen (B)–(E) aus, zumal bekannt ist, dass die Trisomien mit einer deutlich eingeschränkten Lebenserwartung einhergehen. Die Achondroplasie ist eine autosomal-dominant erworbene skelettale Fehlbildung, die zu einem dysproportionierten Minderwuchs führt. Die geistige Entwicklung ist nicht beeinträchtigt. Häufig ist die Ursache des Auftretens der Achondroplasie eine Spontanmutation.

H00

Frage 5.153: Lösung A

Die Muskeldystrophien Duchenne und Becker werden X-chromosomal rezessiv vererbt. Folglich übertragen Väter das Gen nicht mit ihrem X-Chromosom auf deren Söhne. Söhne betroffener Väter sind deshalb immer merkmalsfrei. Lediglich über die jeweiligen Mütter ist eine Übertragung auf die Söhne möglich.

6 Multifaktorielle Vererbung

F85

Frage 6.1: Lösung B

Eine große Anzahl erblich bedingter Merkmale wird nicht durch ein einziges Gen, sondern durch die Kombination mehrerer Gene bestimmt. Man nennt diese Art der Vererbung „multifaktoriell" oder „polygen". Es lässt sich dabei kein klarer Mendel-Erbgang erkennen. Beispiele für multifaktorielle Vererbung sind Intelligenz, Körpergröße und Blutdruck.
Zu **(A):** Multiple Allelie
Zu **(C):** Heterogenie
Zu **(D):** Pleiotropie
Zu **(E):** Heterogenie

F00

Frage 6.2: Lösung C

Bei der multifaktoriellen Vererbung liegt eine Beteiligung mehrerer Gene und Einflüsse unterschiedlicher Umwelteinflüsse auf das Genprodukt vor. Eine Prognose unter Zuhilfenahme der Mendel-Regeln ist deshalb nicht möglich. Vielmehr gelangen bei der Abschätzung von Wiederholungsrisiken empirische Erbprognoseziffern zum Einsatz.

H90 !

Frage 6.3: Lösung D

Diese Frage wurde in ähnlicher Form schon mehrmals gestellt. Polygen bedingte Merkmale folgen nicht den Mendel-Regeln.
Geschwister von Patienten sind bei multifaktorieller Vererbung seltener betroffen als bei Krankheiten mit Mendel-Vererbung. Der Carter-Effekt besagt, dass bei Erkrankung eines Patienten, der dem statistisch weniger betroffenen Geschlecht angehört, das Risiko für dessen Kinder, ebenfalls zu erkranken, erhöht ist.

F83 !

Frage 6.4: Lösung B

Ein Mendel-Erbgang ist bei multifaktoriellen Merkmalen nicht erkennbar. Polygene Merkmale sind nie so scharf abzugrenzen wie monogene. Die Übergänge von normalen zu pathologischen Merkmalen sind fließend.

Frage 6.5: Lösung B

Man muss an dieser Stelle multifaktorielle Merkmale ohne Schwellenwerteffekt von denen mit Schwellenwerteffekt unterscheiden. Innerhalb der ersten Gruppe gehen pathologische und normale Merkmale unmittelbar ineinander über (Blutdruck, Körpergröße). Richtwerte über die Normalität ergeben sich aus der Gauß-Verteilungskurve. Ein Schwellenwerteffekt liegt dann vor, wenn sich ein Merkmal oder eine Krankheit erst manifestiert, wenn eine gewisse Anzahl von Genen additiv zusammenwirken. Beispiele: Pylorusstenose, Klumpfuß.

Frage 6.6: Lösung E

Sind Elternteile regelmäßig von einem Merkmal betroffen, handelt es sich um sog. **geschlechtsgebundene** Vererbung. Diese ist monogen bedingt und meistens auf X-chromosomalen Erbgang zurückzuführen. Bei autosomal bedingten Merkmalen spricht man von **Geschlechtsbegrenzung. Beispiel: Hypospadie.**

Frage 6.7: Lösung C

Zuweilen zeigt sich bei multifaktoriell bedingten Erbleiden eine relative Geschlechtsbegrenzung (Kongenitale Hüftgelenksluxation vorwiegend bei Mädchen [6:1], Pylorusstenose gehäuft bei Jungen [6:1]). Die Nachkommen von Probanden, die eigentlich dem weniger betroffenen Geschlecht angehören, haben ein erhöhtes Risiko, mit der Anomalie des betreffenden Elternteils geboren zu werden. So sind von einer Mutter mit Pylorusstenose 20% der Söhne und 7,3% der Töchter manifest an der Anomalie der Mutter erkrankt (Carter-Effekt).

H89 H85

Frage 6.8: Lösung E

Alle Antworten treffen zu. Da multifaktorielle Erbleiden durch exogene Faktoren beeinflusst werden, weist deren Auftreten keinen einfachen Erbgang auf. Das Erkrankungsrisiko wird vielmehr anhand empirisch gewonnener Wahrscheinlichkeitsfaktoren vorausgesagt. Mitunter zeigen derartige Krankheitsbilder eine relative Geschlechtsbegrenzung (Pylorusstenose, Hüftgelenksluxation).

F91

Frage 6.9: Lösung C

Die aufgezählten Punkte lassen sich nur mit multifaktorieller Vererbung vereinbaren. Das Wiederholungsrisiko bei Geschwistern ist beispielsweise bei autosomal-rezessivem Erbgang sowie X-chromosomaler Vererbung erheblich erhöht. Autosomal-dominante Erbleiden sind häufig auf Spontanmutationen zurückzuführen.

H99 !

Frage 6.10: Lösung C

Die genannten Merkmale entsprechen denen eines multifaktoriellen Erbgangs. Dabei ist zu betonen, dass die einfachen Mendel-Regeln hier außer Kraft gesetzt sind, da sich offenbar auch externe Einflüsse auf die Ausprägung eines Merkmals auswirken. Folglich können auch keine mathematisch definierten Vererbungsschemata für prognostische Zwecke herangezogen werden. Vielmehr müssen hierfür empirische Erbprognoseziffern zu Hilfe genommen werden. Es wird ferner mit unterschiedlichen Belastungsziffern für männliche und weibliche Nachkommen kalkuliert. Nachkommen von Probanden, die dem eigentlich weniger betroffenen Geschlecht angehören, haben dabei ein erhöhtes Erbrisiko (Carter-Effekt).

Frage 6.11: Lösung C

Multifaktoriell bedingte Merkmale zeigen keinen einfachen Erbgang. Das Erkrankungsrisiko für Nachkommen einer an einer derartigen Anomalie leidenden Person kann deshalb nur auf der Grundlage empirischer Zahlen vorausgesagt werden. Die Erkrankungswahrscheinlichkeit hängt jedoch entscheidend von exogenen Faktoren ab.

F86

Frage 6.12: Lösung B

Wie bei allen multifaktoriell bedingten Erbleiden spielen beim Diabetes mellitus exogene Faktoren bei der Ausprägung des Krankheitsbildes eine große Rolle. Die Tatsache, dass eineiige Zwillinge mit Diabetes mellitus häufiger konkordant sind als zweieiige, bestätigt die erbliche Komponente dieser Erkrankung. Bei Krankheiten, die vorwiegend exogen bedingt sind, verhalten sich eineiige und zweieiige Zwillinge annähernd gleich konkordant.

F86

Frage 6.13: Lösung D

Die Lippen-Kiefer-Gaumen-Spalte ist eine Missbildung, die nicht nach einfachen Mendel-Regeln vererbt wird. Ihr Wiederholungsrisiko wird, da das Leiden multifaktoriell oder polygen bedingt ist, anhand empirisch gewonnener Risikoziffern ermittelt.

Frage 6.14: Lösung B

Die angeborene Lippen-Kiefer-Gaumen-Spalte folgt einem multifaktoriell bestimmten Erbgang mit Schwellenwerteffekt. Dieser Form der Vererbung liegt ein additiver Effekt mehrerer zusammenwirkender Gene zugrunde. Das empirische Risiko für Nachkommen eines Mannes mit dieser Anomalie beträgt 4%. Wenn schon ein Kind erkrankt ist, steigt das Risiko für ein weiteres Kind, mit diesem Erbfehler geboren zu werden, auf mehr als 15% an.

H86

Frage 6.15: Lösung B

Das hier angesprochene Phänomen wird als **relative Geschlechtsbegrenzung** bezeichnet. Darunter versteht man die relative Häufung einer polygen vererbten Anomalie bei einem Geschlecht. So tritt die angeborene Hüftgelenksluxation sechsmal häufiger bei Mädchen als bei Jungen auf. Im Falle der Pylorusstenose ist das Verhältnis umgekehrt.

F83

Frage 6.16: Lösung D

Ist ein Elternteil erkrankt, so beträgt das empirische Risiko für die Kinder ebenfalls 3%. Innerhalb der Gesamtbevölkerung beträgt das Risiko, ein Kind mit einer derartigen Anomalie zu bekommen, ungefähr 0,1%.

F87

Frage 6.17: Lösung B

Die größten geschlechtsspezifischen Unterschiede bezüglich der Häufigkeit einer multifaktoriell vererbten Störung betrifft die Pylorusstenose. Dabei besteht ein Verhältnis von männlichen zu weiblichen Betroffenen von 6 : 1. Umgekehrt ist das Verhältnis bei der angeborenen Hüftgelenksluxation. Man spricht in diesem Zusammenhang von einer **relativen Geschlechtsbegrenzung**.

Frage 6.18: Lösung D

Bei der angeborenen Pylorusstenose liegt eine multifaktorielle Vererbung vor. Die Erkrankung tritt bei männlichen Neugeborenen wesentlich häufiger auf als bei weiblichen Neugeborenen (Verhältnis 6 : 1). Bei der angeborenen Hüftgelenksluxation ist das Verhältnis umgekehrt. Man spricht in diesem Zusammenhang von **relativer Geschlechtsbegrenzung**.

F93 **!**

Frage 6.19: Lösung C

Klumpfuß, Lippen-Kiefer-Gaumenspalte, Pylorusstenose und Hüftgelenksdysplasie werden multifaktoriell vererbt. Die Akrozephalosyndaktylie (Apert-Syndrom) folgt autosomal-dominantem Vererbungsmuster.

H94

Frage 6.20: Lösung C

Neben genetischen Faktoren, insbesondere Chromosomenaberrationen, sind exogene Noxen für das Auftreten kongenitaler Herzfehler mitverantwortlich. Dazu zählen Virusinfektionen (insbes. Röteln, jedoch nicht Masern!), Thalidomid (Handelsname Contergan®), vermutlich auch ionisierende Strahlen und Alkohol. Mehr als 90% der angeborenen Herzfehler sind multifaktoriell bedingt. Die Gesamthäufigkeit beträgt 0,8 – 1%.

F97 **!**

Frage 6.21: Lösung B

Während Anomalien wie die Pylorusstenose, Lippen-Kiefer-Gaumenspalten, Spina bifida und Klumpfuß multifaktoriell erblich sind, wird die Osteogenesis imperfecta autosomal dominant vererbt. Bei einigen Typen der Osteogenesis liegt ein rezessiver Erbgang vor. Häufig sind allerdings Neumutationen Ursache des Auftretens derartiger autosomal dominanter Fehlbildungen, da das Betroffensein einen erheblichen Selektionsnachteil darstellt.

F95

Frage 6.22: Lösung C

Neuralrohrdefekte (Spina bifida, Anenzephalie) folgen den Regeln der multifaktoriellen Vererbung; das empirische Wiederholungsrisiko liegt bei einem erkrankten Kind bei 3 – 5%, nach zwei erkrankten Kindern bei 6 – 10%. Die Folsäuresubstitution während der Schwangerschaft scheint die Wiederholungshäufigkeit zu senken, andere exogene Faktoren können das Risiko eines Neuralrohrdefektes steigern. Pränatale Diagnostik ist über die Bestimmung des α-Fetoproteins möglich. Regionale Unterschiede sind, wie bei eigentlich allen Erbkrankheiten, zu beobachten.

H95

Frage 6.23: Lösung E

Bei multifaktorieller Vererbung steigt mit jedem betroffenen Familienmitglied das Erkrankungsrisiko für noch folgende Kinder an. Die genauen Prozentzahlen für eine bestimmte Erkrankung sind empirisch zu ermitteln (und müssen wohl auswendig

gelernt werden, zumal das IMPP in manchen Fällen seine eigene Meinung hat).
Autosomale Chromosomenaberrationen sind sehr häufig mit angeborenen Herzfehlern korreliert. Für das Klinefelter-Syndrom (47,XXY) sind Herzfehler allerdings nicht typisch.

Kommentare aus Examen Herbst 2000

H00

Frage 6.24: Lösung A

Die Schätzung des Risikos für Nachkommen von Patienten mit multifaktoriell bedingten Erkrankungen lässt sich nicht nach den Mendel-Regeln festlegen. Die Prognose erfolgt vielmehr durch empirisch erlangte Erbprognoseziffern. Die größten geschlechtsspezifischen Unterschiede bezüglich der Häufigkeit einer multifaktoriell vererbten Störung betrifft die Pylorusstenose. Das Verhältnis von männlichen zu weiblichen Betroffenen beträgt 6 : 1. Bei der Hüftluxation ist das weibliche Geschlecht häufiger betroffen. Nachkommen von Probanden, die dem eigentlich weniger betroffenen Geschlecht angehören, haben ein erhöhtes Risiko (Carter-Effekt).

7 Zwillinge in der humangenetischen Forschung

Frage 7.1: Lösung B

(1) und (3) sind monogen erbliche Merkmale: Bezüglich dieser Merkmale stimmen EZ im Regelfall überein. Ausnahmsweise können EZ phänotypisch verschiedengeschlechtlich sein. Kommt es nämlich bei einer Zygote mit Karyotyp 46,XY in der ersten mitotischen Teilung zum Verlust des Y-Chromosoms in einer der beiden Tochterzellen, so entstehen ein normaler männlicher Zwilling (46,XY) und ein phänotypisch weiblicher Zwilling (Turner-Syndrom, 45,X0).

Frage 7.2: Lösung D

Eineiige Zwillinge besitzen zwar gleiche Erbanlagen, jedoch kann dies mit einer Chromosomenanalyse nicht nachgewiesen werden. Diese gibt allenfalls Aufschlüsse über chromosomale Strukturanomalien, Marker-Chromosomen oder numerische Chromosomenaberrationen.

F88

Frage 7.3: Lösung A

Da eineiige Zwillinge identisches Genmaterial besitzen, eignen sie sich besonders für Untersuchungen der Einflüsse von Umweltfaktoren auf die Ausprägung verschiedener Erbfaktoren. Diese spielen bei der multifaktoriellen Vererbung eine große Rolle.

H85

Frage 7.4: Lösung C

Während bei eineiigen Zwillingen das gesamte genetische Material identisch ist, bestehen bei zweieiigen Zwillingen deutliche Unterschiede. Wie normale Geschwister besitzen sie 50% der Gene gemeinsam.

H99 **!**

Frage 7.5: Lösung B

Alle verschiedengeschlechtlichen Zwillinge sind zweieiig. Gleich groß ist die Zahl der Zwillinge, die zweieiig, aber gleichgeschlechtlich sind. Zusammen sind dies 3500 + 3500 = 7000 = 70%. Bei 10 000 Zwillingspaaren beträgt demnach der Anteil der eineiigen Zwillinge 30% oder 3000 in absoluten Zahlen.

H00 **!**

Frage 7.6: Lösung C

50% der zweieiigen Zwillinge sind Pärchenzwillinge. Die andere Hälfte sind gleichgeschlechtlich. Der Anteil der eineiigen Zwillinge in einer Population errechnet sich folglich aus der Gesamtzahl minus der Zahl der zweieiigen Zwillinge. Deshalb ist Antwort (C) richtig. Siehe auch Kommentar zu Frage 7.5.

F89 **!**

Frage 7.7: Lösung C

Die erwartete Häufigkeit von eineiigen Zwillingen (EZ) entspricht der Häufigkeit von Zwillingen insgesamt (GZ), minus der Zahl der zweieiigen Zwillinge (ZZ).

$$EZ = GZ - ZZ$$

Da die Hälfte der ZZ Pärchenzwillinge sind (PZ), kann die Häufigkeit von EZ auch wie folgt ausgedrückt werden:

$$EZ = GZ - (2 \times PZ).$$

H90 !

Frage 7.8: Lösung C

Die Zahl der eineiigen Zwillinge ist so groß wie die Gesamtzahl der Zwillinge minus der Zahl der zweieiigen Zwillinge. Die Anzahl der zweieiigen Zwillinge entspricht der doppelten Anzahl der getrenntgeschlechtlichen Zwillinge. Folglich ist Formel (C) richtig.

H91 H88

Frage 7.9: Lösung D

Eineiige Zwillinge (EZ) sind genetisch identisch und müssten theoretisch in allen Merkmalen übereinstimmen. Dies trifft jedoch nur für monogene Merkmale mit vollständiger Penetranz zu. Dementsprechend muss für derartige Merkmale eine Konkordanz von 100% vorliegen. Ist die Konkordanz bezüglich eines Merkmals bei EZ höher als bei ZZ, so beweist dies, dass erbliche Faktoren an der Merkmalsausprägung beteiligt sind.

F83

Frage 7.10: Lösung D

Eineiige Zwillinge (EZ) sind bezüglich ihrer Erbanlagen identisch. Daraus ergibt sich, dass EZ auch bei multifaktorieller Vererbung einen hohen Konkordanzgrad aufweisen. Da multifaktorielle Merkmale jedoch auch exogenen Einflüssen unterliegen, beträgt die Konkordanz nie 100%. Typisch für EZ sind Werte von etwa 70%. ZZ haben dagegen niedrigere Konkordanz aufzuweisen. EZ und ZZ unterscheiden sich nicht selten um etwa 30%. Die Konkordanz unter ZZ ist in der Regel nicht höher als unter normalen Geschwistern.

F87

Frage 7.11: Lösung B

Während eineiige Zwillinge genetisch vollkommen identisch sind, haben zweieiige Zwillinge, wie ganz normale Geschwister, 50% der Gene gemeinsam. Kinder von Geschwistern besitzen wiederum 50% der Gene ihrer Eltern. Dies bedeutet, dass Cousins und Cousinen I. Grades über $1/2 \times 1/2 \times 1/2 = 12{,}5\%$ gemeinsame Gene verfügen.

F95

Frage 7.12: Lösung E

Die Lippen-Kiefer-Gaumenspalte wird multifaktoriell vererbt, demnach in ihrer Ausprägung auch durch Einwirkung exogener Noxen während der Schwangerschaft beeinflusst. Eine solche teratogene Einwirkung könnte auch eineiige Zwillinge unterschiedlich stark geschädigt haben. Bei Zweieiigen wiederum ist die Diskordanz des Merkmals auch ohne zusätzliche Noxe durchaus zu erwarten.

F96 !

Frage 7.13: Lösung B

Da eineiige Zwillinge genetisch identisch sind, dürfen sie sich hinsichtlich der Merkmale Blutgruppe, HLA-System, nicht unterscheiden. Das Geburtsgewicht unterliegt allerdings äußeren Faktoren (Blutzufuhr, Lageanomalie) und kann nicht als sicheres Kriterium herangezogen werden. Amnion und Chorion können durchaus doppelt vorhanden sein, ohne eine Zweieiigkeit zu beweisen.

H84

Frage 7.14: Lösung A

Eineiigkeit von Zwillingen ist bewiesen, wenn sie ein gemeinsames Chorion und Amnion besitzen. Allerdings können bei eineiigen Zwillingen Amnion und Chorion auch doppelt angelegt sein. Darüber hinaus hilft der polysymptomatische Ähnlichkeitsvergleich bei der Unterscheidung von ein- und zweieiigen Zwillingen. Unterschiede herauszustellen, die auf äußere Einflüsse zurückzuführen sind (z.B.: Plazentaentwicklung, Blutversorgung), ist eine der Hauptaufgaben der Zwillingsforschung.

H85

Frage 7.15: Lösung E

Siehe Kommentar zu Frage 7.14.

F90

Frage 7.16: Lösung B

EZ besitzen identische Erbanlagen. Folglich gleichen sich die Kinder eineiiger Zwillingspaare wie Geschwister. ZZ besitzen dagegen nur 50% der Gene gemeinsam, wie normale Geschwister. Die Kinder von zweieiigen Zwillingspaaren ähneln sich deshalb wie Vettern und Basen.

Frage 7.17: Lösung B

Die Chance für eine Mutter, eineiige Zwillinge zu bekommen, ist von ihrem Lebensalter unabhängig. Die Wahrscheinlichkeit, zweieiige Zwillinge zu gebären, steigt dagegen mit dem Lebensalter der Mutter. Bei einer Mutter von 20 Jahren beträgt die Chance der Geburt zweieiiger Zwillinge etwa 2% und steigt bei einer 35-jährigen Frau auf 14% an. 1,2% aller Geburten in Westeuropa sind Zwillingsgeburten; 33% davon sind eineiige Zwillinge. In Japan liegt die Häufigkeit von Zwillingsgeburten lediglich bei 0,4%– 0,7%. Zwillingsquoten von 2% bis 4% treten in einigen afrikanischen Ländern auf.

Frage 7.18: Lösung D

Siehe Kommentar zu Frage 7.17.

H87

Frage 7.19: Lösung C

Da zweieiige Zwillinge auf die Befruchtung zweier verschiedener Eizellen zurückzuführen sind, haben postzygotische Zellteilungen keinen Einfluss auf die Frequenz zweieiiger Zwillingsgeburten. Postzygotische Trennung der ersten beiden Blastomeren ist jedoch für **eineiige** Zwillingsgeburten verantwortlich.
Zwillinge treten in Mitteleuropa mit einer Häufung von 1,2% auf. Auf 85 Geburten fällt eine Zwillingsgeburt. Abhängig von rassischen Unterschieden kann die Zwillingsrate zwischen 0,8% und 3% schwanken. Außerdem erhöht sich die Wahrscheinlichkeit von Zwillingsgeburten mit steigendem mütterlichem Alter.

F99 **!**

Frage 7.20: Lösung C

Die erwartete Zahl eineiiger Zwillinge (EZ) entspricht der Zahl der Zwillinge insgesamt (GZ) minus der Zahl der zweieiigen Zwillinge (ZZ). In Deutschland sind etwa 1/3 der Zwillingsgeburten eineiige Zwillinge. Die Häufigkeit von Zwillingsgeburten hängt vom Alter der Mutter ab, wobei lediglich die Zahl der zweieiigen Zwillinge mit dem Alter zunimmt. Bezüglich monogen vererbter Merkmale (z. B. Blutruppe) besteht zwischen EZ eine Konkordanz von 100%. Ist die Konkordanz kleiner, so liegt eine multifaktorielle Vererbung vor.

Frage 7.21: Lösung A

Da die Histokompatibilitätsantigene (HLA-System) bei eineiigen Zwillingen identisch sind, werden Transplantate von einem Zwillingspartner auf den anderen ohne die sonst übliche Abstoßungsreaktion toleriert.

Frage 7.22: Lösung B

Da die Schizophrenie multifaktoriell vererbt wird und somit keinem Mendel-Erbgang folgt, können Erbprognoseziffern nur anhand von Erfahrungswerten erstellt werden.

8 Populationsgenetik

Frage 8.1: Lösung A

Unter einer idealen Population versteht man eine unendlich große Gruppe von Individuen, in der die Fortpflanzung unter natürlichen und für alle gleichen Bedingungen stattfindet. Bestimmte Auswahlmechanismen wie Selektion und Mutation treten nicht ein, sodass sich nach einigen Generationen ein Gleichgewichtszustand gebildet hat, in dem sich die Genfrequenz nicht ändert.

Frage 8.2: Lösung D

Durch Rassenmischung wird das Auftreten autosomal-rezessiv erblicher Merkmale gemindert, da die Wahrscheinlichkeit des Zusammentreffens heterozygoter Träger des gleichen Gens abnimmt. Groß angelegte Studien belegen jedoch, dass die Zahl auftretender Missbildungen bei Neugeborenen sowie die Säuglingssterblichkeit durch Rassenmischung nicht gesenkt wird. Ein echter biologischer Vorteil ergibt sich aus der Rassenmischung demnach nicht.

!

Frage 8.3: Lösung C

Durch Ehen zwischen Blutsverwandten wird nicht die Häufigkeit von ungünstigen Genen in der Bevölkerung entscheidend erhöht. Das Risiko, dass Kinder aus diesen Ehen vermehrt homozygote Merkmalsträger bezüglich eines autosomal-rezessiven Gens werden, ist wegen der Ähnlichkeit der Erbsubstanz im Vergleich zur Gesamtbevölkerung allerdings erhöht.

H00 F93

Frage 8.4: Lösung D

Die Frage ist eine Wiederholungsfrage. Trotzdem wurde sie nur von 60% der Prüfungskandidaten richtig beantwortet. Ausgegangen wird von der bekannten Heterozygotenfrequenz (2 pq): 1/50. Die Homozygotenfrequenz entspricht dem Quadrat der Genhäufigkeit: $(1/50 \times 1/2)^2 = (1/100)^2 = 1/10\,000$.

F84

Frage 8.5: Lösung B

Die Verteilung der Genotypen entspricht im Gleichgewichtszustand dem Binomialsatz:

$(p + q)^2 = p^2 + 2\,pq + q^2$ (Hardy-Weinberg) (1)
p^2 = Frequenz der homozygot Erkrankten
$2\,pq$ = Frequenz der heterozygot Gesunden
q^2 = Frequenz der homozygot Gesunden

Die Genhäufigkeit eines autosomal rezessiv vererbten Leidens errechnet sich aus der Zahl der Homo-

zygoten (p^2). Danach ist die Genhäufigkeit $p = \sqrt{p^2}$. Bei seltenen Krankheiten ist p gegenüber q sehr klein, sodass sich aus der Formel (1) q = 1 ergibt. Die Zahl der Heterozygoten ist dann: $2 \times p \times 1$. Ist $P^2 = 1/10\,000$, so beträgt
$p = \sqrt{1/10\,000} = 1/100$ (= Genhäufigkeit des autosomal rezessiven Gens). Die Häufigkeit heterozygoter Genträger beträgt deshalb 2 pq = 0,02 = 1/50, wobei q als ungefähr dem Wert 1 entsprechend eingesetzt wird.

H99 !

Frage 8.6: Lösung B

Die Heterozygotenfrequenz ist in dieser Konstellation bekannt – sie beträgt 1/10. Das Hardy-Weinberg-Gesetz besagt, dass sich Heterozygote und Homozygote nach der folgenden mathematischen Formel aufspalten lassen:
$p^2 + 2\,pq + q^2 = 1$ Außerdem gilt: p + q = 1.
Die Homozygotenfrequenz (q) lässt sich aus dem Quadrat der Genfrequenz ableiten:

$$\left(\frac{1}{10} \times \frac{1}{2}\right)^2 = \left(\frac{1}{10}\right)^2 \times \frac{1}{4}$$

H86

Frage 8.7: Lösung D

In einer panmiktischen Population errechnet sich die Genfrequenz eines autosomalen Gens aus der Quadratwurzel der Zahl betroffener Personen. Die Summe der einzelnen Genfrequenzen p + q = 1. Die Zahl der Heterozygoten entspricht dem doppelten Produkt der einzelnen Genfrequenzen $(2 \cdot p \cdot q)$. Ist das betreffende Gen sehr selten, so enspricht p ungefähr dem Wert 1. Aufgrund dieser Tatsache ist die Heterozygotenhäufigkeit in erster Näherung dem doppelten Wert der Genfrequenz gleichzusetzen.

F97 H85

Frage 8.8: Lösung E

Nach dem Hardy-Weinberg-Gesetz gilt:
$p^2 + 2\,pq + q^2 = 1$ (1)

außerdem gilt:
p + q = 1. (2)

Bekannt ist in diesem Fall die Häufigkeit der autosomal-rezessiv erblichen Krankheit: $1/40\,000 = q^2$. Die Häufigkeit des abnormen Allels q errechnet sich aus der Quadratwurzel der Krankheitshäufigkeit.

Daraus folgt:
$q^2 = 1/40\,000 \Rightarrow q = 0{,}005$.

In (2) eingesetzt, lässt sich p errechnen:
1 – 0,005 = p = 0,995.

F92

Frage 8.9: Lösung B

Aus der Heterozygotenfrequenz lässt sich die Homozygotenfrequenz bei autosomal rezessivem Erbgang berechnen. Im vorliegenden Fall beträgt die Heterozygotenfrequenz 0,2 (2 ab). Da die Frequenz der homozygot Gesunden fast 1 beträgt (aus: a + b = 1), muss die Homozygotenfrequenz (b^2) mit $0{,}2 \times 0{,}2/4 = 0{,}01$ angenommen werden.
(58 % richtige Antworten)

H90

Frage 8.10: Lösung E

Die Zahl der Heterozygoten ergibt sich aus der bekannten Anzahl heterozygoter Genträger unter Anwendung des Binomialsatzes und der Bedingung, dass a + b = 1 ergibt. Daraus folgt: 2 ab = 1/500, wobei $b = 1/2 \times 1/500 = 1/1000$. Die Homozygotenfrequenz beträgt also $(1/1000)^2 = 1/1\,000\,000$.

H84

Frage 8.11: Lösung B

Bei autosomal-rezessiven Erbgängen erkranken immer nur homozygote Genträger. Aus der Quadratwurzel der Häufigkeit einer Anomalie in einer bestimmten Population lässt sich die Genfrequenz errechnen:

$\sqrt{1/40\,000} = 1/200 = p$

Unter Zuhilfenahme der Hardy-Weinberg-Formel ergibt sich daraus die Homozygotenfrequenz:

$p^2 + 2\,pq + q^2 = 1$
$p^2 = 1/40\,000 \rightarrow p = 1/200$

Außerdem gilt: p + q = 1
Daraus folgt, dass q ungefähr dem Wert 1 entspricht, da in unserem Fall die Genfrequenz verschwindend gering ist. Die Heterozygotenfrequenz beträgt also:

$2 \times 1/200 \times 1 = 1/100$

Die Wahrscheinlichkeit der Paarung von Heterozygoten beläuft sich in diesem Fall auf: $(1/100)^2 = 1/10\,000$.

H82 !!

Frage 8.12: Lösung B

Die Genhäufigkeit (p) einer autosomal-rezessiv erblichen Krankheit leitet sich aus der Häufigkeit der erkrankten Genträger (p^2) ab:

$p = \sqrt{p^2}$ $\sqrt{1/10\,000} = 1/100$.

K

Frage 8.13: Lösung C

Siehe Kommentar zu Frage 8.12.

F85

Frage 8.14: Lösung C

Bei Frauen tritt eine X-chromosomal-rezessive Erkrankung nur im homozygoten Zustand in Erscheinung. Beide Allele müssen defekt sein. Männer erkranken schon im hemizygoten Zustand, da sie nur über ein X-Chromosom verfügen. Die Wahrscheinlichkeit für Männer, an einer X-chromosomal rezessiven Erkrankung zu leiden, entspricht der Genfrequenz des betreffenden Gens in der Bevölkerung. Diese ergibt sich aus der Quadratwurzel der Anzahl erkrankter Frauen: $\sqrt{0{,}01\%} = 1/100$.

H82

Frage 8.15: Lösung D

Die Häufigkeit eines X-chromosomal-rezessiv erblichen Merkmals bei Männern entspricht der Genhäufigkeit in der Gesamtbevölkerung. 9,5% (2 pq) der Frauen sind in diesem Fall also Konduktorinnen. Die Wahrscheinlichkeit, dass eine Frau homozygote Merkmalsträgerin ist, errechnet sich aus dem Quadrat der Genhäufigkeit:

$5\% \times 5\% = 0{,}25\%$.

H92

Frage 8.16: Lösung D

Der Glukose-6 P-Dehydrogenasemangel wird X-chromosomal-rezessiv vererbt. Die Häufigkeit der Merkmalsausprägung bei Männern entspricht der in der Gesamtbevölkerung. Da Frauen nur im homozygoten Zustand erkranken, beträgt die Wahrscheinlichkeit $a^2 = 0{,}08 \times 0{,}08 = 0{,}64\%$.

H90

Frage 8.17: Lösung B

Bei X-chromosomal-rezessivem Erbgang entspricht die Erkrankungsfrequenz der Genfrequenz. Da jedoch zwei unterschiedliche Genorte (Loci) für die Farbblindheit verantwortlich sein können, muss der Prozentsatz protanoper und deuteranoper Frauen getrennt berechnet werden. Homozygotie (ergibt sich aus dem Quadrat der Genhäufigkeiten) tritt für die Deuteranopie in 6% und für die Protanopie in 2% auf: Die Gesamthäufigkeit beträgt also $0{,}0036 + 0{,}0004 = 0{,}004 = 0{,}4\%$.

H95

Frage 8.18: Lösung B

Das Hardy-Weinberg-Gesetz besagt, dass in einer konstanten Population bei Panmixie (vollständiger Gendurchmischung) die Frequenzen p und q zweier Allele eines Gens konstant sind und sich nach der Gleichung $p^2 + 2pq + q^2 = 1$ verhalten, wobei p^2 bzw. q^2 den Anteil der homozygot Kranken bzw. Gesunden und 2 pq den Anteil der Heterozygoten angibt. Bei seltenen Leiden (sehr kleinem p) kann $q = 1$ gesetzt werden.

F91

Frage 8.19: Lösung E

Die Heterozygotenfrequenz lässt sich anhand des Binomialsatzes errechnen (2 pq). Sie ist direkt aus der Inzidenz abzuleiten: $\sqrt{1/2000} = 1/44$. $2\,pq = 2/44 = 1/22$.

F86

Frage 8.20: Lösung B

Das Gesetz von Hardy-Weinberg beruht auf einem Gleichgewichtszustand innerhalb einer Population. Die in dieser Gruppe vorkommenden Gene bleiben in ihrer relativen Häufigkeit konstant. Panmixie ist die grundlegende Voraussetzung für einen genetischen Gleichgewichtszustand.

H89

Frage 8.21: Lösung B

Im Gegensatz zu Rassen sind ideale Populationen unendlich groß. In einer derartigen Gruppe ist die Zahl der Gene von einer Generation zur anderen konstant. Es besteht ein genetischer Gleichgewichtszustand. Demgegenüber bleibt die Genhäufigkeit in einer realen Population nicht konstant. Folglich kann hier im Gegensatz zur idealen Population eine Evolution stattfinden.
Das Zusammenwirken von Mutation, Selektion und genetischer Drift (Zufallsabweichungen der Genhäufigkeit) bestimmt die Häufigkeit von Genen in unterschiedlichen Bevölkerungen oder Rassen. Der Gründereffekt (founder effect) ist ein Sonderfall des genetic drift. Damit wird das Vorkommen eines immer wiederkehrenden auffälligen Merkmals in einer Bevölkerung beschrieben, das auf eine bestimmte Stammesperson (Stammvater oder Stammmutter) zurückzuführen ist.

F87

Frage 8.22: Lösung C

Voraussetzung für das genetische Gleichgewicht in einer Population ist die Panmixie. Deren Grundlage ist die zufällige Durchmischung der Bevölkerung.

Alle anderen Faktoren, die erwähnt werden, stören das genetische Gleichgewicht.

F83

Frage 8.23: Lösung B

Voraussetzung für die Gültigkeit des Hardy-Weinberg-Gesetzes ist die Panmixie. Diese wird beeinträchtigt durch Selektion, Mutation, Gen-Wanderung und Founder-Effekt. Änderungen des genetischen Bestandes einer Population durch Zufallsabweichungen werden als „genetic drift" bezeichnet. Dies ist ein wichtiger Mechanismus bei der Ausbildung von Unterschieden von Genhäufigkeiten zwischen verschiedenen Bevölkerungen. Ein Sonderfall des genetic drift ist der Founder-Effekt oder Gründer-Effekt. Damit wird beschrieben, dass ein ansonsten seltenes genetisches Merkmal in einer Population relativ häufig vorkommt und auf einen Gründer zurückgeführt werden kann.
Da die Zahl der homozygoten Kranken im Vergleich zur Masse der heterozygoten Genträger sowieso sehr klein ist, hat die eingeschränkte Fortpflanzungsfähigkeit homozygoter Personen praktisch keine Auswirkung auf die Genfrequenz in der Bevölkerung.

H89

Frage 8.24: Lösung B

Nach der Hardy-Weinberg-Formel entspricht q^2 der Zahl der homozygot Kranken. Demnach ist $q = 1/1000$. Da außerdem gilt: $p + q = 1$, entspricht p dem Wert 0,999.

Frage 8.25: Lösung B

Die Heterozygotenfrequenz kann aus der Hardy-Weinberg-Formel abgeleitet werden, wenn die Häufigkeit der Krankheit in der Gesamtbevölkerung bekannt ist.

(1) $p^2 + 2\,pq + q^2 = 1$
(2) Es gilt außerdem: $p + q = 1$

Ist q^2 wie in diesem Fall gleich 1/10 000, so gilt für q: $q = \sqrt{1/10\,000} = 1/100$.

Aus (2) folgt, daß damit p ungefähr dem Wert 1 entspricht (1 – 1/100). Daraus ergibt sich eine Heterozygotenfrequenz (2 pq) von 2/100. Die Wahrscheinlichkeit, daß in einer Verbindung beide Partner heterozygot für das gleiche Gen sind, beträgt $2/100 \times 2/100 = 4/10\,000 = 1/2500$.

F98

Frage 8.26: Lösung B

Die Phenylketonurie ist ein autosomal-rezessiv vererbtes Leiden, das im homozygoten Zustand zum Ausdruck gelangt. Die asymptomatischen Eltern sind in diesem Fall heterozygote Genträger. Die Genhäufigkeit berechnet sich nach Hardy Weinberg aus der Quadratwurzel der Anzahl heterozygot Erkrankter. Außerdem gilt die Annahme: $p + q = 1$. Dabei wird die Frequenz der Gesunden (p) als gleich 1 angenommen, da die Erkrankungsfrequenz (q), wie hier im vorliegenden Fall, äußerst gering ist. 2 pq (Heterozygotenfrequenz) beträgt demnach $2 \times 1/100 =$ **1/50.** Folglich kommen bei einer Häufigkeit von 1 : 10 000, 200 Heterozygote auf einen Homozygoten.

H88

Frage 8.27: Lösung C

Die Genfrequenz errechnet sich aus der Quadratwurzel der homozygot Kranken. Daraus folgt $q = 1/1000$. Die Zahl der Heterozygoten beträgt 2 pq, wobei $p + q$ den Wert 1 ergeben. Daraus folgt, dass 2 von 1000 in dieser Population heterozygot sind (1/500). Dies bedeutet, dass auf einen homozygot Kranken 2000 heterozygote Genträger kommen.

Frage 8.28: Lösung B

Die Blutgruppenmerkmale MN werden kodominant vererbt. Ist die Häufigkeit der heterozygoten Genträger bekannt, so ergeben sich daraus die einzelnen Genfrequenzen. Die Blutgruppe M (Genotyp MM) tritt mit einer Häufigkeit von 0,36 (= 36%) auf. Die Genfrequenz beträgt also 0,6. Da die Genfrequenz von M und N zusammen 1 (= 100%) ergeben ($F_N + F_M = 1$), muss die Frequenz für das Gen N (F_N) 0,4 betragen.

F89

Frage 8.29: Lösung E

Nach der Hardy-Weinberg-Formel kann die Heterozygotenfrequenz aus der Zahl der homozygot betroffenen Genträger ermittelt werden. Aus der Quadratwurzel der homozygot erkrankten Personen ergibt sich die Genfrequenz. Durch Multiplikation der Genfrequenz ist die Heterozygotenfrequenz (2 pq) ableitbar. Sie beträgt für die angegebenen Konstellationen:

(A) $2 \times 0{,}09$
(B) $2 \times 0{,}16$
(C) $2 \times 0{,}21$
(D) $2 \times 0{,}24$
(E) $2 \times 0{,}25$

Frage 8.30: Lösung C

Wenn in gewissen Bevölkerungen autosomal-rezessive Gene relativ häufig vorkommen, so ist dies auf einen Selektionsvorteil heterozygoter Träger zurückzuführen. Das klassische Beispiel dafür ist die Malariaresistenz heterozygoter Träger der Sichelzellenanämie. Während in Westeuropa das Sichelzellgen relativ selten ist, ist das Gen in manchen malariaverseuchten Gebieten Afrikas bei 30% der Bevölkerung vorhanden. Das lässt sich aus der Anzahl homozygoter Erkrankter errechnen.

F83

Frage 8.31: Lösung A

In Verbreitungsgebieten der HbS fallen heterozygote Genträger durch ihre relative Malariaresistenz auf. Der durch Hämolyse bedingte gesundheitliche Nachteil wird durch den Vorteil des Untergangs der Malariaerreger im Blut ausgeglichen.
Zu **(E):** Der Ersatz der Glutaminsäure in Position 6 der β-Kette des HbA durch Lysin bedingt beispielsweise die Entstehung von HbC.

9 Stoffwechseldefekte und deren Folgen

F86

Frage 9.1: Lösung B

Bestimmte autosomal rezessiv übertragbare Gendefekte können die Ursache atypischer Arzneimittelwirkungen sein.
Bei Personen, die unter genetisch bedingtem Pseudocholinesterase-Mangel leiden, kann eine Injektion des Muskelrelaxans Succinylcholin während einer Operation zu erheblichen Zwischenfällen führen.
Patienten, bei denen Glukose-6-Phosphat-Dehydrogenase-Mangel bekannt ist, dürfen wegen der Gefahr hämolytischer Krisen keine Arzneimittel vom Typ der Sulfonamide, Phenacetine, Salicylsäure, Anilinderivate u. a. einnehmen.
Galaktose-1-Phosphat-Uridyltransferase-Mangel führt zur Galaktosämie.
Die Phenylalanin-Hydroxylase katalysiert die Reaktion von Phenylalanin zu Thyrosin. Ein genetisch bedingter Mangel führt zur Phenylketonurie.
Eine verminderte Toleranz gegenüber bestimmten Pharmaka geht nicht von einem Defekt dieser beiden Enzyme aus.
Wirkungsdauer und Wirkungsstärke können extrem erhöht sein, so dass eine Nachbeatmung notwendig wird. Durch intravenöse Applikation des Enzyms Plasmacholinesterase lässt sich die Komplikation beheben.

F91

Frage 9.2: Lösung E

Narkosezwischenfälle mit Apnoe treten bei Cholinesterasemangel auf. Bei Patienten aus tropischen Ländern ist bei Applikation von Anti-Malaria-Medikamenten, Sulfonamiden oder Nitrofurantoin Verzicht geboten, da ein Glukose-6-Phosphat-Dehydrogenasemangel vorliegen kann. Bei Gabe dieser Medikamente können hämolytische Krisen auftreten.

H97

Frage 9.3: Lösung E

Beim Glucose-6-Phosphat-Dehydrogenase-Mangel treten hämolytische Anämien bei Gabe von Sulfonamiden oder Primaquin sowie beim Genuss von Favabohnen auf (Favismus). Der Defekt wird X-chromosomal rezessiv vererbt.
Bei einer autosomal-dominant erblichen Erkrankung (Chromosom 19) tritt während oder noch Stunden nach einer Narkose mit Suxamethonium oder Halothan eine Hyperthermie bis 42 °C auf. Gleichzeitig wird eine abnorme Muskelrigidität beobachtet. Die Aktivität der Kreatinin-Phosphokinase ist deutlich erhöht. Die Störung steht nicht in Verbindung mit der verlängerten Wirkung bei Pseudo-Cholinesterase-Mangel nach Gabe von Suxamethonium.

F93 F85 !!

Frage 9.4: Lösung E

Zu **(1):** Glukose-6-P-Dehydrogenasemangel wird X-chromosomal rezessiv vererbt. Erkrankt sind deshalb fast ausschließlich Männer. Es ist der häufigste genetische Defekt, auf den atypische Arzneimittelwirkungen zurückzuführen sind.
Zu **(2):** Erblicher Tyrosinasemangel führt zu Albinismus. Die Reaktionskette vom Tyrosin über DOPA und andere Zwischenprodukte zum Melanin wird katalysiert durch die Tyrosinase. Ein derartiger Enzymmangel führt deshalb sowohl zu fehlender Produktion von Stoffwechselzwischenprodukten als auch zur fehlenden Melaninsynthese.
Zu **(3):** Succinylcholin ist ein bei Operationen angewandtes Muskelrelaxans, das durch die Serumcholinesterase abgebaut wird. Liegt bei einem Patienten ein genetischer Defekt dieses Enzyms vor, kann es nach Gabe therapeutischer Dosen der genannten Substanz zum postoperativen Atemstillstand bzw. zur prolongierten Relaxierung kommen.

H99 !

Frage 9.5: Lösung C

Bei genetisch bedingtem Mangel an Serumcholinesterase kann es bei Gabe des Muskelrelaxans Succinylcholin zu Atemstillstand kommen. Bei Gabe des Tuberkulostatikums INH können bei N-Acetylasemangel Polyneuritiden auftreten. Ein erblich bedingter Mangel an Glukose-6-P-Dehydrogenase führt bei Verabreichung von Sulfonamiden und Malariamedikamenten zu hämolytischen Krisen.

H93 H85

Frage 9.6: Lösung E

Zu **(1):** Dieser Enzymmangel führt bei Anwendung bestimmter Medikamente zu hämolytischen Erscheinungen (Malariamedikamente, Chloramphenicol, Sulfonamide).
Zu **(2):** Bei Pseudocholinesterasemangel kann das Muskelrelaxans Succinylcholin nicht in gewohntem Maße abgebaut werden. Als Folge kann ein Atemstillstand auftreten.
Zu **(3):** Dieses Enzym katalysiert die Reaktion von Phosphoenolpyruvat zu Pyruvat (Glykolyse), bei Übertragung einer energiereichen Phosphatgruppe auf ADP und Bildung von ATP. Eine erbliche Strukturvariante, die zu einer abnormen Reaktion auf Medikamente führt, ist nicht bekannt.
Zu **(4):** Ein Enzymmangel führt bei Behandlung von Tuberkulosepatienten mit Isonikotinsäure-Hydrazin (INH) zu Polyneuritiden.

F00

Frage 9.7: Lösung C

Die Verabreichung von Primaquin kann bei Patienten mit Glucose-6-P-Dehydrogenase-Mangel zu hämolytischen Krisen führen. Der Gendefekt wird X-chromosomal-rezessiv vererbt, weshalb fast ausschließlich Männer erkrankt sind. Es handelt sich hierbei um den häufigsten Gendefekt im Zusammenhang mit Arneimittelnebenwirkungen.
Die Gabe von Succinylcholin ist bei Pseudocholinesterasemangel kontraindiziert, da es zu einem verzögerten Abbau und postoperativen Atemlähmungen kommen kann.
Bei Mangel von N-Acetyltransferase sollte auf die Gabe von INH (Tubekulostatikum) verzichtet werden, da andernfalls Polyneuritiden auftreten.

Frage 9.8: Lösung A

Albinismus unterliegt einem autosomal-rezessiven Erbgang. Homozygote Träger des mutierten Gens sind deshalb erkrankt. Sind beide Elternteile heterozygote Träger dieses Gens, so sind statistisch gesehen 25% der Kinder homozygot erkrankt. Wenn schon mehrere Kinder an dieser Anomalie leiden, so ist dies reiner Zufall und hat keinen Einfluss auf das Risiko des nächsten Kindes, zu erkranken. Das Erkrankungsrisiko beträgt auch in diesem Fall 25%.

Frage 9.9: Lösung B

Siehe Kommentar zu Frage 9.8.

H86

Frage 9.10: Lösung B

Der Phenylketonurie liegt ein Defekt der Phenylalanin-Hydroxylase zugrunde. Die autosomal-rezessiv erbliche Erkrankung führt über einen Anstieg der Phenylessigsäure und der Phenylbrenztraubensäure zu einer Entwicklungsretardierung und Neigung zu Krampfanfällen.

H86

Frage 9.11: Lösung A

Albinismus entsteht durch fehlende Umwandlung von Tyrosin zu Melanin, wobei ein Defekt der Melanozyten-Tyrosinase vorliegt. Dieses Enzym katalysiert eine ganze Reaktionsfolge. Eines der Zwischenprodukte ist DOPA, welches bei Tyrosinasemangel in den Melanozyten folglich nicht synthetisiert wird.

F95

Frage 9.12: Lösung D

Die Phenylalanin-Hydroxylase ist tatsächlich ein Enzym des Leberstoffwechsels; der genetische Krankheitsnachweis kann aber im Prinzip an jeder das vollständige Genom enthaltenden Zelle geführt werden.

H94

Frage 9.13: Lösung A

Der G-6-PDH-Mangel wird X-chromosomal-rezessiv vererbt und bewirkt eine Störung der Glutathion-Reduktion in den Erythrozyten. Durch oxidationssteigernde Agentien (z.B. (B) – (E), nicht aber Penicillin) kann es über den erhöhten Spiegel an oxidiertem Glutathion zur akuten Hämolyse kommen.

F98

Frage 9.14: Lösung E

Da erkrankte Personen immer homozygote Genträger sind, übertragen sie das Gen an alle Nachkommen, gleich welchen Geschlechts. Die Nachkommen sind dann heterozygot gesund. Da eine ursächliche Heilung des Gendefekts (Chromosom Nr. 12) (Phenylalaninhydroxylase-Mangel der Leber) nicht möglich ist, können erkrankte Personen durch phenylalanin**arme** Kost symptomatisch behandelt bzw. vor den Folgen des Stoffwechseldefektes weitestgehend geschützt werden. Phenylalanin ist eine essenzielle Aminosäure, deshalb darf sie in der Diät nicht **vollständig** gestrichen werden.

F95

Frage 9.15: Lösung C

Der Tyrosinasedefekt verhindert beim Albinismus die Umwandlung von Tyrosin über DOPA zu Melanin und führt so zur Depigmentierung.
Zu **(A):** Galaktoserückstau durch Enzymdefekt
Zu **(B):** Phenylalaninrückstau durch Enzymdefekt
Zu **(D):** Multifaktorielle Genese
Zu **(E):** Androgenüberschuss durch Überstimulation aufgrund mangelnder Kortisolsynthese

F87

Frage 9.16: Lösung E

Der Enzymdefekt (X-chromosomal-rezessiv) der Glukose-6-Phosphat-Dehydrogenase kann bei Einnahme bestimmter Medikamente beziehungsweise Nahrungsmitteln zu Hämolysen führen. Die Einnahme von Anti-Malaria-Medikamenten, Sulfonamiden und Nitrofurantoin ist deshalb kontraindiziert. Wegen der Unverträglichkeit von Favabohnen (Saubohnen) wird die Erkrankung auch als Favismus bezeichnet.

F90 !

Frage 9.17: Lösung C

Der erblich bedingte Glukose-6-P-Dehydrogenasemangel wird X-chromosomal-rezessiv vererbt. Er wird in malariaverseuchten Gebieten Schwarzafrikas bei mehr als 20% der Bevölkerung angetroffen. Die Gabe von Medikamenten wie Sulfonamide, Nitrofurantoin, Chloramphenicol, Anilinderivate und Primaquin führt zu Hämolysen. Wegen der Unverträglichkeit bei Genuss von Favabohnen wird die Erkrankung auch Favismus genannt. Bei Pseudocholinesterasemangel tritt ein verlängerter Atemstillstand nach Gabe von Suxamethonium auf.

F92

Frage 9.18: Lösung A

Fast alle Enzymdefekte werden autosomal-rezessiv oder X-chromosomal-rezessiv vererbt. X-chromosomale Vererbung trifft für die Hämophilie, Vitamin-D-resistente Rachitis, Deuteranomalie und Marker-X-Syndrom sowie Muskeldystrophie (Typ Duchenne) zu.

H94

Frage 9.19: Lösung C

Zu **(A):** Defekt des Bindegewebsproteins Fibrillin, autosomal-dominant vererbt
Zu **(B):** Defekt der Kortisolsynthese, dadurch überschießende Stimulation, autosomal-rezessiv
Zu **(C):** Androgenrezeptordefekt, verhindert Ausbildung männlicher Merkmale, X-chromosomal rezessiv
Zu **(D):** Fehlen der Phenylalanin-abbauenden Hydroxylase, autosomal-rezessiv vererbt
Zu **(E):** Defekt eines Chloridionen-Kanals exokriner Drüsen, autosomal-rezessiv vererbt

F88

Frage 9.20: Lösung C

Der Karyotyp dieser Patienten ist normal (46,XY). Der Anomalie liegt ein Rezeptordefekt zugrunde. Ursächlich handelt es sich um eine Mutation des Androgen-Rezeptor-Locus. Dadurch bedingt kommt es zu einer fehlenden Wirkung von Testosteron am Zielgewebe.

F88

Frage 9.21: Lösung B

Die Tay-Sachs-Krankheit beruht auf einem autosomal-rezessiven Gendefekt, der mit einem Enzymdefekt einhergeht, wodurch es zu einem Anstau von Stoffwechselprodukten kommt, da diese nicht umgewandelt werden können. Das defekte Enzym ist die N-Azetyl-Hexosaminidase A. Es kommt folglich zur Anreicherung des Gangliosids GM2 in den Nervenzellen des zentralen Nervensystems.

10 Genetische Diagnostik und Beratung

Frage 10.1: Lösung E

Sporadisch auftretende Fälle von dominanten Erbleiden beruhen wegen der Selektionsnachteile bei Erkrankten häufig auf Neumutationen. Das gleiche gilt für X-chromosomal-rezessive Merkmale, da in beiden Fällen die Mutation eines Allels genügt, um zur Ausprägung zu gelangen (bei X-chromosomal-rezessivem Erbgang im hemizygoten Zustand beim männlichen Geschlecht). Bei autosomal-rezessivem Erbgang kommt in der Verwandtschaft eines homozygot Erkrankten selten ein weiterer Merkmalsträger vor. Neumutationen sind bei diesem Vererbungsmodus selten Erkrankungsgrund, da beide Allele gleichzeitig von der Mutation betroffen sein müssten.

F89

Frage 10.2: Lösung B

Die Ursache für das sporadische Auftreten von autosomal-dominanten Merkmalen liegt bei bisher unbelasteten Familien in Neumutationen. Da schwere autosomal-dominante Leiden den Merkmalsträger stark belasten, ist die Zahl der Nachkommen gering. Achondroplasie und Akrozephalosyndaktylie (Apert-Syndrom) werden autosomaldominant vererbt. Bei Phenylketonurie und beim Albinismus sowie der Sichelzellenanämie liegt ein autosomal-rezessiver Erbgang vor.

Frage 10.3: Lösung D

Obwohl in einer Familie mit vier Kindern statistisch gesehen 50% männlich und 50% weiblich sind, kann es vorkommen, dass alle Kinder männlichen Geschlechts sind. Die Wahrscheinlichkeit für jedes einzelne Kind, ein Junge zu sein, beträgt unabhängig von der Geschlechtsverteilung der Geschwister 50%.

Frage 10.4: Lösung D

Die Wahrscheinlichkeit für Kinder heterozygoter Eltern homozygot zu erkranken, beträgt 25%. 75% der Kinder sind merkmalsfrei, 2/3 davon heterozygote Träger.

Frage 10.5: Lösung D

Die „a priori" Wahrscheinlichkeit Konduktorin zu sein, ist für beide Schwestern gleich (0,5). Da die progressive Muskeldystrophie X-chromosomal-rezessiv vererbt wird, tritt sie bei Männern schon im hemizygoten Zustand auf. Daraus folgt, dass jeweils die Hälfte der männlichen Nachkommen beider Schwestern „a priori" erkrankt sein müsste. Da jedoch eine der beiden Frauen entgegen dieser Wahrscheinlichkeit nur gesunde Söhne hat, ist es weniger wahrscheinlich, dass sie Genträgerin ist. Ihr Risiko, einen Sohn mit der angeborenen Anomalie zu bekommen, ist deshalb etwas geringer als das ihrer Schwester, also weniger als 25%.

F93 !

Frage 10.6: Lösung C

Die Muskeldystrophie Duchenne wird X-chromosomal-rezessiv vererbt. Deshalb sind alle Töchter von betroffenen Männern Konduktorinnen. 50% der Schwestern betroffener Männer sind ebenfalls Konduktorinnen und übertragen das Gen mit gleicher Wahrscheinlichkeit an ihre Töchter. Nur die Hälfte der Söhne wird jedoch dann erkranken. Das Risiko für Söhne, zu erkranken bzw. für Töchter, Konduktorinnen zu sein, ist also $1/2 \times 1/2 \times 1/2 = 12{,}5\%$.

F86 !

Frage 10.7: Lösung C

Die Muskeldystrophie Typ Duchenne wird X-chromosomal-rezessiv übertragen. Konduktorinnen übertragen das kranke X-Chromosom an 50% ihrer Nachkommen. Da männliche Nachkommen ihr X-Chromosom von der Mutter bekommen, ist das Erkrankungsrisiko im vorliegenden Fall 50%.

F98

Frage 10.8: Lösung A

Autosomal-dominante Erbleiden führen häufig zu einer erheblichen Beeinträchtigung des Fortpflanzungsverhaltens betroffener Personen (Selektion). Ursache von Neuerkrankungen ist deshalb meist eine Neumutation. Gleichwohl kann bei den Eltern ein Keimzellmosaik vorliegen, das primär nicht zur Manifestation des Defektes führt. Es könnte auch ein Defekt mit unvollständiger Penetranz oder Dominanz vorliegen.

F98 !

Frage 10.9: Lösung C

Die Muskeldystrophie Duchenne wird X-chromosomal-rezessiv vererbt. Mütter sind bei diesem Erbgang fast ausschließlich Überträger, da sie phänotypisch unauffällig sind. Somit ist die Wahrscheinlichkeit, dass der Vetter Genträger ist, als gleich null anzusehen. Das Risiko, Konduktorin zu sein, beträgt a priori 50%. Es wird allerdings angegeben, dass sie mit Sicherheit Konduktorin ist. Sie gibt das Gen mit einer Wahrscheinlichkeit von 50% an einen männlichen Nachfahren ab, der dann an Muskeldystrophie erkrankt.

F95 !

Frage 10.10: Lösung E

Bei der X-chromosomal-rezessiv vererbten DMD erkranken alle männlichen Genträger; II/3 kann also ebensowenig Überträger sein wie der Vater von II/2. Für die Mutter von II/2 ist keine familiäre Belastung bekannt, damit kann auch II/2 als unbelastet gelten. Wären II/1 und II/2 Vollgeschwister, stiege das interessierende Risiko auf 25%.

H93 F89 !

Frage 10.11: Lösung C

Die Muskeldystrophie (Duchenne) wird X-chromosomal-rezessiv vererbt. II_3 ist sicherlich merkmalsfrei und kann damit das betreffende Gen nicht an seine Nachkommen weitergeben. Die Wahrscheinlichkeit, dass II_2 Konduktorin ist, beträgt 50%, da sie bei gesunden Eltern einen erkrankten Bruder hat. Mit der gleichen Wahrscheinlichkeit gibt sie das

Gen dann an ihre Tochter weiter. Das Risiko beträgt also $1/2 \times 1/2 = 1/4$. Sohn A wird dann das betreffende Gen mit einer Wahrscheinlichkeit von $1/4 \times 1/2 = 1/8$ bekommen.

F85

Frage 10.12: Lösung C

Liegt ein X-chromosomal rezessives Erbleiden vor, so ist die ausführliche Familienanamnese für die genetische Beratung von besonderer Bedeutung. Im Gegensatz zu autosomal-rezessiven Anomalien kann ein männlicher Merkmalsträger bei X-chromosomal-rezessivem Erbgang niemals die Anomalie auf einen Sohn übertragen. Töchter sind zu 50% Genträger (Konduktorinnen).

Frage 10.13: Lösung B

Die kongenitale Hüftgelenksluxation weist keinen klaren Mendel-Erbgang auf, da sie polygen vererbt wird. Sie kommt sechsmal häufiger bei Mädchen als bei Knaben vor. Bei dieser Art der Vererbung ist es auffallend, dass immer, wenn ein Betroffener dem statistisch weniger betroffenen Geschlecht angehört, das Risiko für seine Kinder die Anomalie zu erben, erhöht ist (Carter-Effekt).

F87

Frage 10.14: Lösung D

Die Abschätzung des Risikos X-chromosomaler und autosomal-rezessiver und dominanter Erbleiden erfolgt nach den Mendel-Regeln. Das Wiederholungsrisiko multifaktorieller Erbleiden beziehungsweise freier Chromosomenanomalien – diese treten unabhängig vom Alter der Eltern auf – wird nach empirisch gewonnenen Erbprognoseziffern abgeschätzt.

H87

Frage 10.15: Lösung C

Die empirische Erbprognose findet in der genetischen Beratung ihre Anwendung bei der Abschätzung von Risiken **multifaktorieller Erbleiden**. Zystische Fibrose und Penylketonurie werden autosomal-rezessiv vererbt und folgen den Mendel-Regeln.

F92

Frage 10.16: Lösung C

Der Carter-Effekt besagt, dass bei polygener Vererbung das Risiko für Kinder eines Erkrankten, der dem statistisch weniger häufig betroffenen Geschlecht angehört, erheblich erhöht ist. Beispiel: Pylorusstenose. Hatte der Vater eine angeborene Pylorusstenose, so ist mit einem Wiederholungsrisiko von 6% für dessen Söhne und 2,5% für dessen Töchter zu rechnen. Bei mütterlicher Pylorushypertrophie ist das Risiko für die Söhne mit 20%, für die Töchter mit 7% anzusetzen.

F93

Frage 10.17: Lösung B

Die Pylorusstenose wird nicht nach den von Mendel ermittelten Vererbungsregeln an die Nachkommen weitergegeben. Das Risiko läßt sich anhand empirisch gewonnener Risikoziffern abschätzen. Die Pylorusstenose ist bei männlichen ungefähr fünfmal häufiger als bei weiblichen Neugeborenen. Das Wiederholungsrisiko ist dann besonders erhöht, wenn ein betroffener Elternteil dem insgesamt weniger betroffenen Geschlecht angehört (Carter-Effekt).

F94

Frage 10.18: Lösung D

Bei multifaktoriell bedingten Erbleiden wird das Risiko nach empirischen Erbprognoseziffern bestimmt. Dieses beträgt bei gesunden Eltern und einem betroffenen Kind im Falle der Lippen-Kiefer-Gaumen-Spalte für das nächste Kind 3–6%. Nach zwei betroffenen Kindern steigt das Risiko auf 10% an.

F89

Frage 10.19: Lösung B

Siehe Kommentar zu Frage 10.18.

F98 !

Frage 10.20: Lösung C

Die Nachkommen von Probanden, die dem eigentlich nicht so häufig betroffenen Geschlecht angehören, haben das höchste Risiko, das Merkmal vererbt zu bekommen. Folglich beträgt das Risiko für Söhne betroffener Mütter circa 20%, das von Töchtern betroffener Mütter etwa 7–8%. Dieses Phänomen wird als Carter-Effekt bezeichnet. Da in der beschriebenen Konstellation männliche Nachfahren deutlich häufiger betroffen sind (Verhältnis 7:1), sind Söhne betroffener Mütter mit dem höchsten Risiko behaftet.

H99 !

Frage 10.21: Lösung A

Die Anenzephalie gehört zur Gruppe der Neuralrohrstörungen. Die Vererbung erfolgt **multifaktoriell**. Entdeckt werden kann der Defekt durch Fruchtwasseranalysen. Eine chromosomale Diagnostik ist nicht möglich. Das Risiko des erneuten Auftretens der Anomalie ist nach empirisch gewonnenen Erbprognoseziffern voraussagbar.

F99

Frage 10.22: Lösung C

Angeborene Neuralrohrstörungen (Anenzephalie, Spina bifida) sind multifaktoriell vererbt. Eine Erbprognose ist deshalb nicht nach den Mendel-Regeln zu erstellen. Hierfür müssen empirische Ziffern herangezogen werden. Demnach ist bei gesunden Eltern das Wiederholungsrisiko bei einem weiteren Kind nach einmaligem bisherigen Auftreten bei 6% anzusiedeln. Bei zwei Kindern steigt das Risiko auf 10% an. Eine pränatale Diagnostik ist durch Amniozentese und Bestimmung des Alpha-Fetoproteins (AFP) möglich. Ein chromosomaler Defekt ist nicht bekannt.

H85

Frage 10.23: Lösung D

Die Wahrscheinlichkeit, dass ein Kind des Vaters, der an der autosomal-dominant vererblichen Skelettdysplasie erkrankt ist, das abnorme Gen erhält und damit ebenfalls erkrankt, beträgt 50%. Alle fünf Kinder erkranken demnach mit einer Wahrscheinlichkeit von

$$^1/_2 \cdot {}^1/_2 \cdot {}^1/_2 \cdot {}^1/_2 \cdot {}^1/_2 = ({}^1/_2)^5 = {}^1/_{32},$$

vorausgesetzt, ein Elternteil ist erkrankt. Ist der andere Elternteil zusätzlich Genträger, so erhöht sich die Wahrscheinlichkeit auf 0,24.

H86

Frage 10.24: Lösung B

Bei einer Ehe zwischen Vetter und Base I. Grades ist die Wahrscheinlichkeit des homozygoten Auftretens autosomal-rezessiv vererbter Anomalien unter deren Kindern erhöht. Sie besitzen als Kinder von Geschwistern $^1/_8$ ihrer Gene gemeinsam. Bei leerer Familienanamnese sollte jedoch nicht von einer Konzeption abgeraten werden.

H88

Frage 10.25: Lösung A

Inzucht wirkt sich in erster Linie auf die Häufigkeit autosomal-rezessiver Erbleiden aus. Ist in einer Familie nur ein Elternteil Träger der autosomal-rezessiven Anomalie, können die Kinder nicht erkranken. Da Vater und Tochter durchschnittlich die Hälfte aller Gene gemeinsam besitzen, ist bei einer entsprechenden Verbindung das Risiko für das Auftreten eines autosomal-rezessiven Erbleidens stark erhöht. Bei dominanten oder X-chromosomalen Erbleiden spielen Inzestverbindungen wegen der zudem schon hohen Frequenz des Leidens bei den Nachkommen keine wesentliche Rolle. Außerdem wurde angegeben, dass die leiblichen Eltern des Kindes gesund sind. Dies gilt in ähnlicher Form auch für chromosomale Anomalien.

H97 **!!**

Frage 10.26: Lösung A

In Generation I sind Vater und Mutter heterozygote Genträger. Da II2 homozygot gesund ist, ergibt sich das Risiko für dessen Nachfahren aus der Wahrscheinlichkeit des Auftretens in der Gesamtbevölkerung. Nur im homozygoten Fall tritt eine Erkrankung auf. In der dargestellten Konstellation kann es dazu allerdings nicht kommen, selbst wenn II3 heterozygote Genträgerin wäre.

H90

Frage 10.27: Lösung C

Die Mukoviszidose ist die häufigste erbliche Stoffwechselerkrankung. Sie wird autosomal-rezessiv vererbt. Unauffällige Elternteile eines Betroffenen sind heterozygote Genträger. Ein Test ist deshalb überflüssig. 25% der Kinder heterozygoter Genträger sind statistisch gesehen erkrankt. Durch DNA-Analyse lässt sich der Defekt in der Mehrzahl der Fälle bereits pränatal erfassen (Chromosom Nr. 7). (Nur 22% richtige Antworten.)

F86

Frage 10.28: Lösung B

Da III(1) und III(2) erkrankt sind, müssen deren Eltern heterozygote Genträger sein. Von den gesunden Kindern heterozygoter Genträger sind 2/3 ebenfalls heterozygote Genträger. Diese (III(3)) übertragen das Gen dann mit einer Wahrscheinlichkeit von 0,5 auf ihre Nachkommen. Die Wahrscheinlichkeit für III(4), heterozygot zu sein, entspricht ungefähr der Heterozygotenfrequenz in der Gesamtbevölkerung (2 pq), wobei $q^2 = 1/2000$ und $q = 0{,}02$ beträgt. Daraus folgt die Heterozygotenfrequenz:

$2 \cdot 0{,}98 \cdot 0{,}02 = 0{,}04.$

III(4) gibt das Gen mit einer Wahrscheinlichkeit von 0,5 an die folgende Generation weiter.
Die Gesamtwahrscheinlichkeit für das Kind aus der Beziehung zwischen III(3) und III(4), homozygot zu erkranken, beträgt demnach ungefähr:

$(2/3 \cdot 0{,}5) \cdot (0{,}04 \cdot 0{,}5) = 1/3 \cdot 0{,}02 = 0{,}6\%.$

F00 **!**

Frage 10.29: Lösung B

Das Allel wird von Generation zu Generation mit der Wahrscheinlichkeit von 50% an die Nachkommen übertragen. Folglich beträgt die Wahrscheinlichkeit für den Urenkel: $(1/2 \times 1/2 \times 1/2) \times (1/2 \times 1/2 \times 1/2) = 1/8 \times 1/8 = 1/64$.

H87 !

Frage 10.30: Lösung B

Die Wahrscheinlichkeit, ein Kind mit Mukoviszidose zu bekommen, ist bei einer derartigen Konstellation 25%. Folglich ist das zu erwartende Risiko, zwei Kinder mit der gleichen Krankheit zu bekommen: $1/4 \times 1/4 = 1/16$.

H98 F93 F92 !!

Frage 10.31: Lösung B

Der offensichtlich gesunde Bruder einer erkrankten Frau ist mit einer Wahrscheinlichkeit von 2/3 heterozygoter Genträger. Das entsprechende Risiko seiner Frau ergibt sich aus der Genfrequenz (1/100) in der Gesamtbevölkerung. Die Heterozygotenfrequenz beträgt demnach 2/100. Beide Partner übertragen das Gen mit einer Wahrscheinlichkeit von 0,5 auf ihre Nachkommen. Das Gesamtrisiko beträgt demzufolge: $(0{,}5 \times 2/3) \times (0{,}5 \times 2/100) = 1/300$.

H90 !

Frage 10.32: Lösung B

Die Wahrscheinlichkeit für ein Kind aus dieser Beziehung, an der autosomal-rezessiven Erkrankung der Mutter zu leiden, ergibt sich aus der Frequenz der Heterozygoten. Diese geben mit einer Wahrscheinlichkeit von 1/2 das betreffende Gen weiter. Die Genfrequenz beträgt 1/40. Die Heterozygotenfrequenz ergibt sich aus dem Binomialsatz (2ab) = 1/20.
$1/20 \times 2 = 2{,}5\%$ beträgt also die Wahrscheinlichkeit für ein Kind aus dieser Beziehung.

H94

Frage 10.33: Lösung D

Das allgemeine Risiko eines Kindes zweier familiär unbelasteter Eltern beträgt p^2, wenn jeder Elternteil das Krankheitsgen mit einer allgemeinen Wahrscheinlichkeit von p weitervererbt. Diese Wahrscheinlichkeit ist also für den unbelasteten Partner anzunehmen.
Die Krankheit der Geschwister beweist, daß beide Eltern des/der Ratsuchenden Genträger sind; waren die Eltern gesund und also heterozygot, hat der/die gesunde (!) Ratsuchende in 2/3 der Fälle das defekte Allel geerbt und gibt es mit der Wahrscheinlichkeit $2/3 \times 1/2 = 1/3$ weiter. Das Risiko für das Kind beträgt somit $p \times 1/3$.

$p^2 = 1/10\,000 \Rightarrow p = 1/100 \Rightarrow$ Risiko 0,33%

H94 !

Frage 10.34: Lösung B

Die Eltern des Mannes sind beide heterozygot, somit trägt er in zwei von drei möglichen Fällen das kranke Gen und vererbt es mit der Wahrscheinlichkeit $2/3 \times 1/2 = 1/3$ weiter. Von den gemeinsamen Großeltern des Paares ist mindestens ein (und, da es sich um eine seltene Krankheit handelt, wahrscheinlich genau ein) Partner heterozygot; das Risiko, dass sich das kranke Gen von den Großeltern bis auf das Kind vererbt, beträgt $1/2 \times 1/2 \times 1/2 = 1/8$. Das Krankheitsrisiko für das Kind ist also $1/3 \times 1/8 = 1/24 = 4{,}17\%$.

F98 !!

Frage 10.35: Lösung C

Autosomal-rezessive Erbleiden setzen heterozygote Eltern voraus. 2/3 der gesunden Geschwister eines Erkrankten sind heterozygote Genträger und übertragen das Gen dann mit einer Wahrscheinlichkeit von 50%. Daraus ergibt sich das Risiko für den Sohn der gesunden Schwester: $2/3 \times 0{,}5 = 1/3$.

H98 H84

Frage 10.36: Lösung A

Obwohl mehrere Familienmitglieder Genträger bzw. erkrankt sind, ist II2 heterozygot gesund für DF508. Die Ehefrau ist heterozygoter Genträger. Gleichwohl ist es möglich, dass ein Kind aus der vorgenannten Beziehung erkrankt, da auch andere Gendefekte (z.B. R 117 H) zu einer Mukoviszidose führen können. Das entsprechende Risiko ist dann allerdings wesentlich geringer, da der Defekt DF508 die weitaus häufigste Ursache für die zystische Fibrose darstellt.

Frage 10.37: Lösung C

II_3 ist offensichtlich gesund. Unter den gesunden Nachkommen heterozygoter Eltern (I_1 und I_2) sind 2/3 heterozygote Merkmalsträger (II_3). Diese übertragen das kranke Gen mit der Wahrscheinlichkeit 0,5 auf ihre Nachkommen. Unter der Bedingung heterozygot zu sein, übertragen sie also das Gen mit der Wahrscheinlichkeit: $0{,}5 \times 2/3 = 2/6$. Für II_4 besteht das Risiko heterozygot zu sein: $2 \times 1/200 = 1/100$ (aus: $p^2 + 2pq + q^2$, wobei p ungefähr dem Wert 1 entspricht, wegen $p + q = 1$). II_4 überträgt das Gen dann mit der Wahrscheinlichkeit: $0{,}5 \times 1/100 = 1/200$.
Die Wahrscheinlichkeit des gleichzeitigen Vererbens der Erbanlage errechnet sich aus dem Produkt der beiden Wahrscheinlichkeiten: $1/200 \times 2/6 = 1/600$.

H87

Frage 10.38: Lösung C

(1), (2) und (3) sind X-chromosomal-rezessive Erbleiden. Dies bedeutet, dass eine Frau nur bei zwei defekten X-Chromosomen erkranken kann und dann deren Söhne ebenfalls erkranken werden. Töchter sind folglich bei dieser Konstellation alle Konduktorinnen, da sie ein X-Chromosom von der Mutter bekommen. Ist eine Mutter dagegen nur Konduktorin, dann gibt sie das betreffende Gen an 50% der Nachkommen weiter. Bei einer balancierten Translokation 21 q 21 q des Vaters werden alle lebend geborenen Nachkommen an Trisomie 21 leiden, da in der Meiose Trivalente statt der sonst üblichen Bivalente gebildet werden. Dadurch kommt es während der Reifeteilung zu einer ungleichen Verteilung des Chromosomenmaterials auf die Tochterzellen.

Frage 10.39: Lösung C

Die nach einer Amniozentese auftretenden Fehlgeburten sind nicht auf direkte Schädigung des Föten, sondern vornehmlich auf den Eingriff an der Schwangeren und auf die dadurch ausgelöste Reaktion des Uterus zurückzuführen. Vor und während der Punktion wird die Lage des Kindes mittels Ultraschall kontrolliert. Eine direkte Schädigung der Frucht ist deshalb fast ausgeschlossen. Ein Mortalitätsrisiko der Gravida beziehungsweise der Schwangeren ist durch die diagnostische Maßnahme nicht gegeben.

F89

Frage 10.40: Lösung D

Die pränatal durchgeführte Fruchtwasseranalyse dient der Diagnostik von Stoffwechselanomalien, Neuralrohrdefekten und Chromosomenanomalien. Zusätzlich ist durch eine Fetoskopie eine Missbildung der Leibesfrucht erkennbar. Darüber hinausgehende Erkrankungen können nicht nachgewiesen werden.

Frage 10.41: Lösung E

Indikationen für die Amniozentese:
1. Erhöhtes Alter der Mutter (ab 35).
2. Vorangegangenes Kind mit Chromosomenaberration.
3. Ein Elternteil ist Träger einer balancierten Translokation.
4. Geschlechtsdiagnose bei X-chromosomal-rezessiven Erbleiden der Mutter, wenn die Mutter Konduktorin ist.
5. Heterozygotie beider Eltern bezüglich eines rezessiven Stoffwechseldefekts.
6. Ausschluss eines Neuralrohrdefektes.

Frage 10.42: Lösung B

Das Vorliegen fetaler Fehlbildungen wie Lippen-Kiefer-Gaumen-Spalte oder Extremitätenmissbildungen kann lediglich durch Fetoskopie, jedoch nicht durch Entnahme von Fruchtwasser geklärt werden.

F98

Frage 10.43: Lösung A

Neuralrohrdefekte können bereits pränatal durch erhöhtes Alphafetoprotein im Serum und Fruchtwasser der Schwangeren diagnostiziert werden. Durch prophylaktische Gabe von Folsäurepräparaten konnte die Rate der Kinder mit Neuralrohrdefekten deutlich gesenkt werden. Da der Defekt im 1. Trimenon auftritt, kann er bereits mit einer Amniozentese diagnostiziert werden.

F98

Frage 10.44: Lösung D

Das Alphafetoprotein (AFP) ist im Serum und Fruchtwasser von Schwangeren erhöht, wenn ein Neuralrohrdefekt des Feten vorliegt. Da dieser jedoch nicht mit einem Down-Syndrom vergesellschaftet ist, ist Antwort (D) falsch. Leicht erhöhte AFP-Werte im Serum von Schwangeren sind physiologisch. Bei bestimmten Lebertumoren und bei Leberzirrhose kann der Laborparameter erhöht sein.

F97

Frage 10.45: Lösung C

Die Tay-Sachs-Krankheit beruht auf einem Defekt der N-Azetylhexosaminidase A, der eine Speicherung des Gangliosids GM2 in den Nervenzellen des ZNS bewirkt. Der Erbgang ist autosomal rezessiv.
Die Mukoviszidose ist die häufigste autosomal-rezessiv vererbte Erkrankung. Circa 5% der Europäer sind heterozygote Genträger. Es liegt ein Defekt eines Gens (CFTR = cystic fibrosis transmembrane conductance regulator gen), das für einen Ionenkanal codiert, zugrunde. Das defekte Gen ist auf Chromosom 7 lokalisiert. Es sind etwa 200 verschiedene Mutationen dieses Gens bekannt. Die Pränataldiagnose erfolgt über Chorionzottenbiopsie oder indirekt über Haplotypendiagnostik der Eltern.
Die Muskeldystrophie Duchenne wird durch eine molekulare Deletion verursacht. Das defekte Gen konnte auf dem kurzen Arm des X-Chromosoms lokalisiert werden. Pränatal ist eine direkte DNA-Diagnostik möglich.
Auch die Sichelzellenanämie kann pränatal diagnostiziert werden. Dies gelingt über eine direkte Genotypenanalyse. Das defekte Gen ist auf dem Chromosom 11 lokalisiert. Der Erbgang ist autosomal-rezessiv.

Bei der Myasthenia gravis kann eine Assoziation mit dem HLA-System nachgewiesen werden (HLA-B8, HLA-DR 3). Eine Prognose lässt sich davon jedoch nicht ableiten.

F96

Frage 10.46: Lösung A

Die Muskeldystrophie Duchenne wird X-chromosomal-rezessiv vererbt. Bei 60% der Patienten kann eine Deletion im Dystrophin-Gen nachgewiesen werden. Der genetische Defekt kann durch DNA-Diagnostik nachgewiesen werden. Auf diese Weise können Konduktorinnen des defekten Gens identifiziert werden. Nicht immer ist allerdings eine direkte Genotypendiagnostik möglich. In derartigen Fällen gelangen indirekte Methoden zum Einsatz.

F97

Frage 10.47: Lösung D

Bei der direkten molekulargenetischen Diagnostik können Genmutationen mittels RFLP (Restriktionsfragmentlängen-Polymorphismus) nachgewiesen werden. Ein RFLP kann zur Pränataldiagnostik herangezogen werden, wenn er innerhalb eines Gens liegt, dessen Mutation nachgewiesen werden soll. Eine genaue Kenntnis der Basenfolge des Gens ist dazu allerdings nicht erforderlich. Aus der Untersuchung innerhalb der Familie ist das Erkrankungsrisiko für die Folgegeneration abzuleiten. Deshalb kann auf sie nicht verzichtet werden.

F88 !!

Frage 10.48: Lösung D

Die Diagnose von Neuralrohrverschlussstörungen (A) erfolgt über die Bestimmung des α-1-Fetoproteins in der Amnionflüssigkeit. Das Anlegen von Zellkulturen dient der Erstellung des kindlichen Karyotyps und damit der Diagnose von Chromosomenanomalien (B). Die Geschlechtsdiagnose (C) der Leibesfrucht ist bei Verdacht auf X-chromosomal-rezessiven Erbgang indiziert. Rezessive Stoffwechselanomalien (E) können zum Teil durch Bestimmung der Enzymaktivitäten schon vor der Geburt entdeckt werden.

H91

Frage 10.49: Lösung A

Die Chorionzottenbiopsie kann bereits während der 6.–10. Schwangerschaftswoche (SSW) durchgeführt werden, während der günstigste Zeitpunkt für die Amniozentese um die 14.–16. SSW liegt. Vom Ansetzen einer Zellkultur bis zur Diagnosestellung vergehen unabhängig vom diagnostischen Verfahren 2–5 Wochen. Bei genetischer Indikation ist ein Schwangerschaftsabbruch bis zur 22. Woche möglich. Dieser kann folglich nach Chorionzottenbiopsie wesentlich früher durchgeführt werden. Während das Abortrisiko bei ultraschallgezielter Punktion bei etwa 1% beziehungsweise darunter liegt, ist das entsprechende Risiko bei der Chorionzottenbiopsie mit 4% erheblich höher als die spontane Abortrate (1%).

F92

Frage 10.50: Lösung C

Durch Bestimmung des AFP und der Azetylcholinesterase im Fruchtwasser ist ein Neuralrohrdefekt beim Fetus mit hoher Wahrscheinlichkeit auszuschließen. Auch durch Analyse des mütterlichen Blutserums ist diese Aussage bereits möglich. So kann mit 90% Wahrscheinlichkeit ein Anenzephalus und mit 70% Wahrscheinlichkeit eine Spina bifida pränatal erkannt werden. Auch mit Ultraschalluntersuchungen sind diese Diagnosen pränatal, nicht invasiv zu stellen.

F94

Frage 10.51: Lösung E

Neben invasiven Methoden (Amniozentese, Chorionzottenbiopsie, Nabelschnurpunktion, Fetoskopie) können nicht invasive Methoden im Rahmen der pränatalen Diagnostik eingesetzt werden (Sonographie, Analysen des mütterlichen Serums). Durch diese Maßnahmen können Chromosomenanomalien (Amniozentese, Nabelschnurpunktion, Chorionbiopsie), Virusinfekte (Nabelschnurpunktion), Fehlbildungen (Sonographie, Fetoskopie) und Stoffwechseldefekte (Amniozentese), Neuralrohrdefekte (Alpha-Fetoprotein im mütterlichen Serum oder in der Amniozentese) analysiert werden.

F93

Frage 10.52: Lösung D

Die Achondroplasie ist eine autosomal-dominant erbliche Anomalie. Der ursächliche genetische Defekt ist nicht bekannt. Pränatal weist eine Ultraschalluntersuchung bereits auf die Achondroplasie hin. Eine Chromosomenanalyse ist auch deshalb nicht indiziert, da es sich bei autosomal-dominant vererbten Merkmalen meist um Neumutationen handelt.

F93 !

Frage 10.53: Lösung E

Die Chorea Huntington tritt **nicht**, wie unter (C) angegeben, nur bei Patienten unter 20 Jahren auf. Vielmehr ist mit einer späten Erkrankungsmanifestation zu rechnen. Deshalb ist es auch notwendig, Personen im Familienkreis mit in die Erbprognose einzubeziehen, die vor Erreichen des 40. Lebensjahres, und damit vor einer möglichen Erkrankung, verstorben sind.

H84 !

Frage 10.54: Lösung A

Die Chorea Huntington ist eine Erkrankung, die autosomal-dominant vererbt wird. Das durchschnittliche Manifestationsalter liegt zwischen 35 und 40 Jahren. Die Krankheit kann sich aber auch durchaus wesentlich früher oder auch später manifestieren. Für die Schätzung des Risikos für Kinder einer bereits erkrankten Person, ihrerseits kranke Nachkommen zu bekommen, ist deshalb das Alter des Ratsuchenden unerlässlich.

H87

Frage 10.55: Lösung A

Eine Risikoberechnung bei der genetischen Beratung ist nach dem Bayes-Theorem aufgrund der „a priori" bestehenden Risiken möglich. Dazu gehören Genfrequenzen, Mutationsraten und gewisse Stammbaumgegebenheiten sowie gewisse konditionale Faktoren. Bei der Muskeldystrophie (Typ Duchenne) kann so zum Beispiel das Risiko für die Nachkommen in Abhängigkeit von der Wahrscheinlichkeit der Rat suchenden Mutter, Konduktorin oder Nicht-Konduktorin zu sein, abgeschätzt werden. Auch bei Erkrankungen mit variablem Erkrankungseintritt (Chorea Huntington) kann das Theorem zur Risikoabschätzung herangezogen werden.

H89

Frage 10.56: Lösung A

Dominante Gene gelangen bereits im heterozygoten Zustand zur Ausprägung, wenn eine vollständige Penetranz vorliegt. Erbleiden, die mit äußeren oder inneren Missbildungen einhergehen, werden in der Regel autosomal-dominant vererbt. Schwere autosomal-dominante Erbleiden belasten den Merkmalsträger so sehr, dass die Zahl der Nachkommen gering ist.
Sind die Eltern eines Merkmalsträgers völlig unbelastet, ist das Risiko für ein weiteres Kind entsprechend der Neumutationsrate anzusetzen.

Frage 10.57: Lösung E

Durch Chromosomenanalyse lassen sich keine Stoffwechseldefekte diagnostizieren. Heterozygote Träger weisen lediglich eine Reduzierung der entsprechenden Enzymaktivität auf.

H87

Frage 10.58: Lösung E

Als Ursache habitueller Aborte kommen nicht selten balancierte chromosomale Strukturanomalien bei einem der beiden Elternteile in Betracht. Spätestens nach drei habituellen Aborten ist deshalb neben der Erhebung der Familienanamnese auch eine gynäkologische Untersuchung indiziert. Daran schließt sich eine Chromosomenanalyse bei beiden Ehepartnern an. Die Mehrzahl der Chromosomenanomalien, die zu Spontanaborten führen, ist auf Neumutationen zurückzuführen. Die häufigste Ursache von Spontanaborten sind autosomale Trisomien.

H94

Frage 10.59: Lösung B

Zwar sind letale Chromosomenstörungen überwiegend Neumutationen; bei gehäuftem Auftreten liegt jedoch der Verdacht nahe, dass die Chromosomenkonstellation der Eltern die Bildung genomisch normaler Zygoten verhindert. Dies wäre zum Beispiel der Fall bei einer balancierten Robertson'schen Translokation.

F87

Frage 10.60: Lösung C

(A), (B), (D) und (E) stellen Indikationen für eine Amniozentese dar.
Zu **(A):** wegen des höheren Risikos einer Chromosomenanomalie.
Zu **(B):** zur Abschätzung des Wiederholungsrisikos.
Zu **(D):** Über die Bestimmung des Alpha-Fetoproteins besteht die Möglichkeit, das Wiederholungsrisiko abzuschätzen.
Zu **(E):** Bestimmung des Geschlechts des Kindes bei X-chromosomal-rezessivem Erbgang.
Eine Epilepsie stellt wegen der multifaktoriellen Genese keine Indikation zur Amniozentese dar.

F89

Frage 10.61: Lösung A

Während beim Mann während des gesamten Lebens Meiosen ablaufen und die Spermatozoen aus einer gerade erfolgten Reifeteilung hervorgehen, verharrt die Oozyte nach der ersten meiotischen Reifeteilung bis zu 50 Jahren im Diktyotän. In diesem Zeitraum ist sie einer Vielzahl exogener Noxen ausgesetzt. Ein gehäuftes Auftreten von Trisomien in der Nachkommenschaft von Müttern mit erhöhtem Alter wird darauf zurückgeführt. 30% der Non-Disjunktionen, die zu numerischen Chromosomenaberrationen führen, treten allerdings beim männlichen Elternteil auf. Spontanmutationen, die sich in Form von Punktmutationen bemerkbar machen, sind häufig bei Nachkommen von Männern mit hohem Lebensalter zu beobachten.

Frage 10.62: Lösung B

Die Chromosomen sind während der Metaphase maximal kontrahiert und deshalb für diagnostische Zwecke besonders geeignet. Bei speziellen Fragestellungen können Zellen auch im Stadium der Prophase analysiert werden.

Frage 10.63: Lösung E

Freie Trisomien haben ihre Ursache vornehmlich in meiotischen Non-Disjunktionen. Mit zunehmendem Alter der Mutter treten diese Fehlverteilungen gehäuft auf.

F88

Frage 10.64: Lösung A

Liegt bei einem Elternteil eine balancierte Translokation vom Typ 21 q21 q vor, so haben alle lebendgeborenen Kinder eine Trisomie 21.

F99 !!

Frage 10.65: Lösung B

Zunächst muss festgestellt werden, ob in der Familie der Rat suchenden Schwangeren eine Translokationstrisomie vorliegt. Dazu muss eine Chromosomenanalyse der Schwangeren durchgeführt werden. Ansonsten ist im Alter von 27 Jahren nicht mit einer überdurchschnittlichen Rate von Down-Syndromen zu rechnen. Liegt bei der Schwangeren jedoch eine Translokation 21/21 vor, kann die Wahrscheinlichkeit der Geburt eines Kindes mit der entsprechenden Anomalie 100% betragen. Erst wenn keine Translokation vorliegen sollte, kann eine Chromosomenanalyse durch Chorionzottenpunktion oder Amniozentese zum Ausschluss eines Down-Syndroms durchgeführt werden.

F93

Frage 10.66: Lösung E

Das Wiederholungsrisiko hängt nach der Geburt eines Kindes mit Down-Syndrom (Trisomie 21) einerseits vom Alter der Mutter ab (Antwort (3)). Andererseits ist eine Chromosomenanalyse beispielsweise bei den Eltern notwendig, um eine Translokation auszuschließen. Unter diesen Umständen kann das Wiederholungsrisiko bis zu 100% betragen.

H88

Frage 10.67: Lösung A

Bei (A) liegt eine Robertson-Translokation mit zentrischer Fusion der langarmigen Anteile des Chromosoms 21 vor. Die Gesamtzahl der Chromosomen ist um 1 Chromosom vermindert. Der Verlust der kurzarmigen Anteile geht allerdings nicht mit einer Symptomatik einher. Während der Meiose kommt es zu Trivalentbildung und entsprechender Fehlverteilung auf die Tochterzellen. Nach der Befruchtung entstehen Zellen mit einer Monosomie 21. Diese sterben ab. Alle lebend geborenen Nachkommen werden allerdings Träger einer Trisomie 21 sein, die den Karyotyp von (B) aufweisen. 50% der Nachkommen von (B) werden gesund sein. Bei (C) ist das Risiko bei mütterlicher Translokation theoretisch 25%, praktisch allerdings nur 10%. (D) weist einen Karyotyp mit freier Trisomie auf, wobei 50% gesunde Kinder resultieren. (E) stellt einen Mosaiktyp dar.

F99 !!

Frage 10.68: Lösung C

Mongoloide Frauen sind fertil. Aufgrund der Fehlverteilung der X-Chromosomen in der Meiose sind 50% der Kinder wiederum von der Erkrankung betroffen.
Dagegen ist das Risiko ein mongoloides Kind zu bekommen 100%, wenn bei einem Elternteil eine Translokation 21/21 besteht.
Bei Vorliegen einer Translokation 14/21 bei einem Elternteil beträgt das Risiko einer Translokationstrisomie (Trisomie 14 oder Trisomie 21) theoretisch 33%. Da die entstehenden Monosomien (21 oder 14) bereits intrauterin versterben, also nicht lebensfähig sind, ist das Risiko bei Geburt mit 25% anzusetzen. Tatsächlich beobachtet man jedoch nur eine Erkrankungsfrequenz von 10% bei den Nachkommen, wenn die Mutter Translokationsträger ist und 5% bei väterlicher Translokation. Bei einer Translokation 21/22 ist die Situation ähnlich.

H86

Frage 10.69: Lösung B

Da das Alter der Rat suchenden Frau nicht erhöht ist, ist eine zytogenetische Untersuchung des Fruchtwassers nicht indiziert. Zunächst sollte eine Chromosomenanalyse des Ehemannes vorgenommen werden, da dessen verstorbener Bruder an Down-Syndrom litt. Liegt bei ihm eine balancierte Translokation vor, so ist das Risiko, ein Kind mit Down-Syndrom zu bekommen, erhöht. Erst dann ist gegebenenfalls eine Fruchtwasseranalyse indiziert. Bei einer Translokation des Typs t(21 q21 q) erübrigt sich diese Untersuchung, da alle Kinder an Down-Syndrom leiden werden.

Frage 10.70: Lösung A

Wie in der zweiten Aussage zutreffend bemerkt wird, liegt in über 90% der Fälle von Down-Syndrom eine „freie" Trisomie vor. Eine Chromosomendiagnostik beim Bruder der Schwangeren wird dies mit höchster Wahrscheinlichkeit bestätigen. Bei 5% der Trisomiepatienten kann auch eine Translokation vorliegen. D/G-Translokationen treten familiär gehäuft auf. (D = 13, 14, 15; G = 21, 22.)
Eine Chromosomenanalyse ist also indiziert, zumal sie ungefährlich ist und eine Amniozentese die Gefahr einer Fehlgeburt in sich birgt.

F97 **!**

Frage 10.71: Lösung C

Für die 25-jährige Frau besteht anamnestisch zunächst kein erhöhtes Risiko, ein Kind mit einem Down-Syndrom zu bekommen. Erst ab einem Alter von mehr als 35 Jahren steigt das entsprechende Risiko. Fraglich ist dagegen die genetische Konstellation in der Familie der Schwangeren. Liegt beim Bruder eine freie Trisomie vor, ist die Wahrscheinlichkeit, ein mongoloides Kind zu bekommen, im Rahmen des statistischen Risikos. Vor einer invasiven Diagnostik sollte also zunächst eine weniger belastende Untersuchung beim Bruder der Frau unternommen werden. Bei Vorliegen einer Translokationstrisomie sollte allerdings auch die Frau selbst untersucht werden, da sie mit einer balancierten Translokation phänotypisch unauffällig sein kann, in der Nachfolgegeneration jedoch mit einem gehäuften Auftreten von Trisomien zu rechnen ist. Das theoretische Risiko beträgt bei elterlicher Translokation für die Kinder 25%. Tatsächlich beträgt das Risiko bei väterlicher Translokation 4% und bei mütterlicher 10%.

F91

Frage 10.72: Lösung A

Zu **(A):** Beim Karyotyp 45,XX,-14,-21,+t(14q;21q) besteht eine balancierte Translokation. Das Risiko für Kinder dieser Frau, an Trisomie 21 zu leiden, beträgt statistisch 25%, tatsächlich liegt es jedoch bei ungefähr 10%.
Zu **(B):** Karyotyp beim Down-Syndrom
Zu **(C):** Mosaik-Karyotyp
Zu **(D):** Deletion eines Chromosoms 21. Statt dessen liegt jedoch eine Translokation der langarmigen Anteile zweier Chromosomen 21 vor. Dieser Zustand entspricht ebenfalls einem Down-Syndrom.
Zu **(E):** Trisomie 21 durch Translokation eines 21q-Anteils auf ein Chromosom 15.

F94

Frage 10.73: Lösung E

Die Entwicklungsprognose ist lediglich bei Mosaiken besser. Wenn die Mutter Translokationsträgerin ist, beträgt das empirische Wiederholungsrisiko 10% (theoretisch 25%), ist der Vater Träger der Translokation, beträgt das Risiko 4% (theoretisch 25%). In beiden Fällen ist die pränatale Diagnostik indiziert.

H91

Frage 10.74: Lösung D

Siehe Kommentar zu Frage 10.73.

H89

Frage 10.75: Lösung D

Familie III hat das geringste Wiederholungsrisiko, da weder eine elterliche Translokation vorliegt, noch das Alter der Mutter erhöht ist.
Wird eine Translokation 14/21 bei einem Elternteil diagnostiziert, beträgt das statistische Risiko für ein weiteres Kind 25%. Das tatsächliche Risiko beläuft sich bei väterlicher Translokation auf 4%, bei mütterlicher Translokation auf 10%. Liegt eine Translokation 21q;21q bei einem Elternteil vor, so werden alle lebend geborenen Nachkommen an einer Trisomie 21 leiden.

F00

Frage 10.76: Lösung A

Bei Vorliegen einer balancierten Translokation 21/14 bei einem Elternteil beträgt das Risiko, ein weiteres Kind mit Down-Syndrom zu bekommen, theoretisch 33%. Die entstehenden Monosomien sind allerdings nicht lebensfähig und sterben, somit beträgt das reale Risiko 25%. Tatsächlich werden jedoch geringere Zahlen beobachtet: 10% Wiederholungsrisiko bei mütterlicher Translokation und 5% bei väterlicher Translokation.

F98 **!!**

Frage 10.77: Lösung B

Alle lebend geborenen Nachfahren des beschriebenen Paares werden Träger einer Translokationstrisomie sein. Theoretisch besteht für die Nachfahren auch die Möglichkeit, eine Monosomie 21 aufzuweisen. Diese ist jedoch mit dem Leben nicht vereinbar.

F85

Frage 10.78: Lösung E

Beide Aussagen sind falsch. Bevor bei der schwangeren Frau eine Amniozentese durchgeführt wird, sollte eine Chromosomenuntersuchung zunächst des Bruders der Ratsuchenden vorgenommen werden. Um eine Translokation auszuschließen, sollte auch bei der Schwangeren eine Chromosomenanalyse vorgenommen werden. D/G-Translokationen treten familiär gehäuft auf.

F85

Frage 10.79: Lösung B

Bei der unauffälligen Frau liegt eine balancierte Translokation vor. Während der Meiose können sich dann nur, statt der sonst üblichen Bivalente zweier homologer Chromosomen, Tetravalente (bei reziproker Translokation) oder Trivalente (bei zentrischer Fusion) bilden. Die Folge sind unbalancierte Chromosomensätze bei den Nachkommen. Erfahrungsgemäß ist in der erwähnten Ehe das Risiko für ein Kind mit Trisomie 21 bei 10% anzusiedeln.

Frage 10.80: Lösung D

Während der Meiose bilden translozierte Chromosomen nicht wie üblich Bivalente, sondern Tetravalente, oder, wie in diesem Fall, Trivalente (zentrische Fusion akrozentischer Chromosomen). Während der Reifeteilung führt dies zu ungleicher Verteilung des Chromosomenmaterials auf die Tochterzellen. Die Folge sind unbalancierte Zustände.
Liegt eine Translokation 21/21 bei einem Elternteil vor, werden alle Kinder an einer Trisomie 21 leiden. Eine pränatale Diagnostik ist also nicht indiziert.

F90

Frage 10.81: Lösung A

Bei einer derartigen Translokation liegt bei der Mutter ein balancierter Chromosomensatz vor, wenn diese keine Stigmata der Trisomie 21 aufweist. Bei der Meiose kommt es jedoch zur Bildung von Trivalenten. Die Folge ist eine ungleiche Verteilung auf die Tochterzellen.

H90

Frage 10.82: Lösung C

Bei einer Chromosomentranslokation 13/13 liegt eine so genannte balancierte Translokation vor (zentrische Fusion zweier akrozentrischer Chromosomen). Während der Träger dieser Anomalie symptomlos ist, – der Verlust der kurzarmigen Anteile des Chromosoms geht nicht mit einer Anomalie einher – treten bei der Reifeteilung ungleiche Chromosomenverteilungen auf. Dies führt bei allen Lebendgeborenen zu einer Trisomie 13.

F91 F83

Frage 10.83: Lösung B

Sind beide Eltern taubstumm (A) (autosomal-rezessiv, Heterogenie), so ist es trotzdem möglich, dass deren Kinder gesund sind, vorausgesetzt die Eltern sind jeweils für 2 verschiedene Gene der Taubstummheit homozygot (Heterogenie).
Diabetes mellitus (C) wird multifaktoriell vererbt, d.h., die Manifestation bei Kindern an Diabetes erkrankter Eltern ist über die Erbanlagen hinaus von exogenen Faktoren (z.B. Überernährung) abhängig.
Ist der Vater Bluter (D), die Mutter Konduktorin des Hämophilie-Gens, werden 75% der Kinder an Hämophilie erkranken. Nicht manifest erkrankte Töchter sind allesamt Konduktorinnen.
Die Neurofibromatose (E) ist eine autosomal-dominante Anomalie. Dies hat zur Folge, dass sich dieses Krankheitsbild schon im heterozygoten Zustand manifestiert. 25% der Kinder von jeweils heterozygot erkrankten Eltern können jedoch vollkommen gesund sein.

F94

Frage 10.84: Lösung B

Töchter von Vätern mit Hämophilie sind alle Überträgerinnen. Schwestern von Brüdern mit Hämophilie haben zu 50% die Chance, Überträgerin zu sein, da sie eines der beiden mütterlichen X-Chromosomen erben.
Unter gesunden Geschwistern homozygot kranker Personen befinden sich bei autosomal-rezessivem Erbgang 2/3 heterozygote Genträger (zu (C) und (E)).
Albinismus beruht auf einem autosomal-rezessiv vererbten Defekt der Melanozyten-Tyrosinase. Nachkommen homozygot Kranker erben immer ein entsprechendes Gen.

H97

Frage 10.85: Lösung B

Bei einer Translokation 21/21 bei einem Elternteil ist das Risiko für ein Kind, an einer Trisomie 21 zu leiden 100%. Bei Taubheit liegt Heterogenie vor. Selbst bei Erkrankung beider Eltern sind somit lediglich 1/6 der Kinder taub. 2/3 der gehörlosen Eltern haben gesunde Kinder. Hämophilien werden X-chromosomal-rezessiv vererbt. Wenn der Vater Bluter und die Mutter Konduktorin ist, so werden 50% der Kinder an Hämophilie leiden. Die Achondroplasie ist ein autosomal-dominant vererbtes Leiden. 1/4 der Nachkommen heterozygoter Genträger sind allerdings homozygot gesund.

H98 F88

Frage 10.86: Lösung B

Söhne von Blutern (X-chromosomal-rezessiver Erbgang) sind gesund, da sie das Hämophilie-Gen nicht von ihrem Vater bekommen können. Sie erhalten das X-Chromosom von der Mutter. Auch die Rotgrünblindheit wird X-chromosomal-rezessiv vererbt. Töchter von betroffenen Männern sind somit immer Genträger. Unter den gesunden Geschwistern erkrankter Personen befinden sich 2/3 Genträger ((C) und (E)). Die Muskeldystrophie Duchenne wird X-chromosomal-rezessiv vererbt. Schwestern von Betroffenen haben mit einer Wahrscheinlichkeit von 50% das Gen über eines der beiden mütterlichen Chromosomen bekommen.

H99

Frage 10.87: Lösung A

Treten mitotische Nondisjunctionen im frühen mitotischen Stadium (1., 2. oder 3. postzygotische Teilung) auf, so entstehen sogenannte Mosaike. Durch den Verlust eines X-Chromosoms in der ersten Mitose, kann ein derartiges Mosaik 46,XX und 45,X0 zustande kommen.

!

Frage 10.88: Lösung D

Der Ausschluss einer Translokationstrisomie ist bei der Trisomie 21 deshalb von besonderer Wichtigkeit, da davon das Risiko für ein weiteres Kind der Eltern abhängt. Liegt beim Kind eine freie Trisomie vor, beträgt das Wiederholungsrisiko etwa 1% in Abhängigkeit vom Alter der Mutter. Im Falle einer Translokation 21q21q bei einem Elternteil werden alle lebend geborenen Kinder an Trisomie 21 leiden.

Frage 10.89: Lösung A

Die Wahrscheinlichkeit, durch diagnostische Röntgenbestrahlung fetale Missbildungen auszulösen, ist äußerst gering. Außerdem sind kleinere chromosomale Anomalien wie Punktmutationen nicht diagnostizierbar. Wegen des Abortrisikos (1%) ist eine Amniozentese deshalb nicht angebracht.

Frage 10.90: Lösung A

Da Vetter und Base ersten Grades durchschnittlich 1/8 ihrer Gene gemeinsam haben, ist das Risiko des Heterozygotwerdens nachteiliger Gene bei Vettern-Basen-Ehen erhöht.

Frage 10.91: Lösung A

Vetter und Base haben als Kinder von Geschwistern 1/8 ihrer Gene gemeinsam von ihren Großeltern erhalten. Bei relativ seltenen Erkrankungen (autosomal-rezessive Erbgänge) führen derartige Ehen zu einem erhöhten Risiko des Auftretens einer Erkrankung unter deren Kindern. Für die Häufung dominanter Erbleiden, die sich schon im heterozygoten Zustand manifestieren, spielen Vettern-Basen-Ehen keine Rolle. Gleiches gilt für die im hemizygoten Zustand bei männlichen Nachkommen auftretenden X-chromosomal-rezessiven Anomalien sowie für die Vererbung von strukturellen Chromosomenanomalien (Translokationen, Inversionen, Ringchromosomen).

F87

Frage 10.92: Lösung D

Der Rückgang der Blutsverwandtenehen bedingt einen Rückgang der autosomal-rezessiven Erbleiden. Die Genfrequenz bleibt davon allerdings fast unberührt.

F88 **!**

Frage 10.93: Lösung B

Für die erblich bedingte Taubstummheit besteht Heterogenie, wobei ein autosomal-rezessiver Erbgang bekannt ist. Weil zwei verschiedene Gene unabhängig voneinander diese Erkrankung hervorrufen können, ist es möglich, dass selbst bei Erkrankung beider Ehepartner alle Kinder gesund sein können. Da hier nur die Frau erkrankt ist, ist das Erkrankungsrisiko für die Kinder äußerst gering (A). Ist eine Frau dagegen unauffällige Trägerin einer **Translokation 21/21**, so werden alle lebend geborenen Kinder an einer Trisomie 21 leiden (B).
Sind beide Ehepartner nicht an Phenylketonurie erkrankt (C), jedoch deren Kinder, so liegt bei autosomal-rezessivem Erbgang Heterozygotie vor. 25% der Nachkommen heterozygoter Eltern werden homozygote Genträger des defekten Gens sein.
Frauen, die an Trisomie 21 leiden (D), werden mit einer Wahrscheinlichkeit von je 50% gesunde und kranke Kinder erhalten.
Bei der angegebenen Konstellation (E) ist die Wahrscheinlichkeit, Genträgerin zu sein, 50%. 50% der Kinder von Konduktorinnen erhalten das kranke Gen bei X-chromosomaler Vererbung. Die männlichen Nachkommen leiden dann an Hämophilie, während Töchter Überträgerinnen sein werden.

H99

Frage 10.94: Lösung C

Die alkoholinduzierte Embryopathie stellt die häufigste Embryopathie dar. Sie ist mit multiplen Dysmorphiezeichen verbunden. Es treten enge Lidspalten, gerundete Stirn, verkürzter Nasenrücken, scharfe Nasolabialfalten, Retrogenie und ein Epikanthus auf. Intrauterin und postpartal werden Minderwuchs und Mikrozephalie beobachtet. Im Vordergrund der Entwicklung steht die geistige Retardierung. Auch Herzfehler und Anomalien der Genitalien werden beobachtet. Ursächlich ist jedoch die Noxe. Ein chromosomaler Fehler wird dadurch nicht induziert.

Kommentare aus Examen Herbst 2000

H00

Frage 10.95: Lösung D

Während erhöhte AFP-Werte bei offener Spina bifida (B), Anenzephalie (C) und intrauterinem Fruchttod (E) sowie Mehrlingsschwangerschaften (A) zu beobachten sind, ist der AFP-Wert bei einer Trisomie des Feten deutlich erniedrigt (D).

H00

Frage 10.96: Lösung A

Bei X-chromosomal rezessivem Erbgang werden die entsprechenden Gene in der Regel von weiblichen, phänotypisch unauffälligen Personen (Konduktorinnen, z.B. Hämophilie A) auf deren Nachkommen übertragen. Somit beträgt die Wahrscheinlichkeit für männliche Nachkommen, definitiv zu erkranken, 50%. Mit der gleichen Wahrscheinlichkeit sind Töchter Konduktorinnen, da sie ein X-Chromosom von ihrer Mutter erhalten. Die RFLPs zeigen bei 6 kb eine Vererbung von der Mutter auf die Geschwister, von denen die drei männlichen erkrankt sind. Diese Übertragung liegt bei der jüngsten Tochter vor. Folglich wird sie betroffen sein.

H00

Frage 10.97: Lösung C

Das Rautensymbol bezieht sich jeweils auf Individuen mit unbekanntem oder irrelevantem Geschlecht (A), wobei eine schwarze Raute auf einen Abort hinweist (B). Eine doppelte Verbindungslinie zwischen zwei Personen weist auf Konsanguinität hin (D). Ein Kreis bezeichnet ein weibliches Individuum. Ein Quadrat mit Richtungspfeil deutet auf einen Probanden männlichen Geschlechts hin (E). Das durchgestrichene Quadrat bezeichnet einen männlichen Verstorbenen (C).

H00

Frage 10.98: Lösung E

Syndrome sind Muster angeborener Anomalien, die mit Gewissheit oder höchstwahrscheinlich pathogenetisch verknüpft sind. Diese stützten sich allerdings nicht auf einen einzigen morphologischen Defekt (Malformation) (C). Häufig werden Syndrome nach ihrem Entdecker benannt oder sie tragen den zusammengesetzten deskriptiven Namen der damit verbundenen Symptome. Disruptionen sind nachträglich eingetretene Defekte eines ursprünglich intakten Organismus (B). Deformationen sind dagegen auf mechanische Einflüsse zurückzuführen (A).

11 Möglichkeiten des genetischen Abstammungsnachweises

Frage 11.1: Lösung B

Beispiele für genetischen Polymorphismus: Blutgruppensysteme (A, B, 0, Rhesus etc.), HLA-System, Enzymgruppen (saure Erythrozyten-Phosphatase, Phosphoglukomutase).

H87

Frage 11.2: Lösung C

Siehe Kommentar zu Frage 11.3.

H89 F88

Frage 11.3: Lösung A

Aufgrund des hohen genetischen Polymorphismus eignen sich die HLA-Loci sehr gut zum genetischen Abstammungsnachweis. Die Vererbung der durch die HLA-Loci bestimmten Merkmale erfolgt, wie bei den Blutgruppenantigenen, kodominant.
Die HLA-Gene liegen gekoppelt auf dem kurzarmigen Anteil des Chromosoms Nr. 6.

F90

Frage 11.4: Lösung E

Schwierige Frage!
Bei HLA-Merkmalen besteht eine multiple Allelie. Der Haplotyp umfasst mindestens drei gekoppelte Genloci. Aufgrund des daraus resultierenden hohen genetischen Polymorphismus sind Rekombinanten selten.

Frage 11.5: Lösung B

Allein unter Verwendung der heute üblichen serologischen Blutgruppenuntersuchungen ist es möglich, 95% der Nichtväter im Rahmen eines Vaterschaftsgutachtens auszuschließen. Zieht man das HLA-System hinzu, erhöht sich der Prozentsatz auf 99%.

F96

Frage 11.6: Lösung C

Der HLA (human leucocyte antigen)-Komplex ist auf dem kurzen Arm des Chromosoms 6 lokalisiert. In ihm sind eine Vielzahl von Genen zusammengefasst. Es bestehen Beziehungen zwischen verschiedenen HLA-Loci und bestimmten Erkrankungen. Die bekannteste Assoziation ist die von HLA B27 und der Ankylosierenden Spondylitis (Morbus Bechterew). 95% der Patienten sind HLA B27 positiv. Heterogene Genträger des Adrenogenitalen Syndroms können aufgrund der Kopplung der C-21-Hydroxylase an den HLA-Komplex identifiziert werden. An den Locus DR3 sind die Myasthenia gravis, der Morbus Addison und der juvenile Diabetes gekoppelt. HLA-B7 ist bei der Hämochromatose zu beobachten.

Frage 11.7: Lösung D

Die Antigene, die vom HLA-System determiniert werden, sind Leukozytenantigene, nicht Blutgruppenantigene. Bei der Untersuchung auf Histokompatibilität zwischen Organspendern und Empfängern spielt das HLA-System eine dominierende Rolle. Die Gene dieses HLA-Komplexes sind auf dem kurzarmigen Anteil des Chromosoms 6 lokalisiert.

Frage 11.8: Lösung C

Aufgrund der präzisen Angaben, die heute aus serologischen Untersuchungen hervorgehen, ist die Bedeutung des morphologischen Abstammungsgutachtens stark zurückgegangen. Da die meisten morphologischen Merkmale polygen vererbt werden, sind sie bei eineiigen Zwillingen nicht völlig identisch. Eineiige Zwillinge weisen gegenüber zweieiigen Zwillingen immer eine deutlich höhere Konkordanz auf. Chromosomenanomalien, wie etwa Trisomie 21, können aufgrund morphologischer Merkmale entdeckt werden (Vierfingerfurche).

!

Frage 11.9: Lösung D

Der Vater besitzt den Genotyp A0, was wegen der Dominanz von A über 0 phänotypisch der Blutgruppe A entspricht. Die Mutter besitzt den Genotyp B0 (B ist dominant gegenüber 0).

H84

Frage 11.10: Lösung C

Der Vater hat die Blutgruppe A_2B. Die Mutter besitzt die Blutgruppe A_1. Dies entspricht drei verschiedenen Genotypen: A_1A_1, A_1A_2, A_10. Daraus ergeben sich folgende Kombinationen:

	A_2	B
1. A_1	A_1A_2	A_1B
A_1		
2. A_1	A_1A_2	A_1B
A_2	A_2A_2	A_2B
3. A_1	A_1A_2	A_1B
0	A_2A_2	0B

Ein Kind dieser Eltern kann also nie die Blutgruppe 0 besitzen, da 0 gegenüber A und B rezessiv ist und nur im homozygoten Zustand zur Ausprägung gelangen kann.

F85

Frage 11.11: Lösung C

Die Blutgruppe 0 ist rezessiv gegenüber A und B. Ein Elternteil des Probanden hat die Blutgruppe 0, da dessen Eltern beide die Blutgruppe 0 besitzen. Die Ehefrau des genannten Großvaters hat ebenfalls die Blutgruppe 0. Deren Kinder besitzen wegen der Dominanz von A beziehungsweise B gegenüber 0 die Blutgruppe A (A0) oder B (B0). Daraus ergeben sich folgende Möglichkeiten für den Probanden:

	0	0
A	A0	A0
0	00	00

	0	0
B	B0	B0
0	00	00

Mit der Wahrscheinlichkeit von 50% hat er die Blutgruppe 0 (00). Zu jeweils 25% besitzt er die Blutgruppe A (A0) oder B (B0).

!

Frage 11.12: Lösung D

Bei der Konstellation: Vater: 0 – Mutter: B, können Kinder allenfalls die Blutgruppe B (B0) oder 0 (00) besitzen.

H83 **!**

Frage 11.13: Lösung E

Wenn die Mutter und das Kind die Blutgruppe A (= A0 oder AA) besitzen, kann der Präsumptivvater die Blutgruppen 0 (00), A (AA, A0), B (B0) oder AB besitzen. Ein Vaterschaftsausschluss kann also nicht auf die beschriebene Weise durchgeführt werden.

!

Frage 11.14: Lösung D

Personen, die die Blutgruppe 0 besitzen, müssen bezüglich dieses Merkmals homozygot sein (Rezessivität von 0 gegenüber A oder B). Als Vater eines Kindes mit Blutgruppe 0 kommt folglich nur ein Mann in Betracht, der entweder die Blutgruppe 0 (00), A (A0) oder B (B0) besitzt.

F84 !

Frage 11.15: Lösung A

Beide Aussagen sowie deren Verknüpfung sind richtig. Besitzen beide Elternteile die Blutgruppe A (Genotyp A0), so wird 1/4 der Kinder die Blutgruppe 0 besitzen.

Frage 11.16: Lösung D

Die Diagramme zeigen die Möglichkeiten auf, die auftreten können, wenn beide Elternteile die Blutgruppe B (B0 oder BB) besitzen. Die erste Aussage ist daher falsch!

	B	B	
B	BB	BB	B = 100%
B	BB	BB	

	B	0	
B	BB	B0	B = 75%
0	B0	00	0 = 25%

	B	B	
B	BB	BB	B = 100%
0	B0	B0	

!

Frage 11.17: Lösung C

Hat eine Frau die Blutgruppe B und ihr Vater die Blutgruppe 0, so verfügt sie über die Allelkombination B0. Da das Merkmal 0 nur ausgeprägt wird, wenn beide dafür kodierenden Allele die Blutgruppe 0 kodieren, besitzen die erwähnten Männer den Genotyp 00.

Frage 11.18: Lösung B

Wegen der Kodominanz von A und B kann der Mann nur die Allelkombination AA besitzen. Hat seine Frau die Blutgruppe B, so kann dafür der Genotyp B0 oder BB verantwortlich sein. Die Kinder können demnach die Blutgruppenmerkmale AB oder A (A0) besitzen.

H88

Frage 11.19: Lösung C

Bei (A) kann der Mann die Blutgruppe A, B, AB oder 0 besitzen. Ein Vaterschaftsausschluss ist nicht möglich. Bei (B) ist eine Kombination A0 oder B0 möglich, die eine Vaterschaft nicht ausschließen. Ähnlich ist es bei (D) und (E). Besitzen die Eltern des Mannes die Blutgruppe AB (Antwort (C)), dann stimmen Phänotyp und Genotyp überein. Der Mann kann dann nicht Vater eines Kindes mit der Blutgruppe 0 sein.

H86 !

Frage 11.20: Lösung A

Ein Empfänger mit der Blutgruppe 0 besitzt Antikörper gegen die anderen Blutgruppen des AB0-Systems. Gibt man ihm also Blut der Blutgruppe AB, so wird es zu einem Major-Zwischenfall kommen.

F89

Frage 11.21: Lösung E

In 95% der Fälle lässt sich anhand der Blut- und Serumgruppen eine Vaterschaft ausschließen. Dieser Prozentsatz ist unter Zuhilfenahme des HLA-Systems noch auf 99% zu steigern.

H99 H85

Frage 11.22: Lösung A

Die Rhesusgruppen werden durch ein relativ komplexes genetisches System gesteuert. Zur Bestimmung der Rh-Antigene werden sechs verschiedene Antiseren benötigt. Die Information für die Ausprägung der Rh-Antigene ist über drei verschiedene, gekoppelte Loci verteilt (C, D, E). Für jeden Genort existieren verschiedene Allele:

- Der Genort C besitzt die Allele C, c und Cw.
- Der Genort D die Allele D und d.
- Der Genort E die Allele E und e.

Der Großbuchstabe weist auf die jeweils dominanten Allele hin. Bei heterozygoten Rh-positiven Eltern (Allelenkombination Dd) werden 25% der Nachfahren Rh-negativ sein (dd).

H91

Frage 11.23: Lösung A

Bei einer Konstellation A0/B0 auf Seiten der Eltern ist die Blutgruppe 0 (Genotyp 00) bei 25% der Kinder zu erwarten.
Rh– geht mit einer negativen anti-D-Reaktion einher (homozygot). Sind die Eltern jedoch heterozygot

Rh+ (anti-D+), so können Kinder sowohl Rh+ (homozygot oder heterozygot) als auch Rh– sein.

H94

Frage 11.24: Lösung A

Es besteht als	Genotyp:	Phänotyp
Mutter:	A/0, Rh/rh	A pos.
Vater:	B/0, Rh/rh	B pos.
1. Kind:	A/B, rh/rh	AB neg.
2. Kind:	0/0, Rh/(beliebig)	0 pos.

Die Konstellation ist (da die Merkmale voneinander unabhängig vererbt werden) vollständig nach den Mendelschen Gesetzen zu erklären.

H92 H88 F86

Frage 11.25: Lösung C

Die Blutgruppenallele M und N verhalten sich kodominant. Besitzt jemand die Blutgruppe M, so bedeutet dies, daß beide Allele das Merkmal M tragen. Eine Vaterschaft bei einem Kind mit Blutgruppe N (homozygot NN) kann also ausgeschlossen werden.

F94

Frage 11.26: Lösung B

Die Blutgruppen M und N werden kodominant vererbt. Hat das Kind die Konstellation MN, so muss der Vater homozygot N oder heterozygot MN sein. (D) und (E) entfallen also sofort als Möglichkeit. Bezüglich Hp ist die Mutter Hp 1–1 (homozygot). Folglich muss, bei entsprechender kindlicher Konstellation (Hp 2–1), der Vater Hp 2–1 oder 2–2 sein. Es kommt also nur (B) als Antwort in Frage.

Frage 11.27: Lösung C

Im ersten Fall könnte das X-Chromosom sowohl vom Vater als auch von der Mutter stammen. Bei Fall 2 läßt sich eine Vater-Kind-Übertragung des X-Chromosoms ausschließen, da der Vater Xg(a–) ist. Da im 3. Fall allein der Vater Xg(a+) ist, kann hier mit Sicherheit angenommen werden, daß das vorhandene X-Chromosom vom Vater stammt.

Abbildungsverzeichnis

Abbildungsverzeichnis

Bildanhang

herausstrennbar

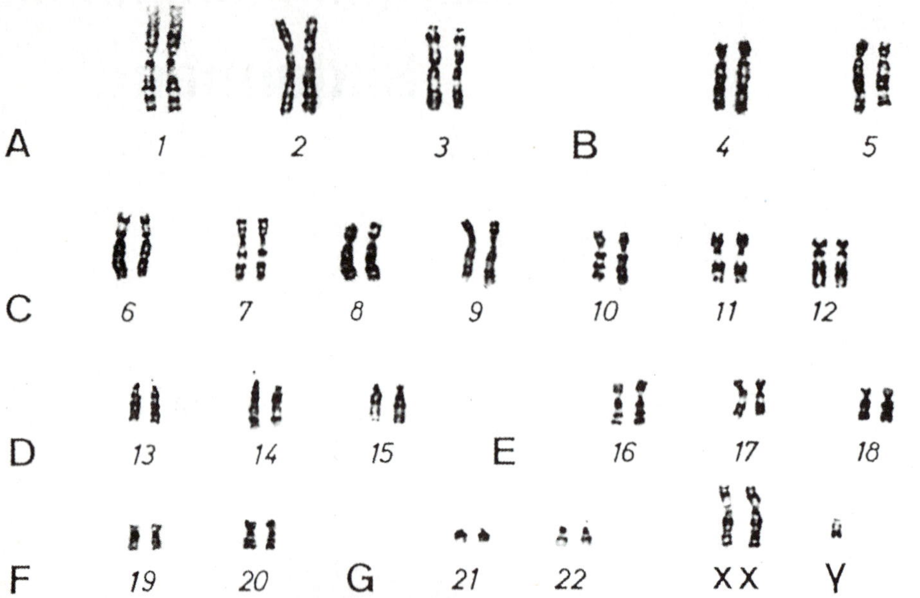

Abb. 1 zu Frage 4.16

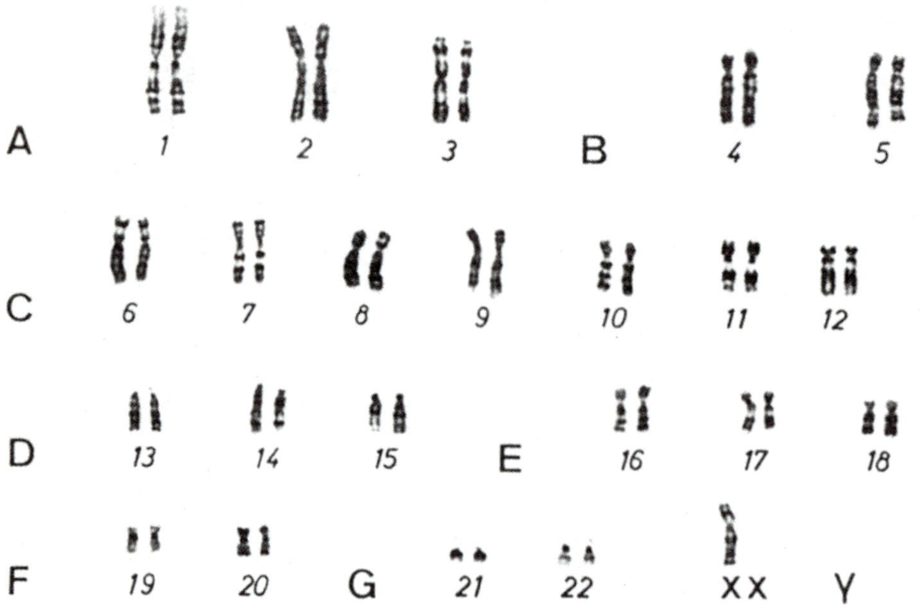

Abb. 2 zu Frage 4.21

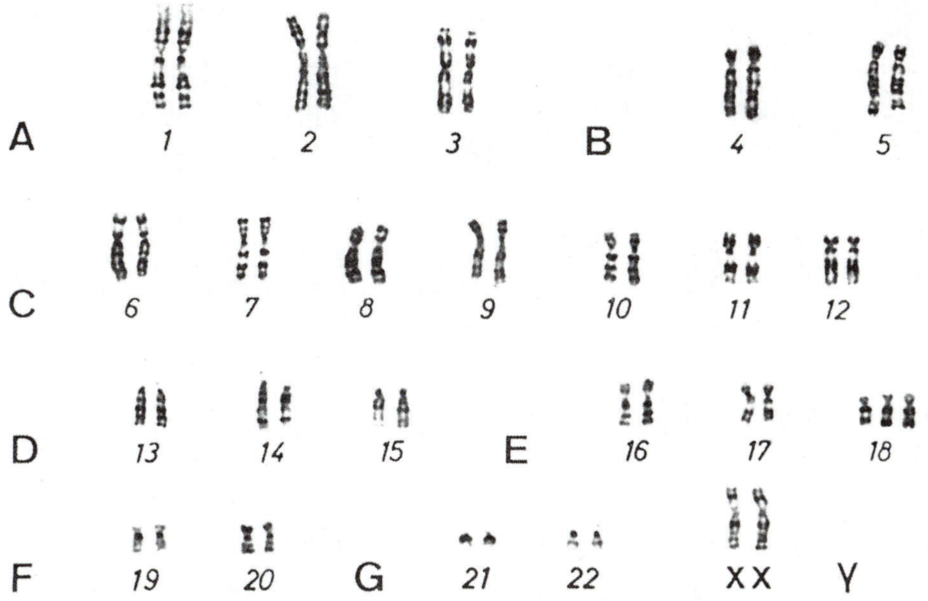

Abb. 3 zu Frage 4.34

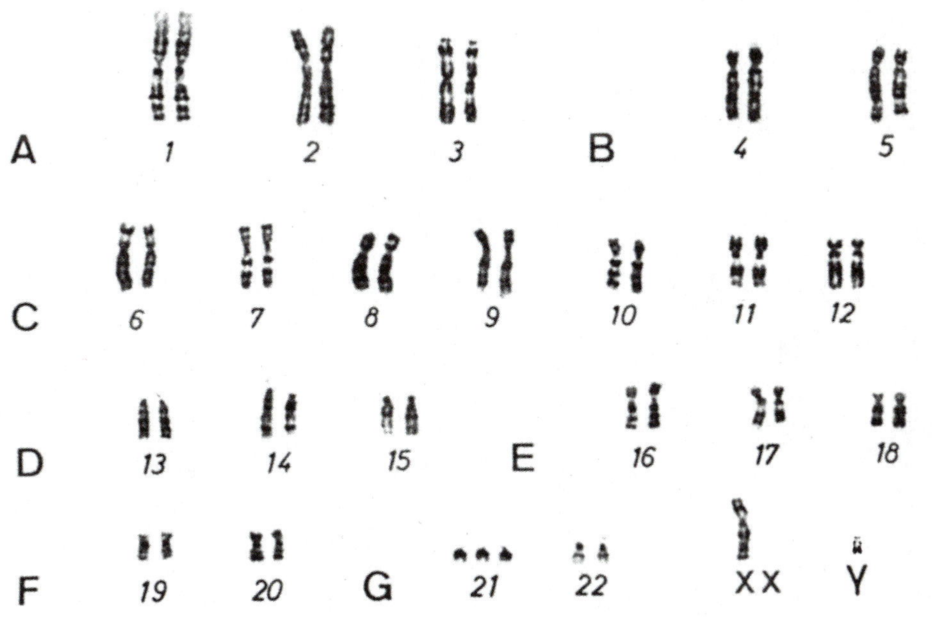

Abb. 4 zu Frage 4.43

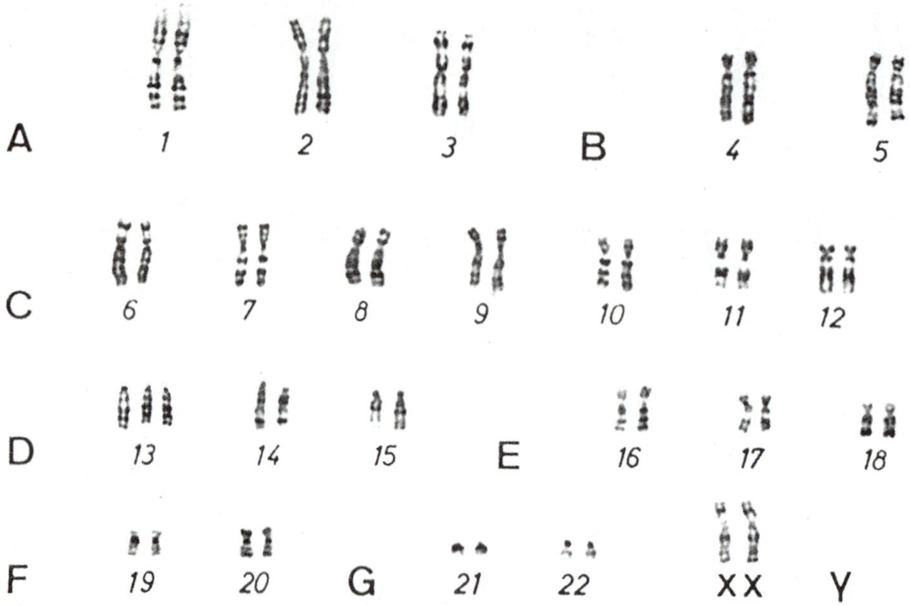

Abb. 5 zu Frage 4.44

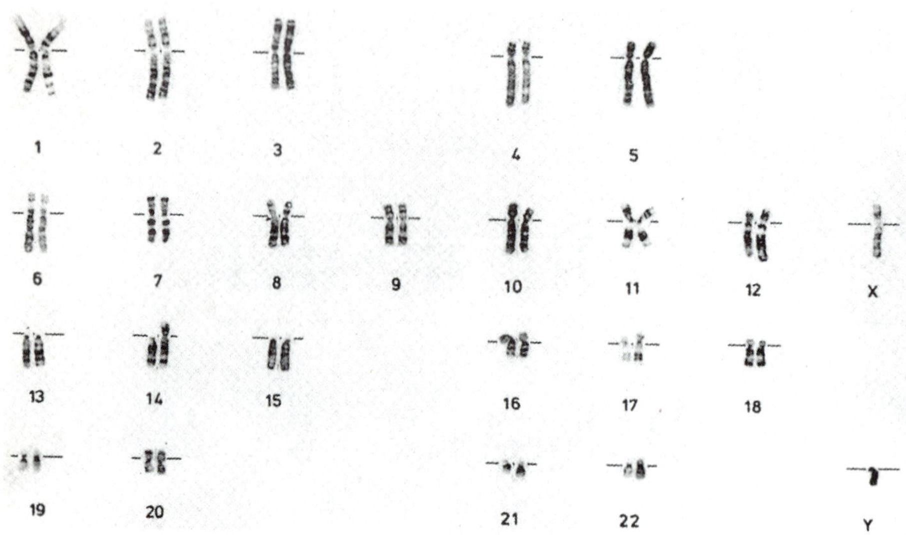

Abb. 6 zu Frage 4.45

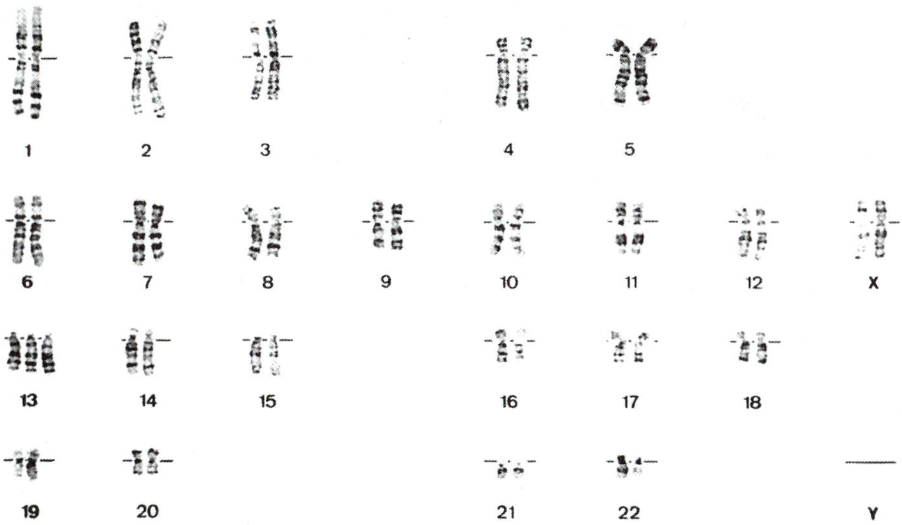

Abb. 7 zu Frage 4.60

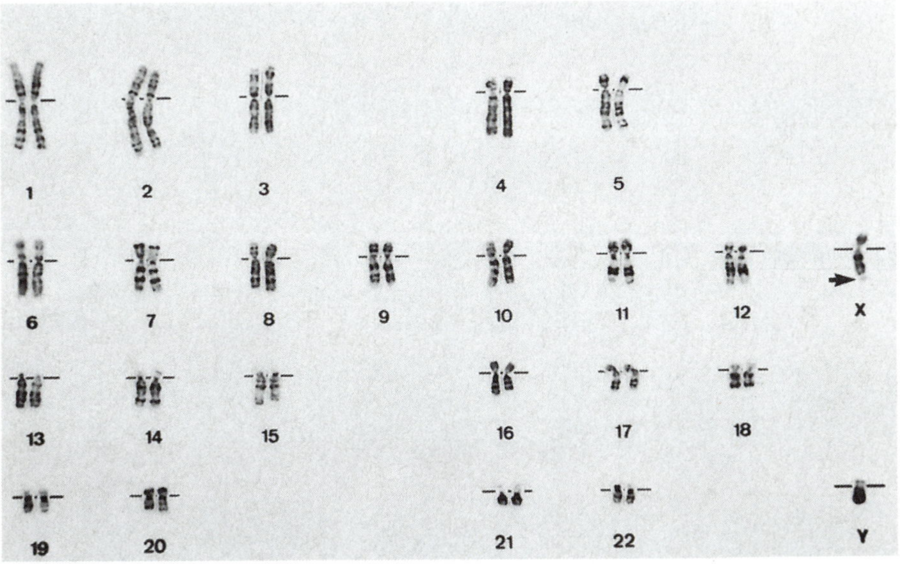

Abb. 8 zu Frage 4.61

Sachverzeichnis

Sachverzeichnis

Ihre Meinung ist gefragt!

Sehr geehrte Leserin, sehr geehrter Leser,

ein gutes Buch sollte auch über mehrere Auflagen in Inhalt und Gestaltung den Bedürfnissen seiner Leser gerecht werden. Um dies zu erreichen, sind wir auf Ihre Hilfe angewiesen. Deshalb: Schreiben Sie uns, was Ihnen an diesem Buch gefällt, vor allem aber, was wir daran ändern sollen.
Für Ihre Mühe möchten wir uns mit einer **Verlosung** bedanken, an der jeder Fragebogen teilnimmt. Die Verlosung findet 1 × jährlich statt. Zu gewinnen sind 10 Büchergutscheine à DM 100,– (€ 50,–). Der Rechtsweg ist ausgeschlossen. Wir freuen uns auf Ihre Antwort, die wir selbstverständlich vertraulich behandeln.

Bitte schicken Sie diesen Fragebogen an:

Georg Thieme Verlag
Programmplanung Medizin
Dr. med. P. Fode
Postfach 30 11 20
70451 Stuttgart

Wie beurteilen Sie diesen Band:

Anzahl der Schemata ausreichend	ja ❑	nein ❑
Anzahl der Tabellen ausreichend	ja ❑	nein ❑
Anzahl der Lerntexte ausreichend	ja ❑	nein ❑

Wie beurteilen Sie die inhaltliche Qualität der Kommentare? Welche Kommentare sind besonders gut, welche Kommentare sind nicht ausreichend?

____

Wie beurteilen Sie die Lerntexte bzw. das Kurzlehrbuch?

____

Zu folgenden Themen wünsche ich mir einen Lerntext/ausführlichere Erklärungen:

____

Wie beurteilen Sie den Schreibstil und die Lesbarkeit des Bandes?

Ist die Schwarze Reihe für dieses Prüfungsfach als Vorbereitung ausreichend? Haben Sie noch andere Lehrbücher benutzt? Welche?

Besonders gefallen hat mir an diesem Band:

Weitere Vorschläge und Verbesserungsmöglichkeiten?

Absender (bitte unbedingt ausfüllen)